J.-E. GOMBAULT

EX-VÉTÉRINAIRE DES HARAS DE FRANCE

LE
VÉTÉRINAIRE POPULAIRE

TRAITÉ PRATIQUE

DES

Principales Maladies des Animaux domestiques

27ᵉ ÉDITION

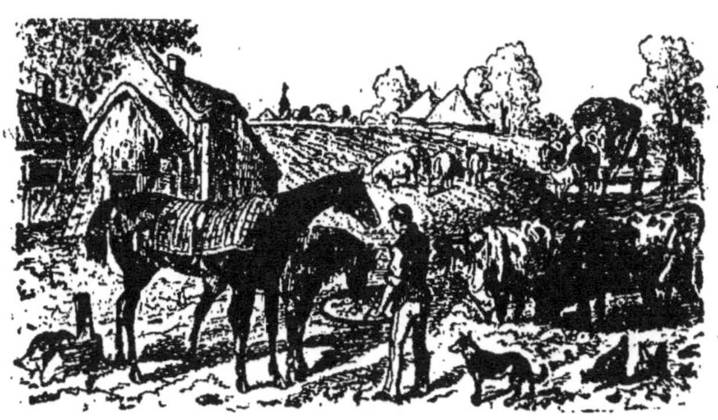

CHEZ L'AUTEUR

8, RUE ALPHONSE ANCELLET, NOGENT-SUR-MARNE

(Seine)

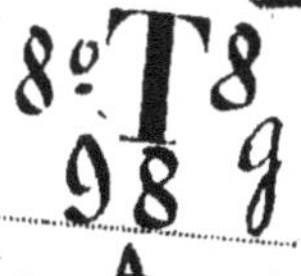

LE
VÉTÉRINAIRE POPULAIRE

LE VÉTÉRINAIRE POPULAIRE

TRAITÉ PRATIQUE

DES

Principales Maladies des Animaux domestiques

COMPLÉTÉ PAR

1º *Un appendice sur les cas rédhibitoires.*

2º *Un abrégé sommaire des mesures à prendre lors de constatation d'une maladie contagieuse visée par la loi et les formalités à remplir pour réclamation d'indemnités dues dans certains cas.*

3º *La connaissance de l'âge dans les diverses espèces.*

4º *Un exposé des règles générales de la ferrure à appliquer pour remédier aux défectuosités ou aux maladies du pied.*

5º *Quelques formules usuelles de pharmacie vétérinaire.*

PAR

J.-E. GOMBAULT

EX-VÉTÉRINAIRE DES HARAS DE FRANCE

VINGT-SEPTIÈME ÉDITION REVUE ET AUGMENTÉE

EUGÈNE GOMBAULT

SOCIÉTÉ ENFANTS GOMBAULT ET Cie SUCCESSEURS

Société à responsabilité limitée au capital de 90.000 francs.

8, RUE ALPHONSE-ANCELLET, NOGENT-SUR-MARNE (SEINE)

ÉDITEURS ET SEULS PROPRIÉTAIRES

AVANT-PROPOS

Notre but, en présentant cet ouvrage, a été **d'initier les agriculteurs** *à la connaissance des* **premiers éléments de la médecine vétérinaire usuelle.**

Nous avons cherché à combler une lacune en rédigeant, dans un **style** *aussi* **simple** *et aussi* **clair** *que possible,* **un traité des différentes maladies** *qui surviennent aux* **chevaux,** *au* **bétail,** *aux* **chiens** *et aux autres* **animaux domestiques.**

Dans ce modeste travail, dont l'intention n'est pas d'être classique, nous basant sur notre longue expérience, nous avons **indiqué les maladies,** *en insistant particulièrement sur les* **causes ordinaires** *qui les font naître, les* **symptômes essentiels** *qui les caractérisent, et le* **traitement** *le plus propre à les combattre.*

Dans cette nouvelle édition, pour répondre au désir exprimé par nos fidèles lecteurs, élargissant le cadre de notre étude, nous avons consacré de nombreux chapitres à la **pathologie bovine, ovine, caprine, porcine, canine** *et aux* **maladies des animaux de la basse-cour.**

A la **chirurgie courante,** *parfois d'extrême urgence, nous avons réservé une étude technique d'un haut intérêt pratique.*

Au lieu d'adopter dans l'énumération des maladies l'ordre alphabétique, qui a le grave inconvénient de séparer les maladies, d'un même groupe, nous les avons groupées par appareils organiques (**affections de l'appareil digestif, respiratoire, circulatoire, nerveux, etc.**), *classification qui en facilite, dans une large mesure, l'étude.*

Une table analytique des matières des plus complètes placée au début du livre et en respectant le plan, ainsi qu'un index alphabétique situé à la fin du livre, permettent de retrouver facilement chaque maladie, étudiée, d'une façon systématique, sous le rapport de l'étiologie, de la symptomatologie, du traitement et de la prophylaxie.

La nécessité d'une abondante illustration en matière de vulgarisation scientifique est impérieuse. Aussi, dans cette nouvelle publication, avons-nous réservé une large part à cette précieuse documentation.

Poursuivant avant tout un but utilitaire, nous avons commenté la **loi sur les cas rédhibitoires,** *indiqué l'exposé sommaire des principales* **mesures sanitaires;** *la* **connaissance de l'âge des animaux;** *les* **divers systèmes de ferrure** *en rapport avec la conformation des sujets; et enfin nous avons indiqué les* **formules de divers médicaments faciles à composer** *et d'un usage journalier.*

Tout ce que nous désirons, c'est que ce traité puisse répondre à notre bonne intention, car nous l'avons **écrit de bonne foi** *et* **dans des vues d'intérêt général.**

L'agriculteur y trouvera décrites les maladies avec tous les dangers qu'elles présentent, toutes les complications qu'elles comportent. Dans les cas simples, il profitera des traitements indiqués; dans les cas sérieux, il verra de quelle importance sera pour lui **la présence du vétérinaire,** *qu'il ne faut* **jamais hésiter à appeler.**

Nous aurons souvent l'occasion, dans le cours de cet ouvrage, de parler du **Baume Caustique Gombault** *et du* **Fondant Gombault** : *qu'on ne nous en fasse pas un reproche! Ces préparations remplaçant avantageusement les vésicatoires, les sinapismes, le feu, nous avons cru devoir les indiquer partout où ces agents sont à recommander.*

*A ces produits — dont une longue pratique a consacré l'efficacité —, ajoutons l'***Onguent de pied Gombault**, *qui en favorisant la souplesse, l'élasticité, la sécrétion de la corne, joue un rôle préventif et curatif indéniable dans les défectuosités et les maladies du pied.*

Dans l'intérêt de nos lecteurs, et pour justifier les nombreuses applications, à titre hygiénique et thérapeutique, nous consacrerons au **Lysol** *et au* **Crésylium** *une étude technique montrant leur haute valeur antiseptique, microbicide et désinfectante.*

Et nous pensons avoir fait œuvre utile en précisant, d'après notre propre expérience, les nombreux cas dans lesquels on aura la bonne fortune de les employer.

Table analytique des matières

PATHOLOGIE DU CHEVAL

Maladies de l'appareil digestif.

Maladies de l'appareil respiratoire.

Les maladies de l'appareil circulatoire.

Maladies contagieuses.

Les maladies de la peau.

Maladies de l'appareil locomoteur.

Maladies du pied.

Les maladies des os.

PATHOLOGIE BOVINE

Maladies de l'appareil digestif.

Maladies de l'appareil respiratoire.

Maladies de l'appareil circulatoire.

Maladies du système nerveux.

Maladies des organes génitaux urinaires.

Maladies des yeux.

Maladies des mamelles.

Maladies de la peau.

Maladies de la peau parasitaires.

PATHOLOGIE OVINE

PATHOLOGIE PORCINE

Maladies de l'appareil digestif.

Maladies de l'appareil respiratoire

Maladies du système nerveux.

Maladies de la peau.

Maladies de la peau parasitaires.

Maladies contagieuses.

PATHOLOGIE CANINE ET PATHOLOGIE FÉLINE

Maladies de l'appareil digestif.

Maladies de l'appareil respiratoire.

Maladies de l'appareil nerveux.

Maladies parasitaires internes.

Maladies non parasitaires de la peau.

Maladies parasitaires de la peau.
(Espèces canine et féline).

Maladies des yeux.

Maladies de l'appareil locomoteur.

Maladies contagieuses.

VOLAILLES

Maladies de l'appareil digestif.

Maladies de l'appareil respiratoire.

Maladies de l'appareil circulatoire.

Maladies de l'appareil nerveux.

Maladies parasitaires internes.

Maladies parasitaires de la peau.

Maladies de l'appareil ovigère.

Maladies de l'appareil locomoteur.

Maladies contagieuses.

MALADIES DES LAPINS

Maladies de l'appareil digestif.

Appareil respiratoire.

Maladies parasitaires internes.

Maladies parasitaires externes.

Maladies contagieuses

Chirurgie courante.

(*Espèce chevaline*).

(*Espèce bovine et ovine*).

(*Espèce porcine*).

(*Espèce canine et féline*).

(*Animaux de la basse-cour*).
(*Volailles*).

(*Lapins*).

Vices rédhibitoires.

Police sanitaire.

Age des animaux.

Température, pulsations, respirations, durée de la gestation, des chaleurs, de la couvée.

Condiments.

Pharmacie.

Ferrure.

De la désinfection et des désinfectants.

Etude scientifique sur le Baume caustique Gombault.

Etude scientifique sur le Fondant Gombault.

Etude sur l'onguent de pied Gombault.

Etude sur le Lysol.

Le crésylium.

PATHOLOGIE DU CHEVAL

FORMES EXTÉRIEURES
ANATOMIE ÉLÉMENTAIRE & PRINCIPALES TARES
DU CHEVAL

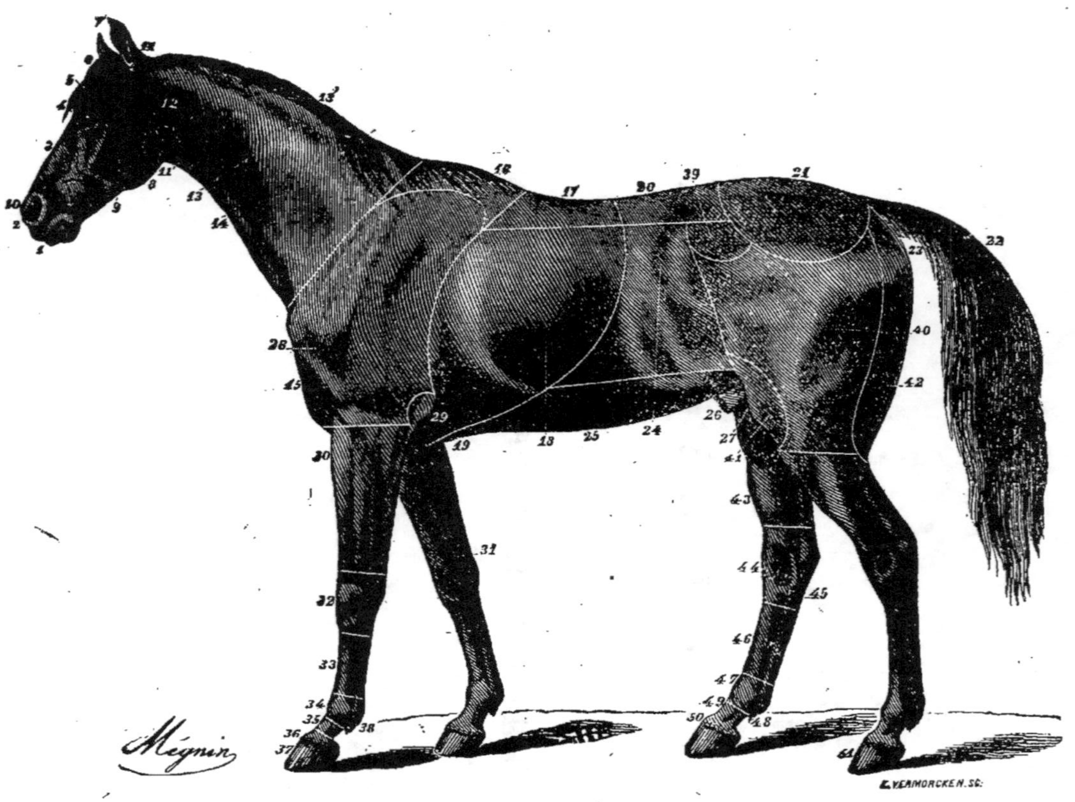

PLANCHE I

Régions extérieures du cheval

LÉGENDE DE LA PLANCHE I

1. Lèvres.	16. Garrot.	34. Boulet.
2. Bout du nez.	17. Dos.	35. Paturon.
3. Chanfrein.	18. Côte.	36. Couronne.
4. Front.	19. Passage des sangles.	37. Pied.
5. Salières.	20. Reins.	38. Ergot et fanon
6. Toupet.	21. Croupe.	39. Hanche.
7. Oreilles.	22. Queue.	40. Cuisse.
8. Ganaches.	23. Anus.	41. Grasset.
9. Joue.	24. Flancs.	42. Fesse.
10. Naseau.	25. Ventre.	43. Jambe.
11. Nuque.	26. Fourreau.	44. Jarret.
11'. Gorge.	27. Testicules.	45. Châtaigne.
12. Parotide.	28. Epaules et bras.	46. Canon.
13. Encolure.	29. Coude.	47. Boulet.
13'. Crinière.	30. Avant-bras.	48. Ergot et fanon.
14. Gouttière de la jugulaire.	31. Châtaigne.	49. Paturon.
15. Poitrail.	32. Genou.	50. Couronne.
	33. Canon.	51. Pied.

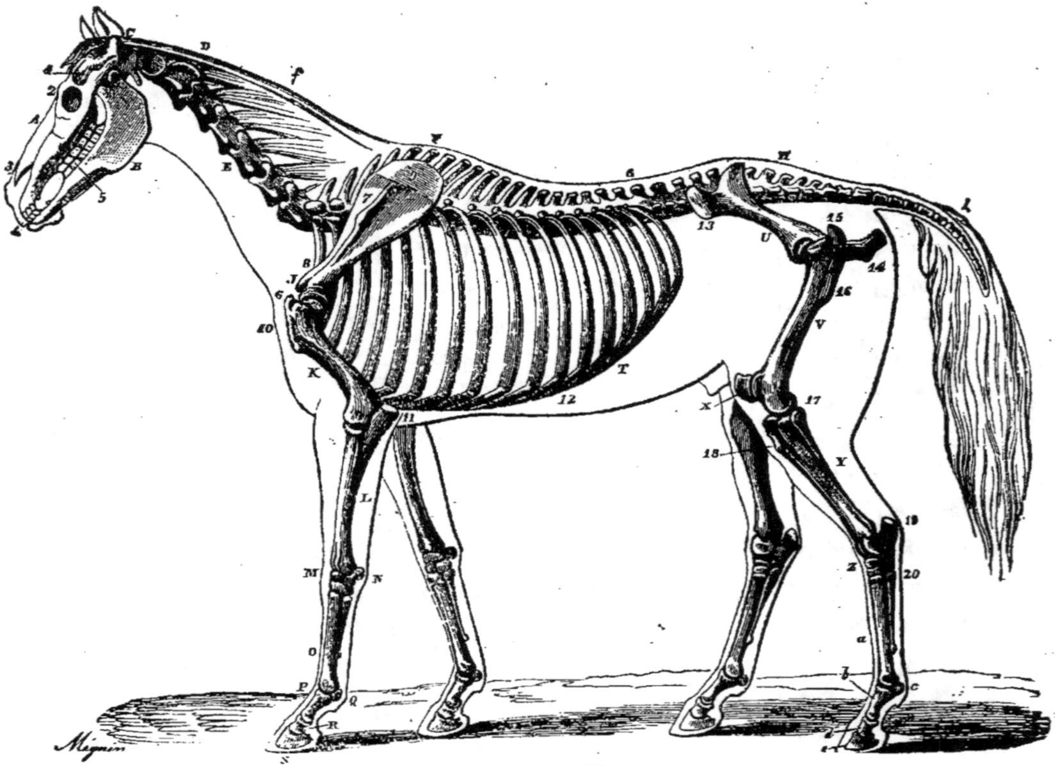

PLANCHE II

Le squelette

LÉGENDE DE LA PLANCHE XII

A. Tête.
B. Mâchoire inférieure.
C. Atlas, 1re vertèbre du cou.
D. Axis, 2e vertèbre du cou.
E. Les sept dernières vertèbres cervicales.
F. Apophyse épineuse du dos (garrot).
G. Vertèbres dorsales et lombaires.
H. Sacrum, base de la croupe.
I. Os coccygiens ou queue.
J. Omoplate ou scapulum.
K. Humérus, os du bras.
L. Radius, os de l'avant-bras.
M. Genou, os carpiens.
N. Pli du genou, os crochu.
O. Canon, os métacarpien.
P. Premier phalangien, os du paturon.
Q. Grand sésamoïde.
R. Deuxième phalangien, os de la couronne.

S. Troisième phalangien, os du pied.
T. Les côtes.
U. Le coxal, os de la croupe.
V. Fémur, os de la cuisse.
X. Rotule.
Y. Tibia, os de la jambe.
Z. Jarret, os tarsien.
a. Canon, os métatarsien.
b. Première phalange, os du paturon.
c. Grand sésamoïde.
d. Seconde phalange, os de la couronne.
e. Troisième phalange, os du pied.
f. Faisceau supérieur du ligament cervical.
1. Arcade zygomatique.
2. Cavité orbitaire.
3. Os sus-naseaux ou chanfrein.
4. Dents incisives.

5. Dents molaires.
6. Articulation scapulo-humérale (épaule et bras).
7. Acromion.
8. Cavité de l'omoplate.
9. Cartilage de l'omoplate.
10. Tubérosité supérieure de l'humérus.
11. Olécrane, os du coude.
12. Cartilage des côtes.
13. Hanche, angle externe et antérieur de l'ilium.
14. Ischion, angle postérieur de l'ilium.
15. Grand Trochanter.
16. Petit Trochanter.
17. Articulation du fémur et du tibia.
18. Tubérosité supérieure du tibia.
19. Calcanéum.
20. Tête du péroné.

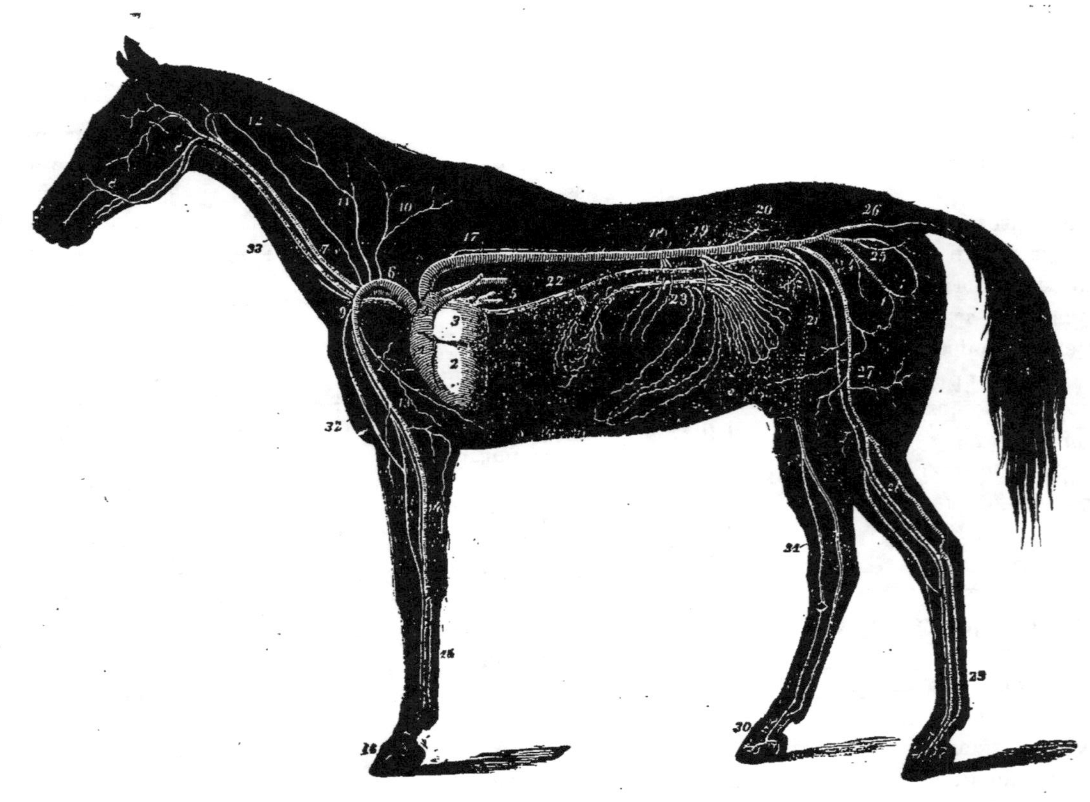

PLANCHE III

Appareil de la circulation

LÉGENDE DE LA PLANCHE III

(Le membre antérieur gauche a été enlevé, afin de bien montrer que c'est à la face interne du membre antérieur droit que rampent les vaisseaux figurés).

(A l'exception des deux aortes, de la veine cave, de la veine porte et ses divisions, tous les autres vaisseaux sont doubles et symétriques, c'est-à-dire qu'ils se retrouvent dans chaque moitié du corps).

1. Cœur (ventricule droit).
2. — (ventricule gauche).
3. — (oreillette gauche).
4. Artère pulmonaire.
5. Veines pulmonaires.
6. Aorte antérieure.
7. Artère carotide primitive.
8. — maxillaire externe.
9. — maxillaire gauche.
10. — dorsale.
11. — cervicale supérieure.
12. Artère vertébrale.
13. — humérale.
14. — radiale.
15. — collatérale du canon.
16. Rameau coronaire.
17. Aorte postérieure.
18. Tronc cœliaque se distribuant à l'estomac.
19. Vaisseaux mésentériques.
20. Artère rénale.
21. — testiculaire.
22. Veine-cave postérieure.
23. Veine porte.
24. Artère iliaque externe.
25. — iliaque interne.
26. — sous-sacrée.
27. — fémorale.
28. — tibiale postérieure.
29. — digitale.
30. Réseau veineux du pied.
31. Veine saphène interne.
32. — de l'ars.
33. — jugulaire.

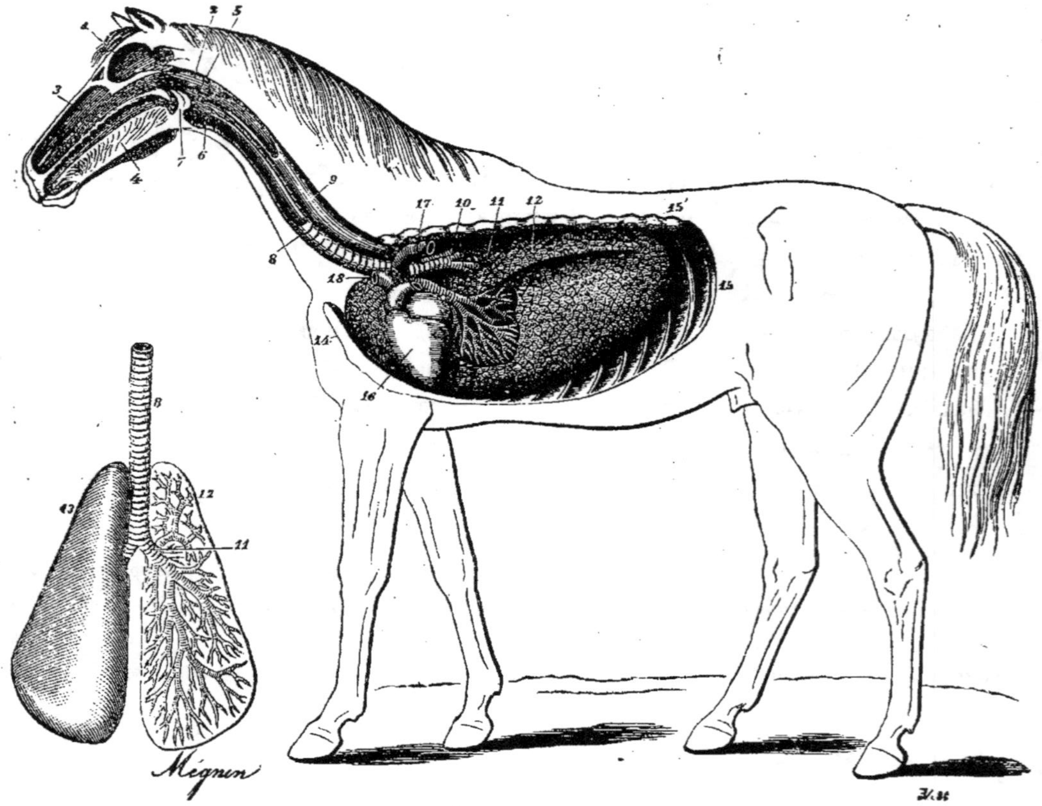

LÉGENDE DE LA
PLANCHE IV

1. Cavité cranienne.
2. Poche gutturale.
3. Cavité nasale.
4. Langue.
5. Cavité pharyngienne.
6. Cavité du larynx.
7. Epiglotte.
8. Trachée.
9. Œsophage.
10. Bronche gauche cou-
    pée.
11. Bronche droite se ra-
    mifiant.
12. Le poumon droit.
13. Poumon gauche vu en
    dessus.
14. Sternum.
15. Côtes.
15. Section des côtes gau
    ches.
16. Cœur.
17. Aorte postérieure.
18. Aorte antérieure.

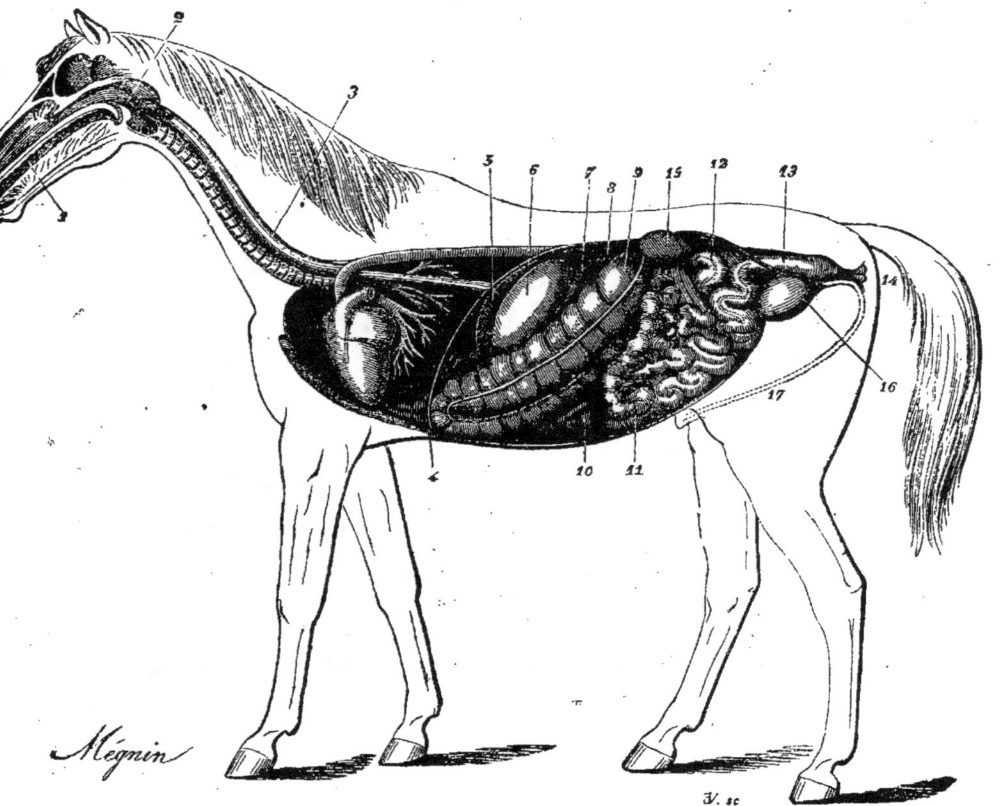

PLANCHE V

Appareil digestif

LÉGENDE DE LA PLANCHE V

1. Bouche.
2. Pharynx.
3. Œsophage.
4. Diaphragme.
5. Rate.
6. Estomac (sac gauche).
7. Duodénum.
8. Foie (extrémité supé-
   ricure).
9. Gros côlon.
10. Cæcum.
11. Intestin grêle.
12. Colon flottant.
13. Rectum.
14. Anus.
15. Rein gauche et son
    uretère.
16. Vessie.
17. Urètre.

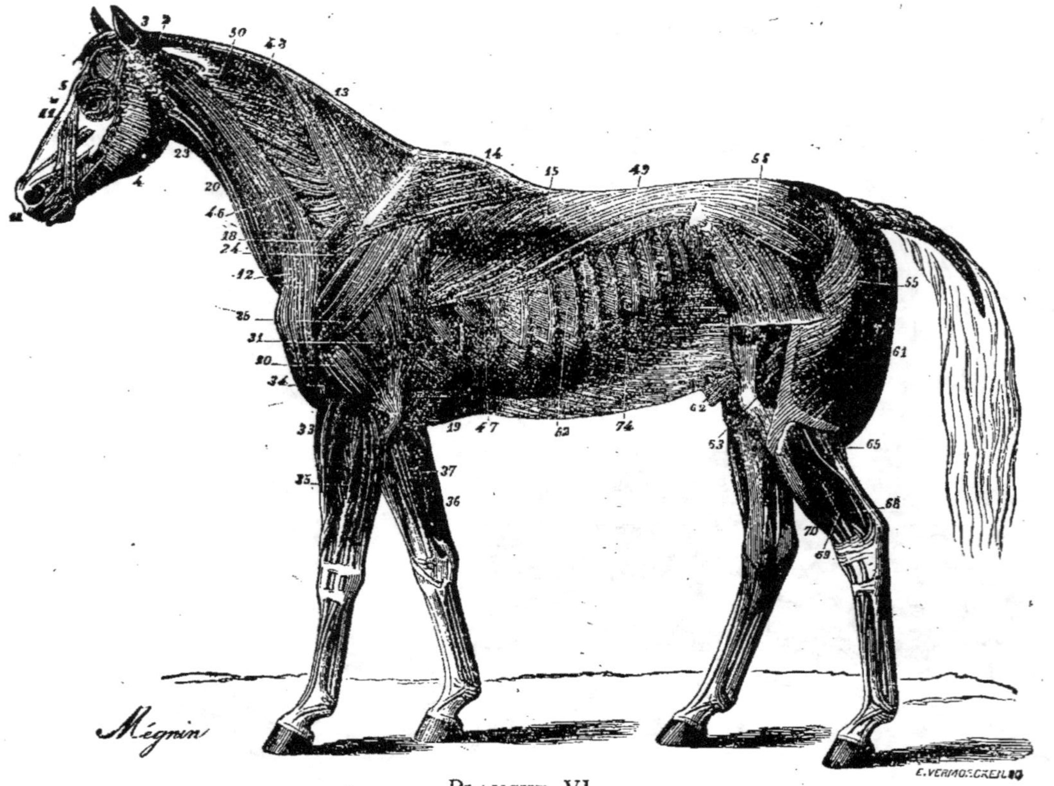

PLANCHE VI

Muscles de la couche superficielle, le panicule charnu enlevé

LÉGENDE DE LA PLANCHE VI

2. Muscle abaisseur de l'oreille.
3. L'auriculaire, ou moteur de l'oreille.
4. Masséter.
5. Orbiculaire des paupières.
11. Muscle des lèvres èt du nez
12. Muscle commun (mastoïdo-huméral).
13. Trapèze cervical.
14. Trapèze dorsal.
15. Grand dorsal.
18. Petit pectoral.
19. Pectoral profond.
20. Sterno-maxillaire.
23. Omoplat-hyoïdien.

24. Muscles sus-épineux.
25. Muscles sous-épineux.
30. Court extenseur du bras.
31. Gros extenseur de l'avant-bras.
33. Extenseur antérieur du mé-tacarpe.
34. Court fléchisseur de l'avant-bras.
35. Extenseur antérieur des pha-langes.
46. Angulaire de l'omoplate.
47. Grand dentelé.
48. Releveur propre de l'épaule.
49. Petit dentelé.

50. Splénius.
52. Muscles intercostaux.
54. Fascia lata.
55. Long vaste.
56. Moyen fessier.
61. Demi-tendineux.
62. Droit antérieur de la cuisse.
63. Vaste externe.
65. Jumeaux de la jambe.
68. Fléchisseur profond des pha-langes.
69. Extenseur latéral des pha-langes.
70. Extenseur antérieur des pha-langes.
74. Grand oblique du bas-ven-tre.

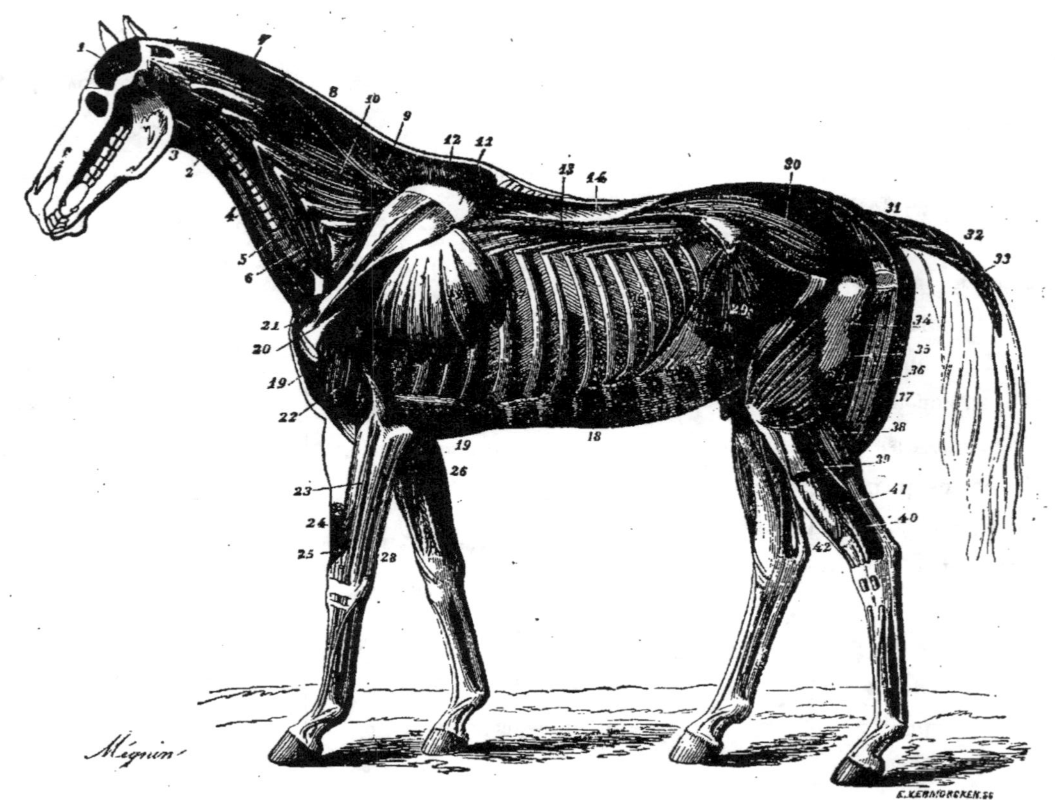

PLANCHE VII

Muscles de la couche profonde

LÉGENDE DE LA PLANCHE VII

1. Muscle temporal.
2. Grand droit antérieur du cou.
3. Extrémité supérieure du sterno-hyoïdien.
4. Sterno-maxillaire.
5. Trachée artère.
6. Scalène antérieur.
7. Splénius.
8. Bord supérieur du ligament cervical.
9. Releveur propre de l'épaule.
10. Angulaire de l'omoplate.
11. Cartilage de l'omoplate.
12. Muscle rhomboïde.
13. Intercostal commun.
14. Ilio spinal.
15. Muscle grand dentelé.
16. Intercostaux externes.
17. Intercostaux internes.
18. Grand droit de l'abdomen.
19. Pectoral profond.
20. Court abducteur du bras.
21. Long fléchisseur de l'avant-bras.
22. Court fléchisseur de l'avant-bras.
23. Extenseur latéral des phalanges.
24. Tendon de l'extenseur antérieur du métacarpe.
25. Extenseur oblique du métacarpe.
26. Portion superficielle du fléchisseur profond.
28. Portion moyenne du fléchisseur profond.
29. Petit oblique de l'abdomen.
30. Grand fessier.
31. Sus-coccygiens.
32. Coccygiens latéraux.
33. Coccygiens inférieurs.
34. Muscle droit antérieur.
35. Vaste externe.
36. (Le demi-tendineux et le long vaste sont enlevés).
37. Demi-membraneux.
38. Jumeaux de la jambe.
39. Soléaire.
40. Fléchisseur profond des phalanges.
41. Extenseur latéral des phalanges.
42. Fléchisseur du métatarse.

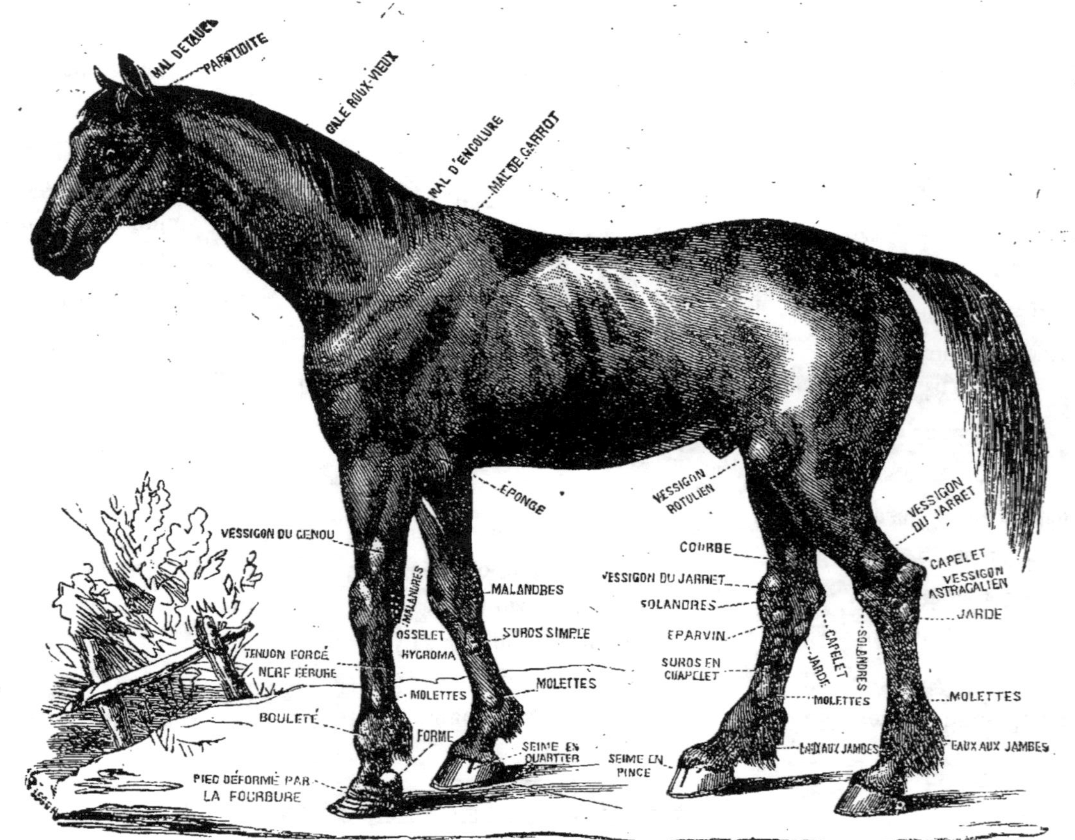

PLANCHE VIII. — **Tares principales des chevaux**

MALADIES
DE L'APPAREIL DIGESTIF

Dentition

L'éruption des dents en dehors de leur alvéole, s'accomplit naturellement, sans trouble de la santé, lorsque l'animal livré à lui-même, est en liberté et qu'il n'est pas exposé à de rudes travaux.

Evidemment, le travail de la dentition (et nous ne nous occupons ici que de celui qui s'opère de deux à cinq ans chez le cheval et le bœuf, de quatre à sept mois chez les carnivores) ne peut faire autrement que de provoquer chez le jeune sujet une suractivité fonctionnelle du côté des gencives, de la tête et du cerveau avec quelquefois un retentissement sur certaines grandes fonctions organiques. C'est surtout sous l'influence d'un travail trop précoce chez les grands animaux, et des excitations de régime chez les petits, que la dentition devient pénible, parfois maladive. Alors apparaissent chez le cheval des angines, du gonflement des parotides, des abcès, des entérites et chez le chien des phénomènes cérébraux, nerveux, particulièrement méningite ou chorée.

Pour prévenir ces graves complications, que faudrait-il donc? Un peu de bienveillance et de soins; moins nourrir, moins forcer, moins exciter les animaux, faire la part de la jeunesse et amener sagement le passage de l'adolescence à l'âge adulte. C'est généralement pendant l'hiver qui précède l'âge de trois ans que s'opère le travail important de la dentition; il y a douze dents à transformer, quatre pinces et huit molaires. Il faut donc bien ménager, bien soigner le cheval à cette époque critique et lui donner des aliments de facile mastication. A trois ans et demi ou quatre ans commence la sortie des crochets; de quatre ans et demi à cinq ans a lieu le renouvellement des coins; là encore, il y a des précautions à prendre et des accidents à redouter.

Nous recommandons les soins d'hygiène et de régime ; dès qu'on s'aperçoit que le cheval est en travail de dentition : donner des boissons blanches, faire des gargarismes avec eau miellée, vinaigrée, borax, alun ; herbe fraîche, en saison, boissons tièdes, bonne température à l'écurie. Eviter les courants d'air et refroidissements. Parfois il est utile de pratiquer la saignée au palais, la moucheture des gencives et l'extraction des dents caduques.

Dents (Maladies des)

Les maladies des dents ont une très grande importance, surtout quand il s'agit de nos grands animaux domestiques.

Nous étudierons successivement :

1º Les anomalies qui portent sur le nombre et la forme des dents ;

2º La carie dentaire.

1º ANOMALIES DENTAIRES

Il est très fréquent de voir des dents supplémentaires soit à l'arcade incisive, soit aux barres, soit à l'arcade molaire. Ces dents supplémentaires sont appelées *surdents*. Quelle que soit la place où elles se trouvent, si la mastication est gênée, il faut les enlever.

Quelquefois, par suite d'une convexité exagérée de l'arcade supérieure, les dents ne se correspondent plus et, comme elles poussent continuellement, les parties qui ne sont pas usées par le frottement forment des pointes qui peuvent devenir volumineuses et blesser les joues, la langue, ou même le palais. Les aliments restent alors entre les joues et les dents; ils ne sont plus ramenés dans la cavité buccale. On dit que les animaux *font magasin*.

Un grand nombre d'affections gastro-intestinales (inappétence, coliques, entérite, etc.) n'ont pas d'autres causes que le mauvais état de l'appareil masticateur (irrégularités dans l'usure).

Les troubles de la mastication sont indiqués par un excès de salivation, le séjour des derniers aliments mastiqués entre les dents et la joue; l'aspect du crottin composé de fragments de fourrage grossièrement divisés, et une quantité anormale de grains d'avoine intacts pouvant atteindre jusqu'au dixième et plus de la ration.

Traitement. — Le traitement consiste à niveler les dents en faisant sauter toutes les aspérités à l'aide d'un instrument appelé rabot odontriteur. On termine l'opération à l'aide de la rape dentaire.

2º **CARIE DENTAIRE**

C'est une affection spéciale qui consiste en une désagrégation de la matière de la dent qui envahit lentement et progressivement toute la dent.

La carie dentaire est d'origine microbienne.

Les symptômes sont la douleur qui se manifeste par une mastication pénible, incomplète; à l'ouverture de la bouche, on trouve entre les joues et les molaires, une certaine quantité de fourrages décomposés et on perçoit une odeur fétide, persistante, caractéristique de la carie.

On peut ensuite débarrasser la bouche des matières alimentaires qu'elle renferme en lançant un peu d'eau dans son intérieur; si alors on se place bien au jour, on peut apercevoir sur une dent une portion noire, dans laquelle la sonde pénètre; c'est le signe évident de la carie.

Traitement. — La chirurgie vétérinaire n'est pas encore arrivée à guérir une dent cariée et à combler le vide comme on le fait en médecine humaine, de telle sorte que le traitement comporte l'extirpation, opération qui ne peut être faite que par un vétérinaire.

Stomatite

Étiologie. — La stomatite ou l'inflammation de la muqueuse de la bouche reconnaît pour cause : l'action directe du mors, l'attrition due aux irrégularités dentaires, la mastication de fourrages secs et durs.

Des stomatites spécifiques accompagnent certaines affections générales; une forme fréquente est déterminée par l'éruption du *horse-pox* sur la muqueuse des lèvres et des gencives.

Symptômes. — La coloration plus foncée de la muqueuse, la chaleur de la bouche, la salivation abondante, l'appétence moindre pour les aliments solides, caractérisent la maladie.

La multiplicité des causes et l'intensité variable de leur action expliquent la diversité des lésions observées. Tous les degrés d'altération, depuis la simple lésion épithéliale avec infiltration légère du derme jusqu'à la gangrène de la muqueuse et des tissus sous-jacents peuvent être observés.

Traitement. — Laver fréquemment la bouche avec de l'eau boriquée légère; toucher les plaies avec l'eau oxygénée.

Parotidite

Définition. — Inflammation de la *parotide*, glande salivaire placée de chaque côté de la partie supérieure du cou, au-dessous de l'oreille.

Étiologie. — Elle est souvent produite par l'introduction d'épillets de diverses graminées, de grains d'avoine, dans le canal excréteur qui amène la salive dans la bouche, souvent aussi elle est l'indice ou la complication de la *gourme*, de la *pharyngite* ou de la *stomatite*.

Symptômes. — Elle est caractérisée par la tuméfaction de la glande, par la déglutition difficile, presque impossible; l'animal tient la tête raide sans oser l'abaisser sur l'encolure, comme s'il avait le torticolis.

Traitement. — Une friction de **Baume Caustique** détermine une inflammation exsudative, favorise la maturité des abcès et abrège notablement la durée de la maladie. On doit préférer ce mode de traitement à celui qui consiste à appliquer des cataplasmes émollients ou des pommades anodines.

Gargariser — avec du vinaigre étendu d'eau — donner des breuvages farineux et des aliments de facile mastication.

Pharyngite

Définition. — La pharyngite est l'inflammation du pharynx, elle accompagne la plupart du temps la laryngite et ces deux affections sont désignées sous le nom d'**angine**.

Étiologie. — Le froid surtout chez les jeunes animaux, est une cause occasionnelle fréquente.

Symptômes. — Au début, on observe de la difficulté de la déglutition, coïncidant avec une légère sensibilité du pharynx, quelques accès de toux et une faible réaction fébrile. Après un ou deux jours, le cheval boude sur son avoine, mange encore, avec difficulté, un peu de fourrage; les liquides froids ne sont pas tolérés par le pharynx et sont rejetés par les naseaux (*dysphagie*); la salive, difficilement déglutie, s'écoule par les commissures des lèvres (*ptyalisme*).

La gorge, l'auge sont tuméfiées, un peu chaudes et douloureuses; le malade porte la tête étendue sur l'encolure. Un jetage muco-purulent, mousseux, mêlé de parcelles alimentaires, s'écoule abondamment des naseaux. L'ingestion des liquides, de la salive, une faible pression sur la gorge déterminent de violents accès de toux grasse, quinteuse. La réaction fébrile est toujours accusée.

La maladie guérit ordinairement en dix ou quinze jours. Parfois son évolution est plus longue, et l'inflammation passe à l'état chronique.

La complication la plus ordinaire est l'abcédation des ganglions de l'auge et des ganglions péri-pharyngiens (*pharyngite phlegmoneuse*).

Traitement. — Le traitement comporte l'isolement immédiat des malades; ils seront placés dans un local aéré, à température douce; bien couverts, on leur protègera la gorge avec une peau de mouton. Le régime diététique nécessite la distribution de barbotages, de mashes tièdes, de thé de foin, etc.

La révulsion, base du traitement, sera réalisée par une bonne friction de **Baume Caustique Gombault** sur la région malade; tout autour de la gorge, depuis la base de l'oreille jusqu'à la ganache; attachez le cheval tout court au ratelier jusqu'au lendemain matin; présentez-lui à boire de l'eau tiède blanchie légèrement si peu qu'il en pourra boire : le même traitement sera appliqué avec succès dans le cas d'abcès péripharyngiens.

On utilisera les fumigations matin et soir de vapeur d'eau lysolée. Lysol 30 grammes; eau 1 litre qui calment l'inflammation et diminuent le jetage. Comme traitement interne, les expectorants (kermès) et les calmants (extrait aqueux de belladone) seront employés. Les lèvres et les naseaux seront fréquemment lavés avec une solution antiseptique lysolée.

Entérite aiguë

Définition. — Les inflammations de la muqueuse de l'intestin portent le nom générique d'*entérites*.

Étiologie. — L'entérite aiguë reconnaît comme causes principales : le surmenage, le refroidissement brusque, le mauvais état de la dentition, l'helminthiase, l'abus des purgatifs drastiques (aloès).

Symptômes. — L'entérite légère s'accompagne d'une diminution de l'appétit, d'un peu de constipation et de quelques coliques; elle passe souvent inaperçue.

Dans la forme grave les troubles s'accentuent, la réaction fébrile

39° à 40°, l'abattement sont accusés; la peau est sèche, le poil piqué; la bouche est pâteuse, chaude; la langue recouverte d'un enduit pultacé et d'un gris sale (langue fuligineuse). Les muqueuses revêtent une teinte safranée ou nettement ictérique. De légères coliques se manifestent un peu après le repas; le ventre douloureux à la percussion est rétracté; les excréments rejetés sont petits, durs, recouverts d'un vernis fibrineux. L'appétit est nul; les boissons sont difficilement acceptées.

Vingt-quatre ou quarante-huit heures plus tard, la constipation fait place souvent à une diarrhée abondante et, en même temps, les symptômes signalés se modifient, les coliques sont moins vives ou disparaissent.

Traitement. — Dans les entérites légères, le régime hygiénique constitue la base du traitement : on mettra les animaux à une demi-diète et on ne leur donnera que des aliments de facile digestion : vert, barbotages, mashes, tièdes additionnés de sulfate de soude et de bicarbonate de soude; l'eau de graine de lin sera donnée en boisson. Le malade sera placé dans un box chaud, bien couvert, et on lui fera un bon pansage.

La thérapeutique dans les cas graves comporte l'emploi des dérivatifs (sinapisme, frictions sinapisées), des émollients (boisson et lavements), des purgatifs légers (sulfate de soude, calomel, crème de tartre, huile de ricin, etc.), des antiseptiques internes (naphtol, salol).

L'emploi à titre révulsif et dérivatif des frictions de **Baume Caustique Gombault** sur le ventre, et dans les cas graves sur les côtés de la poitrine — plus intense et plus durable que l'usage des frictions sinapisées ou des sinapismes — est particulièrement indiqué.

Entérite chronique

Symptômes. — Le début des formes chroniques d'emblée est marqué par l'irrégularité de l'appétit et par des troubles digestifs intermittents (coliques légères, météorisme). Les crottins expulsés sont petits, secs, coiffés d'un épais mucus blanc ou de plaques membraneuses (*entérite croupale*); à la constipation du début succède, par intermittences, une diarrhée alimentaire plus ou moins albumineuse. Dans d'autres circonstances, le diarrhée symptomatique de l'inflammation aiguë persiste indéfiniment en devenant de plus en plus séreuse; parfois encore le catarrhe intestinal apparaît sous la forme chronique. Le malade maigrit, la peau est sèche, le poil piqué, le ventre se rétracte, la bouche chaude et sèche, exhale une odeur fétide.

Traitement. — Outre le traitement hygiénique (boissons émollientes, mucilagineuses), administrer des laxatifs, crème de tartre soluble, calomel, nitrate de soude. Instituter la médication de symptômes constre la constipation, la diarrhée, l'hémorragie.

Dans bien des cas, la saignée modérée associée à la dérivation obtenue par les frictions de **Baume Caustique Gombault** sur la région abdominale, diminue dans une notable mesure, la durée de la maladie.

Les Coliques (Généralités)

Sous ce nom on désigne une douleur vive ayant son siège dans la cavité abdominale et se traduisant par des mouvements anormaux et désordonnés de l'animal. Les coliques ne constituent pas une maladie; elles sont la manifestation extérieure d'altérations diverses du tube digestif ou des autres organes de l'abdomen, foie, reins, utérus, vessie, etc.; dans le langage courant, on confond la maladie avec le symptôme, et on donne le nom générique de coliques à toutes les affections des organes adbominaux ou pelviens.

Etiologie. — Parmi les causes prédisposantes, citons la température; les temps chauds orageux favorisent l'atonie du tube digestif entraînant la stase alimentaire. Le refroidissement joue un rôle étiologique important soit que son action s'exerce directement sur l'intestin (aliments couverts de rosée, de givre, ingestion d'eau froide), soit qu'elle agisse indirectement sur la peau en provoquant le refoulement du sang vers l'intestin.

L'alimentation exerce un rôle prépondérant.

Les obstacles mécaniques en s'opposant au libre cours des aliments (corps étrangers, calculs, rétrécissements, invagination, hernie, volvulus, tumeurs, etc.) sont une cause assez fréquente de coliques.

Les parasites (gastrophiles, ascarides, ténias, oxyures, sclérostomes armés, etc.), en obstruant la lumière de l'intestin ou en altérant la muqueuse peuvent provoquer des troubles digestifs dont les coliques sont l'expression.

A la prairie, l'ingestion de plantes toxiques (renoncules, colchique, douce-amère, etc.), de fourrages verts humectés par la rosée et distribués en abondance surtout par les temps chauds, sont des causes fréquentes de coliques.

Symptômes. — Les coliques débutent soudainement au travail, le cheval paraît indolent, puis s'arrête, et cherche à se coucher; s'il est en boxe, il cesse de manger, est triste, inquiet. Puis il s'agite, gratte le sol de ses membres antérieurs, se frappe le ventre avec un membre postérieur, regarde son flanc, agite la queue; il fléchit ses membres, se couche avec précaution, puis se relève; si la douleur est plus vive, il tombe sur le sol en faisant entendre un gémissement, reste étendu, les membres raides, semble somnoler, puis tout d'un coup, il se roule violemment, se relève, se couche de nouveau. Les mouvements qu'il exécute coïncident avec une exacerbation de la douleur, avec les accès; ceux-ci ont une durée variable; parfois ils sont très rapprochés, leur intensité dépend d'un grand nombre de causes, du tempérament du malade, de la nature de l'affection; dans certains cas ils sont très violents, dans d'autres ils sont peu accusés. Le cheval peut prendre des positions particulières, surtout dans les coliques provoquées par un déplacement de l'intestin, il se couche en sphinx, les membres antérieurs allongés, ou bien il se met à genoux.

L'appétit a disparu, la digestion est arrêtée; les gaz s'accumulent dans l'intestin (météorisation) la constipation survient; on peut observer des nausées ou de violents efforts de vomissements.

Le cheval se campe fréquemment sans uriner. La circulation et la respiration sont accélérées; les oreilles et les extrémités sont froides, la peau est couverte de sueurs en certains endroits; les reins sont insensibles.

Ces symptômes persistent rarement plus de douze heures; cependant des coliques intermittentes peuvent durer plusieurs jours.

La guérison est annoncée par la disparition subite des douleurs, le cheval reste plus longtemps couché sans se remuer, puis se relève, urine abondamment, expulse des crottins et des gaz par l'anus et se remet à manger; les reins deviennent sensibles; la peau et les extrémités inférieures récupèrent leur chaleur normale.

Complications. — La mort est précédée de mouvements désordonnés extrêmement violents; la physionomie prend un aspect caractéristique, les naseaux sont largement dilatés, la peau de l'extrémité du chanfrein se fonce, les lèvres se rétractent, les yeux agrandis montrent une pupille dilatée, le pouls est petit et filant, les battements du cœur sont tumultueux, la respiration est haletante ou irrégulière, les muqueuses sont décolorées, les extrémités sont froides, la peau est couverte de sueurs. Puis l'animal se couche, reste un certain temps sans remuer et meurt dans le coma. La mort survient par *déchirure de l'estomac*, par *rupture* ou *gangrène des parois de* *l'intestin*, par *hémorragie*, par *épuisement nerveux*, par *intoxication* de l'organisme due aux matières solubles (toxines) sécrétées par les microbes au niveau de la muqueuse congestionnée.

La *météorisation* ou *ballonnement* est causée par la production exagérée de gaz et l'atonie des parois intestinales qui se laissent dilater ou par l'obstruction de l'intestin.

La *rupture de l'estomac* s'accompagne de vomissements, elle est annoncée par l'état de prostration extrême du malade et entraîne la mort à bref délai.

L'*étranglement de l'intestin* est produit par une invagination, un volvulus, un étranglement proprement dit ou une hernie.

DIAGNOSTIC DIFFÉRENTIEL
DES COLIQUES

Le diagnostic différentiel des coliques est des plus complexes, les modalités symptomatologiques des plus variables.

Congestion intestinale. — Les coliques par *congestion intestinale* ou *apoplexie intestinale* se manifestent subitement par des mouvements désordonnés du malade qui a perdu tout instinct de la conservation. La mort survient parfois très rapidement.

Les coliques par étranglement deviennent très intenses, les accès sont souvent rémittents. Puis le malade exécute avec sa tête et son encolure des mouvements d'encensoir et prend de temps à autres des poses particulières qui semblent diminuer la douleur : il se place dans la position du chien assis, ou bien se met à genoux, ou bien se couche en sphinx. La mort par gangrène intestinale arrive en douze à trente-six heures.

Indigestion stomacale. — Les coliques par *indigestion stomacale* apparaissent après le repas, peu violentes ; elles s'accompagnent d'un léger ballonnement du flanc gauche et de dyspnée plus ou moins intense ; on observe des bâillements, des éructations, des nausées ; le vomissement indique presque toujours une rupture de l'estomac.

Indigestion intestinale. — L'*indigestion intestinale* ou *indigestion gazeuse* ou *tympanite*, ou *météorisme* se manifeste quelques heures après le repas par des coliques peu intenses, par un ballonnement rapide du flanc droit et par une gêne respiratoire accusée.

Coliques par corps étrangers. — Les *coliques par corps étran-gers* de l'intestin présentent des accès intermittents peu intenses; puis ballonnement, constipation et violents efforts expulsifs.

Coliques vermineuses. — Les parasites de l'intestin, lorsqu'ils sont en grand nombre, occasionnent des coliques intermittentes modérées; le sujet est maigre et son appétit capricieux; ses excré-ments renferment souvent des vers.

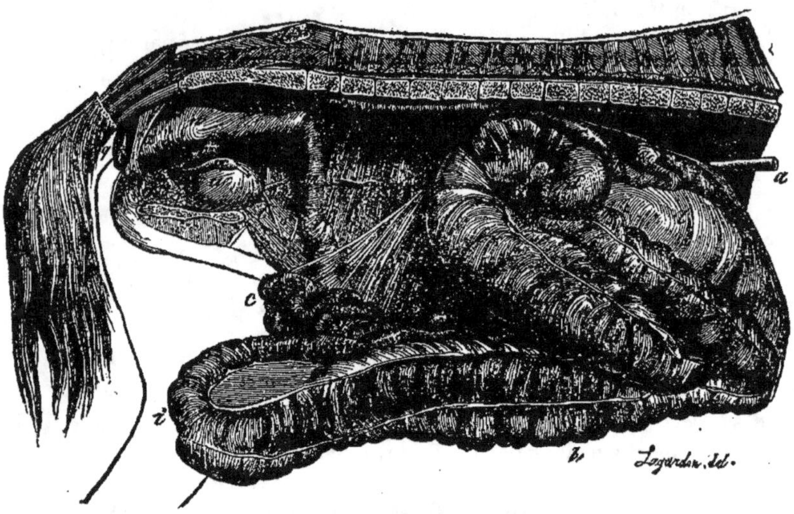

FIG. 1. — *Vue générale des intestins du cheval*

a, œsophage,— *b*, sac droit de l'estomac,— *c*, intestin grêle (on voit l'origine de cet intestin, c'est-à-dire le duodénum, contourner la base du cœcum), — *d*, cœcum, — *e*, origine du côlon replié. — *f*, première portion du côlon replié, — *g*, courbure, sous-sternale, — *h*, deuxième portion du côlon replié, — *i*, courbure pelvienne, — *j*, troisième portion du côlon replié, — *k*, courbure diaphragmatique, — *l*, quatrième portion du côlon replié, — *m*, terminaison du côlon flottant, — *n*, rectum, — *p*, mésentère colique, — *q*, mésentère proprement dit, — *r*, collet de la gaine vaginale, — *s*, vaisseaux spermatiques, — *t*, canal déférent, — *u*, vessie, — *v*, vésicule suspenseur de la verge, — *x*, renflement pelvien du canal déférent, — *y*, prostate, — *z*, ligament suspenseur de la verge.

(A. Chauveau et Sarloing, *Traité d'Anat. comp. des Animaux domestiques*).

Entérite. — Les coliques dues à l'inflammation de la muqueuse intestinale, des plus fréquentes chez le cheval, apparaissent aussitôt après le repas ou au moment de la défécation ; elles sont sourdes, intermittentes et s'accompagnent des symptômes ordinaires de l'en-térite.

Enfin, les coliques de *péritonite*, d'*hépatite*, de *néphrite*, de *cys-tite*, de *métrite* seront diagnostiquées par les signes de ces affec-tions.

Tableau indiquant les principales affections de l'appareil digestif (manifestation, intensité, durée des coliques et attitudes des malades).

I. — COLIQUES SIÉGEANT SUR L'APPAREIL DIGESTIF

Indigestion stomacale. . . . Coliques légères débutant après le repas; bâillements fréquents, éructations ou nausées suivies de vomissement (déchirure stomacale). Absence de tympanisme.

Indigestion intestinale aiguë. . Coliques avec rémission momentanée, se manifestant quelque temps après le repas; ballonnement du flanc droit; dyspnée intense.

Indigestion intestinale chronique Coliques intermittentes se produisant après les repas, à des intervalles de plus en plus rapprochés; météorisme flanc droit.

Congestion intestinale . . . . Coliques violentes et continues faisant perdre l'instinct de la conservation.

Entérite aiguë . . . . Coliques légères un peu après le repas; sensibilité abdominale à la pression; crottins coiffés.

Entérite chronique . . . . . Coliques légères; météorisme.

Calculs, œgagrophiles . . . . Accès intermittents de coliques; ballonnement; arrêt total de la défécation; attitude du chien assis.

Déchirure intestinale . . . . Diminution subite des douleurs intestinales; prostration extrême; sueurs froides, pouls petit et filant, facies grippé, décoloration des muqueuses; bâillements répétés.

Hémorragie intestinale. . . . Excréments colorés de sang ou mélangés de caillots sanguins.

Invagination intestinale . . . Coliques légères au début, s'aggravant rapidement; difficulté de la défécation; le malade effectue des mouvements d'« encensoir », prend la position du « chien assis »; face ridée, rire sardonique; quelquefois des nausées et des vomissements.

Volvulus. . . . . { Mêmes symptômes que dans l'invagination intestinale mais évolution plus rapide; attitude du chien assis ou sur le dos.

Hernie inguinale. . . . . . { Coliques violentes au moment de l'étranglement, perte de l'instinct de la conservation; attitude sur le dos. Symptômes généraux graves, prostration, pouls petit et filant, sueurs froides.
Symptômes locaux : augmentation du volume du cordon testiculaire; mobilité moindre du testicule et souplesse moins accusée du cordon testiculaire.

II. — Coliques siégeant sur les organes pelviens

Congestion du foie . . . . . { Coliques sourdes, décubitus du côté gauche; le malade ramène la tête vers le flanc droit.

Péritonite. . . . . { Coliques sourdes s'atténuant ou disparaissant en même temps que l'état général s'aggrave.

Congestion du rein. . . . . . { Coliques légères et intermittentes; polyurie; uriné claire.

Néphrite aiguë. . . . . . . { Coliques légères; difficulté de la miction, sensibilité des reins; présence d'albumine dans l'urine.

Calculs du rein. . . . . . . { Coliques intermittentes dues à l'obstacle apporté à l'excrétion de l'urine et à la congestion de l'organe (coliques néphrétiques); présence de graviers dans l'urine.

Cystite aiguë . . . . { Coliques persistantes et continues; troubles de la miction; attitude fréquente du « camper »; écoulement de l'urine par jets interrompus (strangurie), urine épaisse et dense.

Calculs de la vessie . . . . . { Coliques intermittentes, émissions nombreuses et peu abondantes d'urine.

TRAITEMENT GÉNÉRAL DES COLIQUES

Les bases de la thérapeutique générale comprennent les indications suivantes : modérer la congestion, atténuer les douleurs et combattre la stase alimentaire.

La saignée est l'agent par excellence pour combattre la congestion et l'inflammation aiguë; la quantité de sang à extraire varie suivant la nature de la maladie, l'âge, la taille, l'état général des malades.

Ne pas se baser — comme cela est malheureusement fréquent dans la pratique — sur l'intensité des coliques, la coloration foncée des muqueuses pour pratiquer d'une façon systématique la saignée. Seule, la nature de l'affection causale doit constituer le critérium de l'émission sanguine.

Pour calmer la **douleur** utiliser les breuvages calmants : teinture d'opium, camphre, **éther sulfurique, élixir calmant de Lebas**, laudanum, chloroforme. Les injections sous-cutanées de chlorydrate de morphine sont d'un usage beaucoup plus facile; elles doivent être employées jusqu'à production d'un état d'engourdissement de l'animal.

Les agents capables de provoquer les évacuations intestinales seront employés avec la plus grande réserve, en raison de la friabilité des organes congestionnés : huile de ricin, teinture d'aloès très diluée, injections sous-cutanées de sulfate d'ésérine, de pilocarpine, de pilocarpine et d'ésérine, de chlorhydrate d'arécoline, de sulfate de vératrine, etc.

Dans les formes graves d'indigestion intestinale aiguë, combattre le météorisme par la ponction du cœcum; les breuvages excitants à base de café noir, d'essence de térébenthine sont indiqués.

Il est bon de faire promener les animaux pendant tout le temps que durent les coliques; en outre des avantages résultant de l'excitation produite par la marche, on diminue par là les dangers qui résultent des mouvements désordonnés ou des chutes provoqués par la douleur.

Pendant les jours qui suivent la résolution, donner repos absolu, une alimentation très légère, des barbotages tièdes et des alcalins à faible dose.

La révulsion par son effet dérivatif puissant au même titre que la saignée, produit, en décongestionnant les organes digestifs, une amélioration marquée dans l'état général, particulièrement lors de congestion intestinale.

Dans la majorité des cas, pour augmenter l'effet dérivatif des sinapismes, — dont l'action est éphémère — il convient de les fixer par une application de **Baume Caustique Gombault**, ce dernier, décuplant leur effet utile.

Les lavements conviennent surtout au début; avant leur administration, faire la vidange du rectum en injectant 30 à 50 grammes de glycérine. La composition des lavements est variable : eau de son, de graine de lin; eau contenant en dissolution du savon vert, du sulfate de soude, etc.

Intoxications d'origine alimentaire

Parmi les plantes vénéneuses ingérées avec les fourrages, ou à la prairie nous indiquerons celles susceptibles de provoquer des accidents graves.

BRYONE. — Symptômes : nausées, sueurs, diarrhée; dans les cas graves : accès tétaniformes et mort rapide.

Traitement. — Utiliser les émollients (décoctions de graines de lin).

CIGUES (vertes). — Symptômes : salivation abondante, nausées, dyspnée, gastro-entérite et accidents nerveux.

Traitement. — Tannin, opium, émollients .

COLCHIQUES (feuilles, fleurs et surtout graines). — Symptômes :nausées, vomissements, coliques, diarrhée, hématurie (pissement de sang); troubles cardiaques; avortement.

Traitement. — Purgatifs salins, café, émollients.

ELLÉBORES. —Symptômes :gastro-entérite à marche subaiguë.

Traitement. — Purgatifs, émollients, graine de lin.

ERGOT DE SEIGLE. ERGOTISME. — Symptômes : inappétence, coliques, diarrhée, gangrène des extrémités surtout chez les volailles; stupéfaction, paralysies diverses; avortement.

Traitement. — Chloral, morphine.

IF COMMUN. — Symptômes : agitation puis somnolence et ralentissement des grandes fonctions; parfois, marche foudroyante.

Traitement. — Purgatifs salins, mucilagineux, lait, café, camphre, éther.

GESSES (graines ou parties vertes), *Lathyrisme*. — Symptômes : somnolence, éruptions cutanées, toux, cornage, incoordination des mouvements, paraplégie. Chez les bovidés, symptômes de vertige.

Traitement. — Purgatifs salins et diurétiques.

MERCURIALE ANNUELLE. — Symptômes : coliques, constipation, hématurie.

Traitement. — Purgatifs salins, graine de lin, camphre.

MILLEPERTUIS. — Symptômes : agitation, hébétude, hallucinations visuelles.

Traitement. — Emollients, camphre.

NIELLE DES BLÉS. — Symptômes : salivation, abondante, nausées, vomissements, indigestion, diarrhée, troubles cardiaques et nerveux, coma, mort.

Traitement. — Purgatifs salins, excitants.

PAVOTS. — Symptômes : coliques, abattement, coma, arrêt de la respiration, mort.

Traitement. — Purgatifs salins et excitants.

RENONCULES (vertes). — Symptômes : bâillements, coliques, diarrhée, convulsions, mort.

Traitement. — Purgatifs salins, café, alcool.

Ictère

Étiologie. — L'ictère — ou jaunisse — est un état morbide symptomatique accusé par la coloration jaune de la peau et des muqueuses. Toutes les causes qui arrêtent ou ralentissent l'écoulement de la bile, entraînent la stase de celle-ci dans le foie et sa résorption, son passage dans le sang.

Symptômes. — Favorisé par le refroidissement, les variations météorologiques, la lithiase biliaire, l'ictère, est caractérisé par de la tristesse, de l'inappétence, une diminution de l'aptitude au travail, une teinte jaune pâle des muqueuses apparentes et des régions du corps où la peau est dépigmentée. La bouche est sèche, chaude, les urines sont colorées. En huit à quinze jours, ces symptômes, disparaissent peu à peu.

La sensibilité du ventre dans la région de l'hypocondre droit, la teinte ictérique, légèrement safranée des muqueuses indiquent, dans la majorité des cas, une lésion hépatique.

Le diagnostic est assuré par la constatation de la coloration de la conjonctive, coïncidant avec l'absence de symptômes généraux graves.

Traitement. — Le traitement consiste en l'administration prolongée de purgatifs doux (calomel, bicarbonate de soude, sulfate de soude, etc.), associés à des barbotages tièdes.

Le repos absolu est une alimentation légère (fourrages verts, carottes) complètent l'intervention.

Péritonite aiguë

Étiologie. — La péritonite (inflammation du péritoine) dérive toujours de l'infection (microbes pyogènes vulgaires); le refroidissement n'agit que comme cause occasionnelle.

Symptômes. — La maladie débute par de la tristesse, de l'inappétence, des frissons et une élévation marquée de la température. Des coliques sourdes se manifestent; le ventre se ballonne, les parois, distendues par les gaz sont très sensibles à la palpation. La respiration est accélérée, la constipation accusée. L'attitude du malade est très particulière; il reste constamment debout, immobile, les reins voussés, les membres rapprochés.

Difficile au début, le diagnostic est basé sur la présence des douleurs abdominales, le météorisme, la sensibilité de l'abdomen à la palpation, l'attitude spéciale des malades et la gravité de l'état général.

La péritonite généralisée se termine par la mort du 4e au 8e jour dans la presque totalité des cas.

Traitement. — Le traitement comprend les indications suivantes : saignée légère, révulsion externe obtenue à l'aide de larges cataplasmes sinapisés sur les parois abdominales, d'enveloppements humides et chauds, de vésicatoire mercuriel.

Pour les raisons précédemment indiquées (effet révulsif éphémère des sinapismes), décupler leur action thérapeutique en les fixant par une friction de **Baume Caustique Gombault** sur le ventre.

A l'intérieur, on donnera des boissons diurétiques : mucilages de graine de lin, barbotages de farine d'orge additionnés de teinture d'opium.

Contre la constipation, on utilisera des purgatifs doux (huile de ricin) et des lavements d'huile de glycérine ou de décoctions mucilagineuses tièdes.

Le traitement hygiénique comporte le séjour à une température constante et l'alimentation par des barbotages tièdes exclusivement.

La *péritonite traumatique* résultant de plaies pénétrantes, de perforations accidentelles, d'opérations chirurgicales, de ruptures des organes abdominaux (estomac, intestins) est mortelle chez le cheval.

MALADIES DE L'APPAREIL RESPIRATOIRE

AUSCULTATION

L'auscultation est un mode d'exploration clinique qui consiste à écouter les bruits qui se passent à l'intérieur de l'organisme, soit en appliquant directement l'oreille sur la partie à explorer, soit en interposant entre l'oreille et le malade un instrument appelé stéthoscope.

Nous n'envisagerons ici que l'auscultation de la poitrine.

Les bruits de la poitrine sont de deux sortes, normaux ou anormaux; ils se subdivisent eux-mêmes en bruits différents que nous classerons dans les deux tableaux suivants :

BRUITS NORMAUX

Dans les vésicules pulmonaires — Appelé : murmure respiratoire, bruit vésiculaire, bruit d'expansion et de resserrement pulmonaire.

- Analogue à une faible aspiration d'air entre les lèvres en suçoir devient plus distinct pour chaque cause qui accélère la respiration;
- A l'état normal : au moment de l'inspiration, le bruit semble s'approcher de l'oreille jusqu'à ce que l'expansion du tissu pulmonaire soit terminée;
- Au moment de l'expiration, sorte de léger souffle prolongé qui semble s'éloigner de l'oreille jusqu'à ce que l'expiration soit terminée;
- S'entend mieux sur les sujets maigres et est plus intense là où la percussion donne plus de résonnance.

Dans les bronches — Souffle trachéo-bronchique

- Bruit fait par l'air qui traverse les grosses bronches, plus fort que le murmure respiratoire;
- S'entend en arrière de l'épaule, augmente jusqu'à la 9ᵉ côte, puis diminue graduellement;
- S'entend aussi de la base de la trachée;
- C'est le bruit qu'on imite en appliquant la face de la langue contre le palais durant l'inspiration et l'expiration faites avec énergie.

Dans les plèvres — Bruit pleurétique

- Impossible à entendre;
- N'existe que virtuellement pour expliquer les bruits qu'on entend dans le cas de maladie du côté des plèvres.

BRUITS ANORMAUX

Modification du murmure respiratoire

Changement dans l'intensité

Affaiblissement. . . . .

Absence . . . .

Augmentation . . . .

Changement dans la consonnance

Produit par l'augmentation de l'humidité des vésicules pulmonaires; bruit semblable au bruit fait par des bulles d'air qui éclatent en traversant un liquide; appelés râles.

Général {
Suite de difficultés de l'entrée libre de l'air dans le poumon ou suite d'état général de l'organisme;
Se voit dans les coliques douloureuses avec la respiration petite et courte; affection cérébrale rythme respiratoire ralenti; anémie et surtout hydrohémie — phtisie calcaire *disséminée*.

Partiel {
Indique la congestion pulmonaire, il y a alors dans les parties du poumon restées normales, murmure respiratoire exagéré ou *supplémentaire*.

Se rencontre dans les cas d'obstruction ou de compression des bronches par corps étrangers : sang, pus, mucus, etc.; — dans la tuméfaction des lobes pulmonaires : hépatisation, splénisation, infiltration exsudative, épanchement pleural, productions pathologiques, agglomération de masses tuberculeuses, caverne ne communiquant pas avec les bronches, gangrène pulmonaire.

S'observe dans les maladies qui donnent fréquence et grandeur de respiration, pendant le cours des fièvres de réaction ou symptomatiques; — il se produit alors dans les deux poumons et il est rude; — on l'entend dans l'atrophie des vésicules.
Quand il est augmenté dans un seul poumon ou dans divers endroits des deux, surtout le bord supérieur d'un seul lobe, maladie des poumons et des plèvres; la portion saine prend plus d'air pour remplacer la malade; *respiration supplémentaire*.
La respiration est surtout supplémentaire à la partie supérieure des côtes dans la pleurésie. En général, si bruit respiratoire exagéré, il y a des points du poumon imperméables à l'air.

Râle crépitant sec {
Encore appelé craquement;
Peut être comparé au bruit produit par une petite vessie sèche que l'on insuffle ou même au bruit que fait entendre le tissu cellulaire sous-cutané des bêtes à cornes rendu artificiellement emphysémateux et que l'on vient à presser;
Très distinct, s'entend dans *l'inspiration*.
S'entend dans l'emphysème pulmonaire, vésiculaire ou interlobulaire.
Dû au passage de l'air dans les cavités du tissu cellulaire interlobulaire et à la distension simultanée des cloisons.

Râle crépitant humide {
Comparable au bruit d'une mèche de cheveux qu'on froisse entre les doigts au niveau de l'oreille;
Comparable au bruit du sel qu'on décrépite, à celui d'un poumon dilaté que l'on comprime rapidement entre les doigts; s'entend pendant *l'inspiration* et quelquefois au commencement ou à la fin de *l'expiration*; dû à la distension des vésicules au milieu d'une sérosité visqueuse et abondante dont le tissu pulmonaire est pénétré; signe univoque du début de l'inflammation pulmonaire, suivi de la diminution partielle du murmure respiratoire, puis revient pour annoncer la résolution, il est alors précédé d'absence de murmure avec bruit tubaire, quand il n'est pas net, qu'il est faible et dur, mauvais signe (Delafond).
Peut être confondu avec le râle muqueux à petites bulles dans broncho-pneumonie aiguë, bronchite capillaire du chien, hémorragie capillaire.

BRUITS ANORMAUX (*Suite*)

- **Modification du souffle trachéo-bronchique**
  - **Changement dans l'intensité**
    - bruit tubaire — souffle tubaire
    - souffle bronchique — bruit de souffle
    - bruit caverneux — respiration creuse
  - **Changement dans la consonnance** *râle bronchique*
    - Râle sec ou sibilant . . . .
    - Râle humide ou muqueux . . . .
- **Modification du bruit pleurétique**
  - Frottement pleurétique ou pleural . . . .

Imité en soufflant avec force dans une main arrondie en tube, se fait entendre plus souvent dans l'inspiration que l'expiration;
Dû à l'engouffrement de l'air dans les bronches quand les vésicules pulmonaires ne reçoivent plus d'air (hépatisation), l'air une fois dans les bronches n'est plus chassé par les contractions des vésicules; — se fait entendre dans tout l'arbre bronchique ou bien dans un seul endroit; — s'entend surtout dans les grosses bronches et les régions inférieures et moyennes de la poitrine; — il peut commencer doux et devenir rude, entre les deux il y a des intermédiaires (bruits de scie, de râpe), il peut être mélangé de râles; se fait entendre dans hépatisation, splénisation, péripneumonie, compression par exsudat pleurétique, phtisie ancienne, emphysème avancé.

Se produit dans excavation caverne communiquant avec bronche par large canal; souffle plus prolongé, timbre moins rude que dans le bruit de souffle.
Ressemble au bruit produit en soufflant dans les deux mains réunies, dans une cruche; souffle amphorique, quelquefois il est accompagné de tintement métallique (souffle métallique) ou bruit de gargouillement; — siège ordinaire : région moyenne et inférieure des poumons; il peut être le signe d'une caverne gangréneuse ou d'un vaste abcès pulmonaire (les matières rejetées indiquent); pas de bruit caverneux; si les cavernes ne communiquent pas avec les bronches, il y alors absence de murmure respiratoire; — il se produit dans le pneumo-thorax; — peut s'entendre avec du gargouillement dans la pleurésie; — il s'entend dans certaines dilatations des bronches.

Encore appelé râle sonore, grave ou ronflant; comparable au frottement du doigt sur une peau tendue; entendu dans l'inspiration et l'expiration, mais moins fort dans l'expiration;
S'entend des deux côtés de la poitrine, surtout en arrière de l'épaule, ou bien quand on applique l'oreille sur la trachée à son entrée dans la poitrine;
Indique sécheresse des bronches recouvertes de mucosité visqueuse (bronchite); il est alors remplacé par le râle muqueux aussitôt que la sécrétion se manifeste.
On l'observe lors de rétrécissement des bronches dans l'œdème pulmonaire; ce bruit résonne dans toute la poitrine et ne permet pas de localiser une bronchite.

Encore appelé sous-crépitant; comparé au bruit que l'on produit en soufflant avec un chalumeau dans de l'eau de savon;
Se produit quand les bronches contiennent du liquide et que l'air les traverse, ce bruit est permanent ou temporaire et peut varier avec les variations de liquide (toux); il peut être à grosses, moyennes ou petites bulles;
S'entend dans la bronchite aiguë et même chronique, catarrhe bronchique râles (à grosses bulles ou sous-crépitant).
Au moment de l'expulsion de nature purulente dans les bronches (râles à bulles moyennes);
Dans la broncho-pneumonie avec exhalaison de sang dans les bronches (râles à petites bulles) qui peut se confondre avec le râle vésiculaire.

Se fait entendre dans l'*inspiration*, rarement dans l'expiration; — très remarquable sur les animaux maigres; pleurésie au début, il ne dure que trente-six heures au plus, au moment de la formation des fausses membranes, cesse quand le liquide sépare les deux feuillets; peut reparaître quand le liquide diminue; — on entend aussi quelquefois gargouillement ou glou-glou quand il y a des cloisons de fausses membranes ou des gaz dans l'épanchement.

CORYZA

Étiologie. — Le coryza — ou vulgairement rhume de cerveau est l'inflammation de la muqueuse nasale ou pituitaire, et reconnaît pour cause le refroidissement qui atteint les jeunes animaux exposés dans les pâturages aux changements brusques de température du printemps et de l'automne.

La maladie peut être consécutive à une éruption spécifique qui se produit dans le cours d'une maladie infectieuse (*gourme, horse-pox*, etc...).

Symptômes. — Au début, la maladie se manifeste par une teinte rouge foncé de la pituitaire et des ébrouements fréquents. Puis, après deux ou trois jours, un jetage séreux, clair, limpide, apparaît surtout pendant le travail.

Ces symptômes, dans la majorité des cas, s'atténuent et disparaissent.

Traitement. — Lorsque le jetage est abondant et muco-purulent, utiliser les fumigations de Lysol. (Lysol 10 gr. eau 1 litre) 2 fois par jour. Dans les cas de corysa intense il est recommandé de faire sur le front et sur la nuque une friction de **Baume Caustique Gombault** qui remplit alors le rôle de vésicatoire.

COLLECTION PURULENTE DES SINUS

Définition. — L'inflammation de la muqueuse du sinus frontal, maxillaire supérieur et maxillaire inférieur est fréquente chez le cheval. L'accumulation de l'exsudat purulent dans les cavités constitue l'accident désigné sous le nom de collection des sinus.

Etiologie. — Les traumatismes portant sur les parois des cavités constituent la cause la plus fréquente. Le froid, la présence de certaines tumeurs dans les cavités nasales, des localisations infectieuses (gourme) peuvent provoquer cette affection.

Symptômes. — On constate, dès le début, un jetage peu abondant, muqueux, transparent, puis muco-purulent, un empâtement de l'auge et des ganglions. Dans la suite, on perçoit une exagération de la sensibilité normale de la région des sinus à la percussion.

Traitement. — Le traitement est médical et chirurgical. Au début, utiliser les injections antiseptiques (Lysol).

Lors de complications, pratiquer la trépanation et la communication du sinus maxillaire et du sinus frontal. Terminer l'opération par des lavages antiseptiques (Lysol 10 gr., eau 1 litre); utiliser ces derniers jusqu'à guérison complète.

COLLECTION DES POCHES GUTTURALES

Étiologie. — Cette affection, rare, est presque toujours consécutive à la gourme.

Symptômes. — Le premier signe perçu est un jetage persistant et intermittent, blanchâtre, non adhérent aux naseaux, homogène ou contenant quelques grumaux ramollis. Presque nul entre les repas, l'écoulement est abondant pendant la déglutition des aliments et des liquides. En même temps, on constate l'engorgement des ganglions de l'auge.

La région parotidienne, douloureuse à l'exploration, est le siège d'une tuméfaction notable; la tête est étendue sur l'encolure; la déglutition est gênée.

Pronostic. — La collection des poches gutturales est extrêmement grave; elle exige l'intervention chirurgicale (hyovertébrotomie) qui est dangereuse.

LARYNGITE

Étiologie.— La laryngite—l'inflammation du larynx — reconnaît en dehors des localisations infectieuses : 1º des causes prédisposantes (jeune âge, débilité, séjour dans des boxes trop chauds); 2º des causes occasionnelles (refroidissement causé par des courants d'air, changements brusques de température, pluies froides, ingestion de boissons froides, etc.).La cause déterminante est l'infection par les microbes non spécifiques qui habitent l'arrière-gorge.

Symptômes. — Les symptômes suivants caractérisent la laryngite aiguë : toux sèche, quinteuse sans rappel, tuméfaction et sensibilité à la pression du larynx, mouvements de la tête sur l'encolure pénibles ou limités, apparition d'un jetage muco-purulent; respiration légèrement accélérée, parfois cornage accusé; tuméfaction des ganglions de l'auge; réaction fébrile accusée 39º5 à 40º; diminution de l'appétit; tristesse, abattement; déglutition pénible.

Traitement. — Le traitement — outre la dérivation qui en constitue la base, par des frictions énergiques de Baume Caustique sur la région de la gorge — comporte, trois fois par jour, les fumigations antiseptiques de Lysol (Lysol 10 gr.; eau 1 litre) et l'administration d'électuaires d'extrait aqueux de belladone et de kermès.

Dans les cas d'abcès péripharyngiens — complication fréquente — activer leur maturation par les frictions de Baume Caustique.

Administrer les médicaments sous forme d'électuaires et non de breuvages pour éviter les complications de *broncho-pneumonie gangréneuses* dues à la pénétration des liquides dans l'appareil respiratoire.

Pendant la période de convalescence, le malade sera laissé au repos, bien couvert, dans une écurie chaude et aérée; on lui appliquera un bandage sous la gorge.

CORNAGE CHRONIQUE

Étiologie.— On donne le nom de cornage à un bruit anormal que font entendre certains chevaux en respirant et qui est produit par la collision de l'air inspiré ou expiré contre un obstacle situé dans une partie des premières voies respiratoires. Ce bruit peut être l'expression d'un état morbide aigu ou être occasionné par des lésions chroniques. Le cornage aigu, observé fréquemment dans le cours des localisations gourmeuses (angine, bronchite, pneumonie etc.), consiste en un râle, un ronflement ou un sifflement plus ou moins accusé et est continu; à l'inverse du cornage chronique, il est temporaire et cesse ordinairement avec la disparition de l'affection causale.

L'étiologie du cornage chronique est des plus complexes; citons : l'atrophie et la paralysie des muscles laryngiens, les tumeurs laryngiennes (épiglottiques ou intra-laryngiennes), la paralysie des ailes du nez, les lésions anciennes des cavités nasales, les altérations morbides du voile du palais, de la trachée

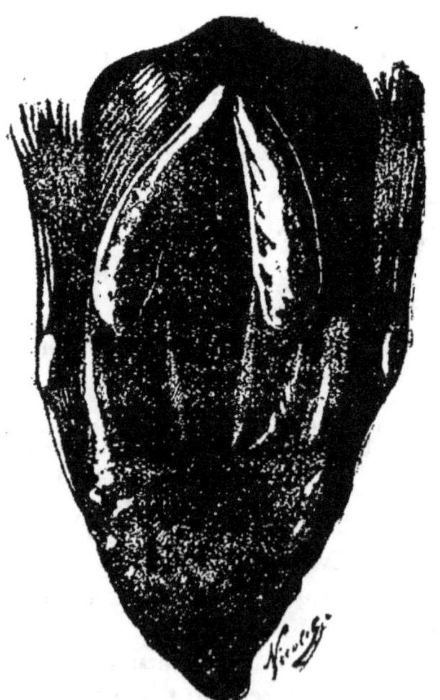

Fig. 2. — *Orifice supérieur du larynx et de la glotte d'un cheval atteint de cornage chronique.* (Cadiot et Almy).

(déformation, tumeurs), les engorgements péripharyngiens, l'œdème
de la glotte, etc...

Parmi les lésions précitées qui donnent lieu au cornage, la paralysie des muscles du larynx joue le rôle dominant (environ 95 °/o);
celle-ci est très généralement unilatérale, localisée du côté gauche.

L'hérédité est un facteur étiologique important du cornage chronique et, certainement, s'il est devenu aussi fréquent chez les chevaux, cela tient à la méconnaissance de ce mode de transmission.

Symptômes. — Le signe clinique dominant du cornage consiste
en un bruit de tonalité et d'intensité variables (râle grave, ronflant,
sifflement clair, aigu, etc.). Quand le rétrécissement laryngé est
peu marqué, le sifflement laryngien n'est perceptible qu'après un
exercice suffisant pour provoquer une accélération extrême des
voies respiratoires, et il ne persiste que pendant quelques instants.
A des degrés plus avancés, le cornage deviendra perceptible à distance, après un certain temps de galop. Si la paralysie est double, la
dyspnée est extrême, le bruit se manifeste après quelques foulées, ou
même au repos, si l'on provoque une inspiration étendue par l'obstruction momentanée des naseaux. Dans la plupart des cas, le bruit
laryngien se produit à l'inspiration; le bruit à l'expiration n'est
perçu que lors d'altérations anciennes et, presque toujours, il
coexiste avec le précédent. La dyspnée, due au rétrécissement du
larynx, disparaît rapidement dès que le cheval est au repos; en
quelques minutes, la respiration est redevenue normale.

Les manifestations du cornage sont variables; il peut se montrer
pendant le repos, disparaître à l'exercice, pour reparaître après ;
ce cycle évolutif indique, comme affection causale, l'*œdème de la
glotte*. Le cornage peut s'observer lorsque le cheval mange l'avoine
mais, le plus ordinairement il ne se montre que sous l'influence de
l'exercice aux allures vives ; quelquefois, il ne s'observe qu'après la
cessation du travail.

La marche des lésions est extrêmement variable ; souvent les
altérations progressent lentement ou restent stationnaires ; cette
évolution lente s'observe habituellement chez les sujets âgés. Par
contre, chez les chevaux jeunes devenus corneurs à la suite de pneumonies ou de bronchites franches ou infectieuses, le cornage acquiert
parfois, d'emblée, une intensité extrême, incompatible avec le travail
aux allures vives.

La prophylaxie du cornage héréditaire réside entièrement dans le
choix des reproducteurs ; il convient d'écarter de la reproduction —
quelle que soit leur haute origine — les sujets atteints de ce
vice.

Le cornage chronique étant souvent une complication des affec-

tions de l'appareil respiratoire (angine, bronchite, pneumonie, etc.),
on utilisera, à titre préventif, le traitement ioduré pendant la période
de convalescence.

Traitement. — Les résultats du traitement médical (emploi de
l'arsenic et de l'iodure de potassium; injections de strychnine dans
le voisinage du larynx, etc.) sont des plus aléatoires.

Le traitement curatif — essentiellement du domaine chirurgical —
comporte : 1º l'ablation du ventricule de la glotte (opération de
Williams) ; 2º l'aryténoïdectomie (enlèvement du cartilage aryté-
noïde). Cette dernière opération, dans les cas d'hémiplégie unilatérale, procure souvent une notable amélioration et peut même parfois
donner une guérison.

BRONCHITE AIGUE

Définition. — La bronchite — ou l'inflammation de la muqueuse
des bronches — est une affection des plus fréquentes chez le cheval.

Etiologie. — La cause ordinaire est l'action du froid; les animaux
jeunes y sont surtout exposés au moment de la mise en service.
L'irritation directe de la muqueuse par les vapeurs ou les gaz irritants, la fumée d'incendie, l'inhalation de poussières, les liquides
irritants tombés dans la trachée, les maladies infectieuses, etc.,
peuvent provoquer cette affection.

Symptômes. — Tristesse, inappétence, frissons, réaction fébrile;
toux quinteuse, sèche, forte, fréquente avec rappel ; respiration
accélérée.

La résolution est lente et le moindre écart d'hygiène provoque
une nouvelle exacerbation des symptômes.

Traitement. — Dès le début, les révulsifs sont indiqués : faire
une friction énergique de Baume Caustique de chaque côté de la
poitrine sur une surface de 25 centimètres de côté. Utiliser les fumigations antiseptiques (Lysol, 30 gr., eau 1 litre); favoriser l'expec-
toration par le sulfure d'antimoine, le kermès à la dose de 15 à
20 grammes en électuaires; calmer la toux par l'extrait aqueux de
belladone (4 à 8 grammes); prévenir l'engorgement des ganglions
bronchiques, cause de cornage, par l'iodure de potassium (10 à
15 grammes).

Si l'affection menace de passer à l'état chronique, faire deux ou
trois nouvelles frictions de Baume Caustique sur les deux côtés de
la poitrine et administrer, comme boisson, de l'eau de goudron ou
de l'essence de térébenthine (40 à 60 grammes) en électuaires.

BRONCHITES INFECTIEUSES

Étiologie. — Les bronchites infectieuses se distinguent des formes aiguës par leur caractère enzootique et même épizootique.

Symptômes. — Les symptômes observés sont les suivants : température élevée 40° à 41°, respiration accélérée et douloureuse, toux forte, quinteuse, jetage muqueux ou muco-purulent ; muqueuses infiltrées et jaunâtres, infiltration des ganglions sous-glossiens, faiblesse accusée, dépression nerveuse marquée.

Ces symptômes s'amendent rapidement, la fièvre diminue, l'appétit renaît, la toux rare, reste douloureuse ; la guérison survient du 8e au 15e jour ; ou bien la maladie, par sa propagation, se complique de pleuro-pneumonie souvent mortelle ou d'angine infectieuse.

Le jetage abondant purulent, les engorgements ganglionnaires considérables des bronchites gourmeuses permettent le diagnostic différentiel d'avec les bronchites infectieuses.

Le pronostic est grave, en raison des complications possibles.

Traitement. — Le traitement comporte l'emploi des révulsifs (friction de Baume Caustique sur les deux côtés de la poitrine), des fumigations antiseptiques de Lysol (Lysol 30 gr. eau 1 litre), l'administration d'expectorants (essence de térébenthine, kermès, etc.).

Dans les formes graves, avec sidération complète, soutenir les malades par les excitants diffusibles (vin, alcool, café, thé), les injections de caféine, d'éther, d'huile camphrée, etc...

Les boissons tièdes, les mashes, une nourriture alibile seront utilisées.

CONGESTION PULMONAIRE

Étiologie. — Le jeune âge, la pléthore, le défaut d'entraînement, le refroidissement surtout quand il exerce son action sur des sujets immobiles (transports en van, en chemin de fer, etc.) et le surmenage sont les causes occasionnelles de la congestion pulmonaire.

Symptômes. — Les symptômes s'accusent presque immédiatement après l'action de la cause. Le malade reste immobile, triste, anxieux, sa tête est étendue sur l'encolure, ses membres sont écartés, ses naseaux largement dilatés ; la respiration est accélérée (60 à 80 par minute), haletante, le pouls est petit et vite, les battements du cœur sont violents et tumultueux ; la température varie de 39°-39°5.

Plus tard, ces troubles s'aggravent, l'anxiété devient extrême ; la dyspnée est plus accusée ; le cheval peut succomber rapidement, en quinze, vingt minutes par hémorragie pulmonaire ou par asphyxie.

Le plus souvent, l'évolution est moins rapide, et l'on peut observer en dehors des signes fournis par l'auscultation une toux sèche, courte, avortée, un jetage mousseux, sanguinolent.

La résolution est annoncée par la disparition progressive des symptômes morbides.

Le pronostic est grave en raison de la rapidité de l'évolution de la maladie et des terminaisons mortelles possibles.

Traitement. — La saignée abondante faite dès le début constitue la base du traitement; elle est contre-indiquée si le pouls est petit et filant et s'il s'écoule par les naseaux un jetage fortement hémorragique.

La révulsion externe — dont l'effet thérapeutique est puissant — sera réalisée par de larges applications de Baume Caustique sur les deux côtés de la poitrine.

La dérivation interne sera obtenue par l'emploi des purgatifs ou l'injection de nitrate de pilocarpine ; dans les cas de faiblesse cardiaque, utiliser l'éther, la caféine, l'huile camphrée, etc. Soumettre les chevaux à la suraération sans courants d'air.

COUP DE CHALEUR OU ANHÉMATOSIE

Étiologie. — On désigne sous ce nom une auto-intoxication provoquée par 'élévation de la température, agissant seule ou associée à la fatigue musculaire.

Symptômes. — Les symptômes s'accusent presque immédiatement après l'action de la cause. Le malade reste immobile, triste, anxieux, sa tête est étendue sur l'encolure, ses membres sont écartés, ses naseaux largement dilatés; la respiration est accélérée (60 à 80 par minute) haletante, le pouls est petit et vite, les battements du cœur sont violents et tumultueux ; la température varie de 39°-39°5.

Le cheval arrêté présente les symptômes suivants : les membres sont écartés, la tête basse, les yeux fixes et brillants, les narines dilatées ; la face est grippée ; la respiration est accélérée à ce point que les battements du flanc ne peuvent être reconnus. Les battements du cœur sont forts, tumultueux ; les veines superficielles apparaissent distendues à l'excès ; une sueur abondante couvre tout le corps. Les muqueuses ont une teinte violacée. La mort peut survenir en dix à vingt minutes, précédée seulement de quelques mouvements convulsifs.

Le coup de chaleur ne peut être confondu qu'avec la congestion pulmonaire ; il s'en distingue par la gravité des symptômes généraux et l'absence du jetage mousseux et sanguinolent.

Traitement.—Le traitement comporte les indications suivantes: placer le malade à l'ombre et à l'air libre ; pendant quelques minutes, faire des affusions d'eau froide sur toute la surface du corps ; provoquer la révulsion et la déplétion sanguine par de larges frictions de Baume Caustique sur les deux côtés de la poitrine.

En cas de menace d'asphyxie, recourir aux injections sous-cutanées de caféine, d'éther, d'huile camphrée, aux inhalations d'oxygène, etc...

PNEUMONIE

Définition. — La pneumonie — l'inflammation du parenchyme pulmonaire — peut affecter la forme aiguë ou infectieuse.

Étiologie. — Parmi les causes prédisposantes, citons l'âge, la fatigue, le surmenage, mais la cause la plus efficace est incontestablement le froid, surtout le refroidissement humide.

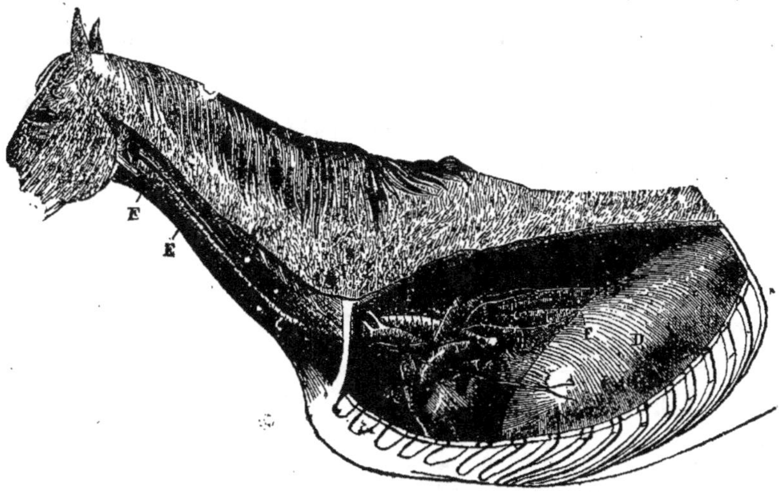

FIG. 3. — *Cavité pectorale et médiastin, avec le trajet de la trachée et de l'œsophage.*
A, médiastin antérieur; *B,* médiastin postérieur; *C,* le cœur et le péricarde dans la partie moyenne du médiastin; *D,* diaphragme; *E,* trachée; *F,* œsophage (A. Chauveau et S· Arloing, *Traité d'anat. comp. des anim. domest.*).

Bien que la pneumonie sporadique soit peu contagieuse au début, il n'en est pas moins vrai que si des précautions immédiates de désinfection et d'isolement ne sont pas prises, l'affection revêt le caractère contagieux pour les voisins en état de réceptivité. Le jetage est éminemment virulent; il infecte les locaux, mangeoires, abreuvoirs, aliments, matériel, etc...

Symptômes.—Les symptômes s'accusent par de la tristesse, de l'abattement, de l'anorexie, une réaction fébrile accusée 40° à 41°, une teinte safranée des muqueuses, une accélération de la respiration (20 à 36), une plainte intermittente à l'expiration, une augmentation des pulsations (60 à 90). Puis on observe de la dyspnée, une toux petite, peu sonore, quinteuse, un jetage rouillé jaune d'ocre qui est caractéristique.

La percussion provoque une douleur costale, dénonce une exagération de résonance dans les parties saines, de la submatité au niveau des régions malades ; l'auscultation révèle des râles crépitants. Les signes stéthoscopiques indiquent si la pneumonie est simple ou double.

Du 7e au 9e jour, l'évolution pneumonique est complète ; elle se termine alors soit par *résolution, asphyxie, abcédation, gangrène* ou passage à l'*état chronique.*

Traitement. — Le traitement hygiénique, qui joue un rôle important dans le processus de guérison, comporte les indications suivantes : isolement du malade, en liberté dans un boxe aéré, sans courants d'air; le couvrir chaudement à l'aide de couvertures enveloppant tout le corps.

L'eau tiède blanchie à la farine d'orge additionnée de tisane de graine de lin, le thé de foin naturel, les mashes, les tubercules, carottes ou betteraves finement coupées constituent la base du régime diététique.

Le pansage, les massages, les frictions favorisent les fonctions cutanées.

Le traitement médical est basé sur l'emploi de la révulsion par le Baume Caustique en frictions sur les deux côtés de la poitrine.

Faisons remarquer — nous ne saurions trop le répéter dans l'intérêt des lecteurs — que ce produit — grâce à sa composition rationnelle — peut être employé sur de larges surfaces sans provoquer — à l'inverse des sinapismes et des vésicatoires — la moindre tare.

Pouvant être utilisé plusieurs fois de suite sans inconvénient, il est facile de prévoir l'effet dérivatif puissant qui en résulte.

La saignée très préconisée autrefois, est proscrite par les auteurs modernes ; si elle est utilisée, elle ne doit être que légère et effectuée au début. La médication antithermique (acétanilide, antipyrine, quinine, salicylate de soude, etc.) doit être utilisée et complétée par une médication tonique, antiseptique, antitoxique (injections hypodermiques ou intraveineuses de sérum physiologique, de sérum caféiné, électrargol, collargol, novor, caféine, huile camphrée, etc.).

PLEURÉSIE

Étiologie. — Les pleurésies ou inflammation de la plèvre sont dues à des infections microbiennes (staphylocoques, streptocoques, diplocoques, pasteurella, etc.); les causes prédisposantes et occasionnelles comportent le refroidissement prolongé agissant sur des animaux prédisposés, en sueur, mouillés, nouvellement tondus, exposés aux courants d'air; le jeune âge, les saisons froides et humides prédisposent au développement des pleurésies; de même les états infectieux préalables (gourme, typhoïde, affections rhumatismales, pneumonie, etc.).

Symptômes. — Les symptômes sont caractérisés par des frissons surtout au niveau des épaules et de la poitrine, de la tristesse, de l'abattement, de l'anorexie, de l'hyperthermie 40°, 41°, l'accélération de la respiration (40 à 50) et de la circulation (60 à 120 pulsations). L'immobilité du malade, accusant la douleur interne de l'inflammation est caractéristique; on observe une toux petite, sèche, peu fréquente, avortée, pénible, ébranlant le malade.

La discordance du flanc et de la respiration annonce un épanchement pleurétique plus ou moins abondant ; la dyspnée s'accuse de plus en plus.

La percussion dénote une exagération de la sensibilité costale et une matité suivant une ligne droite, horizontale. Les signes fournis par l'auscultation varient considérablement avec l'évolution de la maladie; ils sont d'un caractère trop technique pour être indiqués ici.

La pleurésie peut se terminer par la résolution, la mort ou le passage à l'état chronique. La convalescence est longue, dure souvent trois ou quatre semaines, pendant lesquelles les rechutes sont à craindre. La guérison est presque toujours imparfaite, la plèvre contracte des adhérences ; souvent le malade reste poussif. On peut observer dans la suite, des accidents articulaires (synovites, arthrites rhumatismales).

La mort est la terminaison la plus fréquente ; rapide, elle résulte de l'asphyxie, d'une syncope ; tardive, elle est due à l'épuisement.

Traitement. — Le traitement hygiénique comporte l'isolement immédiat du malade en liberté dans un boxe bien exposé, aéré, à température constante (12° à 15°).

Le traitement médical est basé sur l'emploi de la *révulsion étagée*. Seules les frictions répétées de Baume. Caustique, par l'absence de pouvoir irritant, permettent de réaliser cette importante indication thérapeutique qui tient, sous sa dépendance complète, la guérison.

Selon les indications symptomatiques, le salicylate de soude, l'acétanilide, l'antipyrine, et, dans les cas de sidération, les injections de caféine, d'éther, d'huile camphrée, doivent être utilisées.

La *thoracentèse* — ou ponction hâtive, aseptique — prévient la gêne respiratoire, les adhérences pleuro-pulmonaires; elle ne doit être pratiquée que dans les cas de dyspnée et lorsque le liquide atteint plus de la moitié de la hauteur thoracique.

EMPHYSÈME PULMONAIRE

Étiologie.—L'emphysème pulmonaire — l'accumulation de l'air dans les vésicules dilatées du poumon — est consécutive aux affections des voies respiratoires exprimées par une toux violente, quinteuse, fréquente (bronchite).

L'hérédité est un facteur étiologique important ; le fait de poulains nés de juments emphysémateuses et contractant l'emphysème à l'âge d'un an, avant que toute cause occasionnelle ait pu être soupçonnée, ne laisse aucun doute à ce sujet.

Symptômes. — Les symptômes essentiels de l'emphysème comprennent la toux, le jetage, l'irrégularité des mouvements respiratoires et la présence de bruits pulmonaires particuliers. La toux est sèche, courte, quinteuse, avortée, sans rappel ; elle se produit principalement le matin sous l'impression de l'air froid au sortir de l'écurie et au début du travail.

Le jetage est toujours peu abondant, muqueux, légèrement coloré par les poussières inhalées ; à peine appréciable pendant le repos, il devient plus abondant et légèrement spumeux pendant le travail.

L'irrégularité des mouvements respiratoires consiste en un simple temps d'arrêt dans l'inspiration, ou en un rebondissement appréciable au niveau du flanc et constituant le soubresaut. L'irrégularité respiratoire est généralement constatée tout d'abord, elle s'annonce par un entrecoupement de la respiration qui s'effectue en deux temps. Dans un premier temps, l'hypocondre s'abaisse et simultanément la partie supérieure du flanc se resserre; puis il y a un temps d'arrêt très court, après quoi le mouvement expirateur, un moment interrompu, reprend, continue et s'achève.

Traitement. — Le traitement comporte l'emploi des arsenicaux (acide arsénieux, liqueur de Fowler, arséniate de strychnine) et de l'iodure de potassium.

L'hygiène alimentaire joue un rôle prépondérant dans le processus de la guérison ; il convient de diminuer les fourrages secs et de soumettre les « emphysémateux » à l'alimentation mélassée. L'emploi des matières sucrées dans le régime hygiénique et thérapeutique des chevaux poussifs est consacré par la pratique journalière ; suffisamment prolongé, il facilite la respiration, régularise le rythme respiratoire.

La prophylaxie de l'emphysème pulmonaire réside dans la sélection des reproducteurs et dans l'hygiène du travail.

LES MALADIES DE L'APPAREIL CIRCULATOIRE

Examen de l'appareil circulatoire

Cet examen comprend l'exploration clinique du cœur, des artères, des veines, l'examen du pouls et du sang.

La *palpation* s'effectue avec la main passée à plat sur la zone cardiaque. Elle permet d'enregistrer le choc cardiaque, son intensité et son rythme.

La *percussion* effectuée au doigt ou à l'aide du plessimètre, fait reconnaître l'étendue de la submatité cardiaque.

L'*auscultation* se pratique soit directement, soit à l'aide de stéthoscopes. Elle renseigne sur les bruits normaux ou pathologiques du cœur, sur l'intensité des battements cardiaques et des bruits, sur la fréquence du rythme.

L'*exploration du pouls* permet d'enregistrer la fréquence plus ou moins grande; la qualité : fort, faible, imperceptible; la régularité, etc.

Le pouls, soulèvement perçu par le doigt qui palpe une artère superficielle est dû à la poussée de l'ondée sanguine.

Pour le percevoir, il faut s'adresser à une artère d'un volume assez considérable.

Chez le cheval, on l'observe à *l'artère glosso-faciale*, à *la sous-zygomatique, aux artères latérales du boulet* ou *aux coccygiennes*.

Chez les bêtes bovines, à *la glosso-faciale*, à *l'humérale antérieure*, à *la coccygienne*, à *l'auriculaire postérieure*. Chez les petits animaux, chèvre, mouton, chien, chat, c'est le plus souvent à *l'artère fémorale* ou à *la radiale*. Chez le porc, à *l'auriculaire postérieure*.

Pour interpréter les indications fournies par le pouls, il faut savoir apprécier exactement les caractères de volume et de tension des artères en même temps que le nombre des pulsations; pour cela il faut comprimer le vaisseau progressivement, et s'arrêter au moment où les battements sont le plus accusés; quand on touche à peine artère, le pouls paraît fort; il semble petit et filant si la compression est forte.

La tension est variable ; à ce point de vue, l'artère est dite molle ou dépressible, tendue ou dure.

Le nombre des pulsations à l'état normal est en moyenne de :

   30 à   40 chez le cheval ;
   40 à   50 chez le mulet et l'âne ;
   40 à   45 chez le bœuf ;
   70 à   80 chez le mouton, la chèvre et le porc ;
   90 à 100 chez le chien ;
120 à 140 chez le chat.

Ce nombre peut, du reste, varier suivant l'âge, la taille , etc...

Les divers symptômes que le pouls peut fournir servent à formuler un pronostic plutôt qu'un diagnostic.

Généralités

L'étiologie des cardiopathies comprend en dehors de l'hérédité trois groupes : 1º les diathèses ; 2º les infections ; 3º le surmenage.

Indiscutable et prépondérant est le rôle des maladies infectieuses et contagieuses comme cause déterminante des affections cardiaques. Citons la gourme, les typhoses, etc... qui par leurs toxines empoisonnent le muscle cardiaque.

PÉRICARDITE AIGUE

Définition. — La péricardite aiguë — l'inflammation de la séreuse de l'enveloppe du cœur — est une affection assez fréquente chez le cheval.

Symptômes. — Inappétence, tristesse, molesse au travail, essoufflement rapide ; toux faible, avortée ; frémissements musculaires ; sensibilité de la région précordiale gauche ; coliques sourdes ; respiration courte, tremblotante, non accélérée ; battements du cœur faibles, irréguliers, précipités, devenant tumultueux sous l'influence de l'exercice. Dans la suite, lorsque l'épanchement est constitué, on observe du *pouls veineux* à la jugulaire et des œdèmes des parties déclives.

La maladie se termine par résolution avec convalescence longue, par la mort précédée de signes asphyxiques ou par l'état chronique, cette dernière terminaison étant fréquente.

PÉRICARDITE CHRONIQUE

Symptômes. — Mauvais état général, amaigrissement et essoufflement rapides au travail, infiltration et pâleur des muqueuses ; respiration irrégulière, entrecoupée ; pouls petit et mou ; dilatation des jugulaires et pouls veineux ; engorgements des parties déclives surtout des membres ; bruits du cœur irréguliers et assourdis. Le malade meurt épuisé, cachectique.

Traitement. — La révulsion énergique sur la région précordiale et sur les deux côtés de la poitrine, à l'aide de larges applications de **Baume Caustique Gombault**, constitue la base du traitement.

A l'intérieur, administrer le calomel, la digitale, la caféine. Si l'épanchement péricardique devient menaçant, recourir à nouveau aux frictions de Baume Caustique ou faire pratiquer dans les cas graves, la ponction du péricarde.

ENDOCARDITE AIGUE

Symptômes. — Les premiers signes de l'endocardite aiguë — l'inflammation de la séreuse qui tapisse les cavités du cœur — apparaissent brusquement et leur évolution est très rapide. Le malade est abattu, la température s'élève en quelques heures de 1° à 1°5. Les battements du cœur sont précipités (60-80 par minute), forts, tumultueux, les chocs cardiaques très violents sont facilement appréciables par l'application de la main sur la région. A l'auscultation, les bruits du cœur ont un timbre sonore, presque métallique.

Après douze à trente-six heures les battements du cœur moins violents, sont précipités (80 à 120 par minute), tumultueux, inégaux ; on ne perçoit plus à l'auscultation qu'un roulement continu dû au dédoublement des bruits. La plupart du temps on observe un pouls veineux. Peu après l'auscultation du cœur dénote la présence d'un souffle accompagnant un des bruits ou les deux en même temps.

Le pronostic de l'endocardite aiguë est grave dans tous les cas ; la mort par syncope et asphyxie survient quelquefois dans les premiers jours de la maladie.

Traitement. — Le traitement comporte l'emploi de la saignée (3 à 4 litres), la révulsion énergique à l'aide du Baume Caustique.

La médication interne comprend l'administration de digitale, de salicylate de soude, d'iodure de potassium.

La dyspnée, avec menace d'asphyxie, nécessite l'emploi des injections sous-cutanées de morphine ou les lavements de chloral.

ENDOCARDITE CHRONIQUE

Symptômes. — Cette affection — complication fréquente de l'endocardite aiguë — est caractérisée par un amaigrissement rapide, un mauvais état général, un appétit capricieux. On observe une toux sèche, quinteuse, un soubresaut du flanc, qu'il ne faut pas confondre avec celui de la pousse. Le malade est mou, s'essouffle rapidement au travail. Le pouls est irrégulier, souvent intermittent.

MYOCARDITE AIGUE

Symptômes. — Fréquente chez le cheval au cours de la gourme, des typhoses, des pneumonies, pleurésies, etc., la myocardite aiguë présente des troubles fonctionnels du cœur ; les battements sont tumultueux, forts et irréguliers, le pouls est faible, petit, très fréquent (80 à 100 pulsations par minute) ; la respiration est accélérée (25 à 50 par minute), pénible et dyspnéique.

Traitement. — Comme dans la péricardite et l'endocardite aiguë, la révulsion énergique par de larges applications de Baume Caustique sur la région précordiale et sur les deux côtés de la poitrine est indiquée. Selon les indications fournies par l'état général, les frictions seront répétées et renouvelées à intervalle de quarante-huit heures.

D'après les symptômes observés, stimuler le cœur par les excitants diffusibles : vin, alcool, acétate d'ammoniaque ; le régulariser par la caféine, la digitale; administrer des diurétiques pour éliminer les toxines de l'organisme; lors de faiblesse cardiaque accusée, utiliser les injections d'éther ou d'huile camphrée.

Les hémorragies internes

RUPTURE DES GROS VAISSEAUX

Étiologie. — La rupture des grosses artères des cavités thoracique et abdominale est relativement fréquente chez le cheval et reconnaît pour causes ordinaires, les traumatismes, les contusions, les efforts musculaires violents, les sauts, les chutes. Les embolies, les lésions dégénératives des vaisseaux, les anévrismes constituent des causes prédisposantes.

La déchirure des gros vaisseaux — les autopsies le prouvent — coïncide généralement avec une altération de leur paroi, et il est même permis de croire que l'accident n'est possible que lorsqu'une altération quelconque a diminué la résistance normale des membranes.

Rupture de l'aorte. — La rupture de l'aorte se produit soit dans la cavité thoracique, soit dans la cavité adbominale..

Symptômes. — L'hémorragie s'observe dans le tissu cellulaire voisin, ou plus ordinairement dans le péricarde distendu par un caillot volumineux. L'évolution est complète en quelques instants ; le sujet gratte le sol, puis il chancelle et tombe ; les muqueuses pâlissent, les yeux pivotent dans l'orbite ; quelques bâillements se produisent et la mort survient.

Rupture de l'artère pulmonaire. — Beaucoup plus rare que celle de l'aorte, elle se produit à l'origine du vaisseau ; la mort arrive en quelques instants avec des symptômes de suffocation.

RUPTURES ORGANIQUES

Étiologie. Hémorragie cérébrale. — L'hémorragie cérébrale est un accident assez fréquent chez le cheval ; les traumatismes, les chutes constituant une cause déterminante. Les ruptures se produisent généralement dans les vaisseaux des méninges.

Symptômes. — Les symptômes apparaissent subitement avec des caractères différents suivant la gravité de l'hémorragie et surtout suivant la localisation.

Parfois le cheval tombe sur le sol comme foudroyé, agité seulement de quelques mouvements convulsifs ; en d'autres cas, plus fréquents, on constate des oscillations de tout le corps, du vertige, des tremblements, des chutes. Des paralysies se manifestent, tantôt limitées (monoplégies) aux lèvres, à la langue, aux paupières, tantôt sous forme d'hémiplégie ou de paraplégie.

L'évolution de ces accidents est toujours très rapide, et la mort peut survenir immédiatement.

Déchirure du foie. — La déchirure du foie, terminaison habituelle de la congestion rapide de l'organe, est déterminée encore par des traumatismes portant sur la région (coups de pied, chocs violents, chutes, etc.). Il est très probable que cette déchirure n'est possible qu'autant que le tissu du foie a subi une transformation qui diminue sa résistance normale (dégénérescence amyloïde, la plus fréquente).

Symptômes. — Les symptômes sont ceux de l'hémorragie interne : on constate l'anémie des muqueuses, la faiblesse du pouls, puis des bâillements; les extrémités se refroidissent, l'œil pivote dans l'orbite et la mort survient en quelques heures au plus.

Très exceptionnellement, lors de déchirure peu étendue avec hémorragie légère, il peut y avoir résolution ; le sang épanché est peu à peu résorbé et du tissu cicatriciel comble la solution de continuité.

Les lésions consistent en un épanchement hémorragique péritonéal ; le siège et l'étendue de la déchirure sont très variables.

Déchirure du cœur. — La déchirure du cœur est favorisée par la dilatation et l'amincissement des parois et par la dégénérescence du myocarde. Parmi les causes occasionnelles reconnues, on cite les chutes, les traumatismes, le surmenage.

Symptômes. — Les troubles évoluent en quelques instants au moment de la rupture, le cheval a des tremblements convulsifs et tombe lourdement sur le sol. Des convulsions violentes se produisent ; la respiration râlante s'accélère pour devenir bientôt intermittente; on observe des bâillements ; les naseaux sont dilatés; les muqueuses pâlissent; le pouls est effacé; la pupille se dilate largement et la mort survient en quelques minutes.

ÉPISTAXIS

L'épistaxis est l'écoulement du sang par les naseaux quelle que soit la cause productrice.

Étiologie. — L'étiologie des hémorragies nasales est des plus complexes : l'hérédité, les affections cardiaques, le surmenage, les influences atmosphériques, sont autant de causes invoquées.

Les cardiopathies (myocardite, hypertrophie cardiaque, endo-cardite chronique, etc.), par la gêne et la stase circulatoire qu'elles provoquent, par l'hypertension consécutive, jouent un rôle étiolo-gique important dans la manifestation des épistaxis. L'auscultation du cœur montre, en effet, la relation étroite qui existe entre les lésions cardiaques et la fréquence des hémorragies nasales. Ces consi-dérations indiquent la nécessité impérieuse de vérifier l'intégrité cardiaque des sujets dès leur arrivée et pendant le cours de l'entraî-nement.

Certains états pathologiques consistant en des altérations du sang (*hémophylie, leucémie*) peuvent prédisposer aux hémorragies nasales, L'examen microscopique du sang, la vérification de la proportion des globules rouges et blancs, permettraient dans ces cas particu-liers de préciser l'étiologie.

Traitement. — La réfrigération (affusions d'eau froide), le tam-ponnement avec l'eau oxygénée pure, avec une solution concentrée d'antipyrine, de perchlorure de fer, sont indiqués.

Dans les hémorragies graves, utiliser les injections hypodermiques d'extrait fluide d'ergot de seigle ou mieux de sérum gélatiné.

SURMENAGE

Le surmenage est l'état d'un animal chez lequel la fatigue a dépassé la limite de résistance de la constitution. C'est le degré maximum de la fatigue.

La fatigue, suffisamment prolongée, peut aboutir à un état mor-bide passager, la courbature fébrile.

Symptômes.—Elle se traduit par une diminution de l'aptitude au travail, par l'accélération des grandes fonctions, par l'absence de souplesse dans les mouvements, une résolution musculaire plus ou moins accusée, et, selon le degré d'intoxication organique, par une inappétence partielle ou totale, un degré d'abattement plus ou moins profond.

Le surmenage aigu peut provoquer la mort foudroyante par asphyxie.

A l'accélération des mouvements du flanc, succède la gêne de la respiration qui donne à la physionomie une expression profonde d'angoisse ; il y a dyspnée évidente, la respiration devient inégale, elle est interrompue et entrecoupée par des temps d'arrêt ; les muqueuses apparentes présentent une teinte cyanosée ; les batte-ments du cœur s'entendent à distance et soulèvent les parois du thorax. A ce moment, surviennent les syncopes, les chutes sur le sol et l'asphyxie définitive.

Le *forçage du cœur*, à des degrés variables, peut amener la mort immédiate par syncope cardiaque. Elle est caractérisée par la suppression subite et momentanée de l'action du cœur, avec interruption de la respiration, cessation de la sensibilité et de la motricité, refroidissement de tout le corps, sueur froide.

Traitement. — Donner à la tête une position relevée, provoquer des mouvements dans les membres, faire des frictions sèches de la peau, pratiquer la respiration artificielle, recourir aux injections sous-cutanées d'éther, de caféine, de vératrine, etc.

MALADIES DE L'APPAREIL NERVEUX

Affections du cerveau
de la moelle

COMMOTION CÉRÉBRALE

Étiologie. — La commotion cérébrale résulte de l'ébranlement subit et violent du cerveau à la suite d'une chute ou de contusions.

Symptômes. — Le cheval privé de mouvement peut mourir instantanément, c'est la commotion foudroyante. Si le choc est moins violent, le sujet reste étendu sur le sol, inanimé, les membres raides, respirant difficilement ; parfois on constate une syncope respiratoire; le pouls est lent et intermittent; les sensibilités générales et spéciales sont abolies ; au bout d'un certain temps, ces symptômes s'amendent, l'animal se relève et reste somnolent.

La commotion légère est caractérisée par l'hébétude, l'instabilité de l'équilibre, le ralentissement des grandes fonctions.

Traitement. — Traiter la commotion par les injections sous-cutanées d'éther, les inhalations d'ammoniaque. Dans le cas de syncope respiratoire, pratiquer la respiration artificielle. Prévenir la congestion cérébrale par la saignée, l'application de sachets de glace ou l'irrigation d'eau continue sur la tête ; placer le malade dans un boxe bien aéré.

A ce traitement — et l'indication est impérieuse — il convient d'ajouter la révulsion énergique, sur les côtés de l'encolure et de la nuque, avec de larges applications de **Baume Caustique Gombault.**

MÉNINGO-ENCÉPHALITE

Définition. — La méningo-encéphalite est l'inflammation du cerveau et des méninges.

Symptômes. — Les symptômes varient à la fois en raison de la localisation des altérations et de leur mode d'évolution. Généralement, le début est marqué par de l'inquiétude,de la stupéfaction et une difficulté croissante dans la locomotion. Dans la suite, on observe des périodes d'excitation variant de quelques minutes à quelques heures, faisant place à un état de prostration accusée.

La méningo-encéphalite se termine par la mort dans les trois quarts des cas.

Traitement.—La saignée, l'emploi des réfrigérents appliqués sur le crâne (sachets de glace), la dérivation interne (purgatifs), l'iodure et le bromure de potassium constituent la base du traitement.

La révulsion énergique sur les côtés de l'encolure et de l'encéphale avec les frictions, répétées et énergiques de Baume Caustique, en décongestionnant les centres nerveux, joue un rôle prépondérant dans le processus de guérison.

CONGESTION DE LA MOELLE

Étiologie. — Parmi les causes prédisposantes les plus efficaces, signalons l'inaction absolue sans diminution de la ration pendant un ou plusieurs jours;le refroidissement c'est-à-dire le brusque passage de l'atmosphère chaude de l'écurie à celle d'un froid extérieur vif.

Symptômes. — Rare à l'écurie, la maladie débute d'emblée sur un animal en apparence bien portant par des troubles locomoteurs précédés par de légères coliques.On observe d'abord de l'incertitude et de la raideur dans les mouvements de l'arrière main, qui se couvre de sueur; peu de temps après, le cheval tombe lourdement sur le sol. Parfois, les premières manifestations commencent par le membre postérieur gauche ; l'animal boite ; l'arrière-main oscille, puis la faiblesse augmentant, le malade tombe.

Ces accidents évoluent en général en un quart d'heure, une demi-heure au plus.

Après la chute,le cheval,d'abord calme,agite ses membres et fait des efforts violents pour se relever ; parfois, il réussit à se maintenir sur ses membres antérieurs étendus, mais l'arrière-main reste inerte et il tombe épuisé.

Les muscles de la croupe, du dos, des épaules, du poitrail, sont durs, tendus, tuméfiés et forment des saillies plus accusées qu'à l'état normal ; la sensibilité explorée par le toucher, les piqûres d'épingle est diminuée ou abolie.

Le symptôme important qui domine le tableau, est l'*hémoglobinurie* qui donne à l'urine une couleur rouge sombre, brun sale ou noir d'encre.

Le pronostic est variable avec l'intensité des symptômes, surtout de la paralysie.

Traitement. — Dès que le cheval présente les premiers symptômes, tremblements musculaires, faiblesse de l'arrière-main, il faut l'arrêter, le frictionner, le couvrir puis le maintenir immobile ou bien le conduire lentement à l'écurie ou dans le local le plus voisin. Si le cheval est tombé, on le placera sur une voiture très basse, en évitant de le tirer par les membres postérieurs pour prévenir la déchirure des psoas.

La saignée, la révulsion interne (purgatifs, lavements, injections de pilocarpine), le cathétérisme vésical quotidien, les diurétiques, les calmants quand l'excitation est grande, etc., sont indiqués.

A ces agents, il convient d'associer la révulsion externe sur la région de l'encolure et des reins. Selon les indications symptomatiques et l'état local de la peau, les frictions de Baume Caustique seront fréquemment renouvelées à douze heures d'intervalle.

MYÉLITE CHRONIQUE

Définition. — L'expression « Mal de chien », appliquée aux chevaux par les Anglais, sert à désigner une irrégularité de la marche spécifique aux chevaux de course. Elle indique simplement que l'allure de l'animal atteint ressemble un peu à celle du chien devenu paraplégique à la suite de la maladie du jeune âge.

Étiologie. — L'étiologie est des plus obscures. D'après les recherches actuelles, le mal de chien doit être vraisemblablement attribué à une myélite spécifique due à la manifestation tardive de localisations infectieuses, en particulier de la gourme.

Le plus souvent et sans aucun prodrome, les animaux se trouvent subitement frappés. Sauf les cas très graves, l'état général du malade est toujours excellent. L'œil est vif, les oreilles mobiles, le pouls normal, la conjonctive légèrement injectée, la physionomie éveillée, l'appétit parfaitement conservé. Au repos, le cheval semble jouir d'une parfaite santé, mais dès qu'on cherche à le faire lever ou se déplacer les symptômes caractéristiques apparaissent. L'affection peut attaquer à la fois un ou plusieurs membres, mais ordinairement ce sont les membres postérieurs qui sont atteints.

Les troubles de la locomotion à l'allure du trot sont les suivants : Lors de l'impulsion donnée par le membre postérieur malade, la colonne vertébrale, au lieu de rester droite, se courbe au niveau de la région lombaire ; le bassin et l'arrière-main du cheval sont projetés à droite de sorte que le corps a une forme convexe d'un côté et concave de l'autre.

Le membre postérieur atteint, au lieu de venir se poser sur le sol sur le même plan que le membre antérieur, vient se placer soit sur la même ligne que les membres opposés, soit même en dehors de cette ligne.

Lorsque les deux membres postérieurs sont atteints, l'animal fait en vain de violents efforts pour se relever si la paraplégie est complète. Quelquefois le malade prend l'attitude du chien assis et avec plusieurs aides peut être relevé ; la marche pénible, vacillante se fait par efforts violents et successifs.

On peut observer la disparition de la sensibilité de l'arrière-main, de la paralysie de la vessie et du rectum.

Le pronostic est grave, rarement la guérison compatible avec un service régulier peut être obtenue. Seule, la révulsion énergique et répétée sur la région lombaire avec le Baume Caustique, pourrait provoquer associée à l'emploi du sulfate de strychnine, une amélioration marquée.

IMMOBILITÉ

Étiologie. — Cette maladie, particulière au cheval, est caractérisée par un état permanent d'assoupissement, de dépression des fonctions cérébrales. C'est un symptôme commun à diverses affections mal connus dans leur nature ou imparfaitement différenciées au point de vue clinique. Les affections cérébrales (congestion, hydropisie des ventricules ; tumeurs des méninges ; jouent un rôle important — en dehors des maladies infectieuses — dans l'étiologie de l'immobilité.

Symptômes. — Hébétude, somnolence, regard fixe, indifférent, paupières mi-closes, tête posée sur les corps environnants. Si on place les membres dans une position déterminée, même instable, les animaux la conservent.

Le malade est sujet à des frayeurs fréquentes ; la marche en cercle et surtout le « reculer » sont difficiles à réaliser. Le foin et les pailles sont conservés dans la bouche (le cheval *fume sa pipe*). La sensibilité générale est émoussée ou exagérée.

Traitement. — Bien que le pronostic soit grave, le traitement comporte outre la dérivation interne (purgatifs) des frictions énergiques et répétées de Baume Caustique sur la nuque et les deux côtés de l'encolure ; par leur effet dérivatif puissant, elles peuvent amener une amélioration marquée ou la guérison.

L'immobilité constitue un vice rédhibitoire.

VERTIGE

Étiologie. — Le vertige essentiel — méningo-encéphalite — peut affecter chez le cheval la forme aiguë ou chronique. Parmi les causes, citons l'état pléthorique, les efforts de traction, l'insolation, les coups, fractures, tumeurs craniennes, etc...

Symptômes. — Cette affection est caractérisée par le refus des aliments, la difficulté de la marche, la torpeur, l'injection des conjonctives, la sensibilité à la lumière, au bruit. On note la contracture de certains muscles, des mouvements désordonnés surtout quand on lève la tête ; l'animal « pousse souvent au mur ».

Il succède parfois à ces périodes d'excitation extrême, un état de torpeur complet : tête basse, somnolence, amaurose, surdité, défaut de réaction aux excitations extérieures ; difficulté d'entamer la marche et de la régler.

Traitement. — Provoquer la dérivation interne par les purgatifs ou les injections sous-cutanées de pilocarpine et d'ésérine ; réaliser une énergique dérivation externe par des frictions de Baume Caustique sur la nuque et les deux côtés de l'encolure (2 frictions à douze heures d'intervalle).

Paralysies (En général)

Les paralysies sont caractérisées par l'abolition ou la diminution (parésie) de la contractilité des muscles par leur stimulant naturel. Elles sont dues aux lésions du cerveau, de la moelle ou des nerfs.

On se rend compte du degré des paralysies par l'examen de la sensibilité générale et des sensibilités spéciales (ouïe, vue) et celui des réflexes.

Les *paralysies locales* sont dues généralement à la section, à la conclusion, à la compression, à la distension d'un ou plusieurs nerfs de la région.

La gravité de ces lésions est fonction de la nature du nerf lésé, de l'importance des organes paralysés et aussi suivant que les paralysies sont complètes ou incomplètes.

Dans tous ces cas, le Baume Caustique en larges frictions sur les régions paralysées (2 à 12 heures d'intervalle), par son effet dérivatif et stimulant puissant, constitue la base du traitement externe.

PARAPLÉGIE

Définition. — La *paraplégie* est la paralysie de l'arrière-train ; elle est fréquemment observée sur nos animaux domestiques et surtout chez le cheval.

Symptômes. — Quelquefois l'animal tombe comme une masse et comme frappé d'apoplexie ; il fait des efforts désordonnés en se soulevant sur les membres de devant sans que le train de derrière puisse se relever ; mais la plupart du temps l'animal est pris au début du travail de petites coliques ou d'une boiterie d'une jambe de derrière ; le corps se couvre de sueurs abondantes, la boiterie augmente rapidement ; le cheval présente des tremblements, ne peut plus se soutenir et tombe.

Presque toujours l'accident se produit sur des chevaux habitués à un travail actif que l'on a laissés à l'écurie plusieurs jours de suite en continuant à leur donner leur ration d'avoine habituelle.

Traitement. — Il faut faire sans tarder une copieuse saignée à la jugulaire, à la veine de la cuisse, là où la position de l'animal le permet ; et aussitôt une large friction à la brosse de crin avec du Baume Caustique (un demi-flacon, deux tiers même), depuis le garrot jusqu'à la croupe ; le lendemain, nouvelle friction moins énergique à cause de l'inflammation produite ; et, douze heures après, une copieuse application à la main. Il peut être quelquefois utile de renouveler ces applications fréquemment ; c'est à l'observateur à juger de l'opportunité selon les cas. Compléter le traitement par des purgatifs énergiques, tels que l'aloès à la dose de 30 à 40 grammes que l'on donnera en bol et des injections sous-cutanées de brom-hydrate, d'arécoline répétées toutes les douze heures.

Procurer à l'animal le repos et le calme, l'assister et lui maintenir la tête en l'empêchant de chercher à se relever, mais sans pression et en le caressant au contraire comme pour l'apaiser dans ses mouvements violents. Lui mettre une bonne couverture et une épaisse litière. S'il veut ou peut boire, on devra lui mettre du bicarbonate de soude dans ses boissons.

Le 3e ou le 4e jour au plus tard, le cheval se relève, la sensibilité se manifeste. Pendant toute la durée du traitement, il faut tenir l'intestin libre.

Dès que le mieux commencera, on donnera une nourriture modérée. Dans la plupart des cas, le cheval peut reprendre son service après sept à huit jours de repos à l'écurie.

Si la paralysie persiste dans l'un des membres, faire des frictions de Baume Caustique sur toute la surface externe de la cuisse.

Quand le Baume Caustique n'a pas produit d'effet après la première friction, on peut considérer l'animal comme perdu ; sinon il y a neuf chances sur dix pour qu'on espère le sauver. Nous avons par ces moyens guéri des chevaux dont la paraplégie remontait déjà à cinq ou six jours et dans des cas où nous n'avions été appelé qu'en désespoir de cause.

Pour terminer cet article, nous dirons quelques mots d'une forme de paraplégie qui est épizootique, c'est la *méningite cérébro-spinale enzootique.*

C'est une maladie mal connue; qui s'observe sur le cheval, nous dirons simplement que, si plusieurs cas de paraplégie venaient à se produire dans une écurie, il faudrait isoler les malades, désinfecter et nettoyer avec soin les locaux. (Crésylium, 30 gr. par litre).

Les névroses

Définition. — Le tic est une habitude vicieuse que contractent les animaux soit sous l'influence d'une cause pathologique, soit à la suite d'impressions de satisfaction éprouvées en exécutant et répétant certains mouvements, soit enfin par les imitations.

Parmi les *tics convulsifs* citons le *tic du casse-noisette* : agitation et battement sonore de la lèvre inférieure contre la lèvre supérieure, le *tic de la langue serpentine*, le cheval plie et replie, laisse pendre sa langue par la commissure des lèvres ; le *tic du mors* caractérisé par la saisie d'une des branches du mors avec les dents ; le *tic du grincement de dents.*

Parmi les *tics moteurs*, très fréquents chez le cheval, signalons : le *tic de l'ours*, balancement, encensement de l'avant-main avec agitation rythmique du moyen d'attache ; le *tic du grattage*, avec ses membres, les antérieurs généralement, l'animal gratte sans arrêt le sol de son écurie ; le *tic du frapper*, le cheval donne souvent des coups de pied contre les parois de son boxe ; le *tic des félins*, l'animal tourne en rond dans son écurie, à l'instar des fauves de ménagerie.

Parmi les *tics digestifs*, citons celui du lécher, des poulains lèchent le poil de leurs voisins, l'arrachent et l'ingèrent ; plus grave est le tic du lécher de la terre, du sable, des murs ; le *tic du mordillage*, manie qu'ont certains animaux de mordre et déchirer les objets de harnachement, couvertures, etc...

Le pronostic des tics sous le rapport de la gravité est des plus variables : si certains d'entre eux ne sont que disgracieux ou ennuyeux pour les propriétaires : tic de l'ours, de la serpentine, du casse-noisette, du mors ; d'autres sont onéreux : tic du grattage, usure des fers, déferrage ; tic du mordillage : détérioration du matériel ; d'autres enfin compromettent la santé du tiqueur : tic du géophage, tic du lécheur ; tic aérophagique déterminant des météorisations, coliques graves voire même mortelles.

Étiologie. — Parmi les causes étiologiques des tics citons l'oisiveté et l'imitation. Enfin, il y a des corrélations très nettes entre certaines affections gastro-intestinales et les tics ; tic du lécheur, du géophage, de l'aérophage.

Symptômes. — Le tic proprement dit est une habitude vicieuse consistant dans la déglutition d'une certaine quantité d'air mélangée à la salive (*aérophagie*). Cette déglutition s'accompagne généralement de contractions musculaires de la tête et de l'encolure avec bruit éructant qui se produit dans le pharynx. Les symptômes sont très variables dans leur manifestation : tic en l'air, tic à l'appui, action de têter.

Le tic avec usure consiste dans l'action plus ou moins répétée de mordre les corps environnants ; le cheval les saisit avec les dents, contracte les muscles de l'encolure et de l'abdomen, fait entendre le bruit caractéristique du tic.

Il se produit pendant ou entre les repas, le plus souvent dans la solitude. Les tiqueurs se nourrissent mal et ont souvent des météorisations avec coliques.

L'apparition du tic a rarement lieu avant deux ans ; le nombre des tiquages opérés par les animaux est très variable, il peut être extrêmement considérable.

Quand les sujets sont malades ou souffrants, ils perdent cette mauvaise habitude, mais ils l'exécutent à nouveau dès leur convalescence ; dans l'obscurité complète, les tiqueurs ne tiquent plus, mais le moindre éclairage suffit à réveiller leur vice invétéré.

L'air est expulsé par le rectum une demi-heure ou une heure après sa déglutition ; mais des coliques peuvent survenir par paralysie des

fibres musculaires dilatées. Les tiqueurs ballonnés ne tiquent plus ;
sitôt vides, ils recommencent. Le pronostic est grave, car les chevaux
qui se sont livrés une fois au plaisir du tic n'en perdent plus le souve-
nir et tous les moyens de guérison employés sont souvent sans effet.

Par suite de cette habitude vicieuse, les incisives, dans le tic à
l'appui, s'usent d'une manière spé-
ciale ; leur bord antérieur est taillé
en biseau, à l'une ou à l'autre mâchoire, souvent aux deux.

Dans le tic sans usure, l'animal
tique sur le mors en interposant
ses lèvres entre ses dents et le point
d'appui, ou encore en tendant l'encolure, en rapprochant sa langue du
palais et en humant l'air, comme
dans l'action de téter.

Traitement. — Les moyens thérapeutiques peuvent être prophylactiques, isolement des tiqueurs
le jour dans un box à murs lisses;
séparation absolue des jeunes animaux chez lesquels on évitera l'oisiveté.

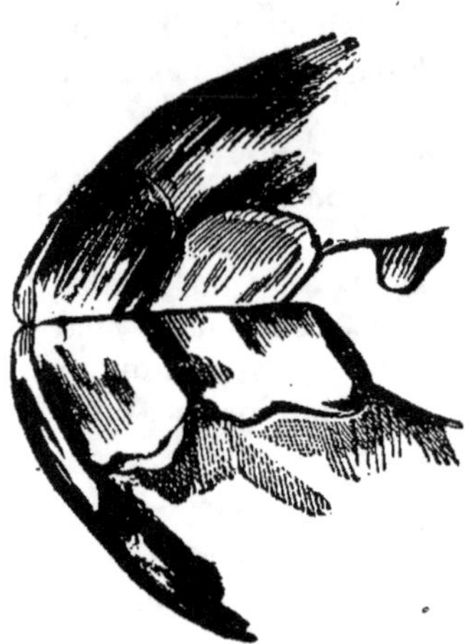

Fig. 4. — *Tic avec usure
des dents.*

Les moyens hygiéniques compor-
tent le remplacement des mangeoires en bois par des auges en
pierre ou en métal, l'utilisation de mangeoires mobiles, l'emploi
d'une alimentation variée en multipliant les abreuvements et un
travail régulier.

De nombreux appareils ont été inventés pour s'opposer mécaniquement aux mouvements du tiqueur ; les colliers et les licols, en
déterminant la compression des muscles sterno-maxillaires et la
constriction de la gorge, sont les palliatifs utilisés.

Les moyens chirurgicaux (ténotomie des muscles sterno-maxillaires) donnent des résultats négatifs.

La *sialophagie* — phénomène morbide fréquemment observé
chez les chevaux — consistant en une déglutition spasmodique de
salive et d'air, s'observe particulièrement chez les chevaux inactifs;
il est précédé d'un léchage de la mangeoire, des murs avec salivation
abondante, puis déglutition spasmodique. L'air avalé tympanise
l'estomac, l'intestin, provoque des coliques avec amaigrissement.

Pica

Le pica est une dépravation de l'appétit, une perversion du goût caractérisée par le désir de manger ou de ronger diverses substances non nutritives : terre, fumier, litières imprégnées de purin, plâtras, excréments, etc...

Etiologie. — Cette affection, encore appelée léchage par les éleveurs, est surtout fréquente chez les animaux atteints d'affections gastro-intestinales, en particulier de vers. Souvent, aussi, le pica est un signe de carence minérale (alimentation déficitaire en sels phosphatiques). Le pica peut s'observer sous une forme enzootique ; par imitation, les voisins de l'animal atteint l'imitent et les poulains, veaux et agneaux prennent la détestable habitude de lécher tout ce qui se trouve à leur portée.

Symptômes. — Dans la période initiale, les animaux paraissent être dans un état de santé et d'embonpoint normaux ; au bout de quelques mois, ils maigrissent rapidement, s'anémient ; leur poil est terne et piqué. On peut observer, en outre, des accidents divers (obstruction intestinale, égagropiles, indigestions).

Chez le mouton, on constate une forme spéciale de pica ; les agneaux, particulièrement, arrachent des brins de laine sur leurs voisins ou sur leur mère et les déglutissent.

Traitement. — En dehors des affections nettement caractérisées, le pica étant dû à la pauvreté minérale des aliments, il convient, à titre préventif d'enrichir les prairies par l'emploi des superphosphates, des scories de déphosphoration, surtout par un apport d'engrais.

Il convient de placer en permanence une pierre de sel gemme dans les auges et râteliers des bouveries, bergeries, chèvreries.

Le pica dû aux affections parasitaires (vers) sera traité par les agents thérapeutiques utilisés dans ces maladies.

———

Maladies des nerfs

BLESSURES, CONTUSIONS, DÉCHIRURES

Les lésions des nerfs, à la suite de contusions, de blessures, s'accompagnent de troubles moteurs et sensitifs.

Les *blessures* provoquent des troubles immédiats et des troubles consécutifs observés dans la région où se distribuent les nerfs sectionnés.

Les *contusions* sont caractérisées par une douleur vive au point contusionné et par une paralysie sensitive et motrice plus ou moins accusée.

Les *distensions*, les *déchirures*, les *arrachements des nerfs* se produisent presque toujours lors de luxations, de fractures.

Parmi les paralysies locales des membres susceptibles d'être observées chez le cheval, citons la paralysie du *nerf sus-scapulaire*, du *plexus brachial*, du *nerf radial*, etc. Ces lésions reconnaissent pour causes les efforts musculaires violents et les contusions.

La *paralysie du nerf sus-scapulaire* se traduit d'ordinaire par une boiterie légère continue dont la cause au début est souvent méconnue ; plus tard l'atrophie des muscles de la face externe, de l'épaule survient et le diagnostic est facile.

Les frictions vésicantes, cautérisation, injections sous-cutanées irritantes, injections salines constituent la base du traitement.

La *paralysie du plexus brachial* entraîne la parésie ou la paralysie complète ; le membre pend inerte, traîne sur le sol ; la sensibilité est ordinairement conservée.

La paralysie du *grand sciatique* consécutive à une glissade, à une chute entraîne la paralysie du membre postérieur ; celle du *sciatique poplité externe* rend l'extension des phalanges impossible.

Traitement.—Le traitement comporte le repos au début, l'exercice modéré et progressif, la mise en liberté à la prairie.

A ces mesures hygiéniques, il convient d'associer une révulsion énergique à l'aide de larges applications de Baume Caustique sur toute la région irradiée par le nerf lésé. Ces frictions — douées d'un pouvoir thérapeutique élevé — seront répétées plusieurs fois (à 12 heures d'intervalle) pour éviter l'atrophie musculaire qui complique si souvent les lésions nerveuses.

MALADIES DE L'APPAREIL URINAIRE

CONGESTION AIGUE

Symptômes. — Dans la congestion aiguë du rein, des coliques légères et intermittentes se manifestent ; les malades ont le dos voussé, la marche est pénible et embarrassée. Il existe de la polyurie ; la quantité d'urine évacuée en vingt-quatre heures est portée de 5 litres, chiffre moyen normal, à 25 litres et au delà. Les troubles généraux sont peu marqués ou font défaut.

Le diagnostic — délicat à établir — est basé sur la coexistence de troubles sécrétoires (polyurie) et de coliques légères.

Traitement. — Le traitement comporte l'administration de quelques diurétiques froids : bicarbonate de soude, azotate de potasse, et des boissons tièdes mucilagineuses (eau de graine de lin).

NÉPHRITE AIGUE

Étiologie. — La néphrite — l'inflammation des reins — en dehors des maladies infectieuses (gourme, typhose, etc.) reconnaît surtout pour cause le refroidissement ; les contusions, les chutes sur la région lombaire jouent un rôle étiologique important.

Symptômes. — La maladie débute brusquement ; le cheval est triste, inquiet, abattu, présente de l'inappétence et des coliques sourdes ; dans l'intervalle des douleurs, il reste immobile, ses quatre membres rapprochés, le dos voussé, la tête basse. Si on le force à se déplacer, il paraît raide et traîne ses membres ; les mouvements de l'arrière-main sont difficiles et vacillants ; le « tourner » est très douloureux.

Les symptômes locaux sont importants : la région lombaire est très sensible à la pression ; dès qu'on touche les lombes, les malades fléchissent presque jusqu'à terre, s'efforçant de se soustraire à la palpation.

Au début, la sécrétion urinaire est diminuée ; les mictions sont fréquentes, douloureuses et peu abondantes ; l'urine est parfois colorée en rouge (hématurie), épaisse, mucilagineuse, fortement albumineuse. Dans certains cas, l'anurie est complète.

Les symptômes généraux sont très accusés : respiration accélérée, battements cardiaques précipités et forts ; température oscillant entre 39º et 40º.

Traitement. — Les indications thérapeutiques comprennent : 1º l'élimination des toxines urinaires (révulsion réalisée par l'usage des enveloppements chauds, sachets émollients sur les reins ; purgatifs) ; 2º le rétablissement de la perméabilité rénale (injection hypodermique de pilocarpine ; alcalins).

Le régime diététique comportera l'emploi des fourrages verts, les barbotages et mashes tièdes avec décoction d'orge, de graine de lin, carottes, etc.

A la révulsion légère et temporaire réalisée par les enveloppements chauds, il convient de substituer celle énergique et durable consécutive aux frictions de **Baume Caustique Gombault** sur la région des reins.

POLYURIE

Symptômes. — La polyurie consiste en une sécrétion exagérée de l'urine.

Les troubles du début sont nuls ou restent méconnus ; dans la suite la maladie se traduit par deux symptômes évidents : soif ardente et exagération de l'excrétion urinaire. La quantité d'eau ingérée s'élève à 50, 60 litres, quelquefois plus. La miction, généralement facile, est renouvelée jusqu'à dix fois par heure ; la quantité d'urine évacuée en vingt-quatre heures monte à 30, 50 litres. Le liquide rejeté est clair et transparent comme de l'eau distillée ; la densité a diminué de 1,015 à 1,001 ; la réaction est assez fréquemment acide.

Après trois, cinq jours, des symptômes généraux se manifestent ; l'inappétence est partielle, l'amaigrissement est rapide ; la peau est sèche, le poil piqué ; les muqueuses prennent une coloration pâle et un peu terreuse. Le moindre exercice provoque de l'essoufflement et les battements de cœur deviennent forts et précipités. A ces signes d'anémie à évolution rapide, s'ajoutent des troubles intestinaux, depuis la constipation simple jusqu'à l'entérite chronique grave.

La polyurie persiste pendant quinze jours ou un mois au plus pour se terminer presque constamment par la résolution ; dès qu'elle a disparu, l'appétit reparaît et la guérison est complète en quelques semaines.

Traitement. — Interrompre le travail est la première indication à remplir ; combattre la faiblesse par un régime alibile, administrer des toniques et, dans la crainte d'une contagion possible, isoler les malades.

Le carbonate de chaux aurait une action spécifique.

CYSTITE

Symptômes. — L'inflammation de la muqueuse de la vessie ou cystite est caractérisée par des coliques persistantes et continues lors d'inflammation aiguë et par des coliques intermittentes et peu intenses dans les formes chroniques. Les troubles de la miction sont très nets; le malade se campe fréquemment et rejette quelques gouttes d'urine, par jets interrompus.

La cystite aiguë se termine par la mort par urémie, par la résolution ou par le passage à l'état chronique.

Traitement. — Le traitement comporte l'emploi des diurétiques alcalins ; si la miction est entravée, recourir au bromure de potassium, à l'acide borique, au salicylate de soude, etc., pour modifier la réaction et la composition de l'urine.

CALCULS VÉSICAUX ET RÉNAUX

Étiologie.—Les calculs sont formés de concrétions soit par agglomération de parcelles sédimenteuses, soit par la chute dans la vessie d'un petit calcul rénal qui augmente progressivement de volume. Chez le bœuf et le mouton, les sédiments au lieu de se concréter restent très divisés et constituent la *gravelle*.

Ils sont le plus souvent multiples, arrondis ou rugueux. Leur dureté est plus ou moins grande et leur poids est très variable (500 grammes et au-dessus).

Symptômes. — Peu caractéristiques; s'ils sont volumineux, on peut observer des coliques sourdes et intermittentes. L'exploration rectale peut indiquer leur présence. Parfois, le jet de l'urine est interrompu par l'occlusion du col par une de ces concrétions.

Traitement. — Un régime alcalin, les fourrages verts sont indiqués. Le moyen le plus efficace est du domaine chirurgical (lithrotitie).

AFFECTIONS DES YEUX

CONTUSIONS

Symptômes. — Les *contusions* sont fréquentes chez le cheval ; on constate la fermeture des paupières, du larmoiement, des ecchymoses sous-conjonctivales. Lors de contusion grave, on observe de l'ophtalmie traumatique, un épanchement de sang dans les humeurs, la rupture de l'iris, de la choroïde, la luxation du cristallin, etc., et généralement la perte de l'œil consécutive.

CORPS ÉTRANGERS

Les *corps étrangers*, habituellement rencontrés dans les tissus de l'œil, sont des balles de graminées, des épines, des échardes, etc. Ils peuvent adhérer à la paupière, à la conjonctive, à la face interne de la cornée ou être fixés dans l'iris, dans la capsule du cristallin. Le pronostic varie notablement avec le siège de la lésion.

Traitement. — La thérapeutique des plaies oculaires réside entièrement dans leur antisepsie ; du traitement appliqué dans les lésions qui suivent, en cas de blessure de l'œil, dépend le plus souvent la conservation de l'organe malade et de son congénère. Il est, en effet, prouvé aujourd'hui que les accidents qui surviennent sur l'œil voisin (ophtalmie sympathique) sont presque toujours dus à la pénétration des germes dangereux dus à l'infection.

Les pulvérisations fréquentes de Lysol (1 °/o) constituent la base du traitement.

CONJONCTIVITE AIGUE

Étiologie. — La *conjonctivite*, l'inflammation aiguë de la conjonctive, est une maladie fréquente ; elle reconnaît pour causes les traumatismes, les frottements répétés, les poussières introduites dans les culs-de-sac conjonctivaux.

Symptômes.— Les symptômes consistent en de la photophobie, du larmoiement; la conjonctive est rouge, sensible et souvent l'inflammation est étendue à la cornée.

La *conjonctivite chronique* est caractérisée par une sécrétion purulente et un léger larmoiement.

Le traitement, après avoir fait disparaître la cause, consiste à faire des lavages antiseptiques de la conjonctive avec une solution lysolée tiède à 0,50 p. 1000 ou du sublimé à 1 p. 5.000; calmer la douleur avec des instillations de cocaïne ou d'atropine.

KÉRATITE

Symptômes.—La *kératite* — l'inflammation de la cornée — est consécutive aux irritations, aux contusions, aux corps étrangers. Au début, l'œil douloureux, pleure constamment; la cornée s'infiltre, devient opalescente; parfois, un abcès peut se former.

Traitement. — Lotionner fréquemment avec une solution antiseptique, faible et chaude (Lysol 0,50 p. 1000) (au sublimé 1 p. 3.000) calmer la douleur par des collyres analgésiques.

ULCÈRES DE LA CORNÉE

Les *ulcères de la cornée* constituent une complication de la kératite; ils intéressent cet organe sur une épaisseur variable et sont plus ou moins étendus. Lorsque la couche moyenne est perforée, la membrane interne fait hernie à travers l'ulcération.

Les taies seront traitées par des insufflations de calomel ou des onctions journalières de pommade à l'oxyde jaune de mercure.

L'*abcédation de l'œil* est l'inflammation suppurative des membranes et des milieux de l'œil; le seul traitement est l'énucléation.

AMAUROSE

L'*amaurose* est une affection caractérisée par l'affaiblissement ou l'abolition de la vue, avec la conservation et la transparence des milieux de l'œil et sans lésion appréciable; elle est due à des lésions du nerf optique ou de la rétine. Ces lésions peuvent provenir de commotions cérébrales, de contusions du crâne, d'insolation prolongée, de congestion ou d'hémorragie cérébrale.

Le traitement, des plus aléatoire, comporte la médication iodurée et les injections sous-cutanées de strychnine.

CATARACTE

La *cataracte*, l'opacité du cristallin reconnaît pour causes les contusions et les plaies de l'œil et les accès répétés de fluxion périodique.

Les inflammations de l'iris (irido-cyclite, irido-choroïdite) surviennent comme complications des traumas oculaires; elles sont justiciables des collyres antiseptiques et analgésiques.

FLUXION PÉRIODIQUE

Étiologie. — La fluxion périodique — l'inflammation périodique et spécifique de l'œil — se manifeste par des accès qui peuvent entraîner la perte partielle ou totale de la vision.

L'hérédité, l'humidité, la nature argileuse des lieux sont les causes le plus fréquemment indiquées; on ne sait encore si l'affection est de nature rhumatismale ou infectieuse.

Symptômes. — Les symptômes à la période de début consistent en une rougeur, une sensibilité, un léger trouble des humeurs et du larmoiement; la période initiale dure trois à quatre jours.

A la période d'état, il se produit un dépôt blanchâtre, un peu floconneux, prenant peu à peu une teinte feuille morte et occupant la partie basse de la chambre antérieure; cette production prend la forme d'un exsudat à concavité supérieure. La région supérieure a conservé tout ou partie de sa transparence, et quand le dépôt s'est formé, on peut voir l'iris fortement contracté rouge et à travers la pupille le cristallin plus ou moins trouble. Après dix à douze jours, l'exsudat change de teinte, devient grisâtre et paraît se résorber. Petit à petit, les symptômes profonds disparaissent en même temps que l'irritation des parties extérieures. La durée totale est d'environ quinze jours.

Après ce premier accès en surviennent, à des époques indéterminées, un deuxième, un troisième, laissant des traces d'autant plus visibles qu'ils ont été plus intenses. Les cils sont tombés en partie, l'angle interne de l'œil se redresse et forme un angle obtus, la paupière supérieure se casse et forme un accent circonflexe. Les mouvements de la pupille sont moins nets ou nuls, le cristallin est jaunâtre, sa transparence diminue et il devient tout à fait opaque (cataracte).

Cinq à sept accès amènent, en général, la perte de la vision.

Traitement. — Le traitement est surtout prophylactique : éviter l'emploi des reproducteurs atteints de l'affection, modifier la nature du sol; recourir dans les lieux argileux à l'émigration; utiliser une bonne alimentation.

Le traitement curatif est peu efficace : collyres à l'ésérine ou à l'atropine; pommade à l'azotate d'argent; injections intra-veineuses d'une solution d'iodure de potassium; lors d'exsudat abondant, ponction de la cornée et évacuation du liquide.

MALADIES PARASITAIRES INTERNES ET EXTERNES

Maladies parasitaires internes

Les maladies parasitaires par leur fréquence constituent un des chapitres les plus importants de la pathologie du jeune âge. Néanmoins, elles sont rares pendant la lactation, alors que le jeune n'emprunte pas encore ses aliments au dehors, et avec eux les germes de ces parasites. Ces affections deviennent ensuite très fréquentes au moment de l'alimentation complémentaire et après le sevrage.

Étiologie. — Leur propagation est subordonnée aux conditions de l'existence des parasites et aux causes prédisposantes : le jeune âge favorise le parasitisme ; de même la constitution de l'hôte ; les sujets faibles, malingres, chétifs, qui ont souffert pendant la période de l'allaitement ou du sevrage, constituent un terrain favorable à l'helminthiase.

La gravité des troubles dus aux parasites (ascarides, oxyures, spiroptères, ténias, etc.) est subordonné aux altérations qu'ils déterminent. Inappréciable pour certains, elle peut présenter tous les degrés, depuis la simple incommodité jusqu'à la maladie mortelle. Ce qui constitue la gravité de bien des maladies parasitaires, c'est qu'elles sévissent au haras souvent sous la forme enzootique.

Le pronostic est surtout assombri par les retards de croissance consécutifs à l'anémie parasitaire.

OXYUROSE

Étiologie. — Cette affection est consécutive à l'infestation parasitaire intestinale due à l'oxyure ; ver filiforme arrondi blanc jau-

PARASITES DU CHEVAL

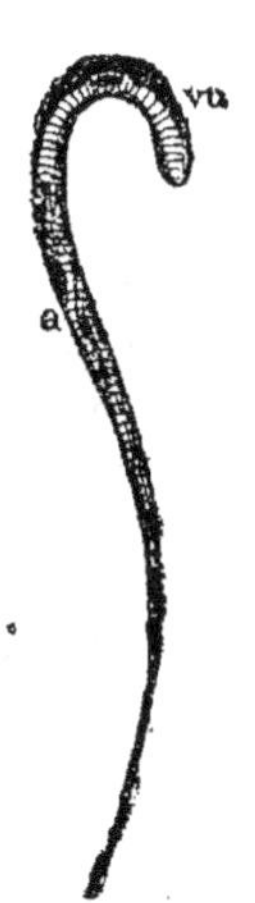

Fig. 5. — *Oxyure du cheval grandeur naturelle* (Raillet)

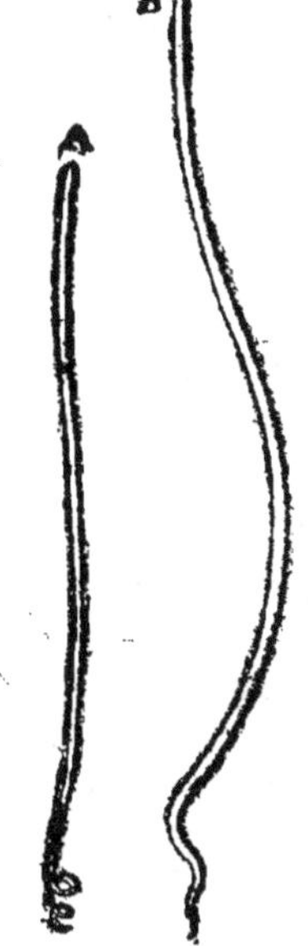

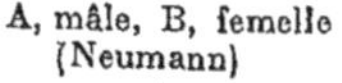

Fig. 6. — *Tillaire papilleuse du cheval, grandeur naturelle.*

A, mâle, B, femelle (Neumann)

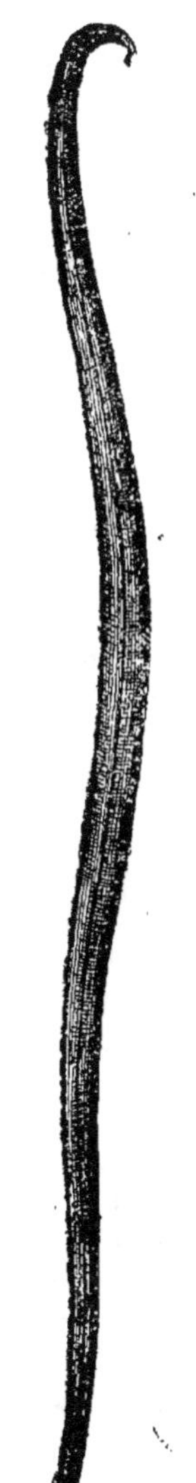

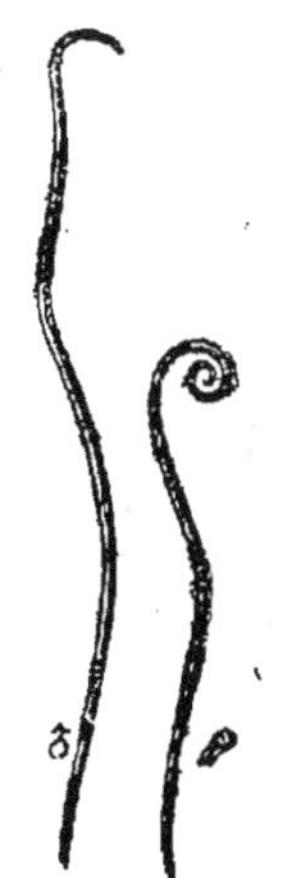

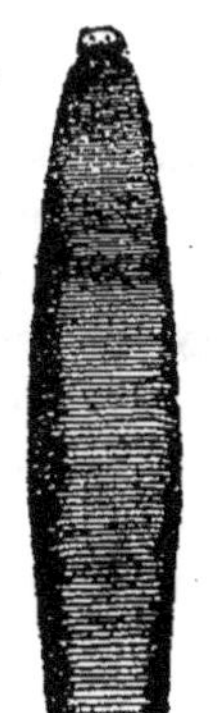

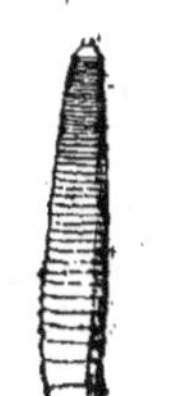

Fig. 7. — *Ascaride lombricoïde grandeur naturelle* (Raillet).

Fig. 8. — *Spiroptère sanguinolent, grandeur naturelle* (Raillet).

Fig. 9. — *Tenia plicata* (Raillet).

Fig. 10. — *Tenia perfoliate* (Raillet).

nâtre mesurant 6 à 15 millimètres de longueur chez le mâle, 40 à 60 millimètres de longueur chez la femelle, habitant le contenu intestinal du gros côlon.

Symptômes. — Ce parasite détermine des coliques fréquentes et graves, de la cachexie, de l'anémie pouvant aboutir au marasme et même à la mort.

L'affection se dénonce par l'apparition d'un prurit violent, intermittent de la région périnéale, avec ténesme fréquent. Les crins de la queue sont brisés, arrachés, coupés par les frottements réitérés.

L'examen de la région anale montre souvent l'existence de plaques croûteuses, jaunâtres ou verdâtres très adhérentes qui sont des collections d'œufs d'oxyures.

Le diagnostic est facilité par la découverte d'oxyures dans les fèces.

Traitement. — Le traitement interne comporte l'emploi de substances vermicides (essence de térébenthine et huile ; émétique, thymol, etc.).

Le traitement local consiste en de copieux lavements à l'eau tiède savonneuse additionnés de vinaigre ou d'une émulsion de thymol, des lavages au pentasulfure de potassium de la queue et de la marge de l'anus pour détruire les helminthes et les œufs.

ASCARIDIOSE

Étiologie. — Cette affection est causée par dès vers ronds habitant l'intestin et pouvant, par leur grand nombre, entraver la circulation des matières alimentaires et provoquer par perforation des parois intestinales des coliques ou des péritonites mortelles.

Symptômes. — La présence des ascarides chez l'adulte reste souvent inaperçue ; cependant, en dehors des lésions relatées plus haut, ils peuvent donner lieu à des troubles variés de la fonction digestive. Outre les symptômes communs aux diverses helminthiases intestinales, on observe fréquemment chez le poulain un état catarrhal de l'intestin, une diarrhée légère et constante ; l'expulsion des crottins est immédiatement précédée de celle d'un liquide trouble ; les sujets sont dits « vidards » et rendent quelquefois de ces vers avec les excréments.

Traitement. — L'acide arsénieux, l'émétique et l'administration d'un purgatif constituent la base du traitement.

GASTRITE PARASITAIRE DES POULAINS

Les parasites les plus ordinaires de l'estomac du poulain sont les larves d'œstres. Ces insectes sont représentés à l'état parfait par de grosses mouches très velues qui déposent leurs œufs dans l'épaisseur de la peau, sur les lèvres ou dans le voisinage d'une de leurs ouvertures naturelles.

L'œstre gastrique a l'aspect d'une mouche de 11 à 14 millimètres

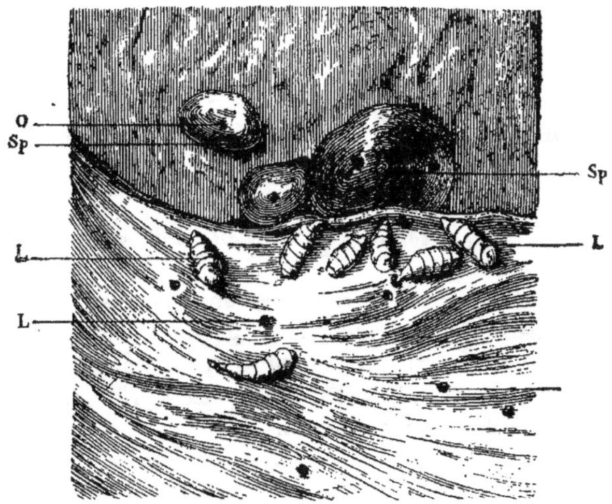

FIG. 11. — *Spiroptères et larves d'Œstres dans l'estomac du cheval.*

Sp, tumeurs; L, larves de gastrophiles; A, alvéoles d'insertions des larves (Raillet).

de largeur, de couleur jaunâtre dont l'abdomen a une teinte rougeâtre marquée de noir et dont les ailes présentent une bande noire transversale. Cette mouche se rencontre un peu partout; la femelle voltige en bourdonnant aux heures chaudes de la journée, près des poulains ; elle dépose rapidement ses œufs sur les poils, et surtout sur ceux des membres antérieurs, puis s'envole aussitôt. Ces œufs d'un blanc sale, conique, adhèrent aux poils et après vingt-cinq jours éclosent ; les larves rampent sur les poils, déterminent du prurit ; le poulain en se léchant les introduit dans sa bouche et les déglutit. La larve se fixe alors sur la muqueuse de l'estomac et s'y développe ; après un séjour d'environ dix mois dans cet organe, les larves ont atteint leur complet développement. Du mois de mai au mois d'août elles se détachent d'elles-mêmes, se laissent entraîner avec les matières alimentaires et sont rejetées avec les crottins.

Les larves de gastrophiles se rencontrent chez les poulains qui fréquentent les pâturages ou qui séjournent beaucoup en plein air, et dont le pansage n'est pas suffisamment soigné.

Les larves se fixent sur la muqueuse gastrique, presque exclusivement sur le sac gauche. Quand on ouvre l'estomac d'un poulain, on les y trouve en nombre variable : dix, quinze, vingt ou davantage, parfois par centaines.

Symptômes. — Quant aux effets que les larves de gastrophiles peuvent produire sur la santé, on a émis les opinions les plus diver—

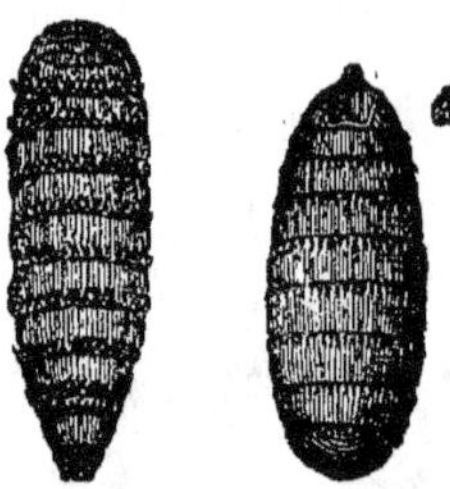

Fig. 12. — *Larves de gastrophiles grossies 2 fois* (Neumann).

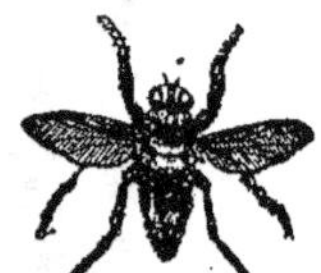

Fig. 13. — *Gastrophile. Grandeur naturelle* (Neumann).

gentes. Certains leur ont attribué les conséquences les plus graves : amaigrissement, toux, coliques, mort par perforation intestinale. A côté de ces cas exceptionnels, il faut signaler ceux où il n'y a que de simples troubles de la digestion, un appétit capricieux, et irrégulier, de la maigreur et les symptômes que l'on rapporte à la gastrique. La pratique montre que, dans bien des cas, des états pathologiques obscurs affectant l'appareil digestif des jeunes sujets doivent y être rapportés et qu'il est utile — pour éviter des arrêts de croissance — d'y remédier.

Le séjour des larves est temporaire ; elles s'éliminent d'elles-mêmes lorsque revient la belle saison. Il ne faut donc pas oublier que la guérison se produira spontanément sans aucune médication; il n'y aurait lieu d'intervenir que si la santé du poulain se trouvait gravement compromise.

Traitement. — Les capsules de sulfure de carbone constituent le traitement spécifique.

La *prophylaxie* consiste à mettre les poulains à l'abri des atteintes de l'insecte ailé. On peut enduire le corps des sujets de substances amères ou odorantes, nauséeuses ; on fait un usage fréquent de la feuille de noyer ou de la macération de ces feuilles dans du vinaigre. On recommande aussi les décoctions étendues d'aloès, d'assa fetida.

Les lotions sont rarement générales mais plutôt localisées aux régions que les insectes recherchent de préférence.

Le pansage journalier constituerait un moyen préventif sérieux en enlevant les œufs qui devraient être brûlés.

LE GASTROPHILE HÉMORROIDAL

Analogue au précédent mais un peu plus petit, pond ses œufs sur les lèvres du cheval et les longs poils qui les recouvrent ; les larves s'arrêtent pendant quelque temps dans les dernières régions du rectum avant de se laisser tomber, et y prennent une teinte verte caractéristique. On les y aperçoit au moment de la défécation quand le rectum se renverse. A leur sortie elles provoquent un prurit qui porte l'animal à se passer la langue sur les lèvres, et c'est ainsi que le parasite pénètre dans le tube digestif.

ENTÉRITE VERMINEUSE DES POULAINS

Étiologie. — Les différents parasites capables de provoquer par infection massive l'entérite vermineuse des poulains sont les ténias, les sclérostomes et les ascarides.

Trois espèces de ténias ont été trouvés dans le tube digestif des poulains. Le *ténia perplié* longueur de 26 à 28 millimètres, largeur de 3 à 15 millimètres ; le *ténia mamillan* (longueur de 1 à 5 centimètres, largeur de 4 à 6 millimètres) ; le *ténia plissé* (longueur de 1 à 8 centimètres). De ces trois espèces, la première habitant spécialement le cœcum est la plus fréquente.

Les *sclérostomes* se tiennent fixés solidement par leur armature buccale à la membrane muqueuse. Malgré leur nombre parfois considérable et l'irritation qui doit en résulter pour la muqueuse, ils ne trahissent que rarement leur présence par quelque symptôme appréciable. On leur a cependant quelquefois attribué la mort à la suite de l'anémie, de diarrhée, de coliques.

Symptômes. — Les symptômes de l'helminthiase intestinale, sont généralement dépourvus de signification précise. Ceux qui paraissent révéler l'affection sont : un appétit capricieux, irrégulier, tantôt vorace, tantôt indolent, des goûts dépravés, de la tristesse, de l'amaigrissement malgré une alimentation abondante; la peau est sèche, adhérente, les poils piqués; les flancs sont tantôt retroussés, tantôt tympanisés; permettent d'y reconnaître soit des œufs, soit des embryons assez caractéristiques.

Traitement. — L'arsenic, l'émétique, l'essence de térébenthine (100 à 200 grammes en émulsion dans un litre d'huile), le crésyl, la fougère mâle constituent des vermifuges actifs. Il convient, vingt-quatre heures après, d'administrer un purgatif drastique.

Contre les nématodes du gros intestin, on utilisera, en outre, les lavements au thymol (émulsion dans l'eau de 40 à 50 grammes).

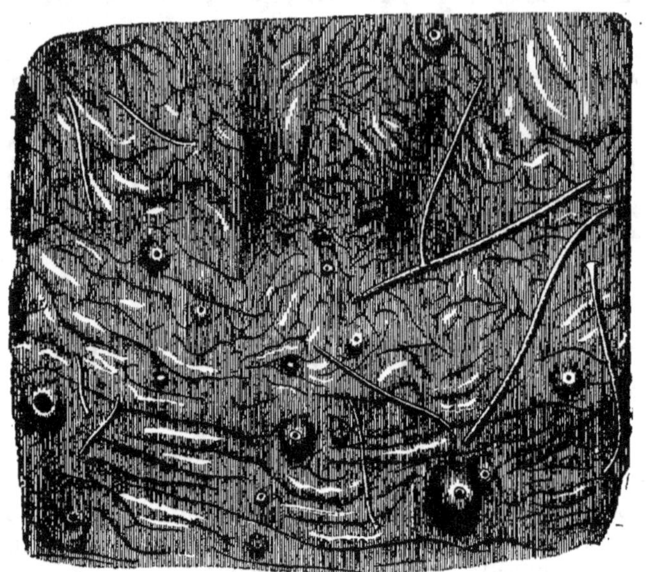

Fig. 14. — *Fragment de cœcum de cheval montrant des tumeurs de différentes grosseurs et des sclérostomoses fixés à la muqueuse* (Raillet).

Même traitement pour les oxyures; pour calmer le prurit anal, faire des onctions à la vaseline résorcine.

Maladies parasitaires
d'origine végétale

MUGUET

Étiologie. — Le muguet est une affection spéciale de la cavité buccale caractérisée par la production d'une substance blanchâtre, caséeuse, composée par les éléments d'un parasite végétal (*oïdium albicans*).

Cette affection s'observe soit pendant la période de l'allaitement, soit immédiatement après le sevrage. La faiblesse, la débilité des sujets constituent une cause prédisposante.

Symptômes. — On observe, en différents points de la bouche des taches d'un blanc rosé qui tranchent par leur pâleur sur la teinte plus accentuée du reste de la muqueuse. Elles se montrent de préférence sur la langue, soit sur la face supérieure, soit sur les lèvres. Ces taches se multiplient, s'agrandissent ; en même temps l'enduit qui les recouvre prend une plus grande épaisseur ; sa coloration est d'un blanc sale ou jaunâtre ; sa consistance est molle et son aspect muco-purulent. Lorsque la maladie est arrivée à son complet développement, on trouve toute la surface de la langue des gencives, de la face interne des joues, recouverte d'un dépôt grumeleux en certains points, piriformes en d'autres ou bien pultacé, et d'épaisseur variable. La salive a, dans la période d'état de la maladie, une réaction franchement alcaline.

Ces symptômes ont leur retentissement sur l'économie du poulain. La déglutition, l'action de téter deviennent difficiles et douloureuses; le jeune maigrit et l'on observe parfois des signes de constipation ou de diarrhée.

L'acidité des liquides de la bouche est une des conditions les plus favorables au développement du parasite ; l'usage d'un lait acide, de boissons farineuses altérées favorisent l'apparition de la maladie.

Traitement. — Le traitement local comprend les indications suivantes : enlever avec le doigt enveloppé d'un linge, la plaque du muguet ; laver la bouche avec des injections d'eau de guimauve ; toucher les parties malades au moyen d'un tampon imbibé de permanganate de potasse, de chlorate de potasse à 1,2 °/o.

Dès le début, pratiquer l'isolement immédiat du malade pour éviter la contagion.

Maladies parasitaires externes

GALES

Étiologie. — Fréquemment observées dans l'espèce chevaline, ces affections, dues à la contagion et à la présence de parasites spécifiques, s'observent sous trois variétés : gale sarcoptique, gale psoroptique, gale symbiotique.

Nous indiquons, ci-dessous, les différentes localisations qui permettent d'établir — en dehors de l'examen microscopique des parasites — un diagnostic différentiel précis.

GALE SARCOPTIQUE

Symptômes. — Dépilations, formation de larges plaques sèches, couvertes de débris croûteux et de squames épidermiques, débutant au garrot, sur les faces de l'encolure puis s'étendant sur le corps ; les régions supérieures des membres. Prurit intense surtout la nuit.

GALE PSOROPTIQUE

Symptômes. — Vésicules, pustules débutant au toupet, à la crinière, à la base de la queue, entraînant la chute des crins, prurit.

GALE SYMBIOTIQUE

Localisations à l'extrémité inférieure des membres ; peau du fanon, du pli du paturon dépilée, ridée, épaisse, crevassée.

Traitement. — Tonte locale ou générale selon le degré de généralisation de l'affection. Rassembler les poils dans un tas ; les brûler ou les arroser d'une solution concentrée de Crésylium (30 p. $^o/_{oo}$).

Dans les effectifs nombreux, la *sulfuration* est le traitement de choix; placer l'animal non mouillé, la tête exceptée, dans une chambre close et envoyer dans ce local des gaz sulfureux obtenu par la combustion de soufre (appareil sulfurogène).

A défaut d'installation pour sulfuration, et surtout dans les cas isolés où la maladie est au début de sa période d'évolution, utiliser huile de cévadelle, huile de cade, préparations à base de benzine de pétrole et d'huile, pommades soufrées, etc...

Le traitement, le plus efficace et le plus économique, — et dont l'efficacité est consacrée par une longue pratique, comporte les lotions à base de Crésylium (25 gr. par litre) qui jouit de propriétés parasiticides puissantes et n'irrite pas la peau — à l'inverse des autres antiparasitaires —.

Une ou deux frictions à quelques jours d'intervalle, assurent la guérison.

Prophylaxie. — Isoler les animaux atteints, surveiller attentivement les autres ; séparer les suspects qui présentent des dépilations ou des démangeaisons. Désinfecter les locaux (Lysol, Crésylium), les objets de pansage, les couvertures, etc...

TEIGNES. FAVEUSE OU FAVUS

Étiologie. — Les teignes sont des affections cutanées dues à des champignons parasites; elles s'observent chez le cheval, le chien, le chat, les oiseaux de basse-cour. Certaines sont contagieuses à l'homme.

Symptômes. — Débute aux membres ou à la région ombilicale, gagne le tronc, la base des oreilles, les cuisses, puis tout le corps. Croûtes en godet, ordinairement circulaires, gris jaunâtres; léger suintement de la peau; prurit peu marqué; poils secs, cassants, mauvaise odeur de « moisi » ou de « souris ».

HERPÈS

Cette affection cutanée, observée chez le cheval, bœuf, mouton, chèvre, chien, chat, est due à un champignon (*Trycophelon lonsuram*); elle se transmet par contagion surtout par l'intermédiaire du harnachement, des objets de pansage.

L'homme peut être affecté.

Symptômes. —, Dépilations arrondies de dimensions d'une pièce de cinquante centimes à celles d'une pièce de deux francs siégeant ordinairement à l'encolure, au dos, au rein, à la croupe, aux côtés, aux flancs. Formation de croûtes épidermiques. Prurit peu accusé.

Traitement. — *Préventif.* — Isolement des malades; désinfection des locaux et des effets de pansage (Cresylium 30 °/oo).

Curatif. — Tonte locale ou générale. Savonnages avec savon au Lysol. Pansements journaliers des plaques, avec un pinceau, au Lysol pur. Ce traitement spécifique amène une prompte guérison.

LES MALADIES DES REPRODUCTEURS

Maladies des étalons

L'anomalie résultant d'un arrêt dans la migration du testicule est relativement fréquente chez le cheval.

Si la glande est restée dans l'abdomen la *cryptorchidie* est *abdominale*; si elle est arrêtée dans le canal inguinal, la *cryptorchidie* est *inguinale*; la cryptorchidie est simple, lorsqu'un seul testicule est situé dans les bourses (*monorchidie*); elle est double, lorsque les deux testicules se sont arrêtés dans leur descente (*cryptorchidie proprement dite*).

Le diagnostic est basé sur le caractère indocile de l'animal, sur son ardeur génésique très développée et sur l'absence permanente de l'un ou des deux testicules dans les bourses. Dans le cas de monorchidie sur un cheval castré, on ne trouve qu'une seule cicatrice de castration.

Maladies des testicules

HÉMATOCÈLE

Symptômes. — L'hématocèle est en général une tumeur sanguine presque toujours consécutive aux contusions.

La région testiculaire acquiert rapidement un volume considérable; la peau est tendue, luisante, parfois excoriée; la palpation est douloureuse, avec ou sans crépitation. Souvent, au bout de quelques jours, les phénomènes inflammatoires disparaissent mais la bourse contusionnée reste longtemps plus volumineuse. Quand l'inflammation est intense, l'épanchement considérable, on peut observer des abcès avec gangrène des enveloppes. D'autres fois, l'hématocèle se complique d'orchite traumatique.

Traitement. — Le repos, les compresses astringentes, froides ou chaudes maintenues par un bandage, ou l'application d'un mélange de blanc d'Espagne et de vinaigre, ou d'argile blanc d'œuf et eau blanche, constituent la base du traitement. Si l'engorgement est considérable, les mouchetures deviennent nécessaires; elles seront suivies de l'application de compresses antiseptiques chaudes : en cas d'abcès ou plaie, recourir à la ponction et aux lavages antiseptiques (Lysol 1 %). Dans les cas graves, la castration est indiquée; pour les sujets destinés au haras, elle constitue le mode de traitement *in extremis.*

HYDROCÈLE

Symptômes. — L'hydrocèle est une tumeur formée par un épanchement séreux dans la cavité de la gaine vaginale. Le seul traitement radical est la castration.

SARCOCÈLE

Étiologie. — Le sarcocèle — l'inflammation aiguë ou chronique du testicule et de ses enveloppes — peut s'observer à la suite des traumatismes (coups violents, efforts, etc.), des affections du canal de l'urètre, des maladies infectieuses et surtout de la morve.

Symptômes. — L'étalon est triste, abattu, ne mange plus; sa démarche est raide, difficile, et le membre postérieur correspondant au testicule malade est porté dans l'abduction. La région des bourses est empâtée; à l'exploration, le testicule est tuméfié, chaud, très sensible.

Traitement. — Le traitement comporte les indications suivantes: frictions de populéum laudanisé sur la glande ou application de cataplasmes émollients, de compresses antiseptiques tièdes (Lysol 1 %) fréquemment renouvelées et maintenues à l'aide d'un suspensoir fixé par quatre rubans dont deux passent en avant du grasset et remontent sur les lombes, et les deux autres remontant de chaque côté de la queue, sont réunis entre eux et aux précédents. Le traitement est assez long et dure parfois quatre à six semaines.

BALANITE

Étiologie. — La balanite — inflammation de la tête du pénis — reconnaît pour cause l'irritation du pénis par l'abus du coït, les violences extérieures, l'accumulation de matière sébacée, etc.

Symptômes. — Les symptômes s'accusent au début par une simple infiltration de la partie déclive du fourreau; dans la suite, il y a écoulement par son orifice d'une matière muco-purulente plus ou moins fétide.

Traitement. — Le traitement consiste à nettoyer la cavité préputiale (enlèvement de la matière sébacée, savonnage avec une solution de carbonate de soude) et à combattre la tuméfaction par des lotions réfrigérantes ou astringentes.

Le **phimosis** est caractérisé par le rétrécissement de l'ouverture du fourreau empêchant la sortie du pénis, et le **paraphimosis** est le rétrécissement avec le pénis pendant hors du fourreau; dans ce dernier cas il augmente de volume et est froid au toucher si la compression circulaire est forte.

Dans le cas de phimosis ou de paraphimosis, si le taxis ne permet pas la rentrée du pénis il faut effectuer des mouchetures, d'abondantes scarifications à la tête du pénis ou autour du fourreau.

SPERMATORRHÉE

Symptômes. — La spermatorrhée caractérisée par un écoulement blanchâtre, visqueux, involontaire et spontané du sperme, peut être déterminée par un excès de continence, mais plutôt par l'état d'atonie des organes génitaux résultant de l'abus des saillies.

Traitement. — Le traitement est subordonné à l'affection causale : si la spermatorrhée est liée à un état d'atonie des organes génitaux, accompagné d'épuisement et de faiblesse générale, utiliser la suralimentation; si au contraire, elle est l'effet d'un tempérament ardent, instituer un régime rafraîchissant, employer des lotions froides et souvent réitérées sur les parties génitales. En outre, il convient d'éviter toute surexcitation génésique, en éloignant les mâles des femelles.

PARALYSIE DU PÉNIS

Étiologie. — La paralysie du pénis reconnaît une étiologie complexe : abus du coït, traumatismes violents, maladies infectieuses (gourme, typhose, pneumonie, myélite, etc.).

Symptômes. — Le pénis, flasque, pend en dehors du fourreau; puis il s'infiltre de sérosité, se tuméfie, présente des bourrelets, des sillons transversaux et acquiert un volume souvent considérable; parfois le fourreau lui-même s'est infiltré. Le pénis est froid; le jet d'urine a perdu sa force.

Traitement. — Le traitement comporte l'emploi des douches froides, en pluie ou en jet faible, les scarifications; l'électrothérapie, l'opothérapie sont à utiliser.

Les **tumeurs** (*fibromes, fibro-sarcomes, sarcomes*) sont assez fréquentes chez le cheval; elles siègent sur le fourreau et évoluent lentement.

Maladies des poulinières

Maladies du vagin

Les **lésions traumatiques** du vagin sont ordinairement consécutives au part laborieux; parfois elles sont produites lors de l'accouplement, par le pénis du mâle. Les plaies sont plus ou moins étendues, plus ou moins profondes; la muqueuse peut être seulement irritée, détruite ou bien la paroi perforée.

Le **renversement du vagin** est presque toujours partiel; une partie de la muqueuse vaginale, poussée hors de la vulve, forme une tumeur arrondie, rougeâtre, dont la couche superficielle est quelquefois ulcérée par places.

VAGINITE

Étiologie. — La vaginite — l'inflammation aiguë ou chronique de la muqueuse du vagin — est consécutive surtout chez les primipares au traumatisme produit pendant un part laborieux ou reconnaît comme cause l'extension d'une inflammation localisée à la vulve ou à la matrice.

Symptômes. — Chez les poulinières atteintes de **vulvo-vaginite**, les lèvres de la vulve sont gonflées, souillées par un écoulement d'abord muqueux, puis purulent; la muqueuse vulvo-vaginale est rouge, enflammée suintante.

Traitement.—Le traitement comporte les indications suivantes; au début, faire dans le vagin des injections émolientes (décoction tiède de têtes de pavot); dès que les phénomènes inflammatoires seront atténués, utiliser les injections antiseptiques (Lysol à 1 %); dans l'intervalle des injections, introduire des tampons d'ouate imprégnées de solutions antiseptiques (Lysol, 1 °/o).

Dans le cas de *vaginite chronique*, il s'écoule par la vulve un liquide muco-purulent; les lèvres de l'orifice sont peu tuméfiées. Au chapitre stérilité, nous montrerons que l'hyperacidité vaginale joue un rôle étiologique important dans la stérilité d'origine maternelle.

VAGINITE CONTAGIEUSE

Étiologie. — Cette forme de vaginite subaiguë est fonction d'un agent microbien, streptocoque particulier et à l'aide duquel on peut reproduire à volonté la maladie chez les juments indemnes et bien portantes.

Cette affection est transmissible par l'intermédiaire de l'étalon.

Symptômes. — Les symptômes restent locaux et sont peu sensibles; on observe un écoulement peu accusé par la vulve; les parois du vagin sont parsemées de petites granulations très nombreuses et très fines, d'où le nom de vaginite granuleuse, employé quelquefois.

Les irrigations vaginales de solutions antiseptiques, en particulier de Lysol à 2,50 p. 1000, permettent d'obtenir des résultats avantageux. L'emploi des ovules antiseptiques est indiqué.

Prophylaxie. — Au point de vue de la prophylaxie, avant et après chaque saillie, il est nécessaire de désinfecter les organes du mâle en lotionnant l'entrée du fourreau avec une solution antiseptique lysolée (2,50 pour 1000).

Maladies de l'utérus

MÉTRITE AIGUE

Étiologie. — La métrite aiguë — l'inflammation de la muqueuse utérine — est due à l'infection de l'utérus par les traumatismes des manœuvres obstétricales, à l'avortement, à la non-délivrance incomplète ou à une infection accidentelle d'origine vaginale.

Symptômes. — Les symptômes locaux sont peu apparents au début; on observe — principalement pendant le décubitus ou au moment des effets expulsifs — un écoulement muqueux, muco-purulent, fétide, généralement peu abondant. L'examen au spéculum montre une vaginite plus ou moins intense, un col utérin plus ou moins dilaté, rouge, enflammé.

Les symptômes généraux sont caractérisés par une anorexie complète, un état fébrile accusé, une diminution ou arrêt de la sécrétion lacté par un léger tympanisme. La maladie évolue assez lentement; elle guérit rarement spontanément; elle passe facilement à l'état chronique mais peut aussi se compliquer de pelvipéritonite.

Le pronostic est toujours grave; la métrite empêche momentanément et souvent définitivement la reproduction; en outre dans la forme aiguë, elle retentit toujours sur l'état général de la malade.

L'isolement du sujet dans les haras importants constitue toujours une mesure de prudence et de prophylaxie recommandable.

Traitement. — Le traitement comprend, outre la toilette des organes génitaux externes avec une solution lysolée faible et chaude, la désinfection de l'utérus par de larges irrigations antiseptiques (Lysol, 2,50 p. 1000) avec une sonde en caoutchouc adaptée à un bock contenant de l'eau bouillie et à la température de 40°; lorsque le liquide sort limpide, on fera une large injection d'eau oxygénée au 1/4, au 1/5, de permanganate de potasse 1 p. 1.000 à 2.000, etc.

Là **métrite chronique,** complication fréquente de la forme aiguë est caractérisée par un écoulement intermittent, purulent, abondant. Parfois au cours de la maladie le col se ferme et le muco-pus se collecte dans la matrice (hydrométrie, pyométrie).

Le traitement est identique à celui de la métrite aiguë.

La **métrite septique** ou **métro-péritonite** est une maladie très grave.

Étiologie.—L'infection polymicrobienne est la cause essentielle, les streptocoques, les staphylocoques, les bactéries de la putréfaction, etc., pénètrent dans l'organisme à la faveur des effractions utérines dans les parts distociques.

Symptômes. — Les symptômes apparaissent généralement un à trois jours après le part; dans les cas de non-délivrance, ils se montrent plus tardivement. Au point de vue épidémiologique, au delà d'une semaine, il est tout à fait exceptionnel de voir apparaître la métrite septique.

Les symptômes généraux (tristesse, abattement, inappétence, réaction fébrile intense) sont très accusés; localement, on observe la tuméfaction et l'infiltration des organes génitaux externes qui sont souillés par des liquides purulents, sanguinolents, à odeur infecte. L'intoxication organique est rapide et la malade succombe en quatre à six jours.

Prophylaxie. — La prophylaxie des infections puerpérales dont la métrite septique est l'expression, comporte l'isolement des juments prêtes à mettre bas, la propreté du local qui leur est affecté, l'asepsie des mains et des instruments lors de parturition dystocique, la désinfection par une large irrigation avec un liquide chaud des voies génitales souillées.

Traitement. — La désinfection de l'utérus sera effectuée à l'aide d'une sonde à double courant par de larges irrigations avec une solution chaude de Lysol (2,50 p. 1.000), de permanganate de potasse à 1 p. 1.000 à 2.000, d'eau oxygénée étendue de 5. à 6 parties d'eau bouillie chaude.

MÉTRORRAGIE

Étiologie. — L'hémorragie de la matrice peut reconnaître des causes diverses : déchirures, blessures de l'utérus, arrachement placentaire, etc.

FOURBURE DE PARTURITION

Les symptômes sont ceux de la fourbure ordinaire; le retour de la sécrétion lactée est un signe pronostic favorable; le traitement outre celui de la fourbure, comporte des injections antiseptiques dans la matrice.

HÉMORRAGIES POST-PARTUM

Étiologie. — Ces hémorragies consécutives à des déchirures, des blessures de l'utérus, du col, du vagin, s'observent surtout lors d'accouchement dystocique.

Traitement. — Les injections antiseptiques froides, les tamponnements avec des linges propres imbibés de solutions antiseptiques; les injections sous-cutanées d'ergotine, dans les cas graves constituent la base du traitement.

PARAPLÉGIE POST-PARTUM

Étiologie. — Cette affection est caractérisée par l'impossibilité pour la jument de se tenir debout. L'étiologie est des plus complexes : on a invoqué la complexion éprouvée par les nerfs, les muscles au passage d'un fœtus trop volumineux ou lors d'accouchement dystocique, les glissades, etc.

Symptômes. — La paralysie apparaît aussitôt après la mise-bas, ou deux à quatre jours après. La jument est dans l'impossibilité de se lever, son état général est bon; dans le cas de congestion médullaire, la sensibilité est émoussée dans le train postérieur.

Traitement. — A la révulsion modérée (cataplasmes sinapisés, frictions de vinaigre chaud, d'alcool camphré, sachets lombaires chauds), préférer les frictions de **Baume Caustique Gombault** sur la région des reins, les laxatifs, les diurétiques sont indiqués.

RENVERSEMENT DE L'UTÉRUS

Étiologie. — Cette lésion, rare chez la jument, est ordinairement un accident du part ou de l'avortement au moment de l'expulsion du fœtus ou pendant les jours qui suivent.

Symptômes. — Dans le renversement complet, la matrice forme au dehors de la vulve, une tumeur piriforme bi-lobée, descendant jusqu'aux jarrets, la surface de l'organe hernié est rouge vif; la muqueuse se recouvre de croûtes et se souille au contact des fèces et de la litière, elle peut présenter des ecchymoses; des excoriations ou des plaies; les parois peuvent être déchirées. La jument s'agite, piétine, fait de fréquents efforts expulsifs; on constate une fièvre plus ou moins marquée.

Pronostic. — Le pronostic est d'autant plus grave que le renversement est plus ancien; la partie herniée plus volumineuse et plus altérée. S'il se produit immédiatement après le part et avant la délivrance, il y a souvent une hémorragie mortelle.

Traitement. — Le traitement comporte la réduction suivie ou non de contention ou d'amputation.

Accidents consécutifs au part

NON-DÉLIVRANCE

Symptômes. — La non-délivrance observée souvent à la suite des avortements, est caractérisée par la rétention dans les organes génitaux des annexes et des enveloppes du fœtus, au-delà du temps normal de leur expulsion.

Chez la jument, la délivrance s'effectue presque toujours soit en même temps que le part, soit immédiatement après. Quelquefois l'expulsion du délivre chez les primipares se fait tardivement, la non-délivrance s'observe assez souvent dans les cas d'avortement.

Traitement. — Après la douzième heure il convient, pour éviter des accidents d'origine septicémique, de provoquer la sortie des enveloppes fœtales.

De légères tractions exercées sur le cordon ombilical qui reste pendant à l'extérieur ou la mise d'un poids de 500 à 600 grammes à son extrémité, provoquent la délivrance. L'application d'un sachet d'avoine grillée sur la région lombaire est indiquée. Le traitement médical (ergot de seigle, rue, sabine, etc.), est peu efficace.

Si au bout de vingt-quatre heures, la jument n'est pas délivrée, il faut pratiquer — opération des plus délicates — la délivrance à la main. Pour éviter la métrite septique, faire pendant une dizaine de jours, des injections antiseptiques dans l'utérus (Lysol 1 °/o).

Dans l'espèce bovine, la non-expulsion du *délivre* ou *arrière-faix* est relativement fréquente.

Si l'état général est bon, attendre quelques jours, dans le cas contraire, intervenir immédiatement. Recourir à l'administration de préparations emménagogues (sabine, rue, ergot de seigle).

En cas d'insuccès, pratiquer la délivrance artificielle : énucléer les cotylédons en introduisant la main dans la matrice; les presser l'égèrement entre le pouce et l'index, et les décoller ainsi successivement en évitant les tractions et toutes causes d'hémorragies.

Injections de Lysol 2 gr. 50 pour 1.000, soit une demi-cuillerée à café par litre d'eau lors d'écoulement fétide accompagné ou non de fièvre.

De la stérilité

L'élevage est soumis à un ensemble de conditions qui viennent très souvent contrarier les efforts des éleveurs. Il ne se passe pas de jours où le problème de la fécondité ne soit posé et résolu sans profit par les moyens empiriques et les pratiques superstitieuses les plus absurdes : ces pratiques procèdent de théories mécaniques brutales, de l'emploi de poudres dites « fécondantes » qui accusent chez leurs inventeurs, une ignorance absolue de l'anatomie et de la physiologie des organes génitaux.

STÉRILITÉ D'ORIGINE PATERNELLE

L'arrêt de développement des testicules peut certainement déterminer la stérilité, mais il est difficile de dire à quelle limite commence l'infécondité. Quand la migratation testiculaire est imparfaite, quand les testicules rentrent dans le ventre (cryptorchidie), l'ectopie s'accompagne ordinairement d'un tel arrêt de développement que le sperme de ces sujets, absolument dépourvu de spermatozoïdes, est impropre à la fécondation.

Les *anomalies congénitales du pénis et de la gaine*, l'*atrophie de la verge*, sa *torsion*, son *adhérence au fourreau*, et le *phisomis* constituent en empêchant le coït, un groupe de stérilité mécanique.

Les vices de conformation de l'urètre (*étroitesse du méat, rétrécissement congénital d'une portion du canal, imperforation complète de l'urètre, hypospadias, épispadias, etc.*), en s'opposant à l'éjaculation normale du sperme, peuvent jouer un rôle dans la stérilité.

De même les maladies de l'*épididyme*, du *canal déférent*.

STÉRILITÉ D'ORIGINE MATERNELLE TROUBLES DE LA FONCTION OVARIENNE

Les troubles de la fonction ovarienne peuvent exister à des degrés très divers, depuis l'absence complète d'ovulation jusqu'à la maturation incomplète des ovules. Dans ces conditions, le résultat est identique et la stérilité inévitable; mais, comme pour le testicule, il faut que la lésion soit bilatérale et étendue à la presque totalité des deux glandes.

TROUBLES DE L'IMPRÉGNATION OVULAIRE

On doit considérer comme s'opposant à l'imprégnation les obstacles de toute nature, physiques ou chimiques, que les spermatozoïdes rencontrent sur leur parcours depuis la vulve jusqu'à l'ovaire. On sait, en effet, que le mucus vaginal dans certains cas pathologiques (vaginite, métrite, etc.), par son degré d'acidité, exerce une action nocive sur la vitalité des spermatozoïdes.

Les états morbides de la muqueuse utérine (métrite chronique) caractérisés par une sécrétion muco-purulente abondante, l'épaississement, le ramollissement de la muqueuse en s'opposant à l'implantation de l'ovule fécondé dans la matrice, constituent une cause d'infécondité fréquente.

La *frigidité* chez la jument est caractérisée par une sorte d'atonie sexuelle entraînant l'abolition partielle ou totale des chaleurs; elle s'observe fréquemment chez les primipares.

NYMPHOMANIE

Symptômes. — L'*érélhisme génital*, caractérisé par un nervosisme exagéré, peut être considéré comme le premier degré de *nymphomanie*; cet état se traduit chez la jument par des manifestations génésiques continues (persistance anormale des chaleurs), les portant à réclamer l'étalon d'une façon inusitée.

Les juments nymphomanes, les éleveurs le savent par expérience, sont souvent stériles; l'éréthisme génital produit en effet la stérilité en déterminant par les efforts expulsifs, l'évacuation du sperme ou en provoquant par action réflexe, le spasme du col utérin qui s'oppose au passage du fluide fécondant.

DIAGNOSTIC DE LA STÉRILITÉ

Deux points importants sont à résoudre : 1º la recherche de la stérilité (origine paternelle ou maternelle); 2º la détermination de la cause de la stérilité. Le premier, dans la majorité des cas, est assez simple à élucider; le deuxième exige un diagnostic plus délicat.

1º *Diagnostic de la stérilité chez le mâle*. — Le diagnostic repose sur la vérification de l'aptitude fécondante du procréateur basé sur l'examen microscopique du sperme et sur l'examen clinique des organes sexuels.

Si les spermatozoïdes se montrent normaux sous le rapport du nombre et de la vitalité, la question d'origine sera tranchée de fait en faveur du procréateur; si, au contraire l'examen de la liqueur séminale montre l'absence de zoospermes ou leur altération, et si, d'ailleurs, la femelle est saine, c'est à l'étalon qu'incombe la stérilité.

2º *Diagnostic de la stérilité chez la femelle*. — Le mâle reconnu indemne la stérilité devra, naturellement, être attribuée à la femelle. Pour compléter le diagnostic, on devra s'efforcer d'en rechercher la cause.

Pour résoudre ce problème complexe, on aura recours à l'examen clinique des organes génitaux, à la recherche et au dosage du degré d'acidité du mucus vagino-utérin.

TRAITEMENT DE LA STÉRILITÉ

Il est évident que, lorsque nous parlons du traitement de la stérilité, il ne peut être question d'une thérapeutique uniforme, unique pour tous les cas de cette affection. La stérilité n'étant pas une maladie, mais la simple conséquence d'une multitude d'états morbides, ne comporte pas de traitement invariable? La médication qui leur convient est celle de l'affection causale, et à ce titre essentiellement indirecte.

L'emploi des solutions alcalines constitue la base du traitement de l'*hyperacidité vaginale*; ce procédé, employé depuis longtemps, consiste dans l'injection vaginale d'une solution de bicarbonate de soude à 5 %.

La *dilatation digitée* qui constitue le traitement par excellence de la sténose du col utérin est des plus simples. On introduit dans l'orifice du col, le doigt indicateur qui d'abord pénètre difficilement. Bientôt, cependant, le conduit s'élargit et l'on peut y introduire un second, un troisième et finalement les quatre doigts réunis en cône. On force un peu mais doucement en imprimant à la main un mouvement de vrille, jusqu'à ce que l'extrémité des doigts arrive dans la cavité de l'utérus. On maintient la main un instant dans cette position; on la retire et l'opération est terminée. La jument peut ensuite être présentée à l'étalon soit le jour même, soit le lendemain avec de grandes chances de fécondation.

Maladies des gestantes

La gestation imprime à l'organisme des modifications puissantes qui provoquent des troubles profonds de la nutrition (pica, anémie, auto-intoxication); ces troubles nutritifs peuvent, dans certaines conditions données, constituer de véritables prédispositions morbides.

Il n'est pas rare de constater au début de la gestation des troubles digestifs se manifestant par des coliques légères; les éleveurs le savent par expérience et ils ne se préoccupent pas de ces malaises; ils disent que « la jument prend poulain ». Ces coliques se répètent souvent plusieurs fois, à des intervalles plus ou moins rapprochés, mais elles sont de peu de durée et sans gravité.

Sous le nom de **pica**, on désigne une véritable névrose de l'estomac qui porte les gestantes, qui en sont atteintes, à manger des substances étrangères à leur alimentation habituelle, à lécher les murs, à ingérer des platras.

La gestation favorise l'apparition de l'**ostéoclasie**, de l'**ostéomalacie** de la **cachexie ossifrage**, maladie particulière caractérisée, à une certaine période, par une fragilité anormale des os provoquant des fractures. La gestation apporte une perturbation de la nutrition par suite de laquelle le squelette a une tendance à perdre une quantité plus ou moins considérable de ses principes minéraux.

ŒDÈMES

Symptômes.— L'*œdème*, l'infiltration du tissu conjonctif accompagne très habituellement la gestation; il apparaît généralement vers le 10e mois. Souvent il débute par la face inférieure du ventre, où il forme en avant des mamelles, une tumeur mal circonscrite peu épaisse, de la largeur de la main, puis cette tuméfaction augmente en surface et en épaisseur; elle envahit la région mammaire, le plat des cuisses, etc.

Dans les premiers temps, l'œdème disparaît par l'exercice, plus tard, il diminue bien sensiblement sous l'influence de la même cause, mais sans disparaître complètement.

HYDRAMNIOS

Symptômes. — L'*hydramnios* est l'hydropisie du sac amniotique; la quantité de liquide accumulé est parfois considérable. L'étiologie de l'affection est inconnue. Pendant la deuxième période de la gestation, l'abdomen de la jument devient énorme; il est plus gros d'un côté que de l'autre; on pourrait croire — du fait de ce développement abdominal excessif — à une gestation gémellaire. Généralement l'état général de la mère est modifié; elle présente des troubles digestifs, des infiltrations des membres et du ventre. Vers la fin de la gestation les proportions du ventre deviennent alarmantes; l'abdomen est de plus en plus tombant mais toujours plus développé d'un côté que de l'autre. Par l'exploration rectale, on peut avoir des renseignements utiles; l'utérus paraît uniformément fluctuant.

Traitement.—Si l'on a reconnu la maladie, il faut, pour extraire le fœtus avant terme, percer les enveloppes, faire la dilatation du col. Après cet avortement provoqué et à l'aide d'une hygiène et d'une alimentation rationnelle, la jument se rétablit lentement. Si au contraire, l'affection a été méconnue, la femelle meurt dans le marasme.

TOXÉMIE

Étiologie. — L'*auto-intoxication gravidique* ou *toxémie de la gestation* est caractérisée par la rétention au sein de l'organisme des poisons résultant des combustions intra-organiques. Ces poisons sont nombreux : urée, acide urique.

C'est à cette intoxication que se rapportent tous les troubles morbides : paralysie *ante* et *post-partum*, éclampsie, constipation, crampes, œdèmes, etc.

Traitement. — Il convient donc de surveiller pendant le cours de la gestation, le fonctionnement régulier du tube digestif en combattant la constipation par des laxatifs.

On ne doit pas oublier dans la thérapeutique des gestantes, que certains médicaments peuvent avoir une influence fâcheuse, voire même abortive sur l'évolution de la gestation. C'est ainsi qu'on proscrira les purgatifs drastiques (aloès), la pilocarpine, l'ésérine, le chlorure de baryum, l'ergotine, l'armoise, la rue, la sabine, l'absinthe. Par contre l'acétanilide, l'antipyrine, le chloral, le chloroforme, l'éther, le salicylate de soude, le sulfate de quinine, peuvent être employés sans inconvénients.

Accidents de la gestation

Symptômes. — La **hernie de l'utérus** est caractérisée par la sortie de l'organe hors la cavité abdominale qui s'effectue grâce à une ouverture naturelle ou accidentelle de la tunique de l'abdomen. La matrice est alors simplement soutenue par la peau et le sac herniaire.

Les causes principales sont les traumatismes, les chutes, coups de pied, efforts expulsifs violents et inefficaces au cours de la parturition. Ces causes agissent surtout chez les femelles prédisposées : développement exagéré de l'utérus gravide, gestation gémellaire, hydropisie de l'amnios, météorisme.

Ordinairement cet accident n'apporte pas d'entrave sérieuse à la gestation; le fœtus se développe régulièrement et continue à vivre jusqu'au moment du part.

RÉTENTION ANORMALE DU FŒTUS

Cet accident — qu'il ne faut pas confondre avec la gestation prolongée — s'observe assez fréquemment.

Étiologie. — Les causes sont multiples, citons : l'atrésie cicatricielle du col de l'utérus à la suite de blessures lors d'une parturition antérieure, les adhérences vaginales anormales au niveau du col, la torsion du col; les positions vicieuses du fœtus, etc.

Symptômes. — Les symptômes sont analogues à ceux du part ou de l'avortement; les efforts expulsifs, restent inefficaces, puis tout rentre dans l'ordre, la jument revient à l'état normal. Quatre, cinq, six mois et même un an après, on observe à nouveau de violents efforts expulsifs, tantôt suivis de l'expulsion du fœtus, tantôt infructueux. Dans le premier cas, la guérison est complète; dans le second, la poulinière finit par mourir d'épuisement ou de métrite septique. D'autres fois, les efforts amènent l'écoulement des eaux; on constate les signes d'une métrite chronique ou d'une métro-péritonite septique rapidement mortelle.

A l'autopsie, on trouve le plus souvent le fœtus momifié; les eaux finissant par disparaître par résorbtion.

Traitement. — Le traitement consiste à combattre la cause de la rétention et à provoquer l'expulsion du fœtus. On fera ensuite des injections antiseptiques dans l'utérus (Lysol 1 °/₀).

AVORTEMENT

Étiologie. — L'avortement — l'expulsion du fœtus avant qu'il ne soit viable — comporte des causes directes et des causes indirectes; parmi les premières citons les fortes contusions portées sur les parois de l'abdomen, les fortes pressions exercées sur l'utérus, les violentes secousses imprimées aux viscères abdominaux, les glissades, les chutes, etc.

Les aliments qui provoquent facilement des indigestions, la température trop froide des boissons, l'ingestion d'herbe glacée, le repos absolu, l'excitation, la frayeur, les saignées intempestives ou trop abondantes, l'administration de médicaments énergiques (purgatifs, émétique, digitale, opium, etc.), l'excitation génitale provoquée par la présence d'un mâle et surtout la saillie, sont autant de causes capables de provoquer l'avortement.

Les maladies de la matrice (congestion inflammatoire, métrorragie, tumeurs, etc.), celles du fœtus ou de ses enveloppes (hydropisie) peuvent occasionner l'avortement; chez les primipares, il est souvent dû à la présence de plusieurs fœtus.

Généralement, l'avortement survient sans prodromes; les symptômes varient selon le stade du développement du fœtus.

Dans l'*avortement facile*, observé fréquemment chez la jument, l'œuf, les enveloppes, l'embryon forment une masse unique. Il s'effectue avec soudaineté et sans effort? La physionomie et l'attitude de la jument qui a avorté n'expriment aucun malaise.

Dans l'*avortement compliqué*, les eaux s'écoulent généralement avant l'expulsion du fœtus, lequel peut être vivant ou mort. Il est généralement précédé d'un état d'inquiétude et de malaise; la jument a perdu l'appétit, a une marche difficile, le ventre est bombé;

de la vulve s'écoulent des matières muqueuses. Viennent ensuite des symptômes assez semblables à ceux qui caractérisent la parturition normale, des efforts expulsifs plus ou moins énergiques. Dès que le col utérin est ouvert, la vulve devient proéminente, et bientôt la poche des eaux fait hernie entre ses lèvres; quand la jument est très faible, le travail se fait très lentement et exige souvent l'intervention de l'homme.

Les complications comportent l'hémorragie, le renversement de l'utérus et du vagin, la non-délivrance, etc.

. Les terminaisons de l'avortement sont quelquefois heureuses, les juments récupèrent rapidement la santé, mais elles présentent une certaine perturbation des fonctions génitales qui les prédispose à avorter; le fait est bien connu des éleveurs.

Traitement. — Si le fœtus est encore vivant et la poche des eaux intactes, le traitement, consiste à arrêter l'accident par des narcotiques (chloroforme, chloral). Si l'on ne peut s'opposer à l'expulsion du fœtus, recourir aux moyens habituels pour en faciliter la sortie.

AVORTEMENT ÉPIZOOTIQUE

Étiologie. — De nature infectieuse, l'avortement épizootique est une affection extrêmement grave du fait de l'abaissement de la natalité, de la perte des jeunes et des complications *post-partum* (non-délivrance, métrites, infécondité, nymphomanie, etc.).

L'avortement épizootique chez la jument est dû au *bacillus abortinis équilus* (Dassonville et Rivière).

Le mécanisme de l'infection en stabulation permanente s'effectue par voie génitale ascendante par souillures d'origine externe, par le personnel porteur de germes, par les organes génitaux de l'étalon; cette dernière cause étiologique est consacrée par la pratique. Au pâturage, l'infection est réalisée par les aliments et les boissons infectées.

Symptômes. — Chez la jument, vers le 6e mois de la gestation, mais très souvent aussi à n'importe quel moment, la femelle, ayant toutes les apparences de la santé, expulse sans prodromes, sans difficultés le fœtus avec ou sans les enveloppes. Une légère tuméfaction de la vulve, un engorgement peu accusé des mamelles chez les primipares, précèdent parfois l'avortement.

Au moment de l'avortement, la température est normale, mais au bout de vingt-quatre heures, on constate une réaction fébrile accusée (40° à 41°), de la tristesse, de l'abattement, de l'inappétence.

Quant au fœtus, il est presque toujours mort; si parfois, il est vivant, il ne tarde pas à succomber.

L'aspect des avortons est variable : les fœtus sont morts en décomposition cadavérique ou non décomposés mais présentent des épanchements sérohémorragiques péritonéaux, pleuraux et péricardiques ou n'offrent — ce qui est une exception — aucune lésion apparente.

Traitement.—Le traitement curatif comporte l'isolement absolu des malades après délivrance artificielle, si elle est nécessaire, faire une abondante irrigation de l'utérus et du vagin avec une solution de Lysol (1°/o), après un lavage à l'eau bouillie; ne livrer les juments à l'étalon que deux mois après la guérison; soumettre les avortées à un régime tonique fortifiant, constitue une indication importante.

Prophylaxie. — Les mesures prophylactiques à instituer pour combattre cette redoutable affection sont les suivantes : établir le diagnostic précoce; faire émigrer toutes les poulinières du milieu infecté; désinfecter les locaux (Casyléum 3 °/o); brûler les litières; détruire les avortons et leurs enveloppes; faire des lavages au permanganate de potasse à 2 ‰ ou à l'eau oxygénée (10 p. 30), de la vulve, de l'anus, du périnée et de la queue (Desoubry); laver et désinfecter le fourreau extérieurement et intérieurement deux fois par semaine, avant et après chaque saillie (solution faible de bichlorure de mercure); atttribuer un personnage spécial aux juments avortées et mettre en observation dans un local spécial les poulinières de provenance étrangère. Les observations épidémiologiques montrent en effet, que l'infection est réalisée souvent par l'introduction d'une poulinière provenant d'un élevage contaminé.

En Angleterre, au Danemark, en Allemagne, en Amérique, et en France, on a tenté des vaccinations préventives, sans résultats probants.

Ces mesures prophylactiques, en particulier l'isolement des malades et la désinfection des locaux (Crésylium 30 p. 1000), judicieusement appliquées, permettront de réduire les pertes élevées consécutives à l'avortement épizootique qui, ajoutant leurs effets néfastes à ceux de la stérilité et de la mortinatalité, réduisent trop souvent à néant les bénéfices du haras.

MALADIES DES NOUVEAU-NÉS ET DES POULAINS

Maladies d'origine obstétricale

En dehors des affections qui lui sont spécifiques, le poulain peut présenter des maladies ou des lésions consécutives aux manœuvres obstétricales. Les parts dystociques nécessitent souvent l'emploi d'instruments (lacs, crochets, repoussoirs, etc.), dont l'application sur le fœtus peut déterminer des lésions plus ou moins graves. Les blessures des crochets siègent aux endroits d'implantations (parties charnues de l'encolure, de la croupe, de la fesse); en outre, des lésions peuvent être observées sur la tête, la voûte palatine, la symphise du maxillaire, l'orbite, etc., car ces régions présentent des surfaces commodes pour la fixation des instruments.

Les blessures de la muqueuse buccale produites par les lacs placés au maxillaire guérissent généralement sans soins spéciaux; quelquefois lors de fracture du col du maxillaire du fait de l'impossibilité de téter, la mort du nouveau-né est fatale.

Il arrive parfois que ce dernier, quoique paraissant en bonne santé, ne peut ni se lever ni rester debout. Ces pseudo-paralysies résultent des souffrances musculaires ou articulaires qui ont leur origine dans les tractions ou les manœuvres de réduction. Cet état ne dure généralement pas au delà d'un jour ou deux quelques frictions résolutives peuvent être utilisées.

Maladies d'origine puerpérale

Fréquemment les eaux fœtales sont infectées naturellement ou par suite des manipulations et leur pénétration dans l'organisme provo-

que l'évolution de *septicémies primitives* (*broncho-pneumonie, dysenterie des nouveau-nés*) dont la gravité dépend du degré de l'infection
(Moussu).

DYSENTERIE DES POULAINS

Symptômes. — La *dysenterie des poulains* qui apparaît dès le
premier jour de la naissance, fréquemment le deuxième ou le troisième, est confondue généralement avec la septicémie d'origine
ombilicale, les catarrhes intestinaux, etc.

Les malades sont tristes, inquiets, les excréments muqueux ou
liquides dégagent une odeur fétide; les poulains deviennent très
faibles, la soif est vive, le ventre est retroussé; quelquefois on remarque une éruption cutanée ou généralisée au voisinage de l'anus.

Le pronostic est très grave, la presque totalité des sujets atteints
succombent en cinq à six jours et ceux qui par exception, survivent
restent malingres, chétifs et constituent des non-valeurs d'élevage.

BRONCHO-PNEUMONIE

Dans la *broncho-pneumonie*, la toux, l'accélération de la respiration (jusqu'à 50 par minute), la réaction fébrile (40°) constituent
les symptômes dominants.

Le traitement, vu l'âge des sujets et leur peu de résistance vitale,
est nul.

PATHOLOGIE OMBILICALE

Étiologie. — L'étiologie des affections ombilicales, qui constituent
la dominante de la mortinatalité se résume à une cause unique :
l'infection du cordon ou de la cicatrice ombilicale.

Au moment de la naissance le nouveau-né tombe sur le sol et peut
s'infecter le cordon ombilical; il en résulte de la septicémie rapidement mortelle, de l'*omphalite*, de l'*omphalo-phlébite*, etc., point de
départ d'accidents variés qui peuvent se manifester spontanément
(septicémie des nouveau-nés), ou à échéance plus ou moins longue,
même alors que l'ombilic est cicatrisé extérieurement (pneumonie,
endocardites, arthrites infectieuses).

Les agents d'infection sont variés, ce qui explique la diversité
des manifestations consécutives aux infections ombilicales; toutefois

les bactéries ovoïdes, le streptocoque, pyogène et le bacille de la
nécrose semblent être les plus fréquents.

Dans les cas d'infection de la plaie ombilicale, on observe une
tuméfaction œdémateuse chaude, sensible, dont la partie inférieure
est occupée par une plaie bourgeonneuse, fistuleuse, suppurante,
fongueuse, noirâtre, d'un mauvais aspect.

PHLÉBITE OMBILICALE

Symptômes. — La *phlébite ombilicale* des poulains est l'un des
accidents les plus graves car si le diagnostic n'est pas fait hâtive-

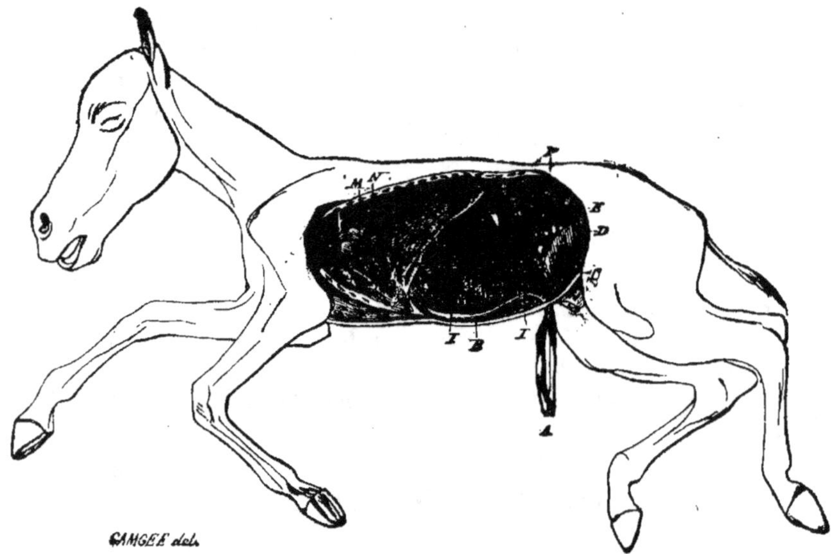

Fig. 15. — *Organes du Fœtus.*

A, cordon ombilical; B, veine ombilicale; C, artère ombilicale; D, vessie; I, testicule;
F, rein; G, rate; H, foie; I, intestin; I, poumon; K, cœur; L, artère pulmonaire; M, canal artériel; N, thymus. (Chauveau).

ment et si l'intervention n'est pas immédiate, les complications de
septicémie ne peuvent plus être évitées. Ce sont d'abord les symptômes généraux qui attirent l'attention, la lésion locale passant
inaperçue plus ou moins longtemps. Le malade a une fièvre intense,
on constate la perte de l'appétit, une diarrhée abondante, une accélération manifeste de la circulation et de la respiration, une température élevée (40°, 40°5, 41°). Localement, si on explore l'anneau

ombilical, on trouve une tuméfaction œdémateuse, suppurante, d'un mauvais aspect; l'exploration méthodique dénote l'existence d'une ou plusieurs fistules allant dans les veines, dans les artères ou dans l'ouraque.

Les complications sont nombreuses et très graves; on peut observer dans le cours de la maladie, de la pleurésie, de la pneumonie, de l'endocardite, de l'entérite-diarrhéique et surtout des polyarthrites suppurées.

Le diagnostic n'offre aucune difficulté, les symptômes généraux alarmants et l'examen de la région ombilicale ne laissant aucun doute sur la nature de l'affection causale.

Traitement. — Le traitement local (pansements locaux, débridements des fistules, injections antiseptiques, Lysol 1 p. 100) est impuissant à éviter les complications infectieuses.

Prophylaxie. — La prophylaxie de l'infection de la plaie ombilicale, comporte la ligature, la section et la désinfection du cordon. Aussitôt que le poulain est né, faites, à trois centimètres environ de l'anneau ombilical une ligature du cordon avec un fil préalablement bouilli; sectionnez la partie du cordon située au delà de la ligature; lavez soigneusement le moignon avec une solution de Lysol 1 p.100; tamponnez-le à la teinture d'iode et appliquez un pansement à demeure (coton iodoformé) ou employez le collodion, le goudron superficiellement.

SEPTICÉMIE D'ORIGINE OMBILICALE

Symptômes. — L'évolution et la marche de la maladie sont caractéristiques; c'est dans les deux ou trois premiers jours qui suivent la naissance que l'affection apparaît. Des sujets nés vigoureux et bien constitués se montrent tristes dès le lendemain, présentent de la diarrhée, refusent toute nourriture, restent couchés et succombent en un temps variable. Il en est qui meurent en dix ou douze heures; le plus souvent, les poulains restent malades deux au trois jours, parfois huit jours. L'appétit est en partie conservé, la diarrhée apparaît comme diarrhée laiteuse au début, puis les excréments deviennent grisâtres, noirâtres, fétides; les poils de la queue, des cuisses et des jarrets sont souillés et agglutinés, la peau est irritée, rougeâtre. Les malades restent sans forces, vacillants durant la marche avec une respiration accélérée et les battements du cœur tumultueux; ils s'affaiblissent progressivement et s'éteignent comme épuisés.

Pronostic.—Le pronostic est très grave, 95% des jeunes atteints meurent et parmi ceux qui peuvent être sauvés, beaucoup présentent des complications des appareils respiratoire, cardiaque et locomoteur qui en font, dans la suite, des non-valeurs.

Traitement. — Le traitement curatif est aléatoire, par contre le traitement prophylactique efficace puisqu'il suffit d'éviter l'infection du cordon ombilical.

ARTHRITES INFECTIEUSES

Étiologie. — De beaucoup la plus fréquente, l'arthrite d'origine ombilicale est une affection qui cause des pertes considérables à l'élevage.

La plupart des poulains qui survivent conservent des engorgements chroniques des articulations ou des hydropisies synoviales d'une ténacité désespérante? Dans le haras national de Wurtemberg, sur 87 poulains morts pendant une période de quinze années, 85 succombèrent à cette maladie. On rencontre dans les polyarthrites infectieuses, une flore microbienne des plus variées : colibacille, paracoli, paratyphique, staphylocoques blanc et doré, pasteurella, etc.

Symptômes. — L'invasion est brusque, habituellement précédée par des symptômes généraux; la tuméfaction articulaire chaude, tendue, douloureuse, s'accroît rapidement. Presque toujours plusieurs articulations sont atteintes simultanément (genou, grasset, coude, épaule, etc.); parfois les articulations enflammées s'ouvrent et donnent écoulement à de la synovie purulente. La mort peut subvenir dans un délai variable.

DIARRHÉE SIMPLE

Étiologie. — La diarrhée simple s'observe dans les jours qui suivent la naissance; elle est souvent la conséquence du régime alimentaire des mères nourrices.

La diarrhée pendant l'allaitement artificiel reconnaît pour cause une faute dans l'hygiène alimentaire (emploi d'un lait non stérilisé, irrégularité dans le nombre et l'intervalle des repas, usage de récipients non désinfectés, etc.).

Peu de temps après la prise d'un repas, le sujet est triste, somnolent et présente des coliques légères. L'exploration de l'abdomen décèle de la sensibilité à la palpation et quelquefois un peu de tympanisme.

Symptômes. — A la période initiale, les manifestations des troubles digestifs sont variables; tantôt ils se montrent subitement, tantôt, ils se dessinent peu à peu; souvent le symptôme primordial, la diarrhée, est précédée d'un peu de tristesse et d'abattement. Tant que les malades conservent la gaieté et l'appétit le danger n'est pas imminent; mais, dès qu'ils sont tristes, abattus, indolents, le pronostic est grave.

La prophylaxie réside dans l'hygiène de l'allaitement.

Traitement.— Le traitement comporte les indications suivantes : soumettre le malade selon l'intensité de l'intoxication indiquée par les caractères de la diarrhée (profuse, fétide), à la diète hydrique totale ou partielle; réaliser l'antisepsie intestinale par l'emploi des antiseptiques intestinaux (benzo-naphtol, salol, salicylate de bismuth, etc.); si la diarrhée persiste utiliser les astringents (tanin, cachou, etc.); combattre la faiblesse et la dynamie par les excitants diffusibles (café, alcool, acétate d'ammoniaque); dans les cas graves, recourir aux injections d'éther, de caféine, etc.

Pendant toute la durée du traitement, tenir au chaud le poulain, lui bander le ventre avec de l'ouate ou de la flanelle; administrer quelques lavements avec de l'eau bouillie et un peu d'amidon.

GASTRO-ENTÉRITE
OU ENTÉRITE DIARRHÉIQUE

Étiologie.— Cette affection apparaît chez le poulain vers la fin du premier mois et plus tard encore. Les refroidissements, les repas irréguliers, l'addition prématurée au lait de substances nutritives que l'appareil digestif délicat du jeune sujet n'est pas apte à digérer, le sevrage prématuré et non progressif, etc., sont autant de causes occasionnelles.

Symptômes. — Au début, cette affection se traduit par l'expulsion d'excréments anormaux (aliments mal digérés) contenant des caillots laiteux. C'est le premier stade de la diarrhée alimentaire encore qualifiée diarrhée blanche. Elle peut être sans gravité, durer un jour ou deux et cesser.

Le plus souvent, la diarrhée augmente, prend le caractère de diarrhée muqueuse, puis séreuse en même temps qu'elle dégage une odeur infecte, repoussante, tout à fait caractéristique; les excréments expulsés deviennent parfois sanguinolents. Le nombre des évacuations varie énormément avec le degré d'intoxication intestinale : les excréments sont irritants, les régions souillées (périnée, jarrets, région postérieure des canons, etc.) s'enflamment légèrement, les poils s'arrachent facilement. Les poulains présentent une réaction fébrile plus ou moins accusée, sont efflanqués, perdent l'appétit et la gaieté; la palpation augmente dans la suite et les sujets meurent en quatre ou cinq jours.

Le pronostic est grave.

Traitement. — Le traitement — en dehors de la diète hydrique partielle ou totale selon le degré d'infection et l'intensité des symptômes généraux observés (tristesse, abattement, inappétence, réaction fébrile, etc.), comporte les indications thérapeutiques suivantes: réaliser l'antiseptie intestinale; éliminer les toxines par l'emploi des purgatifs et des antiseptiques intestinaux (acide lactique, salol, benzonaphtol, etc.) et par les lavages intestinaux (lavements tièdes de permanganate de potasse à 1 p. 2.000); combattre la diarrhée persistante par les opiacés et les astringents (laudanum, tanin, cachou, sels de bismuth, etc.); lutter contre la faiblesse, l'adynamie toujours accusées pendant la période du jeune âge, par les exitants (café, alcool, acétate d'ammoniaque, injections sous-cutanées d'éther, de caféine, etc.); stimuler pendant la période de convalescence l'appétit par les toniques amers (teinture de gentiane, de quinquina, de kola, etc.) et réalimenter progressivement les malades. Pendant toute la durée du traitement, soustraire les poulains à l'action du froid.

MORT APPARENTE DU NOUVEAU-NÉ

Symptômes. — Au moment de la naissance, il est des nouveaux-nés qui sont soufffrants, ou même ne font aucun mouvement, ne respirent pas et paraissent morts. Avant de les sacrifier, il faut par l'auscultation s'assurer si le cœur bat encore, car tant qu'il fonctionne, il n'est pas impossible de les rappeler à la vie.

Traitement. — La première indication à remplir consiste donc à provoquer la respiration. L'un des meilleurs moyens consiste à tremper dans l'eau fraîche, même un peu froide, un linge avec lequel on flagellera le nouveau-né, sur différentes régions du corps, mais surtout sur la face et sur la poitrine. Des frictions un peu rudes avec une brosse ou un chiffon de laine peuvent avoir aussi de bons effets. Enfin, on pourra chercher à provoquer l'éternuement en titillant la pituitaire avec les barbes d'une plume, ou en insufflant dans les naseaux une fumée irritante, de la fumée de tabac par exemple, ou encore en faisant des aspersions de vinaigre dans les narines.

Lorsque ces moyens paraissent devoir rester insuffisants, il faut recourir à la pratique de la respiration artificielle. La traction rythmée de la langue consiste, en écartant les mâchoires, à attirer fortement cet organe au dehors et à lui faire exécuter des mouvements énergiques d'avant en arrière.

L'effet et l'importance de cette manœuvre résident principalement dans l'action puissante que l'excitation et surtout la traction de la base de la langue exercent sur le réflexe respiratoire. Cette traction doit d'ailleurs être réalisée d'une façon rythmique correspondant au rythme de la fonction qu'il s'agit de rétablir.

La technique opératoire est des plus simples : la langue est saisie avec la main et attirée fortement au dehors et en avant (il ne faut pas craindre de la saisir avec force et de tirer hardiment sur elle). Immédiatement un hoquet énergique se manifeste, et après une courte série de tractions les hoquets deviennent de plus en plus bruyants, puis la respiration s'établit, d'abord précipitée et bientôt régulière. Pour la production des premiers réflexes, il faut manœuvrer énergiquement, pour les suivants, une faible pression des doigts sur la partie libre de la langue ou même le simple contact de la main détermine une réaction brusque et violente.

Si ces soins paraissent avoir quelque succès, on les continue jusqu'à ce que la respiration soit bien établie et s'exécute normalement non par secousses convulsives. Dans le cas contraire, on les continuera jusqu'à ce que l'arrêt définitif des contractions cardiaques démontre que le nouveau-né est un cadavre.

De toutes les prescriptions concernant le nouveau-né, indiquées dans ce chapitre la plus importante est celle relative à l'hygiène de la région ombilicale (section, ligature et désinfection du cordon).

Nous ne saurions trop recommander aux éleveurs de pratiquer d'une façon systématique la désinfection du cordon en se conformant strictement à la technique indiquée; de cette façon, ils diminueront les pertes élevées de la mortinatalité.

Nous pensons dans cet article avoir montré que les affections gastro-intestinales des poulains — qui occasionnent des pertes élevées et déterminent un retard marqué dans la croissance, toujours préjudiciable à l'avenir du sujet — reconnaissent comme cause des fautes dans l'alimentation de la mère ou des jeunes sujets et que le traitement prophylactique réside entièrement dans l'hygiène de l'allaitement et du sevrage.

MALADIES CONTAGIEUSES

GOURME

Etiologie. — La gourme est une maladie contagieuse due au microbe de Schultz qui affecte le cheval et, à un moindre degré, l'âne et le mulet.

La contagion, très facile, se fait directement par dépôt de virus sur les surfaces absorbantes (muqueuses) ou indirectement par les aliments, les boissons, les objets de pansage, les harnais, le personnel, le séjour dans les locaux infectés, etc. Souvent, la contagion s'opère à la faveur des plaies opératoires, notamment des plaies de castration; la gourme contractée dans ces conditions est presque toujours grave.

Parmi les causes prédisposantes citons le jeune âge, l'acclimatement, les refroidissements, etc.

Symptômes. — La gourme est une maladie protéiforme pouvant attaquer tous les tissus de l'organisme et présenter les manifestations les plus diverses.

La forme catarrhale des voies respiratoires — la plus fréquente — comprend le coryza, l'angine, la trachéo-bronchite, la pneumonie, la pleuro-pneumonie.

Au début, l'animal est triste, abattu, somnolent, se déplace avec peine; les muqueuses sont injectées, la bouche est sèche, la température s'élève jusqu'à 40°. On observe bientôt soit les symptômes du *coryza*, ceux de la *pharyngite* ou de la *laryngite* suivant que l'inflammation est plus ou moins limitée.

La toux d'abord sèche, quinteuse devient grasse, forte, facile dès que la suppuration s'établit; la mastication et la déglutition sont gênées; le jetage apparaît et est aqueux, jaunâtre, dans le cas de coryza; grisâtre, mousseux au début de l'angine, puis jaunâtre, purulent, mêlée d'aliments dans la suite.

La gorge est chaude, tuméfiée, très douloureuse; les ganglions de l'auge sont engorgés; les ganglions pharyngiens volumineux, infiltrés, soulèvent la région parotidienne. Souvent on observe des troubles dus à la gêne mécanique de la respiration et de la circulation : congestion intense des muqueuses apparentes, naseaux dilatés, respiration bruyante avec cornage, déglutition impossible. Les ganglions de l'auge ne tardent pas à s'abcéder; la température baisse généralement dès que la suppuration s'est établie. Peu à peu les symptômes s'atténuent, l'évolution complète de l'angine gourmeuse dure environ quinze à vingt jours.

Parfois l'inflammation gourmeuse ne se localise pas ainsi : elle peut s'étendre à la muqueuse des sinus, à celle des poches gutturales, à la muqueuse trachéale, bronchique, au parenchyme pulmonaire et même à la plèvre.

La *bronchite* est annoncée par une élévation de la température (40°), par une toux sèche, quinteuse, profonde et par l'abattement du malade et l'inappétence absolue. La convalescence s'observe généralement vers le 15e jour.

Dans la *broncho-pneumonie*, forme rare, les symptômes généraux s'aggravent, la respiration devient entrecoupée, le jetage est jaunâtre; l'auscultation et la percussion dénoncent des foyers d'hépatisation lobulaire multiples.

Le pronostic est grave.

Les *pleuro-pneumonies* résultent de l'extension à la plèvre de l'inflammation pulmonaire ou de l'ouverture d'un abcès dans la cavité pleurale. La mort est la terminaison fatale.

La *gourme cutanée* — ou exanthème gourmeux — est précédée de quelques troubles généraux : le sujet est triste, sa température atteint 39° à 40°, puis vingt-quatre à quarante-huit heures plus tard on observe une éruption généralisée ou non. La peau se couvre de petites vésicules du volume d'une tête d'épingle à celui d'un pois, produites généralement par le soulèvement de l'épiderme. Au niveau de ces lésions, l'exsudation produit un enduit poisseux agglutinant les poils, qui ne tardent pas à tomber, laissant à nu de petites plaies superficielles. L'évolution a lieu en six à dix jours; aux endroits où la peau est fine, pourtour de l'anus, fourreau, gorge; on observe parfois des crevasses, des plaies, une véritable inflammation érysipélateuse.

La *gourme septicémique* présente toujours une terminaison mortelle.

La thérapeutique préventive comporte l'inoculation de pus gourmeux et la sérothérapie.

L'inoculation du pus gourmeux confère une certaine immunité en ce sens que la gourme naturelle évolue d'une façon atténuée chez les vaccinés. Cette méthode appliquée dans les haras importants, d'une façon systématique, diminuerait notablement la durée des foyers contagieux et éviterait les formes malignes entraînant une mortalité élevée.

Le sérum anti-gourmeux Dassonville et Wissocq permet de rendre temporairement réfractaires les sujets inoculés.

La prophylaxie consiste à mettre les animaux à l'abri de la contagion et à les préserver des formes graves. L'isolement, la séquestration des malades, la désinfection des locaux (Crésylium 30 gr. par litre) des objets souillés; la mise en quarantaine des chevaux nouvellement introduits, l'attribution de seaux, d'objets de pansage individuels, etc., sont des mesures préventives à appliquer.

On peut prévenir l'exaltation du virus dans un milieu infecté et l'apparition de la gourme maligne en évacuant les animaux sains, et en les répartissants en lots aussi peu nombreux que possible dans des locaux isolés.

Traitement. — Pour le traitement des nombreuses localisations gourmeuses, se reporter aux chapitres :

Abcès.
Pharyngite.
Laryngite.
Bronchite.
Trachéo-bronchite.
Pneumonie.
Pleurésie.
Pleuro-pneumonie.

Faisons remarquer que, dans toutes ces localisations, la révulsion, réalisée à l'aide du **Baume Caustique Gombault** constitue la base du traitement.

HORSE-POX

Symptômes. — La maladie vaccinogène le horse-pox est observée assez souvent. Elle est souvent bénigne et passe inaperçue; toutefois elle peut se montrer par moments à l'état épizootique dans certaines agglomérations. Cette affection a une évolution successive; elle s'annonce par un mouvement fébrile ordinairement peu accusé qui précède de trois ou quatre jours l'éruption. Cette dernière se montre de préférence aux lèvres, au pourtour des naseaux, sur la bouche; mais elle peut apparaître sur la peau de tout le corps, sur la conjonctive, sur la muqueuse vulvovaginale, au pourtour de la vulve, du périnée.

Cette éruption est plus ou moins franchement pustuleuse ou vésico-pustuleuse ou simplement vésiculeuse, suivant son siège, suivant les régions, suivant qu'elle évolue sur la peau ou sur une muqueuse.

Les vésico-pustules du horse-pox peuvent être plus ou moins nombreuses; quelquefois elles sont discrètes, d'autres fois, elles sont confluentes. La période de sécrétion commence trois ou quatre jours après l'apparition de l'ecchymose et dure autant. Sept ou huit jours après son apparition, la pustule se déforme, s'affaisse, s'aplatit; le contenu se dessèche et forme avec l'épiderme une croûte brunâtre, jaunâtre, plus ou moins épaisse qui se détache du 15e au 20e jour.

L'éruption cutanée du horse-pox s'accompagne de démangeaisons, de prurit; les sujets se grattent, se frottent, irritent les pustules et les plaies, d'où résulte un retard dans la cicatrisation et parfois des complications de lymphangites et d'adénites suppuratives.

L'éruption des muqueuses (buccale, nasale, conjonctivale, génito-urinaire, etc.) évolue ordinairement un peu plus vite que celle de la peau; les vésicules se déchirent rapidement et font place à une plaie très superficielle, d'aspect grenu, rosé qui se cicatrise très promptement quand la muqueuse n'est pas irritée.

Les vésicules buccales ont un volume variable depuis celui d'un petit pois jusqu'à celui d'un haricot; elles sont hémisphériques ou aplaties; elles peuvent se montrer confluentes dans certains points; quand elles sont nombreuses, il y a de la stomatite, la salivation est plus abondante.

L'éruption localisée sur la pituitaire est caractérisée par des vésicules petites, arrondies, blanchâtres ou jaunâtres entourées d'une auréole rouge; elles évoluent très rapidement et se terminent vite par la guérison mais à la condition qu'elles soient discrètes. Quelquefois, il y a un véritable coryza, une rhinite unilatérale ou bilatérale, avec un jetage plus ou moins visqueux, jaunâtre, muco-purulent avec inflammation des ganglions de l'auge.

Lorsque l'éruption du horse-pox se produit sur les parties inférieures des membres sur la couronne, aux paturons, les vésico-pustules, étant nombreuses et confluentes, provoquent une dermite diffuse qui gêne plus ou moins la marche et qui s'accuse par la tuméfaction, la chaleur et la douleur de la région malade. Bientôt on peut sentir en promenant la main sur la peau, des nodosités, qui annoncent la formation d'autant de vésico-pustules; elles sécrètent et s'ouvrent rapidement en laissant échapper un produit citrin qui se coagule au contact de l'air, qui adhère aux poils et les agglutine en faisceaux, qui se concrète à la surface de la peau et forme des croûtes qui masquent l'éruption.

Prophylaxie. — L'affection étant très contagieuse, il importe de prendre des mesures prophylactiques immédiates. On évitera surtout le transport de la sérosité virulente par les objets de pansage, en particulier l'éponge.

L'isolement des malades, la désinfection des locaux, des objets de pansage, du harnachement (Crésylium, 30 gr. par litre) constituent la base du traitement préventif.

PNEUMONIE INFECTIEUSE

Étiologie. — La pneumonie infectieuse est due exclusivement à l'infection, et presque toujours elle peut être rapportée à la contagion.

Le jeune âge, l'agglomération, le manque d'aération, l'hygiène et l'alimentation défectueuse, la fatigue, le surmenage et surtout les refroidissements constituent des causes prédisposantes.

Le jetage, — éminemment virulent, — infecte les locaux : mangeoires, abreuvoirs, aliments, matériel, harnachement, litière, etc. La dessication n'atténue pas sa nocivité; au contraire, les poussières se chargent de microbes et pénètrent ainsi par les voies respiratoires et digestives.

Symptômes. — Les symptômes du début indiquent une maladie infectieuse; l'appétit est supprimé; la respiration est un peu accélérée; les battements du cœur sont violents; le pouls vite et légèrement effacé; les muqueuses apparentes, particulièrement celle de l'œil, prennent une teinte d'un jaune grisâtre (teinte terreuse); la bouche est chaude et sèche; la réaction fébrile accusée, 40-41°.

La toux, rare dans certaines formes, faible et avortée, devient dans d'autres, quinteuse, forte et fréquente. Le jetage rouillé — symptomatique de la pneumonie franche non contagieuse — fait défaut; il est remplacé par un léger jetage muqueux.

La marche de la maladie présente de nombreuses variétés évolutives; terminée dans quelques cas en deux ou trois jours par la gangrène ou par l'asphyxie, elle persiste dans d'autres pendant quinze ou vingt jours; alors que certaines formes présentent d'emblée un haut caractère de gravité et se compliquent inévitablement, d'autres restent bénignes et suivent une marche régulière.

Traitement. — Les indications thérapeutiques à réaliser sont les suivantes : a) provoquer une révulsion énergique par de larges applications de Baume Caustique sur les côtés de la poitrine; b) combattre la fièvre (acétanilide, antipyrine, sulfate de quinine, salicylate de soude, etc.); c) augmenter le pouvoir bactéricide de l'organisme (inhalations d'oxygène; — colloïdothérapie : injections intraveineuses, intramusculaires ou sous-cutanées d'électrargol, collargol, novor, — sérothérapie (sérum physiologique ou camphré); *d*) favoriser l'élimination des toxines microbiennes (purgatifs, diurétiques à doses fractionnées); *e*) lutter contre la faiblesse cardiaque (café, thé, alcool, injections d'éther, de caféine, d'huile camphrée, etc.); *f*) utiliser la médecine symptomatique; *g*) alimenter le malade (régime lacté intensif 15 à 20 litres par jour); lavements alimentaires, etc..

Prophylaxie. — Isolement des malades; désinfection des locaux (Crésylium, 30 gr. par litre).

AFFECTIONS TYPHOÏDES

Étiologie. — Les affections typhoïdes, appelées jadis *pneumonies contagieuses, grippe, influenza, typhoses, pasteurelloses*, etc., ont été attribuées à des agents différents : streptocoques, diplocoques, pasteurella, staphylocoques, etc.

La contagion s'effectue avec une extrême facilité, soit par la cohabitation avec les animaux malades, soit simplement par le séjour dans des locaux infectés. Les causes prédisposantes sont l'encombrement, le jeune âge, le surmenage. L'infection se fait par les aliments, les boissons, par l'intermédiaire des personnes, des rongeurs, des objets de pansage, etc.

Il est établi qu'une première atteinte assure généralement l'immunité pour toute la vie.

Au point de vue épidémiologique, la maladie débute toujours insidieusement, un ou deux cas se manifestent dans une écurie.

Symptômes. — La forme suraiguë est caractérisée par un abattement, une sidération brusque, une anorexie complète, un état typhoïde grave et par une réaction fébrile accusée 40° à 41°5.

Il convient de noter que cette élévation thermique s'observe quarante-huit heures avant l'apparition de tout symptôme apparent. Le pouls est rapide, les battements du cœur sont violents, tumultueux; la respiration est courte, accélérée, la bouche est chaude et sèche, les gencives sont bordées d'un lis violacé; la muqueuse conjonctivale est infiltrée de teinte caractéristique allant du safrané au rouge brique, souvent pétéchiale avec larmoiements, photophobie, parfois si accusée que le malade paraît somnolent. Les allures sont titubantes; on observe au début de la constipation, puis une diarrhée profuse, sanguinolente; la mort rapide survient par œdème aigu du poumon.

Dans certaines épizooties, la mortalité varie de 40 à 70 °/₀.

Dans la forme aiguë, les symptômes du début sont identiques aux précédents mais avec une atténuation sensible; cependant la réaction fébrile, qui caractérise les affections typhoïdes, persiste.

Les localisations les plus fréquentes sont les *formes pectorales* : pneumonies, pleuro-pneumonies, pleurésies avec *cardiopathies* diverses; viennent ensuite, les *formes intestinales* (constipation, diarrhée séreuse). Les *formes nerveuses* sont tantôt cérébrales, tantôt cérébro-spinales, avec symptômes épileptiformes, vertiges, parésie, paraplégie; les *localisations oculaires*, provoquent des kératites, iritis et ophtalmies diverses. Enfin, il est fréquent d'observer dans le cours de la maladie des complications sur les membres : *arthropathies, synovites, fourbure*, etc.

Dans la forme légère, on range les atteintes bénignes de typhose; on observe parfois, des épizooties atteignant un grand nombre de sujets; mais la majorité des malades ne présentent que de la tristesse, de l'abattement, une inappétence partielle, une réaction fébrile passagère. Cependant tous les animaux présentent une teinte safranée des muqueuses; la résolution s'observe en quatre à dix jours sans localisation et sans complication.

Le diagnostic comporte à la fois la différenciation de la maladie à ses diverses périodes et la détermination de chacune des localisations.

L'apparition soudaine et l'intensité des symptômes du début, associés à l'élévation de la température permettent de reconnaître une maladie infectieuse. La stupéfaction profonde du malade, l'infiltration et la coloration acajou des muqueuses, le larmoiement, etc., constituent un syndrome suffisamment précis pour déceler l'affection typhoïde.

Traitement. — La révulsion lors de complications de pneumonies typhoïdes — des plus fréquentes — et qui constitue la base du traitement, sera réalisée à l'aide de larges applications répétées de Baume Caustique sur les deux côtés de la poitrine.

Plus active, plus durable et moins dangereuse que celle obtenue avec les vésicatoires, elle présente en outre sur ces derniers, l'avantage de ne pas exposer les sujets à l'intoxication cantharidienne, principe actif et nocif des préparations vésicantes.

L'effet curatif de la saignée, sauf dans le cas de fourbure, est douteux.

Les indications thérapeutiques internes sont les suivantes : combattre la fièvre par les antithermiques (acétanilide, antipyrine, salicylate de soude, sels de quinine, etc.); lutter contre l'infection par les agents colloïdaux, les purgatifs et les diurétiques, administrés par doses fractionnées.

Prophylaxie. — Isolement des malades; désinfection des locaux (Crésylium, 30 gr. par litre).

MORVE

Etiologie. — La morve est une maladie contagieuse due à un bacille spécifique (B. de Lœffler-Schultz) dont le développement se traduit par des tubercules dans les organes et par des ulcérations sur la peau et les muqueuses. Cette affection est transmissible à l'homme.

Les matières virulentes sont représentées par le pus morveux, les chancres, le jetage, les boutons, les tubercules.

La contagion a lieu le plus souvent par l'intermédiaire des fourrages, des litières, des seaux, des abreuvoirs souillés par le jetage.

MORVE AIGUE

Symptômes. — Cette affection débute par des symptômes généraux très graves : abattement, prostration, pouls faible et filant, et battements du cœur tumultueux, réaction fébrile accusée et amaigrissement rapide.

Après trois à quatre jours, se développent des accidents spécifiques du côté de la peau, et des muqueuses. La pituitaire, violacée et ecchymosée par places, présente des vésico-pustules isolées ou confluentes. qui ne tardent pas à s'ulcérer et à présenter l'aspect chancriformes. Elles donnent naissance à un jetage, d'abord séreux, puis mucopurulent, jaune verdâtre, adhérent aux ailes du nez.

Simultanément, apparaissent en divers points du corps des engorgements divers, chauds, douloureux, œdémateux au centre desquels se montrent des *boutons* vite transformés en ulcères, et d'où partent des *cordes lymphatiques* elles-mêmes ulcérées et donnant écoulement à un *pus huileux.*

Les symptômes généraux et locaux s'aggravent et la mort, par asphyxie ou septicémie, arrive en deux à six jours.

MORVE CHRONIQUE

Symptômes. — Cette affection est caractérisée par trois symptômes spécifiques : *chancre, glande, jetage.*

Le chancre siégeant dans les cavités nasales a les bords taillés à pic. La glande est fréquemment unilatérale, dure et irrégulière, indolore, adhérente en profondeur; elle suppure rarement.

Le jetage plus ou moins abondant suivant l'étendue des chancres, est gris jaunâtre ou verdâtre, poisseux et adhérent; parfois, on observe des hémorragies nasales.

A côté de ces symptômes cardinaux, il est des phénomènes contingents (lymphangites soudaines des membres avec cordes lymphatiques; orchites des chevaux entiers; mauvais état général sur des sujets soumis à une bonne hygiène générale et alimentaire; œdèmes des parties déclives, etc.) qui doivent donner l'éveil.

Le diagnostic de la morve repose sur l'examen clinique, l'emploi de la màlléine.

La màlléine — produit spécifique provenant des cultures du bacille morveux — est un agent précieux et rapide de diagnostic de la morve. A doses faibles, elle produit une réaction inflammatoire locale aux points où elle est introduite.

Les méthodes de malléination, permettant, dans les cas douteux, de préciser le diagnostic de la morve, comportent : 1º l'intradermo-malléination palpébrale (injection pratiquée dans le derme de la paupière inférieure); 2º injection sous-cutanée avec relevés de températures·

Le diagnostic *post-mortem* de la *morve pulmonaire* est basé sur la constatation de tubercules miliaires dans le poumon, donnant la sensation d'un corps fibreux, dur, enchassé dans le tissu élastique de l'organe.

MORVE CUTANÉE OU FARCIN

Symptômes. — Les symptômes évoluent seuls ou associés avec ceux de la morve aiguë ou chronique. On observe l'apparition de tumeurs cutanées ou *boutons farcineux* généralement aux endroits où la peau est fine. Après un temps variable, ils s'abcèdent, s'ouvrént et laissent écouler un liquide visqueux, aléiforme (huile de farcin). La plaie ou *chancre farcineux* s'étend en profondeur et en surface et donne un pus huileux. En outre, on constate l'inflammation des vaisseaux lymphatiques voisins;les *cordes farcineuses* qu'ils forment s'ulcèrent en de nombreux points. Les ganglions qui collèctent la lymphe des régions envahies s'enflamment, se densifient et forment une masse unique, dure, bosselée (*adénite farcineuse*).

Prophylaxie.—La prophylaxie de cette maladie redoutable,réside entièrement dans l'isolement des malades, la désinfection des locaux réalisée par de puissants désinfectants (Crésylium 30 grammes par litre).

TÉTANOS

Étiologie. — Cette maladie qui atteint tous les animaux, particulièrement les chevaux, est due à un microbe spécifique (*bacille de Nicolaïer*) vivant dans le sol, les eaux, les végétaux.

L'infection se fait au niveau des traumatismes accidentels (clous de rue, blessures de harnachement) ou chirurgicaux (castration, amputation de la queue, séton, etc.). Elle peut être consécutive à la parturition (*tétanos puerpéral*), ou bien due à la souillure de la plaie ombilicale (*tétanos des nouveau-nés*).

Le refroidissement semble favoriser l'infection. La maladie est le résultat d'un empoisonnement par les toxines microbiennes.

Symptômes. — On observe, au début, de la raideur de certaines parties : oreilles, queue, mâchoires. En peu de temps, ces symptômes s'accusent, le trismus (contraction des mâchoires) se prononce, l'œil devient fixe, la physionomie anxieuse, le corps clignotant recouvre le globe de l'œil.

En cas de traumatisme, le mal ne débute pas toujours au voisinage du point affecté. S'il se généralise, les quatre membres sont raidés, les articulations inflexibles rendent la marche presque impossible. Les muscles sont durs, tendus, souvent sensibles. La salivation est abondante, les naseaux dilatés, la respiration plus ou moins accélérée suivant le degré de l'affection; la queue est droite et raide.

La moindre excitation détermine des crampes ou des mouvements convulsifs. L'appétit est conservé, mais la préhension, la mastication et la déglutition sont devenues impossibles à cause du trismus. Le plus souvent, le ventre est levretté. On observe de la constipation et de la rétention d'urine du fait de la contraction des sphincters. La température reste stationnaire, puis monte brusquement en cas de dénouement fatal.

La durée de la maladie, ordinairement courte, est limitée par le temps que met à se produire l'asphyxie, par contracture des muscles respiratoires.

Le pronostic est grave, surtout dans le tétanos généralisé et quand le trismus est complet.

Traitement. — Le traitement comporte les indications suivantes : 1º exciser et cautériser les tissus envahis; 2º injecter du sérum anti-toxique, surtout dans les formes à évolution lente; 3º laisser le malade en liberté dans un local obscur, à l'abri des excitations et du bruit; 4º distribuer des aliments de facile mastication; 5º administrer des lavements alimentaires; 6º donner des lavements de chloral en solution 1 /20 et de la belladone en électuaire.

Prophylaxie. — Antisepsie rigoureuse des plaies (Lysol, 2 °/o).
Injections sous-cutanées de (5 à 10 c. c. chacune à 10 jours d'intervalle) de sérum antitétanique (livré par l'Institut Pasteur) après
chaque traumatisme tétanigène.

Isolement du malade; désinfection des locaux (Crésylium, 30 gr.
par litre).

INFECTION PURULENTE. PYOHÉMIE

Étiologie. — Cette affection, complication tardive des plaies suppurantes due à la pénétration de microbes pyogènes dans les voies
circulatoires et tout l'organisme est commune chez le cheval, le
chien, rare chez le porc, le mouton, exceptionnelle chez le bœuf, la
chèvre, les oiseaux de basse-cour.

L'infection purulente s'observe surtout à la suite de plaies étendues, profondes, anfractueuses (carie des os, des tendons, ostéites
et synovites suppurées, maux de garrot, etc.). Chez les jeunes sujets
(poulains, veaux, agneaux, chevraux, porcelets, chats), elle est
souvent consécutive à l'infection ombilicale (cordon atteint de suppuration).

Symptômes. — La maladie est annoncée par une fièvre traumatique intense, de l'abattement, des frissons, l'inappétence, la coloration terreuse des muqueuses, un pouls petit et irrégulier. La plaie
présente un aspect terne, suppure peu; les bourgeons charnus sont
mollasses, affaissés, blafards.

Traitement. — Désinfection rigoureuse de la plaie avec des
solutions antiseptiques (Lysol, 3 °/o) avec pansement iodoforme ou
irrigation continue; débridement des fistules, contre-ouvertures,
drainage, etc. A l'intérieur, excitants diffusibles (vin, café, alcool).
Injections d'éther, d'huile camphrée, de caféine, de collargol, etc.

LYMPHANGITE ÉPIZOOTIQUE

Étiologie. — Cette affection, due à un microbe spécifique, s'observe chez le cheval et le mulet. Elle se transmet par inoculation
à la faveur des plaies cutanées. L'agglomération et la cohabitation
favorisent sa transmission.

Symptômes. — Les lésions siègent sur les membres, surtout les
postérieurs, le garrot, le dos, les épaules, l'encolure, etc. La lymphangite débute au niveau d'une plaie préexistante qui s'ulcère, ou

apparaît après la cicatrisation de la lésion. On observe des cordes allongées, sinueuses allant jusqu'aux ganglions; sur leur trajet, apparaissent des nodosités, qui s'abcèdent et donnent écoulement à un pus jaunâtre, huileux, caillebotté. Les ganglions s'enflamment et peuvent s'abcéder.

Le pronostic est grave; l'évolution est lente, la cicatrisation se fait difficilement; en outre, les récidives sont fréquentes.

Traitement. — Au début, recourir au curettage suivi de pansements antiseptiques (Lysol, 1 °/o); faire sur les cordes lymphatiques des frictions de Baume Caustique pour hâter la maturation des abcès.

Prophylaxie. — Isolement des malades; désinfection des locaux, des objets de pansage (Crésylium, 30 gr. par litre).

DOURINE

Étiologie. — Cette maladie spéciale aux chevaux est due à un trypanosome parasite du sang. La maladie se transmet par le coït.

Symptômes. — *Chevaux entiers.* — Apparition de vésicules sur la verge et la muqueuse uréthrale; engorgement du fourreau; lenteur et difficulté de la saillie.

Plus tard, prurit et ulcérations de la peau; sensibilité extrême des reins; difficulté des mouvements. Enfin, la paralysie s'accentue de plus en plus; la marche rappelle celle des ataxiques; la maigreur est extrême et la mort arrive par épuisement.

Juments. — On observe dans la région de la vulve, un écoulement, le gonflement œdémateux de la muqueuse et des lèvres, avec injection de ces parties.

Des vésicules plus ou moins confluentes, s'ulcèrent et forment, dans la région des fesses, des plaies de mauvais aspect. Des abcès se produisent; la paralysie fait son apparition déterminant l'amaigrissement, l'épuisement et la mort.

Traitement. — L'emploi alterné de l'atoxyl, de l'orpiment et de l'émétique constituent la base du traitement.

Prophylaxie. — La dourine, maladie classée comme contagieuse par la loi du 21 juin 1898, comporte les prescriptions suivantes : marque au feu des animaux dourinés; interdiction de la reproduction, etc.

LES MALADIES DE LA PEAU

Plaies

Symptômes. — Les plaies — solution de continuité (ouvertures) faites aux parties molles des diverses parties du corps — entraînent des phénomènes primitifs : l'hémorragie et l'écartement des lèvres cutanées.

Suivant la cause, les plaies sont distinguées en plaies par instruments tranchants (incisions, coupures), par instruments piquants (piqûre), par corps contondants (plaies contuses).

Traitement. — D'une façon générale, le traitement des plaies comprend le nettoyage médical, le pansement et les soins complémentaires.

Dans les plaies simples, il convient pour obtenir la cicatrisation, après désinfection (Lysol, 2 °/$_0$) d'affronter les lèvres et de les suturer ou de les recouvrir de collodion.

Lors de plaies anfractueuses, fixer un drain à l'un des angles pour permettre l'écoulement des sécrétions et des lavages antiseptiques.

Utiliser dans la désinfection des plaies les pulvérisations de Lysol (20 gr. eau 1 litre) dont les propriétés bactéricides, microbicides puissantes diminuent la suppuration et favorisent la cicatrisation rapide.

Dans les plaies accidentelles, enlever les corps étrangers et procéder à une désinfection minutieuse au Lysol, eau oxygénée, teinture d'iode, etc.

· Réprimer l'excès des bourgeons charnus, en appliquant comme agent modificateur, du **Baume Caustique Gombault** additionné de moitié glycérine.

PLAIES PAR INSTRUMENTS PIQUANTS

Les piqûres peu larges et non infectées se cicatrisent rapidement sans intervention. Les piqûres infectées — les plus fréquentes —

s'accompagnent d'une grande sensibilité, de la tuméfaction de la région. Elles sont le mode le plus fréquent d'inoculation des maladies infectieuses (tétanos, septicémie, charbon, etc.).

Leur gravité dépend des tissus et surtout des organes intéressés, du volume du corps piquant et de son état aseptique ou infecté.

Traitement. — Traitement par les antiseptiques Lysol, teinture d'iode, eau oxygénée; parfois, il est indispensable de débrider le trajet.

PLAIES PAR INSTRUMENTS TRANCHANTS

Symptômes. — Hémorragie d'importance variable, douleur, écartement des lèvres de la plaie. Consécutivement, fièvre, suppuration, boiterie ou impotence fonctionnelle.

Traitement. — Nettoyer la plaie, réunir les bords par bandages, sutures, pansements collodionés, etc... Lors de suppuration, utiliser les lotions antiseptiques de Lysol.

Dans le cas de plaies suppurantes profondes, pratiquer des débridements, le drainage.

Pendant la période de cicatrisation, éviter l'excès de bourgeonnement par des pansements de Baume Caustique, additionné de 1/2 glycérine.

PLAIES ENVENIMÉES

Symptômes. — Ces plaies sont constituées par les piqûres d'abeilles, de guêpes, de frelons ou bien des morsures de vipères, de serpents. Les premières s'accompagnent d'une vive douleur, et d'un fort engorgement diffus; si elles sont nombreuses, la mort peut survenir rapidement, surtout chez les petits animaux.

Traitement. — Utiliser des affusions froides, les lotions avec solutions alcalines, ammoniacales, narcotiques ou le mélange d'huile de pétrole et d'eau. A l'intérieur, administrer des excitants généraux (café, alcool), injection sous-cutanée d'éther.

Appliquer — si la région s'y prête — une ligature au-dessus de la plaie, débrider celle-ci, la laver soigneusement, puis la cautériser. Si l'accident remonte à quelques heures, faire des scarifications dans la zone tuméfiée et des injections de permanganate de potasse, d'acide chromique, de chromate de potasse à 5 °/o; d'eau lysolée à 1 % Recourir à l'injection de sérum antitoxique.

PLAIES D'ÉTÉ

Étiologie. — Ces plaies apparaissent d'emblée et sont dues à l'action de parasites (nématodes) ou bien elles sont consécutives à des lésions exposées (traumas, abcès, kystes, etc.).

Symptômes. — Particulièrement rebelles, elles s'observent à l'époque des chaleurs et siègent au garrot, aux épaules, à l'encolure, à la croupe, mais surtout à la partie inférieure des membres.

Ces plaies provoquent de vives démangeaisons et renferment des incrustations jaunâtres, calcaires ou fibrino-abumineuse. Elles suppurent peu et leur cicatrisation est lente.

Traitement. — Après excisions de la couche bourgeonneuse et des granulations, faire des applications de Fondant Gombault qui amènent, du fait de leur action substitutive et modificatrice, une prompte guérison.

Contusions

PLAIES CONTUSES

Étiologie. — Les contusions sont toujours accompagnées d'écrasement ou de déchirure des tissus et de l'extravasation d'une certaine quantité de sang. Mais ces lésions sont susceptibles de varier beaucoup leur étendue et leur gravité. Les chutes, les heurts, les coups de pied, etc., sont fréquemment la cause des contusions dont l'intensité est proportionnelle au volume, à la vitesse et à la résistance du corps contondant.

Symptômes. — Le premier degré est caractérisé par un léger froissement des tissus et une ecchymose ; le second degré, par une bosse sanguine due à la rupture de vaisseaux volumineux et par une altération de structure des tissus ; le troisième degré, par la mortification et la désorganisation des parties frappées.

Les muscles et les autres parties molles sont déchirés, dilacérés et souvent broyés par le corps contondant ; il en résulte une hémorragie considérable qui imprègne leur épaisseur et leurs interstices et peut occasionner la mort immédiate ou la gangrène consécutive quand elle fait suite à la rupture d'un gros vaisseau.

Les contusions des os peuvent déterminer des fractures, des exostoses ; celles des articulations, peuvent produire des engorgements, des ruptures, la thrombose des gros vaisseaux, la meurtrissure des nerfs, des ligaments, des inflammations aiguës ou chroniques.

Traitement. — Le traitement des contusions, au 1er degré, comporte les indications suivantes : utiliser les compresses trempées d'eau froide, ou dans une solution astringente (eau alunée, eau blanche, solutions de sulfates métalliques) ; si la douleur est vive, employer les préparations narcotiques (pommades opiacées) ou analgésiques (vaseline cocaïnée).

Dans les *contusions au 2e et au 3e degrés*, les lésions sont souvent d'une gravité considérable. Les couches musculaires sont broyées, les interstices conjonctifs infiltrés de sang, la peau ne tarde pas à se mortifier, la contusion se transforme et expose à tous les dangers des plaies contuses. La ponction des engorgements et les lavages antiseptiques Lysol (solution à 1 °/o) constituent la base du traitement ; si la suppuration survient, ouvrir largement, favoriser l'écoulement du pus par le drainage, faire des injections désinfectantes fortes.

Pour favoriser la résorbtion des épanchements, et permettre aux tissus altérés de se reconstituer rapidement faire, en douze heures, deux frictions de Baume Caustique sur la région malade.

GENOU COURONNÉ

Étiologie. — Les causes prédisposantes s'observent chez les chevaux mous, lymphatiques, mal ferrés, présentant des défectuosités d'aplomb (arqûre) ou d'allures (raser le tapis), déjà couronnés, travaillant sur un terrain inégal et utilisés aux allures vives. Les causes déterminantes constituent les chutes et les traumatismes.

La gravité des contusions du genou varie, dans une notable mesure suivant la violence de la chute, la nature du terrain sur lequel elle s'est produite, la profondeur et la largeur des lésions.

En allant de dehors en dedans, on rencontre sur la face antérieure du genou : 1º la peau ; 2º les tendons ; 3º la gaine synoviale articulaire du genou ; 4º les articulations et les os.

Symptômes. — La gravité est variable : 1º l'épiderme peut être seulement éraflé et les poils coupés, la blessure ne laisse pas de trace; 2º le derme est lésé, quelques bulbes pileux sont détruits; après cicatrisation, il reste une petite surface dépilée ou recouverte de poils de couleur différente de celle de la robe ; 3º la peau est inté-

ressée dans toute son épaisseur et décollée sur une étendue variable;
les tendons sont à nu et plus ou moins lésés ; les jours suivants, la
plaie suppure abondamment, le membre est engorgé et se plie difficilement. Dans ce cas, la lésion se cicatrise lentement, il persiste une
cicatrice indurée, saillante, dépilée, de forme et d'étendue variables;
4º enfin, dans les cas graves, l'articulation est intéressée elle-même;
il s'écoule une synovie jaunâtre huileuse; les os du carpe apparaissent
à nu. Ces plaies se compliquent fréquemment d'arthrite, et le cheval
succombe ou est abattu du fait de l'incurabilité de la lésion.

D'autres fois, lorsque la plaie est aseptique, elle bourgeonne et se
cicatrise très lentement ; il persiste une cicatrice indurée qui soude
ensemble les divers tissus de la face antérieure du genou ; dans ce
cas, les mouvements de l'articulation sont très réduits et le cheval
est exposé à se couronner à nouveau.

Traitement. — La désinfection de la plaie sera réalisée à l'aide
de pulvérisations de Lysol (20 grammes; eau 1 litre); l'enlèvement
des corps étrangers (sable, graviers, terre); l'excision des parties
presque détachées et surtout les pansements au Baume Caustique
mélangé de moitié glycérine constituent la base du traitement
rationnel.

En cas d'engorgement volumineux du genou, les frictions de
Baume Caustique seront répétées à quarante-huit heures d'intervalle jusqu'à résolution.

Ces frictions, en dehors de leur action dérivative puissante, qui
évite les complications des synovites et arthrites, exercent un effet
spécifique sur la pousse des poils, évite la formation des cicatrices
dénudées, calleuses qui déprécient si fortement les animaux au
moment de la vente.

Il est bien entendu que le poil ne peut repousser qu'à la condition
que l'épiderme ait été arraché sans que les bulbes pileux soient
atteints ; car alors ces derniers étant détruits, les poils ne repoussent
que partiellement, tantôt de couleur différente, tantôt avec une
direction différente. Nous n'attribuons pas au Baume Caustique,
pas plus qu'à tout autre préparation, la propriété de faire repousser
les poils là où le bulbe a été détruit.

Dans les cas graves, il convient de protéger la plaie par un pansement ouaté renouvelé tous les jours, en ayant soin de comprimer
la peau décollée sur les tissus sous-jacents. Parfois, il faut régulariser
le bourgeonnement intensif à l'aide d'applications de Baume Caustique, pratiquer l'excision des îlots nécrosés. Lors de suppuration
abondante, l'irrigation continue peut être utilisée.

Atteintes

Étiologie. — Les heurts du paturon et de la couronne contre les corps de toute nature (obstacle fixe), les actions exercées en ces régions par des corps contondants, déterminent des lésions analogues à celles des atteintes proprement dites.

Symptômes. — Dans les atteintes légères, la peau est seulement contusionnée et excoriée, ou elle est nettement divisée dans toute ou presque toute son épaisseur ; la tuméfaction est limitée, la douleur modérée, la boiterie nulle ou peu accentuée. Toutefois, lorsque le bourrelet est lésé, la douleur est plus vive et il survient un décollement partiel du biseau, mais au bout de quelques jours ordinairement, l'inflammation s'atténue. Une complication possible de l'atteinte du bourrelet est la seime ; il n'est pas rare d'observer à la suite d'une contusion d'un cartilage complémentaire une exostose.

Les atteintes graves dont la forme est représentée par les plaies contuses pénétrantes de la couronne, s'accompagnent d'une inflammation de la peau et des tissus sous-cutanés qui aboutit souvent à la mortification d'une partie de la membrane tégumentaire (peau ou bourrelet) quelquefois à la nécrose de l'un des organes sous-jacents (tendons, ligaments). Toujours la région vulvérée est endolorie et la boiterie intense ; souvent on observe des lancinations et des symptômes généraux (tristesse, abattement, inappétence, réaction fébrile).

Si une intervention hâtive et bien dirigée peut amener la résolution, dans la grande majorité des cas, le tégument enflammé se mortifie, le sphacèle est circonscrit dans l'atteinte furonculeuse, diffus dans la forme gangréneuse. Très souvent meurtris en même temps, les tendons, les ligaments, les os, le cartilage peuvent être frappés de nécrose partielle.

Traitement. — Le *phlegmon coronaire* pouvant compliquer toutes les plaies infectées de la couronne, sa prophylaxie consiste en l'aseptisation du trauma (curetage du pied, section des poils sur toute la région phalangienne, emploi des bains chauds antiseptiques biquotidiens, (Lysol, 10 gr., eau 1 litre) enveloppement humide de la région digitée et du pied tout entier).

En outre — et l'indication est impérieuse — faire autour de la plaie une friction de Baume Caustique, dont l'effet dérivatif calmera les signes inflammatoires.

En cas de suppuration, faire des pansements avec le Baume Caus tique que favoriseront, par leur action spécifique, l'élimination des parties mortifiées et hâteront la cicatrisation et la guérison.

CREVASSES

Définition. — Maladie de la peau occupant généralement le pli des articulations, soit aux genoux, aux jarrets, soit aux paturons et aux pieds de derrière plutôt qu'à ceux de devant. Elles ont l'apparence de fentes transversales suintant un liquide séreux, roussâtre, quelquefois grisâtre et odorant, presque purulent.

Etiologie. — C'est une variété des maladies herpétiques qui se manifeste à l'automne ou au printemps, susceptible de récidive malgré la guérison momentanément complète.

Les chevaux qui y sont exposés sont ceux qui travaillent sur des terrains rocailleux, dans des boues âcres, dont les pieds reposent sur des fumiers épais et chargés d'urine, et principalement aussi les chevaux lymphatiques. La tonte est aussi une cause.

Il ne faut pas confondre les crevasses avec la prise de longe qui est tout accidentelle et qui s'en distingue par la trace évidente de la cause qui l'a fait naître.

Traitement. — Le traitement des crevasses comporte, au début, l'emploi de pansements avec la pommade lysolée; au besoin, s'il y a beaucoup d'inflammation, appliquer des cataplasmes de farine de lin, arrosés d'une solution lysolée (1 $^o/_o$).

Il ne faut pas tondre de trop près les crins ; rien que cette opération développe les crevasses par suite des picotements du poil dans le jeu des mouvements, surtout dans les temps de pluie, de boue, de neige. Donner des soins de propreté, de bonnes litières et repos au besoin.

Dans les cas rebelles, faire une onction d'huile d'olives additionnée de moitié de Baume Caustique, qui en changeant le mode d'état de la peau fait naître une production épidermique parfaitement saine se substituant aux crevasses.

On peut, si l'on veut ne pas interrompre le travail, mettre un pansement et une guêtre afin d'éviter l'action irritante de la boue.

MALANDRES

Définition. — Crevasses de la peau au pli du genou.

Traitement. — Le traitement consiste en une application de Baume Caustique avec moitié d'huile d'olive. On fait cette application à la main, sans frictionner.

Nous ne conseillons pas les cataplasmes, les lotions émollientes, qui font perdre du temps. Le Baume Caustique mitigé par son action substitutive modifie la vitalitédes tissus et amène une rapide cicatrisation.

Pour faciliter la chute des croûtes, faire une lotion avec de l'huile tiède, le 4e et le 5e jour qui suivra l'application du Baume.

SOLANDRES

Définition. — Crevasses de la peau au pli du jarret.

Traitement. — Le traitement consiste, comme dans les malandres, en une application de Baume Caustique mélangé avec moitié d'huile d'olives.

Lotion à l'huile tiède pour faire tomber les croûtes, vers le 4e jour.

Embarrure

Définition. — On appelle *embarrure* les excoriations et les plaies de la face interne d'un des membres du cheval qui résultent de ce fait que l'animal, après avoir passé l'une de ses jambes par-dessus la barre de séparation ou le bat-flanc dans son écurie, se blesse en voulant se dégager, accident en général peu dangereux. Quelquefois cependant à la partie supérieure du membre, il se forme un engorgement considérable et même des foyers purulents.

Traitement. — Comme traitement il suffit d'enduire les parties excoriées et blessées avec de la vaseline lysolée. Dans le cas où l'inflammation de la région supérieure est considérable il faut avoir recours à une application de Baume Caustique Gombault sans frictionner à cause de la finesse de la peau à cet endroit du membre.

Enchevêtrure. Prise de longe

Définition. — On appelle *enchevêtrure* ou *prise de longe* la blessure produite dans le pli du paturon ou même plus haut par le frottement de la longe avec laquelle le cheval est attaché à la mangeoire.

Traitement. — Les plaies qui en résultent ne doivent pas être traitées par les corps gras.

S'il n'y a qu'excoriation légère, il suffira d'appliquer un pansement antiseptique (Lysol 1 °/₀). S'il y a excoriation, la vaseline lysolée est excellente pour calmer la douleur et adoucir la peau afin d'éviter les crevasses.

Mais, dès que la cicatrisation se fait attendre, il faut immédiatement et sans crainte employer le Baume Caustique en friction légère sur la partie lésée. Comme dans les crevasses, ce mode de traitement change l'état de la peau, le mode anormal de vitalité et assure, par son effet substitutif, la cicatrisation rapide et régulière de la plaie.

Ce traitement doit être préféré à tous autres en raison de la rapidité de ses effets.

Javarts

Définition. — On donne ce nom à plusieurs maladies qui diffèrent par la nature des tissus qu'elles attaquent, par leur siège, leur marche, leur terminaison et leur gravité ; mais qui ont comme caractère commun une mortification d'une portion de tissu. Cette portion de tissu mortifié tend à s'éliminer par suppuration sous forme de bourbillon ; ce bourbillon était autrefois désigné sous le nom de *javart*, et c'est ce nom qui a servi à désigner la maladie.

Ces maladies affectent les régions inférieures des extrémités locomotrices du cheval, du mulet, de l'âne et même du bœuf, plus communément aux membres postérieurs qu'aux membres antérieurs.

On distingue quatre sortes de javarts :

1° Le *javart cutané* ;
2° Le *javart tendineux* (v. page 170).
3° Le *javart encorné* (v. page 203).
4° Le *javart cartilagineux* (v. page 203).

JAVART CUTANÉ

Définition. — Encore appelé *dermatite gangréneuse* des extrémités, le *javart cutané* simple, furonculaire, consiste dans la mortification d'une petite portion de peau et de tissu cellulaire souscutané. Le plus souvent, il attaque les membres postérieurs, et il peut occuper le pli ou les côtés du paturon, les côtés de la couronne.

Etiologie. — Les causes de cette affection sont les contusions, piqûres, atteintes, le séjour du pied dans les fumiers épais, humides, chargés d'urine ; elle attaque principalement les chevaux dont les poils à la couronne sont longs, mal soignés, qui travaillent dans les boues âcres, sur un sol marécageux, dans la neige, etc. Elle est d'autant plus grave qu'elle peut se compliquer de *javart tendineux* si on n'y porte pas un prompt remède et si on laisse le travail d'élimination des tissus mortifiés se communiquer aux tendons ou ligaments de la région.

Symptômes. — Le javart consiste en une tumeur inflammatoire, chaude, occasionnant une grande douleur, une boiterie intense et une grande difficulté même dans l'appui du pied. Il a toujours tendance à se former en abcès, laisse sourdre du pus sanguinolent, se perce et laisse entrevoir le *bourbillon* qui se détache par la suppuration, en même temps que la peau.

Traitement. — On traite le *javart cutané* par les bains chauds, les cataplasmes émollients antiseptiques (Lysol 1 °/o) pour hâter la maturité de l'abcès : on fait des incisions pour dégager et dégorger la partie et calmer l'élément douleur ; mais ces divers modes de traitement font perdre un temps précieux et entraînent souvent des complications. Le feu lui-même, appliqué dans cette région où le tégument est épais et peu élastique, laisse des traces ineffaçables en raison de la chute de peau qu'il détermine le plus souvent, sans parler des tares inhérentes à son application.

Il faut donc recourir immédiatement au Baume Caustique dont on fait deux frictions à vingt-quatre heures d'intervalle qui provoquent la maturité de l'abcès, l'élimination des parties mortifiées et la cicatrisation rapide de la plaie. Pendant et après le traitement, tenir le cheval sur une litière propre et sèche et lui mettre une guêtre pour le travail.

Abcès

Définition. — On appelle *abcès* tout amas de pus ou humeur dans une cavité naturelle ou accidentelle, et qui peut avoir son siège dans n'importe quelle partie du corps : peau, tissu cellulaire, muscles, poumon, foie, etc...

Que la cause qui fait naître un abcès soit accidentelle ou constitutionnelle, l'inflammation éliminatrice préside toujours à son développement, son évolution et sa maturité.

Division. — On distingue plusieurs sortes d'abcès : 1º *abcès chauds;* 2º *abcès froids;* 3º *abcès par congestion* et 4º *abcès mélastaliques :*

1º Les *abcès aigus* ou *chauds* se développent rapidement sous l'influence d'une action intense, avec tous les symptômes de l'inflammation aiguë, chaleur, douleur, etc., retentissant quelquefois sur l'économie tout entière et donnant lieu à de la fièvre.

On reconnaît qu'un abcès est aigu ou chaud, à la chaleur, à la tension de la peau, qui forme une saillie arrondie, puis conique, très sensible au toucher et qui donne, à la pression des doigts, la sensation de *fluctuation;* la tumeur est toujours entourée d'un *œdème* ;

2º Les *abcès froids* ou *chroniques* se développent lentement; la tumeur est accompagnée de peu de chaleur et de peu de sensibilité : la fluctuation est diffuse. Quelquefois l'abcès froid s'ouvre au moment où l'on y pense le moins. Il s'observe fréquemment chez le cheval; c'est presque le seul qui survienne au bœuf;

3º Les *abcès par congestion* sont ainsi appelés parce que la tumeur se manifeste loin de l'endroit primitivement malade, le pus ayant subi une sorte de déplacement. C'est ainsi, par exemple, qu'un mal de garrot, fusant entre les épaules peut donner lieu à un abcès au poitrail;

4º Les *abcès mélaslatiques* sont l'expression d'une crise naturelle, la conséquence d'une altération du sang, etc., souvent funeste et se développant dans le sein des organes intérieurs. Nous ne nous en occupons ici que pour mémoire.

Quand le pus se crée lui-même une cavité, c'est toujours dans le tissu conjonctif qui sert de moyen d'union entre les éléments propres des tissus.

L'abcès qui en résulte prend encore le nom de *phlegmon.*

On observe des phlegmons dans les tissus les plus divers; les muscles, les tendons; les parenchymes tels que la rate, le foie, le poumon, le cerveau.

Les *abcès de fixation* sont des abcès provoqués artificiellement par des injections sous-cutanées d'essence de térébenthine dans le but de produire une dérivation. Ils sont indiqués dans certaines grandes maladies infectieuses, comme la pneumonie infectieuse, par exemple.

Traitement. — Nous conseillons de ne pas laisser l'abcès s'ouvrir de lui-même; les téguments des animaux étant en général épais et durs, il faut lui procurer issue. C'est le moyen de borner son extension, d'empêcher les complications et d'abréger la durée de la maladie.

Il faut s'abstenir des préparations émollientes, des cataplasmes, qui ne font que perdre du temps. Une friction de Baume Caustique sur toute l'étendue de l'engorgement a pour résultat une irritation locale, qui ranime la vitalité des tissus et y provoque un travail inflammatoire, favorable à la guérison. Ponctionner avec le bistouri, débrider si possible, pour drainer la plaie.

Vingt-quatre heures après la ponction, on peut faire une ou deux applications de Baume, dans le but d'activer le travail de la suppuration. Pointe de feu, si l'abcès est froid.

Il reste ensuite à employer les soins hygiéniques : lotions d'eau lysolée (1 %). La plaie doit rester béante; se garder de la remplir d'étoupes, ou d'introduire aucun corps étranger.

FURONCLE. ANTHRAX

Symptômes. — Dans le *furoncle* l'inflammation suppurative et gangréneuse est limitée à un petit îlot cutané ; la tumeur qui en résulte est petite, conique, douloureuse et sa partie centrale nécrosée forme un bourbillon qui s'élimine par suppuration.

L'*anthrax* est un furoncle volumineux.

Traitement. — Favoriser l'élimination du bourbillon et la cicatrisation de la plaie par des frictions et des pansements, sur la région malade, de Baume Caustique.

URTICAIRE. ÉCHAUBOULURE

Cette affection cutanée, partielle ou générale, s'observe chez le cheval et le bœuf.

Etiologie. — Nourriture trop abondante ; abus du vert ; refroidissements la peau étant en sueur.

Symptômes. — Apparition plus ou moins subite sur une partie ou sur toute la surface du corps du cheval de tumeurs, variables en grosseur, isolées ou confluentes. Sur les boutons, plus ou moins saillants, le poil se hérisse et la peau est rouge. L'état général est peu modifié, quelquefois, on observe des frissons et une inappétence partielle.

La guérison s'observe en deux ou trois jours.

Traitement. — Utiliser les purgatifs alcalins, la diète, les boissons rafraîchissantes et laxatives; lotionner les tumeurs à l'eau vinaigrée ou alcoolisée. Tenir chaudement les malades.

ÉLÉPHANTIASIS

Étiologie. — Engorgement chronique des membres, consécutif, à de nombreuses affections : lymphangites répétées, crevasses, kystes, abcès de la peau, etc.

Symptômes. — Le gonflement uniformément dur et indolent, augmente pendant le repos et diminue un peu par la marche. Le membre est transformé en poteau ; la peau est tendue, dure, lisse. Parfois, il survient des poussées aiguës. Cette affection ne présente aucune tendance à la résolution.

Traitement. — Des plus aléatoires : exercice modéré, douches, massage, compression légère par des flanelles. .

TUMEURS. VERRUES. POIREAUX

Symptômes. — Ces tumeurs sont surtout fréquentes chez le cheval et le bœuf. Elles s'observent à toutes les régions, particulièrement à la tête, aux lèvres, sur le ventre, aux organes génitaux, à la face interne des membres. Chez les jeunes animaux, elles disparaissent parfois spontanément.

Traitement. — Utiliser les caustiques acide azotique, chlorhydrique, etc., mélange de sublimé et d'acide arsénieux, etc...
Le traitement chirurgical comporte la ligature, l'ablation aux ciseaux.

TUMEURS

Parmi les tumeurs observées chez le cheval (*sarcomes, myxiomes, lipomes, fibromes, carcinomes*, etc.), il convient de réserver un chapitre spécial aux tumeurs mélaniques.

MÉLANOSE

Étiologie. — La mélanose est l'imprégnation des tumeurs existant déjà dans l'organisme (sarcomes, carcinomes, fibromes, etc.), par la *mélanine* (matière colorante noire de la peau du cheval).

Sympômes. — Cette affection est fréquente chez les chevaux blancs, âgés et affaiblis. Les mélanomes forment des masses plus ou moins volumineuses à surface bosselée, laissant écouler un liquide noirâtre. Elles siègent généralement au pourtour de l'anus, de la vulve, à la base de la queue, sur le fourreau.

En augmentant de volume, ces tumeurs gênent les fonctions (défécation) et peuvent se généraliser.

Traitement. — Le sulfate de quinine en électuaires à la dose de 4 à 5 grammes, et en injections par gouttes (solution au 1 /10e) dans la masse des tumeurs est indiqué.

EAUX AUX JAMBES

Définition. — Inflammation chronique, exsudative et hypertrophique (dermite verruqueuse) de la peau des régions inférieures des membres, surtout des postérieurs chez le cheval.

Etiologie. — Cette affection, probablement de nature eczémateuse, est liée à un état morbide général (lymphatisme). Les causes occasionnelles sont l'humidité, la boue, les liquides irritants, le purin.

Symptômes. — Au début, prurit, engorgement, quelquefois douleur ; ces symptômes initiaux peuvent faire défaut. Le poil se hérisse ; il se produit un suintement séreux plus ou moins abondant. Plus tard, cette sécrétion devient purulente, adhère aux poils, la peau se gerce, se couvre de bourgeons. Ces tubérosités, plus ou moins volumineuses, forment des fics, des grappes baignant dans un liquide de sécrétion d'odeur infecte. Parfois, la peau se mortifie ; il se forme des plaies ulcéreuses, sans tendance à la cicatrisation. L'engorgement des membres augmente et l'animal est impropre à tout travail. Souvent, les eaux aux jambes s'accompagnent de crapaud.

Traitement. — L'hygiène comporte des locaux salubres, propres, litières fréquemment renouvelées et une alimentation alibile.

Au traitement classique (astringents, glycérine iodée, goudron phéniqué, liqueur de Villate, etc.), qui donne des résultats aléatoires, substituer les pansements au Baume Caustique qui possèdent, du fait de leur action spécifique sur la vitalité des tissus, des propriétés substitutives, modificatrices et réparatrices puissantes.

Au début de la maladie, pour obtenir la résolution, une seule friction suffit ; il est indiqué de la faire suivre de quelques imbibitions à vingt-quatre et quarante-huit heures d'intervalle.

Si l'affection est plus ancienne, faire deux frictions de Baume Caustique en vingt-quatre heures ; lotionner quatre jours après la dernière avec de l'eau mucilagineuse ou de préférence avec de la vaseline lysolée (1. p. 100); puis recommencer le même traitement jusqu'à disparition de la sécrétion et de la desquamation de la peau.

Nous pouvons affirmer — nous basant sur une longue pratique médicale — que le traitement par le Baume Caustique, de cette affection si rebelle, est des plus satisfaisants.

KYSTES

Étiologie. — Les poches sanguines, fréquentes chez le cheval, s'observent aux régions exposées aux frottements, aux violences extérieures (fesse, face interne du canon et du boulet, garrot, etc.).

Symptômes. — Tuméfaction chaude, sensible, douloureuse au début ; dans la suite, fluctuation. Après deux ou trois jours, on perçoit une tumeur molle, presque indolore, uniformément fluctuante.

Traitement. — Ponctions au bistouri ou au cautère (dans la partie déclive); injections antiseptiques au Lysol (1 p. 100). Faire suivre ce traitement, et l'indication est impérieuse, d'une large friction de Baume Caustique, sur toute l'étendue du kyste, pour éviter les récidives si fréquemment observées.

ULCÈRES

Étiologie. — Ces lésions sont constituées par des plaies suppurantes, sans tendance à la cicatrisation ; elles sont souvent symptomatiques d'une infection générale (morve, tuberculose) ; parfois, elles sont entretenues par des parasites (plaies d'été).

Traitement. — Supprimer la cause (inflammation chronique, irritations répétées) ; pansements antiseptiques (Lysol, 2 p. 100) ; cautérisations légères au nitrate d'argent ou mieux pansements avec le Baume Caustique. Par ses effets substitutifs et cicatrisants puissants, ce produit modifie promptement la vitalité des tissus d'où dépend la rapidité de la cicatrisation.

LYMPHANGITE AIGUE

Étiologie. — Les lymphangites sont consécutives à l'infection d'une plaie par des microbes banaux. La plaie peut être cicatrisée complètement quand les manifestations surviennent.

Symptômes. — La lymphangite aiguë peut être superficielle ou profonde ; elle s'observe surtout aux membres postérieurs ; l'apparition brusque, l'abattement, la fièvre, l'inappétence, l'engorgement œdémateux et sensible, la boiterie accusée, la présence d'un cordon douloureux à la face interne du membre, caractérisent la lymphangite.

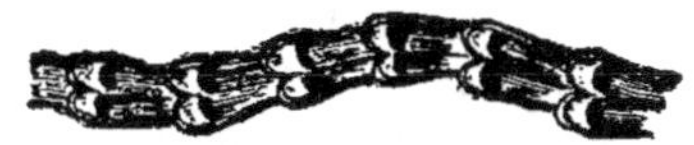

Fig. 16. — *Coupe d'un vaisseau lymphatique.*

Avec ses valvules destinées à favoriser la circulation et à empêcher le reflux de la lymphe.

La forme *chronique* peut succéder à la forme aiguë ou se manifester d'emblée, elle s'établit le plus souvent après plusieurs accès graves. Le membre reste plus ou moins volumineux, il peut se produire de temps à autre des poussées aiguës.

Traitement. — Le traitement curatif comporte la désinfection soigneuse de la plaie initiale, les enveloppements ouatés, des bains chauds antiseptiques (Lysol, 2 p. 100), les douches, les massages et la promenade. Une bonne friction de Baume Caustique sur les membres les plus engorgés, produit un effet extrêmement salutaire.

Blessures de harnachement

COR

Étiologie. — Ces blessures, qui sont très communes chez le cheval, résultent de la compression continuelle d'un collier ou d'une selle mal faits, mal rembourrés, mal ajustés. Elles s'observent généralement sur le cou, en avant du garrot, à l'appui du collier, sur le côté de l'encolure, sur le dos, à l'endroit où portent la selle ou la sellette.

C'est surtout pendant l'été que les excoriations se produisent. La peau est alors ramollie par la sueur et la chaleur, dans ces conditions, elle cède facilement au frottement de la selle.

Symptômes. — La lésion se montre sous forme d'une tache rouge vif à la surface de laquelle on voit perler une rosée séreuse. Cet exsudat ne tarde pas à former une croûte toujours très adhérente. Quoique superficielle et circonscrite, l'excoriation du garrot, n'en mérite pas moins d'appeler l'attention, car elle est très douloureuse au toucher et elle s'accompagne parfois d'un prurit très violent qui peut la faire dégénérer en une lésion grave.

Traitement. — Le traitement des bosses comporte un léger massage, la compression réalisée à l'aide d'une éponge mouillée, maintenue à demeure et souvent arrosée ou l'application de vinaigre et de blanc d'Espagne.

Le traitement des cors comprend les indications suivantes : couper les poils, savonner à l'eau tiède, sécher et faire une friction de Baume Caustique qui active l'élimination de la partie mortifiée.

Pour les cors profonds, pratiquer l'ablation avec les ciseaux ou le bistouri, si l'eschare se délimite aisément, sinon activer l'élimination par une friction de Baume Caustique.

Les excoriations seront traitées par les antiseptiques (vaseline lysolée), une application par jour.

La *prophylaxie* consiste : 1º dans la surveillance étroite de l'ajustage et de l'état de propreté du harnais, qui doit présenter une matelassure convenable ; certains recommendent sa suppression et son remplacement par une couverture supplémentaire; 2º dans le tapotement du dos et des reins avec les deux mains, pour rétablir la circulation dans les régions comprimées ; 3º la suppression — à la moindre lésion — du contact direct du tégument avec la partie vulnérante, en recouvrant celle-ci d'une toile cirée ou d'une peau de mouton. Il convient de matelasser les parties voisines ou à vider la selle, la sellette, le collier. Si possible, supprimer, pendant quelque temps, la pièce du harnais, cause de la blessure.

Mal de nuque. Mal de taupe

Cette affection est caractérisée par la nécrose des tissus ligamenteux, tendineux ou osseux de cette région. Elle s'observe fréquemment chez le cheval, l'âne, le mulet et les bovidés.

Symptômes. — Engorgement chaud, diffus, douloureux ; plaie fistuleuse aboutissant à une partie nécrosée ; pus abondant et de mauvaise nature. A la longue, le pus peut pénétrer dans le canal rachidien et déterminer des troubles nerveux mortels.

Traitement. — Large débridement, curettage des parties mortifiées ; drainage, applications de frictions énergiques et répétées de Baume Caustique sur tout l'engorgement ; pansement de la plaie, des fistules avec des plumasseaux d'étoupes imbibés fortement de Baume Caustique. A la suite de ces pansements, renouvelés tous les quatre jours, on observe l'élimination rapide des parties mortifiées.

MAL D'ENCOLURE

Cet accident est dû à la nécrose du ligament cervical.

Les causes sont des blessures profondes, abcès, cors, propagation du mal de nuque ou du mal de garrot.

Symptômes. — Tuméfaction étendue, chaude, très sensible ; fistules aboutissant à une partie nécrosée du ligament ; pus abondant de mauvaise nature.

Traitement. — Toujours long — si on ne recourt pas aux frictions sur l'engorgement et aux pansements de la plaie et des fistules avec le Baume Caustique — le traitement peut comporter, en outre, l'intervention chirurgicale : débridement, curettage, drainage, pansements antiseptiques.

MAL DE GARROT

Cette affection — des plus graves — est caractérisée par la nécrose des tissus fibreux, cartilagineux ou osseux de la région.

Les causes sont : complication des plaies, cors, kystes, tumeurs sanguines, abcès de la région.

Symptômes. — Engorgement diffus, chaud, très sensible de la région, creusé d'une ou plusieurs fistules sinueuses, plus ou moins profondes, qui aboutissent à un clapier purulent.

Les lésions n'ont aucune tendance à la cicatrisation ; le pus s'infiltre entre les couches musculaires, détermine des abcès profonds et la mort par infection purulente peut être observée.

Traitement. — Le traitement, dans la majorité des cas, est d'ordre chirurgical (débridement des fistules, curettage, drainage, enlèvement des parties nécrosées, etc.).

Parfois, l'opération — entraînant une longue indisponibilité et des résultats aléatoires — peut être évitée par l'emploi du Baume Caustique en frictions sur l'engorgement et en pansements dans le trajet des fistules. Ces pansements, renouvelés tous les quatre jours, favorisent l'élimination des parties mortifiées, et, de ce fait la cicatrisation des fistules.

MALADIES DE L'APPAREIL LOCOMOTEUR

Généralités sur les boiteries

Les lésions de l'appareil locomoteur (tares articulaires, tendineuses, osseuses, etc.) se traduisent par une irrégularité de la marche déterminée par l'inégalité ou la difficulté d'action d'un ou plusieurs des membres.

La boiterie n'est pas une maladie, mais seulement un symptôme de quelque maladie ou lésion existant sur un point quelconque du membre dont l'action est inégale; elle peut dépendre d'un grand nombre d'affections.

Les boiteries sont très fréquentes à observer sous des formes aussi diverses que les causes qui les engendrent; obscures, quant à leur siège, difficiles à guérir dans un grand nombre de cas; elles sont graves, tant à cause de l'incapacité plus ou moins longue de travail qu'elles occasionnent que par l'amoindrissement considérable de la valeur des animaux qui en sont atteints. Nous n'en dirons que quelques mots d'une manière générale, dans cet article.

Symptômes et diagnostic. — Etant donné un cheval boiteux, un triple problème se pose : 1º Quel est le membre boiteux; 2º Quel est le siège de la boiterie; 3º Quelle est la nature de la boiterie.

Les boiteries très accusées se manifestent facilement à l'allure du pas. Mais le plus souvent la boiterie est peu intense et c'est l'allure du trot que l'on doit préférer pour examiner un cheval boiteux.

On fait trotter le cheval en ligne droite sur un terrain dur en recommandant à l'homme qui le conduit de lui laisser assez de liberté de longe pour que la tête demeure libre de toute contrainte.

Pendant que l'animal trotte, on examine non seulement les actions des membres, mais aussi les oscillations de la tête et de la croupe.

Dans les boiteries antérieures, la tête s'abaisse d'une manière sensible, lorsque le membre sain se pose sur le sol; le cheval boite donc du membre opposé à celui sur lequel se produit le coup de tête.

Dans les boiteries postérieures, la croupe fait ce que la tête fait devant, c'est-à-dire qu'elle s'abaisse davantage sur le membre sain; il faut ajouter que pour les boiteries postérieures la tête donne aussi une indication mais en sens inverse de ce qu'elle donne dans les boiteries antérieures, c'est-à-dire qu'elle tombe à gauche si la boiterie a son siège dans le membre postérieur gauche, à droite si la boiterie est à droite.

En résumé, le coup de tête caractéristique des boiteries s'effectue du côté du membre boiteux pour les boiteries postérieures, tandis qu'il a lieu en sens inverse dans les boiteries antérieures.

Il faut surtout bien éviter l'erreur souvent commise de faire boiter un animal du membre sur lequel il tombe.

Le membre boiteux étant reconnu, *quel est le siège de la boiterie?* C'est la question presque toujours la plus difficile et la plus embarrassante et c'est pourtant la plus importante.

Les commémoratifs sont souvent très utiles : chutes, contusions, glissades, coups, etc., l'attitude du membre au repos ou pendant la marche est à prendre en grande considération, mais c'est encore l'exploration directe qui peut donner le plus de renseignements utiles.

Commencer par un examen attentif et complet du sabot, même lorsqu'à première vue vous croirez reconnaître ailleurs la cause de la boiterie, examen qui doit se faire sur le pied déferré et paré. Si on n'a rien trouvé dans le pied, remonter le long de la jambe, explorer le tour de la couronne, les phalanges; remonter au boulet, voir les tendons, les canons, puis les articulations et les rayons supérieurs du membre. Il est des cas nombreux où dans la pratique on n'arrive pas à trouver le siège de la boiterie.

Se rappeler que, dans les membres antérieurs, les régions d'où les boiteries procèdent le plus souvent sont, par ordre de fréquence, le pied, les phalanges et leurs articulations, le boulet, les tendons suspenseurs et le genou. Au-dessus du genou, les boiteries sont beaucoup plus rares.

Dans les membres postérieurs, les boiteries du pied sont très rares, les plus fréquentes viennent du jarret, ensuite du boulet et de l'articulation de la rotule. Rares également les boiteries de l'articulation de la hanche, articulation coxofémorale.

La cocaïne en injections sur le trajet des nerfs a une très grande valeur pour diagnostiquer le siège des boiteries; mais c'est une méthode qui ne peut être utilisée que par des vétérinaires, étant donnée la nécessité qu'il y a de connaître les points d'élection de ces injections.

Quelle est la nature de la boiterie? — Dans le plus grand nombre des cas, la nature de la boiterie est étroitement liée à la connaissance de son siège.

Etant donné le siège, on conçoit presque toujours de suite la notion de la nature du mal et réciproquement; étant donnée la nature, on met le mal à sa place.

Cependant certaines boiteries nerveuses ou rhumatismales n'ont pas de siège proprement dit ou ont un siège variable.

Traitement des boiteries. — Il est difficile, étant donné la diversité des causes, de fixer un traitement général. Les principaux moyens employés pour combattre les boiteries sont : les cataplasmes, les lotions, les douches et les bains chauds ou froids, le massage, les frictions irritantes, les vésicants (**Baume Caustique Gombault**), les fondants (Fondant Gombault), les ferrures spéciales, les pansements, les traitements chirurgicaux, section de tendon, amputation de nerf, la cautérisation, etc.

Mais nous renvoyons, pour l'étude des traitements, aux articles spéciaux dans lesquels seront examinées les maladies particulières susceptibles de déterminer les boiteries.

Maladies des muscles

RHUMATISME MUSCULAIRE

Étiologie. — Le refroidissement a une influence étiologique considérable; on observe la maladie sur les animaux exposés aux courants d'air froid, aux intempéries atmosphériques lorsqu'ils sont en sueur, sur ceux qui pâturent dans des prés humides, etc.

Une première atteinte de la maladie favorise son retour, et parfois le rhumatisme musculaire alterne avec le rhumatisme articulaire.

Symptômes. — Le rhumatisme musculaire peut évoluer sous les formes aiguë, subaiguë ou chronique. Il est rarement généralisé, le plus souvent, il est localisé à un groupe musculaire.

Les muscles atteints sont relâchés, très douloureux à la pression; les malades évitent de les contracter, et l'articulation correspondante est immobilisée. La boiterie est intense; localement on ne constate ni tuméfaction, ni chaleur, seulement une très grande sensibilité à la palpation. L'affection évolue généralement sans fièvre.

La marche, la durée, la terminaison du rhumatisme musculaire sont très variables; des complications internes peuvent survenir; quand la maladie traîne en longueur, les muscles s'atrophient, des paralysies peuvent survenir.

Traitement. — En dehors du traitement interne (salicylate de soude, antipyrine) utiliser les frictions de Baume Caustique. Par leur pouvoir résolutif et dérivatif puissant ; elles éviteront — tout en produisant une guérison rapide — les complications si fréquentes d'atrophie et de paralysies musculaires.

RHUMATISME INFECTIEUX

Étiologie. — Ces manifestations articulaires à type rhumatismal évoluent généralement au cours ou pendant la convalescence des malades infectieuses (pneumonie, péripneumonie, clavelée, gourme, etc.). Ces complications sont dues à l'action locale des toxines microbiennes.

Traitement. — Même traitement que pour le rhumatisme articulaire.

LÉSIONS TRAUMATIQUES. RUPTURES MYOSITES

Étiologie. — Les maladies des muscles (rupture, déchirure, myosite, etc.) reconnaissent pour causes les contusions, les traumatismes, la contraction musculaire et le surmenage.

Symptômes. — Les *ruptures musculaires* partielles sont assez fréquemment la cause de boiteries éphémères, de troubles locomoteurs dont le diagnostic est délicat et dont la nature reste d'ailleurs ordinairement méconnue. Souvent la boiterie n'a rien de particulier et parfois les symptômes locaux sont peu prononcés. Les ruptures musculaires s'observent surtout à la suite d'efforts violents, de chutes, de glissades, de coups; elles siègent surtout sur les muscles suivants : pectoraux, mastoïdo-huméral, sous-scapulaire, extenseurs de l'avant-bras, fessiers, etc.

La rupture complète récente se reconnaît généralement à la tuméfaction, à la sensibilité anormale de la région qui en est le siège et à des troubles fonctionnels qui varient avec le muscle ou le groupe musculaire atteint.

Lors de rupture complète, les deux abouts rupturés se réunissent

par l'interposition d'une bande. fibreuse et le fonctionnement régulier du muscle ne se rétablit que lentement.

Traitement. — Dans le cas de déchirure musculaire complète, le
blessé sera laissé au repos ; il sera parfois nécessaire de le suspendre.

Les douches, les astringents, etc., constituent un traitement aléatoire; dès le début de l'accident, il convient d'utiliser sur la région
malade des frictions de Baume Caustique; elles favorisent, dans une
notable mesure, la réparation, la cicatrisation musculaire.

Les *contusions des muscles* reconnaissent des causes externes
(coups de pied, etc.); les lésions varient depuis la simple contusion
du muscle jusqu'à la rupture complète ou l'écrasement.

Les plaies contuses sont les plus graves, l'épanchement sanguin, la
dilacération des parties atteintes favorisent la suppuration.

Traitement. — Le traitement du début dans les contusions légères
comporte le repos, les douches et ultérieurement le massage. Dans
le cas de collection sérosanguine ou d'abcès, les débridements et les
irrigations antiseptiques sont indiqués (Lysol, 2 °/o).

MYOSITE

Étiologie. — La myosite — l'inflammation aiguë ou chronique du
tissu musculaire — reconnaît pour causes les traumatismes et le
surmenage.

Symptômes. — Elle s'accuse par une boiterie, une raideur dans
la marche, une vive sensibilité locale et par la tuméfaction de la plupart des muscles.

Le cheval est triste et présente une réaction fébrile plus ou moins
accusée.

La résolution est la règle; cependant la raideur de la région persiste plus ou moins longtemps; certaines myosites en particulier celle
de l'ilio-spinal peuvent se compliquer de suppuration.

Traitement. — La base du traitement est le repos, puis après
quelques jours, promener les malades en main, donner à l'intérieur
des alcalins; localement, agir par le massage, les douches, etc.

En utilisant, dès le début, les frictions de Baume Caustique sur
la région des reins, l'amélioration et la guérison sont rapides.

Maladies des tendons

CHAUFFAGE DES TENDONS

Le chauffage des tendons peut être considéré comme le premier degré du claquage.

Symptômes. — Le chauffage peut être unilatéral ou bilatéral; les signes précurseurs — des plus importants à contrôler — sont la chaleur de la région plus accusée du membre souffrant, la dilatation de la veine qui descend en dedans du genou et du canon et qui forme un cordon roulant, plus gros que celui du congénère sain.

L'exploration méthodique des tendons (au poser et au lever du membre) permet de constater une sensibilité anormale dans le trajet. Quelquefois, on observe un peu d'engorgement qui disparaît sous l'influence du repos, des flanelles, des douches.

La boiterie est d'intensité variable avec le degré inflammatoire.

Traitement. — Les bains d'eau courante prolongés, les compresses humides seront utilisés; de même les solutions et les mélanges astringents (blanc d'Espagne, vinaigre, argile, poudre de Pin, eau blanche, solution de sulfate de fer, de plomb, etc.

Les frictions répétées de teinture d'iode jusqu'à production de croûtes peuvent être employées.

Mais leur effet curatif ne saurait être comparé à celui obtenu avec les frictions de Baume Caustique qui, en provoquant une suractivité fonctionnelle des tissus, favorise la cicatrisation et la consolidation des faisceaux tendineux distendus.

NERF-FÉRURE OU CLAQUAGE

Définition. — On appelle ainsi une lésion des tendons, des fléchisseurs du pied, de leurs brides de renforcement ou du ligament suspenseur du boulet; lésion qui peut aller depuis l'engorgement douloureux (fig. 17) jusqu'à la dilacération ou même la rupture.

Etiologie. — Cette affection se voit principalement aux membres de devant et a pour cause, soit un tiraillement des tendons résultant d'efforts violents et répétés, soit une distension occasionnée par les maladies du pied ; resserrement du sabot, encastelure, maladie naviculaire, bleimes, seime quarte, etc. Aux membres de derrière, elle est presque toujours déterminée par des contusions, des ruades. Les chevaux ensellés, ceux dont le derrière chasse trop, ceux dont les membres antérieurs ne sont pas assez libres, ceux qui forgent sont plus exposés que les autres à la nerf-férure. Les chevaux de chasse, de course, qui galopent en deux temps, en sont fréquemment affectés.

Symptômes. — On s'aperçoit de l'accident par la claudication; on **en** découvre le siège et la nature en portant les doigts le long du canon; il y a enflure, dureté, sensibilité, douleur. Quelquefois on rencontre un engorgement ovoïde; la peau est généralement engorgée si elle n'est pas toujours entamée. Les douleurs que l'animal éprouve le forcent parfois à tenir le genou demi-fléchi, de telle sorte qu'on dirait le membre arqué.

Traitement. — C'est perdre son temps que d'employer tous les petits moyens, frictions d'alcool camphré eau sédative, émollients, astringents, blanc d'Espagne, vinaigre, etc...

Nous conseillerons de laisser, s'il est possible, le cheval en liberté, en boxe, afin de lui permettre l'appui que son instinct lui fera rechercher. Ainsi

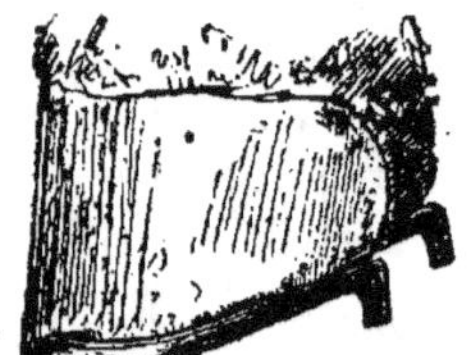

FIG. 17. — *Nerf férure.*

que le recommande M. H. Bouley, on devra raccourcir le sabot le plus possible, surtout en pince, et appliquer un fer bien nourri en éponges, ou, ce qui vaut mieux, muni de crampons assez élevés (fig. 17); plus la pince sera raccourcie, plus aussi les talons auront de hauteur et plus les tendons seront soulagés.

Puis, employer le Baume Caustique en frictions de dix minutes (un quart de flacon au besoin); imbiber le lendemain les croûtes déjà formées avec une nouvelle quantité de Baume et, quatre jours après, lotion d'huile légèrement tiède. Dès que les croûtes seront tombées, si la boiterie persiste, faire une nouvelle application de Baume Caustique qui, dans la majorité des cas, amènera la guérison.

Dans les cas invétérés la cautérisation est indiquée; pour décupler son action thérapeutique, faire, après la mise au feu, une application de Baume Caustique.

BOULETURE

Étiologie. — Les principales causes prédisposantes sont : les paturons trop courts ou trop longs, les tendons faibles, la ferrure

défectueuse protégeant trop les talons aux dépens de la pince. Les
causes déterminantes sont : les efforts tendineux aigus, les inflammations des synoviales du boulet, les maladies du pied : bleimes,
seimes, encastelure, formes, etc., qui, en rendant l'appui douloureux
et incomplet, favorisent la rétraction tendineuse.

Symptômes.—La bouleture est caractérisée par le redressement
et la déviation en avant des rayons osseux de l'articulation du
boulet. Dans le *premier degré*, l'angle du boulet a disparu, le paturon se trouve dans la direction du canon; la bouleture au *second degré* existe lorsque la 1re phalange forme avec le canon un angle obtus dont le sommet est dirigé en avant; la bouleture au *troisième degré* est l'exagération de la précédente.

Les symptômes caractéristiques de la bouleture sautent aux yeux; le boulet est dévié en avant, les tendons fléchisseurs engorgés, noueux et durs, le paturon gonflé et résistant à la pression; souvent aussi, le fléchisseur oblique des phalanges fait relief, en dehors du canon, depuis le dessous du genou jusque

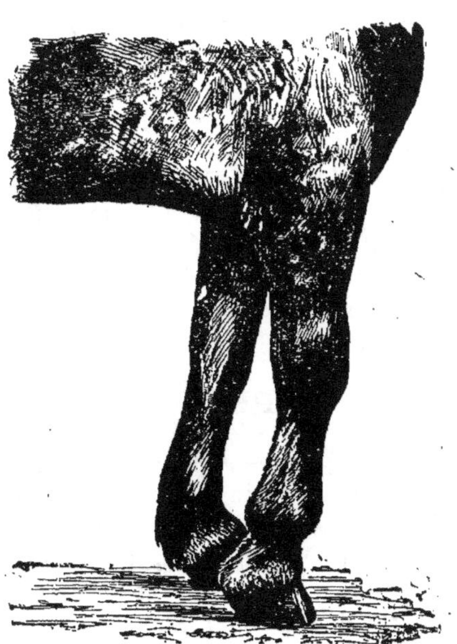

Fig. 18.—*Bouleture et périostose phalangienne,
d'après une photographie.*

vers le boulet. Quelquefois, le ligament suspenseur du boulet est lui_
même engorgé. Tout cela accompagné de boiterie.

Traitement. — La bouleture est-elle au premier degré, c'est-
à-dire le cheval est-il droit sur ses boulets? Chance de guérison. Une
bonne friction de Baume Caustique amène la résolution et le redressement. Faire le lendemain une copieuse application de Baume, sans
frictionner.

Si la bouleture est plus prononcée, et si le boulet dépasse déjà la
ligne d'aplomb, le mal est plus grave, mais deux ou trois frictions de
Baume Caustique, faites chacune à six ou huit jours d'intervalle,
sur les tendons, le boulet et le paturon, sans redresser beaucoup

les aplombs, feront cesser la boiterie et préviendront la déviation complète.

Enfin la bouleture est-elle au dernier degré, c'est-à-dire le boulet et le paturon ont-ils acquis une direction tout à fait inverse à l'obliquité naturelle, à ce moment le Baume Caustique, comme d'ailleurs le feu lui-même, deviennent impuissants : il faut recourir à la *ténotomie* simple ou double, opération qui consiste en la section d'un ou deux tendons. Cette opération, assez simple, amène un redressement complet et la guérison si les tendons étaient seuls malades; mais le succès ne sera que relatif si le paturon est malade en même temps.

Après l'opération, le cheval est ferré avec un fer à pince prolongée, et est capable de marcher au bout de quinze jours ou trois semaines. Les tendons se ressoudent, par l'intervention d'une sécrétion plastique; et si, plus tard, il se forme une induration, on applique quelques pointes de feu. Nous ne saurions cependant trop recommander, de ne recourir à cette opération que comme dernière ressource, car souvent le membre n'a plus de solidité; le cheval demande à être toujours ménagé, et il y a récidives faciles .C'est, en somme, une opération qui ne donne qu'un succès passager.

PLAIES TENDINEUSES

Symptômes. — Les tendons superficiellement situés, particulièrement la corde du jarret, les extenseurs et les fléchisseurs du pied, sont exposés aux traumatismes.

La section du *tendon d'Achille* entraîne l'impotence fonctionnelle du membre; le canon fléchit sous le poids du corps, la croupe s'affaisse du côté correspondant, la face postérieure du métatarse et du tarse tend à venir au contact du sol.

Dans le cas de solutions de continuité transversales complètes des *tendons extenseurs, antérieur et latéral des phalanges*, la région digitée ne s'étend plus sur le boulet, la face antérieure de celui-ci participe à l'appui.

La section des *tendons fléchisseurs des phalanges* peut porter sur le *perforant*, le *perforé* ou les deux tendons à la fois et siéger dans le paturon ou sur la région métacarpo-phalangienne. Elle est caractérisée par un abaissement du boulet d'autant plus accusé que la division est plus complète.

Le pronostic de ces lésions est très grave et nécessite dans la majorité des cas, le sacrifice des sujets ou leur utilisation au haras.

Traitement. — Le traitement consiste à désinfecter la plaie, à rapprocher les abouts et à immobiliser la région par une ou deux frictions, à vingt-quatre heures d'intervalle, de Baume Caustique.

RUPTURES TENDINEUSES

Étiologie. — Les ruptures tendineuses, partielles ou totales sont généralement le résultat d'efforts musculaires violents pour franchir un obstacle. Les lésions de la corde du *fléchisseur du métatarse* et des *fléchisseurs du pied* paraissent les plus fréquentes; puis viennent ensuite celles portant sur le *ligament suspenseur du boulet*, le *tendon d'Achille* et *l'extenseur antérieur des phalanges*.

Le pronostic des ruptures tendineuses est très grave; la réparation demande plusieurs mois et le membre peut rester impotent; à la suite de cet accident, le tendon est généralement allongé et la marche difficile. Avec le temps, la rétraction du tissu cicatriciel s'opère, les aplombs se rétablissent en partie et permettent l'utilisation éventrielle du sujet au haras.

Symptômes. — La *rupture de la corde du fléchisseur du métatarse* empêche la flexion du canon sur la jambe, il demeure inerte, et au-dessous, la colonne phalangineuse tombe verticalement ou en très légère flexion. Le sabot est soulevé de terre; par instant seulement, la pince rase le sol; au repos, le membre qui en action était vacillant et simulait une fracture, participe à l'appui par toute sa face inférieure.

La guérison complète est la règle générale; elle s'observe après un délai de quelques semaines, à la suite de frictions répétées de Baume Caustique qui assurent l'immobilisation du membre et activent, dans une notable mesure, les phénomènes réparateurs.

La rupture des tendons fléchisseurs des phalanges est un accident assez fréquent; le tendon cède le plus souvent au-dessous du boulet dans le pli du paturon, quelquefois au niveau de l'articulation métacarpo-phalangienne ou du canon. Quel qu'en soit le siège, la rupture complète est dénoncée par l'affaissement du boulet.

La rupture complète constitue généralement un accident incurable.

Le traitement des cas de rupture accidentelle des tendons comporterait pour les sujets destinés au haras, l'application d'un bandage inamovible capable de prévenir l'affaissement du boulet en arrière.

La rupture du ligament suspenseur du boulet est un accident assez fréquent chez le cheval de course; elle se traduit par un abaissement complet de la région en arrière, l'ergot pouvant même toucher le sol.

Le siège de la lésion est variable; le ligament suspenseur du boulet peut être rupturé un peu au-dessus de son point de bifurcation, ou sur les deux branches; parfois, la partie supérieure des deux sésamoïdes est déchirée et la partie séparée reste adhérente aux extrémités du ligament des os.

A la thérapeutique complexe des ruptures tendineuses qui exige
l'immobilisation et la contention du membre dans un appareil
spécial ou dans un bandage plâtré, il est donc indiqué de substituer
les frictions répétées de Baume Caustique qui, en dehors de leur
effet contentif dû aux phénomènes inflammatoires provoqués,
possèdent un pouvoir résolutif puissant.

JAVART TENDINEUX

Définition. — Le *javart tendineux*, dont le pronostic est grave,
attaque les cordes tendineuses du canon, surtout les fléchisseurs ou
bien l'aponévrose qui les enveloppe. On ne saurait mieux le comparer
qu'au panaris de l'homme.

Symptômes. — Cette lésion s'observe presque toujours aux
membres antérieurs; elle reconnaît les mêmes causes que le *javart
cutané;* comme ce dernier, c'est un furoncle, qui, au lieu de se borner
à la peau, attaque les tendons et les ligaments, et principalement les
tendons fléchisseurs; il a son foyer situé souvent très profondément.

Cette affection est très difficile à guérir car dès que les symptômes
de la suppuration apparaissent, il y a déjà bien des ravages de causés.
En effet, le cheval boite et rien ne décèle la présence du javart.
Ce n'est que trois, quatre ou cinq jours après qu'on aperçoit une
tumeur qui commence au-dessus des talons pour s'étendre au boulet,
au canon jusqu'au genou, tumeur chaude, très douloureuse; on
constate au pli du paturon de petits boutons secrétant une humeur
fétide, sanguinolente, présentant déjà l'aspect d'une gangrène
diffuse. L'animal éprouve de la fièvre, n'a plus d'appétit, lève le pied
en l'air, ou le plus souvent reste couché. Les conséquences des abcès
profonds qui surviennent sont terribles si l'inflammation envahit
les gaines phalangiennes; s'il y a infiltration purulente sous la boîte
cornée, on peut redouter le décollement du sabot, la carie du cartilage, etc.

Chez le bœuf, la douleur est plus grande encore que chez le cheval.
Il cesse de ruminer et est comme anéanti.

Traitement. — La première indication consiste à pratiquer l'incision pour permettre l'écoulement du pus, et empêcher qu'il fuse
dans les articulations, les gaines et dans l'intérieur du pied.

Cependant comme l'inflammation doit toujours se terminer par
suppuration, si l'on a la bonne fortune de découvrir le siège véritable

du mal avant qu'il ait été envahissant, notre méthode consiste à provoquer une irritation locale de la région pour y ranimer la vitalité et amener un travail inflammatoire qui facilite la suppuration. Le Baume Caustique employé en frictions énergiques sur toute l'étendue de l'engorgement (deux frictions en douze heures) remplit admirablement ce but et empêche la carie des tissus tendineux.

On peut, vingt-quatre heures après la dernière friction, faire une ou deux applications de Baume Caustique dans le but d'activer le travail de la suppuration.

Il reste ensuite à employer les soins de propreté : lotions d'eau alcoolisée, d'eau lysolée tiède (1 p. 100).

Nous venons d'indiquer un bon et excellent traitement; mais, disons-le, il n'est pas toujours praticable, soit parce qu'on a trop attendu pour se décider à donner des soins, soit parce qu'il est résulté une série de complications dont le traitement est du domaine chirurgical. Nous n'entrerons pas, dans ce modeste ouvrage, dans les détails que comporte la grave maladie qui nous occupe ici. Et nous croirons avoir rendu service en appelant sur elle l'attention sérieuse du propriétaire, en l'engageant à appeler immédiatement le vétérinaire et en le prévenant que *le javart tendineux* peut se terminer par *l'ankylose, la gangrène, la perte* ou *la déformation de la dernière phalange*.

En appliquant, dès le début, les frictions de Baume Caustique, on évitera, dans la majorité des cas, ces redoutables complications qui, parfois, entraînent l'abatage des sujets.

Maladies des bourses séreuses

HYGROMAS

Symptômes. — L'*hygroma*. — L'inflammation aiguë ou chronique des bourses séreuses sous-cutanées avec épanchement liquide — s'observe généralement après une contusion. La région est tuméfiée, chaude, sensible, œdémateuse; au bout de peu de temps, on y perçoit de la fluctuation.

L'*hygroma chronique*, s'il ne succède pas à l'hygroma aigu, se développe peu à peu sous l'influence d'irritations légères et répétées; c'est une tumeur du tissu cellulaire sous-cutané, molle, arrondie et indolente, très mobile sous les parties sous-jacentes; son volume est variable.

L'*hygroma du boulet* est caractérisé par une tumeur située immédiatement sous la peau; elle est généralement diffuse au début et s'indure peu à peu dans la suite. On la différenciera de l'hydropisie de la gaine synoviale de l'extenseur antérieur des phalanges, qui est bilobée et placée sous le tendon.

ÉPONGE

Étiologie. — L'*hygroma du coude* ou *éponge* est une tumeur molle plus ou moins volumineuse, circonscrite, ordinairement indolente et froide. Cette tumeur résulte des compressions exercées sur le coude, soit par les talons du pied antérieur, soit par l'éponge, ou les crampons du fer (trotting) lorsque le cheval a contracté l'habitude de se tenir couché de telle sorte que les membres antérieurs, pliés à l'endroit des genoux, font appuyer contre les coudes le bord du talon ou l'extrémité de la branche du fer.

La nature de la tumeur aiguë ou chronique n'est pas toujours la même : elle peut affecter la forme œdémateuse; prendre les caractères du phlegmon; tantôt enfin elle peut être le siège d'indurations de natures diverses.

L'éponge constitue une tare tenace résistant à la majeure partie des traitements médicaux (douches), application d'un mélange de blanc d'Espagne et de vinaigre, frictions vésicantes répétées.

Traitement. — Le traitement — dont l'efficacité est consacrée par la pratique — consiste, lors d'induration — et le cas est fréquent — de traverser la tumeur avec une pointe de feu et faire des frictions énergiques et répétées de Fondant Gombault, dont le mode d'emploi est indiqué page 475).

CAPELET

Étiologie. — L'hygroma de la pointe du jarret — le capelet — est généralement la conséquence de coups sur la pointe du jarret : ruades contre les parois du box, frottements répétés contre un corps dur; parfois il survient à la suite d'un travail excessif ou prématuré, de sauts, de glissades.

Symptômes. — Au début, la pointe du jarret est chaude, tuméfiée, sensible; puis les phénomènes inflammatoires disparaissent, et il persiste une tumeur de dimensions variables, fluctuante ou indurée, indolente et très mobile dans les parties sous-jacentes.

Traitement. — Cette lésion difficile à faire disparaître par les traitements classiques (douches, applications astringentes, frictions vésicantes, pommade iodo-iodurée) ne résiste pas aux frictions répétées de Baume Caustique, possédant un pouvoir résolutif et dérivatif puissant.

Dans bien des cas traités sans succès par les traitements précités, les applications étendues et énergiques de Fondant Gombault (de 2 en 2 jours, pendant 8 jours) ont amené la guérison sans avoir recours à la ponction et à la cautérisation.

Cette préparation a l'avantage d'être à la fois vésicante et fondante et donne des résultats merveilleux dans ce cas comme dans celui d'éponge, dont nous parlons d'autre part.

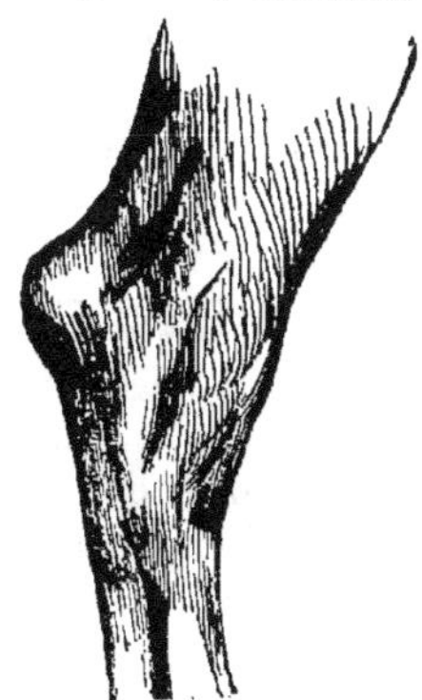

Fig. 19. — *Capelet.*
(Lecoq)

Maladies des synoviales tendineuses

SYNOVITE AIGUE

Étiologie. — Les maladies des synoviales tendineuses, des plus fréquentes chez le cheval, reconnaissent pour cause un travail exagéré, le surmenage. Le pronostic de ces lésions, comparé à celui des hydarthroses (inflammation des synoviales articulaires) est relativement moins grave.

Symptômes. — La région est chaude, tuméfiée, sensible à la pression, la boiterie est très accusée; la jointure atteinte semble ankylosée. Dans les jours qui suivent, le liquide épanché s'accumule dans la synoviale qui se distend et bombe aux endroits où elle n'est pas soutenue.

Traitement. — Le traitement comporte l'emploi des bains prolongés chauds ou les compresses astringentes fréquemment arrosées, le massage, l'application des flanelles, etc.

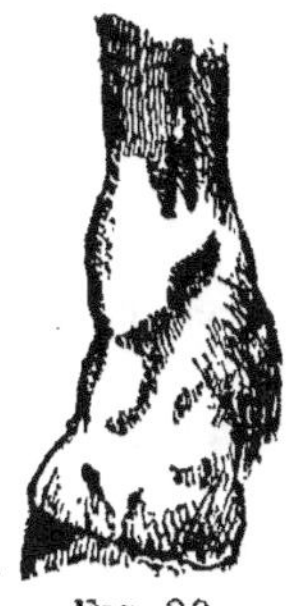

Fig. 20
Synovite.

A cette thérapeutique, des plus compliquées et

dont les résultats sont des plus aléatoires, il convient de substituer les frictions, sur la région malade, de Baume Caustique. Par leur action dérivative, par l'exsudation abondante qu'elles produisent, elles déterminent nne rapide et complète guérison, évitant des complications chroniques si fréquemment observées.

SYNOVITES CHRONIQUES

Ces dilatations, qui apparaissent peu à peu sous l'influence d'un travail intensif, ont un siège fixe pour chaque synoviale; elles sont ordinairement arrondies, de volume variable, généralement indolores, molles et fluctuantes au toucher. Sous l'influence de la fatigue, elles augmentent de volume, deviennent tendues et douloureuses.

Ces lésions sont justiciables, quelle que soit leur localisation, du traitement par le Baume Caustique Gombault; vu leur degré d'induration, il convient de renouveler les frictions.

MOLETTES TENDINEUSES

Étiologie. Symptômes. — Les molettes tendineuses sont dues à la distension de la grande gaine sésamoïdienne; elles forment deux tumeurs arrondies ou allongées, uniformément fluctuantes ou indurées, plus ou moins volumineuses, situées une de chaque côté au-dessus des sésamoïdes, le long des tendons fléchisseurs. Ces molettes — des plus fréquentes, chez le cheval — sont simples, chevillées ou cévelées. Il existe, en outre, plusieurs dilatations de chaque côté du pli du paturon. Lorsqu'elles sont volumineuses, chaudes, tendues, ou indurées, elles provoquent une boiterie plus ou moins accusée.

TRAITEMENT DES MOLETTES

Chez les chevaux fins, les molettes réclament un traitement actif, un remède énergique, mais exempt de l'inconvénient de tarer les animaux.

On a beaucoup préconisé au début la compression au moyen de bandes de flanelle ou de toile appliquées autour du boulet et du canon; les douches froides matin et soir; les compresses d'eau alunée, d'argile ou terre glaise délayée avec du vinaigre; on a même ordonné la ponction, l'injection iodée, le séton, etc. Mais ces divers modes de traitement sont inefficaces et même nuisibles, surtout les trois derniers, à moins qu'ils ne soient pratiqués par une main expérimentée.

Nous conseillons d'employer sans tarder le Baume Caustique dont on fera deux frictions à deux jours d'intervalle. Cet agent provoque un engorgement et un suintement considérables; modifie la vitalité de la dilatation synoviale et exerce ultérieurement sur la tumeur une compression salutaire. Le service du cheval n'est ainsi suspendu que pendant une huitaine de jours.

Si les molettes sont invétérées, trois ou quatre frictions de Baume Caustique, faites à deux, trois, quatre, huit jours d'intervalle, sans jamais tarer le cheval le plus fin, déplaceront l'inflammation, détermineront la résorption du liquide épanché.

Si elles sont indurées, ce qui arrive souvent quand elles sont articulaires, il faut alors recourir aux frictions de Fondant Gombault (voir le mode d'emploi à l'article *Exostoses*); enfin on peut aussi utiliser le feu en pointes pénétrantes dont on continue l'action à l'aide d'une friction de Baume Caustique. Mais le Fondant Gombault, du fait de son pouvoir spécifique, doit toujours être préféré à la cautérisation au fer rouge.

Contrairement, aux feux liquides, aux vésicatoires, dont l'effet irritant sur la peau provoque des tares indélébiles, les frictions de Fondant Gombault peuvent être *répélées* sans le moindre inconvénient. Cette particularité explique, à la fois, leur puissant effet dérivatif, révulsif et curatif, trinité thérapeutique rare.

VESSIGON

Définition. — Dilatation des gaines synoviales du jarret, du genou et quelquefois du grasset par accumulation de synovie, en l'absence de tout phénomène inflammatoire aigu.

Etiologie. — Le développement du vessigon ne s'opère pas toujours de la même manière. Il s'effectue lentement, progressivement; la tumeur est petite, peu apparente, du volume d'un œuf de pigeon, de poule, du poing; là, il a lieu d'un seul coup, subitement sous l'influence d'un violent effort, d'une chute, d'un travail excessif et aussi d'un travail prématuré. Il est facile d'expliquer la production d'une hydarthrose par un effort violent, qui distend l'articulation et facilite l'accumulation de la synovie dans son intérieur.

AU GENOU : Vessigons articulaires.

1° *Vessigon radio-carpien;* dilatation arrondie du volume d'une noix à celui du poing située à la face externe du genou (fig. 28), un peu au-dessus du sus-carpien;

2º *Vessigon intercarpien;* à la face antérieure du genou, à sa partie moyenne; il est formé par deux ou trois petites tumeurs hémisphériques tendues pendant l'appui du membre, molles lorsque le membre est levé.

Vessigons tendineux.

1º *Vessigon des synoviales des fléchisseurs.*

Ce vessigon est formé par trois dilatations, deux oblongues situées entre le radius et les muscles fléchisseurs, l'une en dedans, l'autre en

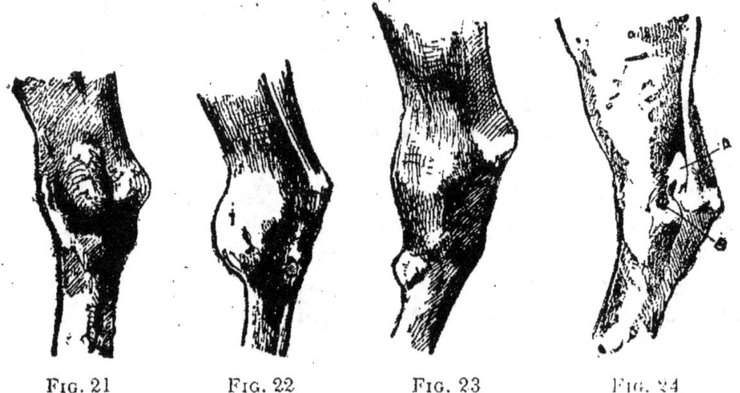

FIG. 21	FIG. 22	FIG. 23	FIG. 24
Vessigon articulaire du creux du jarret.	Vessigon articulaire général.	Vessigon tendineux de l'extenseur des phalanges.	A. Vessigon tendineux. B. Vessigon articulaire.

dehors, et la troisième, allongée cylindroïde, est située le long des fléchisseurs dans la moitié supérieure du canon;

2º *Vessigon des synoviales des extenseurs.*

Il est situé à la face antérieure du genou; c'est une dilatation allongée suivant l'axe des tendons et souvent bilobée, les deux lobes se confondent quand la dilatation est volumineuse.

AU JARRET : Vessigons articulaires.

Les vessigons articulaires du jarret peuvent être formés par un vessigon articulaire général (fig. 22), ou bien par trois vessigons distincts, l'un de ceux-ci est situé dans la région antéro-interne du jarret, les deux autres dans la région inférieure du creux du jarret (fig. 21 et fig. 24 B), au-dessus des ligaments latéraux, entre le tibia et le tendon d'Achille.

Vessigons tendineux.

1° *Vessigon tendineux tarsien.*

Ce vessigon (fig. 27), est formé de trois dilatations, situées les deux premières dans le creux du jarret, entre le perforant et le tendon d'Achille, la troisième dans le tiers supérieur du canon où elle enveloppe les tendons fléchisseurs en simulant parfois une jarde.

2° *Vessigon tendineux cunéen.*

Il est situé à la face interne du jarret, un peu au-dessus de l'endroit où se développe l'éparvin ;

3° *Vessigon calcanéen.*

Comme son nom l'indique il est placé au sommet du calcanéum ;

4° *Vessigon précarpien.*

A la face antéro-externe du jarret (fig. 23) et à la partie supérieure du métatarse.

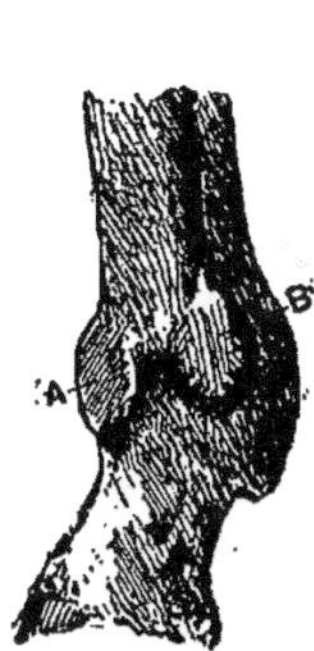

[Fig. 26

B, mollette tendineuse; *A*, hydarthrose tendineuse du devant du boulet (hygroma du boulet).

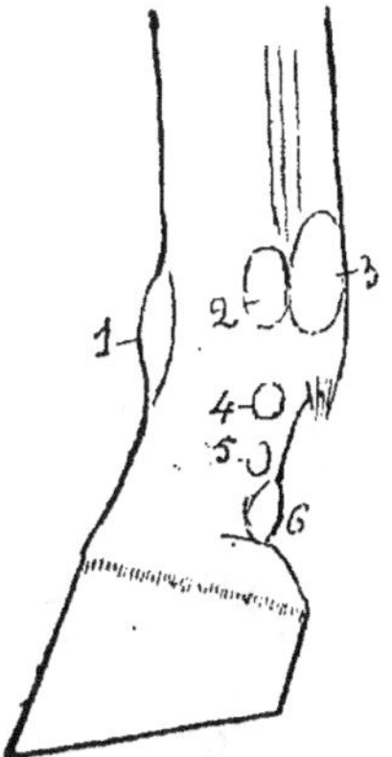

Fig. 25. — *Schéma de l'emplacement de l'hygroma et des molettes de la région digitée.* (Lesbre, *Extérieur du cheval*).

1, hygroma; 2, mollette articulaire; 3, mollette du cul-de-sac supérieur de la synoviale grande sésamoïdienne; 4, 5, petites mollettes des culs-de-sac latéraux de la même synoviale; 6, mollette du pli du paturon (cul-de-sac inférieur de de la gaine grande sésamoïdienne).

AU GRASSET

Il n'y a qu'un vessigon, c'est l'hydropisie de la synoviale de l'articulation fémoro-tibio-rotulienne.

Symptômes. — Quel que soit son siège, le vessigon se présente toujours sous forme de tumeur; l'articulation perd ses saillies osseuses et prend un aspect arrondi. Rien de plus facile alors à diagnostiquer, d'autant mieux que la boiterie vient toujours donner l'éveil et permettre de reconnaître le siège du mal.

Traitement. — Les douches d'eau froide, les bains de rivières n'ont pas d'effet dans ces diverses affections. Les compresses d'eau alunée, de solution de sulfate de fer, l'argile délayée avec du vinaigre, les emplâtres d'alun avec du blanc d'œuf tout inactifs, font perdre du temps et rendent souvent le mal chronique.

Il faut recourir d'emblée au Baume Caustique; et, dans ces divers

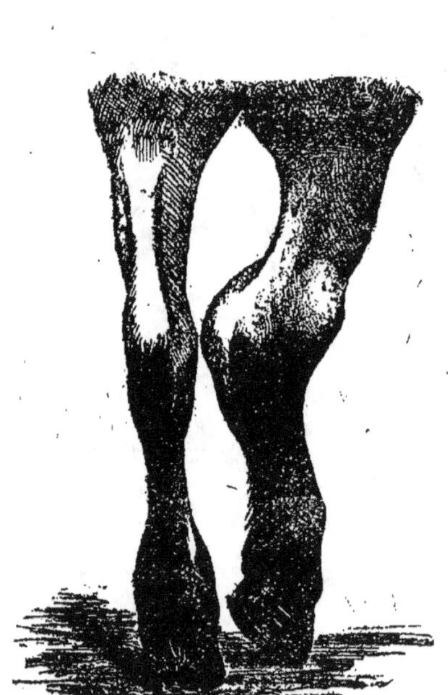

Fig. 27. — *Vessigon tendineux tarsien.*
(Cadiot et Almy).

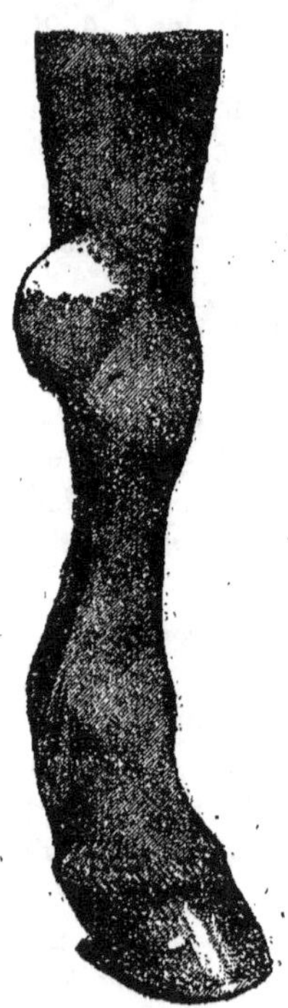

Fig. 28
Vessigon du genou.
(Cadiot et Almy)

cas, les cures obtenues à l'aide de cet agent sont tellement nombreuses que *nous pouvons affirmer que l'insuccès est l'exception.*

On frictionne le jarret ou le genou avec la brosse de crin fortement imbibée de Baume Caustique, en ayant bien soin de ne pas frictionner dans les plis du genou ou du jarret afin d'éviter les crevasses. On ne doit pas craindre d'en user largement, et on recommence le lendemain de façon à obtenir un écoulement très abondant de sérosité. Le Baume Caustique agit ici comme substitutif; il calme l'inflammation, modifie la sécrétion, et, en amenant à la surface de l'hydarthrose une infiltration œdémateuse du tissu cellulaire, exerce une compression efficace sur la tumeur. On peut faire suivre les frictions de deux ou trois applications de Baume Caustique faites à la main, tous les deux jours.

Quand les hydarthroses sont récentes, à l'état aigu, le Baume Caustique est le meilleur remède à leur opposer; mais elles sont souvent négligées et parfois deviennent *indurées*. C'est alors que l'emploi du Fondant Gombault est tout tracé. Ce merveilleux médicament, à la fois vésicant et fondant, fait disparaître promptement l'élément douleur et prépare la peau à l'absorption rapide des fondants qu'il contient. On comprendra d'ailleurs qu'il doit facilement faire disparaître les indurations puisque son mérite va jusqu'à la disparition des tumeurs osseuses (Voir *Exostoses*).

Il ne faudra jamais utiliser l'eau froide pour atténuer les effets de l'inflammation produite par le Baume Caustique. Dans ce cas comme dans tous les autres, pour activer la chute des croûtes, employer l'huile ou les lotions tièdes d'eau savonneuse. Avec le Fondant Gombault, on doit laisser les croûtes tomber d'elles-mêmes.

Maladies des synoviales articulaires

ARTHRITE AIGUE

Étiologie. — L'arthrite aiguë est une inflammation des articulations sans blessure de la synoviale. Elle reconnaît pour causes les contusions violentes, les chutes, les entorses, luxations, fractures épiphysaires.

On peut observer des *arthrites infectieuses* dans le cours de la morve, de la gourme, de la tuberculose, de l'infection purulente.

Symptômes. — Tuméfaction chaude, douloureuse; engorgement volumineux; boiterie très forte. Parfois, il survient de la suppuration (arthrite traumatique).

Traitement. — Au début, recourir aux réfrigérants (bains, douches, lotions astringentes) : lorsque la douleur est atténuée, hâter la résorbption des liquides épanchés par des frictions de Baume Caustique Gombault au niveau de l'engorgement.

HYDARTHROSES

Étiologie. — L'accumulation dans une cavité articulaire de synovie plus ou moins modifiée — l'hydarthrose — est particulièrement fréquente aux articulations dont le fonctionnement est actif: genou, grasset, boulet, jarret.

Symptômes. — Généralement, l'hydarthrose se développe lentement sans symptômes inflammatoires et sans boiterie dans les premiers temps. Bien formée, elle a l'aspect d'une tumeur molle, fluctuante, placée au niveau d'une articulation, de volume variable suivant le degré de distension de la séreuse.

Cliniquement, il y a augmentation de volume de la région; l'articulation perd sa netteté, sa sécheresse; des bosselures remplacent les creux observés à l'état normal.

Sous l'influence du travail, les tumeurs grossissent et s'indurent; on peut observer une boiterie due à la gêne fonctionnelle articulaire; après un exercice sévère, les dilatations synoviales sont chaudes douloureuses et provoquent une claudication forte.

Au repos le membre malade prend une position spéciale, facilitant la dilatation de la synoviale.

Le diagnostic est généralement facile; on fera la différence avec les hygromas et les hydropisies tendineuses en tenant compte des saillies synoviales qui doivent se trouver en des points spéciaux toujours les mêmes.

Les points où cette affection se montre le plus ordinairement sur le cheval sont les suivants :

A la face antérieure et interne du jarret (*vessigon articulaire ou hydarthrose du jarret*);

Au creux du jarret (*vessigon proprement dit*);

A la face interne et antérieure du jarret (*vessigon articulaire général*);

Au grasset, en avant de la rotule (*vessigon rotulien*); ce dernier est très rare;

Au genou à la face antérieure (*vessigon carpien*);

A la même articulation, à l'extrémité inférieure de l'avant-bras, à 8 ou 10 centimètres du genou, dans le creux latéral (*vessigon du genou*);

Au-dessus du boulet, de chaque côté des tendons fléchisseurs du pied.

Les *mollettes articulaires du boulet*, les plus fréquentes, sont la manifestation extérieure de l'inflammation chronique de la synoviale de l'articulation métacarpo ou métatarso-phalangienne, se traduisant par l'hydropisie du volume d'une noix, située de chaque côté du boulet, entre le métacarpien ou le métatarsien et le suspenseur du boulet; elles se rencontrent également dans le paturon, le long des ligaments sésamoïdes.

A l'appui, ces hydropisies sont dures tendues, plus ou moins apparentes; au soutien, le membre étant levé, ces tumeurs sont molles et fluctuantes.

Les *mollettes articulaires du genou* se dénoncent sur le membre à l'appui par l'apparition de deux ou trois nodosités, de la grosseur d'une noix ou d'une noisette, entre les tendons extenseurs des phalanges et du métacarpe, vers le milieu à peu près de la face antérieure du genou.

Le vessigon articulaire du jarret est accusé par trois tumeurs : la première existe dans le pli du jarret et un peu sur le côté interne, les deux autres sont situées en arrière entre le tibia et le tendon perforant.

Le pronostic des hydarthroses varie avec le développement de la tumeur de son degré d'induration qui provoquent une gêne articuaire et une boiterie plus ou moins intense.

Traitement. — Quand les hydarthroses sont à l'état aigu, le Baume Caustique est le meilleur remède à leur opposer et généralement deux frictions suffisent.

On peut même dire que c'est le remède par excellence, attendu qu'il calme l'inflammation, modifie la sécrétion, et, en amenant à la surface de l'hydarthrose une inflammation œdémateuse du tissu cellulaire, exerce une compression efficace sur la tumeur. Nous parlerons d'ailleurs de ses effets à chaque article particulier.

Mais les hydarthroses sont souvent négligées parce qu'elles ne font pas toujours boiter le cheval, ou du moins pas assez pour suspendre son service; et alors elles sont susceptibles de devenir indurées.

Dans ce cas, nous ne pouvons recommander un agent plus actif et plus fidèle que le Fondant Gombault, exempt dans tous les cas de l'inconvénient de tarer les animaux, et, double avantage vésicant et fondant il fera complètement disparaître l'induration. On peut comprendre facilement que notre affirmation ne peut être mise en doute quand on a lu à notre article *Exostoses*, ce même remède jouissant de la précieuse propriété de faire fondre les tumeurs osseuses. Le mode d'emploi, des plus simples, une seule friction, d'une durée de quinze à vingt minutes suffit généralement pour obtenir la guérison.

CONTUSIONS DES ARTICULATIONS

Symptômes. — Leur gravité dépend de la nature des tissus intéressés, de l'épaisseur des couches musculaires qui entourent l'articulation. Toujours une inflammation locale plus ou moins vive se développe dans la peau et les tissus sous-jacents; elle s'étend quelquefois profondément, jusqu'aux ligaments, à la synoviale, aux os.

La région est chaude, douloureuse, engorgée.

Traitement. — Pour les contusions légères, recourir aux réfrigérants (douches, compresses astringentes). Lors de contusion grave, immobiliser la région et favoriser la réparation des tissus par des frictions répétées de **Baume Caustique Gombault**.

PLAIES PÉRI-ARTICULAIRES

Pour éviter des complications graves (arthrite suppurée), instituer un traitement antiseptique (Lysol 1 p. 100) et faire autour de la région malade des applications de Baume Caustique Gombault.

ENTORSES

Étiologie. — L'entorse reconnaît pour causes principales les violences extérieures, les chutes, les glissades, les contractions musculaires énergiques, l'appui d'un membre à faux, etc.

Symptômes. — Selon son degré, l'effort détermine une distension ou une déchirure partielle des ligaments, quelquefois aussi de la synoviale, et un épanchement sanguin plus ou moins abondant.

La jointure lésée est bientôt le siège d'une tuméfaction chaude, un peu œdémateuse très sensible à la pression. La boiterie est forte; souvent le membre est soustrait à l'appui; contrairement aux fractures et aux luxations, sa conformation générale et sa longueur ne sont pas modifiées.

Traitement. — Le traitement consiste à atténuer au début les symptômes inflammatoires par les bains prolongés, l'irrigation continue ou bien par les pansements humides : étoupades épaisses placées sur l'articulation, maintenues en place par une bande, et arrosées, toutes les deux heures d'eau tiède blanche; favoriser ensuite

la résorption des exsudats épanchés par le massage exécuté avec la
main enduite de vaseline, dans le sens du courant veineux, ou bien
par la compression modérée exercée à l'aide d'une bande élastique.

Substituer à l'emploi de ces traitements compliqués et qui, souvent
donnent des résultats aléatoires, les frictions de Baume Caustique
sur la région malade. Elles immobilisent l'articulation et — avantage
précieux — préviennent, par leur effet substitutif et résolutif, les
complications graves (périostoses diverses).

Parmi les entorses le plus fréquemment observées chez le cheval
citons :

1º *Effort de boulet* ou *entorse;*
2º *Effort de cuisse* ou *de hanche, allonge;*
3º *Effort d'épaule* ou *écart;*
4º *Effort de genou;*
5º *Effort de grasset;*
6º *Effort de jarret;*
7º *Effort de reins* ou *tour de reins.*

L'entorse du boulet. — Lésion des plus fréquentes, observée à
la suite d'une glissade, d'un faux-pas ne résiste jamais à l'action du
Baume Caustique, qui, en outre, prévient les complications de
bouleture.

Dès les premiers symptômes, faire une énergique friction de
Baume Caustique, et, selon les indications, la renouveler vingt-
quatre heures après. Indépendamment de son action résolutive
puissante, ce produit a l'avantage, du fait de la douleur et de l'abondante sécrétion cutanée, d'immobiliser l'articulation, condition
indispensable pour obtenir la guérison.

L'écart de l'épaule, caractérisé par le mouvement de « faucher »
(port du membre à l'extérieur) nécessite une large friction de Baume
Caustique à la brosse de crins depuis le garrot jusqu'à l'avant-bras;
utiliser, si nécessaire, un flacon entier, et renouveler, vingt-quatre
heures après, la friction.

ENTORSE LOMBAIRE. TOUR DE REINS

Symptômes. — Dans le tour de rein, consécutif à une glissade, à
une chute sur le sol, la colonne dorso-lombaire a perdu sa rigidité
normale et provoque la dysharmonie entre l'impulsion des membres postérieurs et l'action des antérieurs. Au repos, les membres
postérieurs sont écartés; le train de derrière est vacillant; la sta-
tion debout et le relever sont difficiles.

C'est surtout pendant la marche que le défaut de rigidité de la colonne vertébrale est manifeste : le sujet relève très peu les membres postérieurs et fléchit à peine les jarrets. A l'allure du trot, les membres postérieurs se croisent, se heurtent, sont déjetés en dehors et les chutes sont imminentes à chaque foulée; parfois le train postérieur s'affaisse et se relève immédiatement. Le travail en cercle et le reculer sont difficiles, parfois impossibles.

Dans certains cas, des troubles locaux peuvent s'observer (tuméfaction et sensibilité de la région lombaire).

Le pronostic est grave en général.

Traitement. — Le traitement consiste à recourir à l'immobilisation complète du sujet, dans un appareil à suspension, et à utiliser la révulsion locale à l'aide de frictions successives, à vingt-quatre heures d'intervalle, de Baume Caustique.

LUXATIONS

Étiologie. — Les luxations sont caractérisées par un déplacement anormal et permanent des extrémités articulaires. Les causes déterminantes sont la violence extérieure et la contraction musculaire.

Symptômes. — La luxation est dite *complète* quand les surfaces osseuses n'ont plus aucun rapport de contiguïté; elle est *incomplète*, lorsque ces surfaces sont encore en contact dans une étendue variable.

Selon l'intensité de la cause qui a déterminé la luxation traumatique, celle-ci est accompagnée de désordres plus ou moins graves, de déchirures de ligaments, de la synoviale, de contusion, d'écrasement des cartilages épiphysaires ou de fracture. La cavité articulaire peut être mise en communication avec l'extérieur.

Le membre malade est raccourci ou allongé, soustrait à l'appui ou traîné sur le sol. La jointure luxée est déformée et endolorie, fort sensible à la palpation; elle est le siège d'une mobilité anormale, limitée en direction et en amplitude, toute différente de celle des fractures; la crépitation caractéristique de ces dernières fait défaut.

Traitement. — Trois indications principales dominent la thérapeutique des luxations : 1° opérer la réduction; 2° prévenir la récidive; 3° combattre les complications.

Il est préférable d'employer le Baume Caustique que d'appliquer des bandages, des éclisses, des bandes, des courroies; on peut dire que même c'est souvent impraticable.

Les frictions de Baume Caustique provoquent un gonflement

inflammatoire qui tient lieu de bandage, en comprimant les tissus et en immobilisant l'articulation. Après quinze ou vingt jours de traitement, de repos absolu, la peau s'est épaissie, l'articulation est singulièrement affermie, les ligaments entourant l'articulation reprennent la force nécessaire permettant au cheval de faire quelques promenades, d'abord légères, et de le remettre progressivement au travail.

Au besoin même, s'il n'y avait que demi-succès, il n'y aurait indication de recommencer le même traitement.

Parmi les luxations observées le plus fréquemment chez le cheval, citons la luxation de la hanche, du boulet et de la rotule.

ACCROCHEMENT DE LA ROTULE

Étiologie. — Cet accident est fréquent sur les poulains, particulièrement chez les sujets vigoureux par suite de contractions musculaires violentes.

La cause déterminante au repos ou pendant la marche réside dans une disposition spéciale de la trochlée fémorale, de la disparition du tissu adipeux siégeant sous les ligaments tibio-rotuliens, de la sécheresse de la jointure, etc. La rotule s'accrochant sur la lèvre interne de la trochlée fémorale se trouve maintenue en place par les ligaments tibio-rotuliens interne et moyen.

Symptômes. — La boiterie du membre lésé est très intense ; durant la marche, il reste rigide, étendu dans une direction oblique en arrière, la pince du pied traînant sur le sol ; la flexion d'un angle articulaire quelconque est impossible.

Au bout de quelques pas, on peut entendre un bruit sec, annonçant le décrochement de la rotule ; la boiterie disparaît, le cheval reprend son allure normale. Plus tard, dans un délai variable, l'accident se reproduit sans cause apparente.

Traitement. — Il suffit parfois de faire trotter le cheval pour faire disparaître l'accrochement rotulien. Si ce moyen ne réussit pas, on fixe une plate-longe dans le paturon du membre malade, on la passe sur le jarret ou sur le dos et on la confie à deux aides qui portent le membre en avant ; l'opérateur, avec la paume de la main, refoule la rotule en bas et en dedans. Si le sujet réagit trop, il est préférable de le coucher et de l'anesthésier. On préviendra le retour de l'accident par une friction de Baume Caustique sur la région rotulienne.

FATIGUE DES EXTRÉMITÉS

Engorgements des Membres

Symptômes. — Sous l'influence de la fatigue, du surmenage, fréquemment les membres du cheval, à leur partie inférieure (canon, boulet, couronne), présentent des engorgements plus ou moins volumineux. En même temps, on constate dans les allures, surtout au début, des signes de raideur accusée. Votre cheval est évidemment fatigué.

Si vous le poussez, il sera fourbu; l'usure est proche.

Appliquez le Baume Caustique en frictions sur les œdèmes les infiltrations et vous sauverez votre cheval. Quelques bains de rivière, dix à douze jours après l'effet des frictions termineront le traitement.

Nous conseillons, quand les quatres membres seront malades à la fois, de ne jamais les entreprendre d'un seul coup, car alors l'appui deviendrait impossible et on pourrait rendre le cheval fourbu. On frictionne deux jambes seulement, en diagonale, une devant et une derrière ; et après huit, dix quinze jours, un mois si l'on veut, on frictionne les deux autres.

Traitement. — Hâter la résolution de ces engorgements, qui ont une tendance à passer à l'état chronique, par les frictions de Baume Caustique sur toute la région malade.

Si l'engorgement siège sur les quatre membres, pour éviter un appui douloureux, commencer le traitement par un bipède diagonal; après huit à dix jours, traiter l'autre bipède.

MALADIES DU PIED

Généralités

L'axiome « pas de pied, pas de cheval » est consacré par une longue pratique.

Toutes les qualités du cheval sont, en effet, considérablement amoindries et quelquefois même entièrement annihilées par la mauvaise conformation ou les altérations accidentelles de la boîte cornée.

Parmi les influences qui prédisposent aux maladies du pied, il faut mentionner en première ligne, les vices de conformation de cet organe : pieds plats, larges ou combles, à talons bas ou à corne mince; pieds cagneux ou panards, pieds de travers, etc.

Sous le rapport de la symptomatologie, presque toutes les affections du pied ont pour manifestation, dès le début, une claudication dont l'intensité est en rapport avec la gravité des lésions qu'elles dénoncent et qui varient depuis la *feinte* jusqu'à l'impossibilité de l'appui sur le membre souffrant, boiterie presque toujours plus accusée sur un terrain dur, que sur un sol meuble. Le cheval qui souffre des deux pieds antérieurs ou postérieurs, limite les mouvements de projection et d'élévation des membres, les foulées sont raccourcies, il *rase le tapis*.

Au repos, le membre, dont le pied est endolori, n'est pas dans l'attitude normale, il ne remplit pas sa fonction de support. S'il s'agit d'un membre antérieur, tantôt il est étendu, le sabot reposant sur le sol par toute sa surface plantaire; tantôt il exécute d'incessants mouvements alternatifs en avant et en arrière, il *gratte le tapis*; tantôt, il est à demi-fléchi, l'appui de l'ongle ne se fait qu'en pince, ou il est agité par des lancinations.

En procédant à l'examen du pied, on constate presque toujours des lésions spécifiques : décollement partiel du biseau ou du bord plantaire, écoulement de sang, de sérosité ou de pus, fistule coronaire ou plantaire, fissure ou cercles de la muraille, absence d'un rivet ou situation au-dessus des autres, présence d'un corps étranger dans les lacunes du pied, bombement ou perforation de la sole, resserrement des talons, atrophie ou destruction partielle de la fourchette.

Les affections inflammatoires aiguës du pied s'accompagnent toujours de douleur et de chaleur, quelquefois de tuméfaction et de rougeur. La chaleur est nettement perçue en appliquant sur la muraille la paume de la main et en examinant comparativement les deux sabots congénères.

La douleur toujours très accusée sera dénotée par la percussion légère du pied souffrant, de la pince vers les talons, d'un côté ou de l'autre, ou sur la région plantaire; l'examen portera comparativement sur le pied congénère. Quand on procède à l'enlèvement du fer, les percussions du brochoir sur les rivets, les pressions exercées sur la sole par les tricoises, les efforts de traction pour arracher le fer, exaltent la douleur et déterminent des mouvements de retrait du membre.

Le diagnostic des lésions du pied ne peut être établi que par une exploration minutieuse du sabot; nous allons en indiquer brièvement la technique opératoire.

Le fer détaché, le pied doit être paré jusqu'à ce que la corne plantaire cède facilement aux pressions exercées sur elle. Alors on le serre méthodiquement sur toute sa circonférence entre les mors des tricoises, appliqués l'un sur la face externe de la paroi et l'autre sur la sole. Sous l'influence de ces pressions, qui doivent être partout égales, l'animal manifeste par le retrait de son membre, ou bien une douleur diffuse dans toute l'étendue de la boîte cornée, ou bien une sensibilité locale plus accusée.

En parant l'ongle, il importe d'examiner avec attention la fourchette et les lacunes et les lieux d'élection des corps vulnérants qui pénètrent dans le pied. La mensuration peut révéler des modifications éprouvées par le sabot et passées d'abord inaperçues, notamment la diminution partielle ou totale du pied; nous ne saurions trop recommander cette méthode.

BLEIME

Définition. — Les contusions de la base du talon — les bleimes — sont assez communes chez le cheval.

Etiologie. — Les bleimes sont plus fréquentes aux pieds antérieurs qu'aux postérieurs, au talon interne qu'à l'externe; elles se rencontrent souvent dans les pieds encastelés, à talons hauts, comme dans les pieds plats à talons bas, fuyants, écrasés, à corne mince.

Mais le grand facteur étiologique est la mauvaise ferrure et le parer irrationnel (affaiblissement des talons, des barres, de la fourchette).

Symptômes. — Les symptômes consistent en une infiltration ecchymotique de la corne profonde des régions postérieures de la sole (*bleime sèche*), quelquefois de la sérosité infiltre la corne (*bleime humide*); si le foyer inflammatoire est infecté, on constate du pus (*bleime suppurée, compliquée*).

Dans ces derniers cas la boiterie est toujours intense, le pied est chaud et sensible particulièrement au talon; l'amincissement de la barre et de l'extrémité de la sole décèle des symptômes objectifs : infiltration hémorragique, séreuse ou purulente du tissu corné.

Le pronostic est subordonné à la nature des lésions. Tandis que les formes sèches et humides guérissent facilement, les autres sont ordinairement graves, et d'autant plus que les altérations seront plus étendues et plus profondes.

Traitement. — Le traitement préventif réside tout entier dans les règles de la ferrure et de l'hygiène du pied comportant les onctions journalières du sabot avec l'**Onguent de pied Gombault** qui exerce une action spécifique sur l'élasticité et la souplesse de la corne. Pour les pieds à talons bas, assurer l'appui de la fourchette par l'usage d'un fer à éponge mince; pour les pieds encastelés et à talons hauts, utiliser le fer à éponge mince, le fer à lunette, etc.

Le traitement curatif comporte l'amincissement de la base du talon malade; puis utiliser les compresses humides antiseptiques (Lysol 1 %) ou les émollients (cataplasmes) ou recouvrir la corne amincie d'un pansement à l'onguent de pied.

Le traitement des bleimes suppurées ou compliquées est du domaine chirurgical.

SEIME

Définition. — Fente longitudinale qui survient au sabot des animaux et qui suit la direction des tubes cornés.

Etiologie. — La seime survient le plus souvent par la sécheresse du sol et des pieds, la mauvaise ferrure et, disons-le aussi, par la mauvaise habitude de certains maréchaux de râper la muraille des sabots. Les blessures de la cutidure sont aussi une cause.

Symptômes. — La fente de la corne est visible, elle occasionne des boiteries souvent assez intenses pour empêcher de mettre le cheval en service.

La *seime* peut exister *en pince* ou *en quartier* (fig. 29) (*seime quarte*); les premières plus fréquentes aux pieds de derrière, les

secondes, au contraire, attaquant plutôt le quartier interne des
pieds de devant. Dans les premières, la fente de la seime s'ouvre au
moment du lever et se ferme lors de l'appui du pied; le contraire a
lieu pour la seime quarte.

Traitement. — Dès que la boiterie trahit la seime, ou dès que la
fissure est produite, il faut songer au traitement.

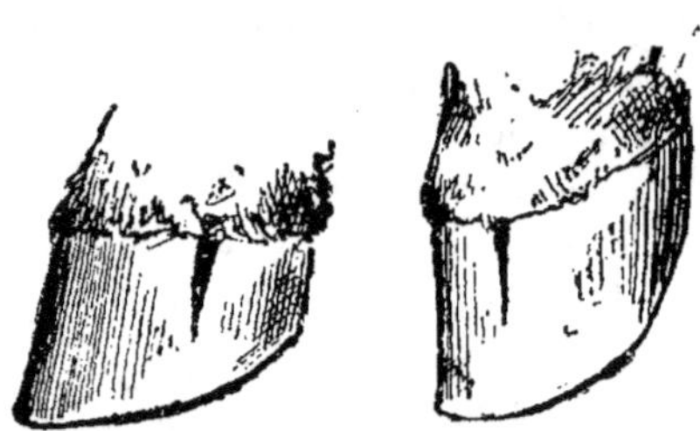

Fig. 29. — *Seimes.*

On a souvent employé
les courroies en cuir, les
tours de bande, les fils de
fer en spirale, les forts
pinçons aux fers sur le
devant, les demi-cercles de
fer avec crampons rabat-
tus, les clous brochés dans
le sabot, en travers de la
fente, etc...

Mais, à notre avis, le
meilleur traitement con-
siste en l'amincissement de la corne avec cautérisation et frictions
révulsives de Baume Caustique sur la couronne pour modifier la
vitalité du tissu sécréteur de la corne et activer une sécrétion normale.

La veille de l'opération, mettre le pied dans un bon cataplasme
de farine de lin. Après un lavage à l'eau tiède, on essuie le pied
et on amincit la corne de chaque côté de
la fente, jusqu'à pellicule avec la rénette;
quand la seime ne s'étend pas jusqu'au
bord inférieur de la muraille, on fait deux
rainures obliques qui se réunissent à leur
partie inférieure et forment un V, au-dessous de la fente longitudinale de la seime,
pour que cette dernière ne puisse plus
s'agrandir et pour éviter le pincement.
Quand cette opération est faite, on trempe
les barbes d'une plume dans la liqueur de

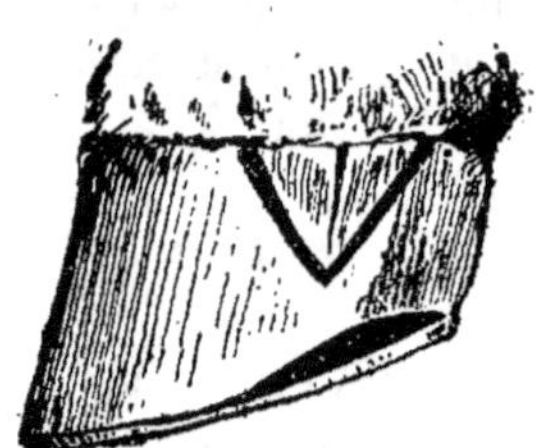

Fig. 30. — *Seime.*

Villatte et on touche légèrement toute la partie longitudinale de la
fente. On fait autour de la couronne une friction de Baume Caustique ayant pour but de produire un engorgement général du bourrelet et une augmentation de sécrétion de la corne.

Enfin on panse la seime avec des plumasseaux imbibés de Baume
Caustique et on fait un bandage avec de la tresse, tout autour du
pied, en serrant fortement, afin de prévenir la formation de cerises.
On enlève une partie du quartier correspondant à la seime pour que

le sabot ne porte pas sur le fer et on applique un fer à planche ou un fer ordinaire très fort en branche. Il est nécessaire, dès que le bandage est enlevé, de tenir toujours le pied bien gras en y appliquant une couche épaisse d'onguent de pied.

Ce traitement s'applique aux deux sortes de seimes.

Lorsque le pied n'est pas souffrant et la boiterie nulle, nous conseillerons l'usage des agrafes de Vachette qui sont un excellent moyen mécanique et d'une application facile. Nous disons si la boiterie est nulle parce que si elle existait, elle serait certainement aggravée par l'emploi des agrafes.

Le traitement des seimes non compliquées comporte l'emploi des rainures, des traies de scie à la partie inférieure du bourrelet.

Mais l'indication primordiale consiste — et nous ne saurions trop insister sur ce point — à suractiver la sécrétion de la corne par des frictions de Baume Caustique et à empêcher sa dessication par des onctions avec l'onguent de pied Gombault. Sous l'influence de ce traitement, suffisamment prolongé, du fait de l'hypersécrétion cornée, la seime se comble et la guérison complète est obtenue sans indisponibilité du cheval.

ENCASTELURE

Définition. — Altération du pied caractérisée par un rétrécissement du sabot dont la sole devient concave et les talons élevés; les tissus vivants sont alors atrophiés, comprimés.

Etiologie. — Les causes tiennent souvent à un état de prédisposition tion chez les chevaux fins dont le sabot est sec et petit, chez les chevaux de montagne quand ils sont ferrés trop jeunes. L'encastelure ne se rencontre que dans les villes où les chevaux battent le pavé, dont les pieds ne sont pas graissés; elle affecte principalement les membres anté-

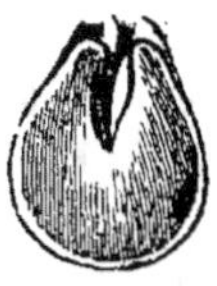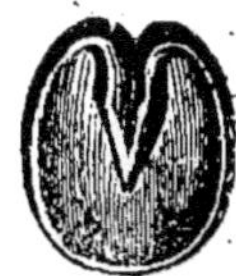

Fɪɢ. 31.

Face inférieure   *Face inférieure*
d'un pied normal   *d'un pied encastelé*

rieurs, parfois un seul pied, quelquefois un seul côté du pied et de préférence alors le côté interne.

La sécheresse du temps et du sol que foulent les animaux, les écuries pavées, la litière sèche, et disons-le aussi, la mauvaise ferrure et le trop long séjour à l'écurie sans travailler, le renouvellement trop peu fréquent de la ferrure sont encore des causes directes de l'encastelure.

La paroi a besoin d'humidité, la corne étant essentiellement hygrométrique; non seulement cette région, mais aussi et surtout la fourchette et le périople, bandelette épidermique qui continue la fourchette et contourne les talons.

Ces indications hygiéniques, qui tiennent sous leur dépendance directe l'intégrité du pied, seront réalisées par l'emploi journalier de l'onguent de pied Gombault qui exerce une action spécifique sur la corne en lui conservant sa souplesse et son élasticité.

Une autre maladie du pied porte le nom de *fausse encastelure*; elle

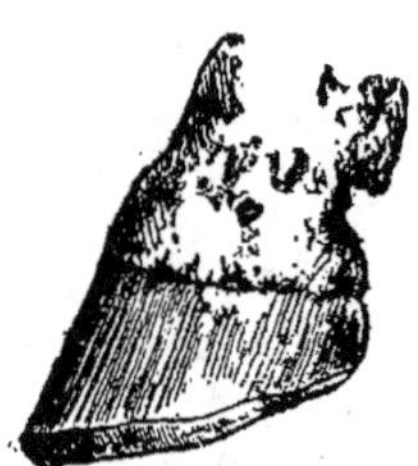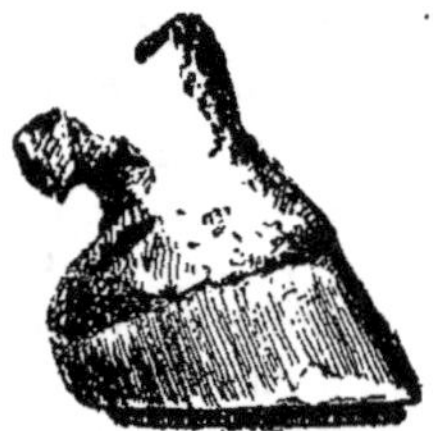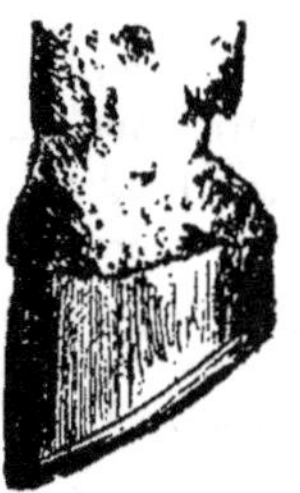

Fig. 32. — *Encastelures.*

a les mêmes causes que la vraie et n'en diffère que parce qu'elle affecte les talons au lieu d'affecter tout le pied.

Ces deux maladies demandent des soins attentifs et prévoyants car elles peuvent engendrer : la *fourbure*, les *seimes, bleimes sèches, formes*, la *nerf-férure*, l'*ossification du cartilage du pied*, la *bouleture*, la *maladie naviculaire*, etc.

Traitement. — Le traitement comporte : 1° l'emploi des fers qui assurent l'appui de la fourchette — l'étau dilatateur naturel du pied — (fer à croissant, à lunette, fer Charlier, fer Thary, etc.); 2° l'emploi des fers expansifs ou dilatateurs (fer à pantoufle ou à ajusture contraire); 3° les appareils dilatateurs (dilatation maxima mensuelle de 1 cm. 1/2); 4° les rainures et l'amincissement dans la région des quartiers.

Dans tous les cas, il y a lieu, et l'indication est formelle, de suractiver la sécrétion cornée par des frictions de Baume Caustique au niveau de la couronne et du bourrelet. Ces applications seront faites à huit à dix jours d'intervalle. Judicieusement employées et associées aux modes de traitement indiqués ci-dessus, particulièrement à l'amincissement dans la région des quartiers, elles feront récupérer au pied sa forme normale compatible avec l'utilisation régulière des sujets.

Le traitement préventif consiste dans l'emploi journalier de l'onguent de pied Gombault permettant au sabot de conserver ses propriétés hygiéniques.

MALADIE NAVICULAIRE

Définition. — La maladie naviculaire consiste essentiellement en une inflammation chronique des tissus entrant dans la constitution de l'appareil sésamoïdien (petite gaine sésamoïdienne, os naviculaire, aponévrose plantaire).

Symptômes. — Le premier symptôme est le port du membre en avant de la ligne d'aplomb; au repos, le cheval *pointe*. Au début du travail, on peut observer déjà une certaine hésitation dans l'appui, l'animal *craint*. Au bout d'un temps variable la boiterie apparaît, plus accusée sur un terrain dur; elle est d'abord intermittente, elle s'atténue et souvent disparaît après quelques instants d'exercice.

Le sabot — contrairement aux autres affections du pied — n'offre ni chaleur, ni sensibilité; dans la suite, les lésions progressent, la boiterie s'accentue et devient permanente; le pied *rase le tapis*.

Le pronostic de l'affection est grave.

Prophylaxie. — Les moyens préventifs comprennent toutes les indications recommandables pour conserver l'intégrité du pied dans sa forme, sa résistance et dans son fonctionnement.

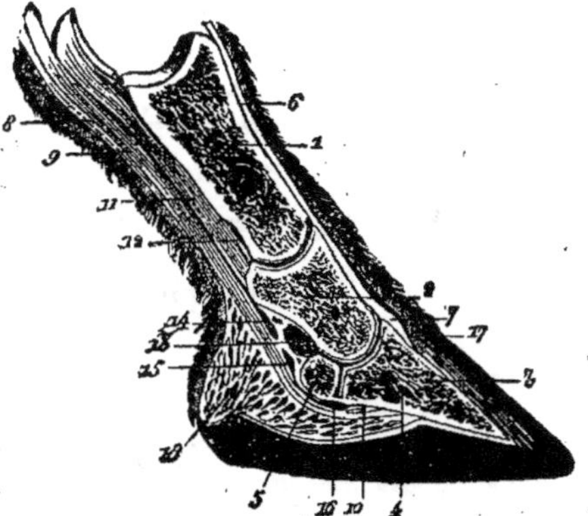

Fig. 33. — *Coupe longitudinale et verticale de la région digitée.*

1, première phalange; 2, deuxième phalange; 3, troisième phalange; 4, sinus semi-lunaire de cette dernière; 5, petit sésamoïde ou *os naviculaire*; 6, tendon de l'extenseur antérieur des phalanges; 7, son insertion; 8, tendon du perforé; 9, tendon du perforant; 10, son insertion à la 3e phalange; 11, ligaments sésamoïdiens inférieurs; 12, cul-de-sac postérieur de la première synoviale inter-phalangienne; 13, cul-de-sac de la deuxième; 14, cul-de-sac inférieur de la grande gaine sésamoïdienne; 15, cul-de-sac de la petite gaine sésamoïdienne; 16, cul-de-sac inférieur de la même; 17, coupe du bourrelet; 18, coupe du coussinet plantaire.

(A. Chauveau et S. Arloing, *Traité d'anat. comp. des animaux domestiques*).

Les applications journalières d'Onguent de pied Gombault résolvent pratiquement et hygiéniquement toutes ces indications.

Traitement. — A l'emploi des rainures longitudinales sur chaque quartier et surtout à la névrotomie (section des nerfs du pied), nous ne saurions trop recommander — vu son efficacité — le traitement suivant : faire à la brosse de crin une friction très énergique de Baume Caustique sur la couronne, le paturon, en empiétant même sur le boulet. Vingt-quatre heures après, renouveler la friction.

Vers le 8e ou le 10e jour, si le cheval présente encore une sensibilité diffuse du pied, se traduisant par de la raideur, faire, à intervalle de vingt-quatre ou quarante-huit heures, deux nouvelles frictions de Baume Caustique.

L'observation ci-dessous, parmi tant d'autres, publiée par M. Garnot, rapporteur de la Société des Agriculteurs d'Avranches (Manche) montre le pouvoir curatif puissant du Baume Caustique dans cette affection si tenace.

« *Avec le Baume Gombault, j'ai obtenu personnellement des résultats extraordinaires, entre autres celui de la guérison radicale d'une jument de chasse atteinte de mal naviculaire, et cela après un traitement de soins réguliers, sans avoir entravé le travail exigé de cette jument* ».

Dans la suite, mettre le cheval en service modéré, surveiller la ferrure, amincir les talons qui doivent être flexibles, appliquer l'onguent de pied Gombault régulièrement à la face inférieure du sabot.

FOURBURE

Définition. — La fourbure est une congestion sanguine des tissus vifs sous-ongulés du cheval. Comme ces tissus vifs sont enfermés dans une boîte dure et résistante, il en résulte, par suite de leur gonflement, une compression très douloureuse et une maladie très grave.

Etiologie. — La fourbure peut provenir d'un excès d'alimentation, d'un travail inconsidéré, d'un repos prolongé par suite de maladies graves qui forcent les animaux à garder l'écurie. Les marches pendant les chaleurs, les manœuvres de cavalerie en été, l'action du fer qui comprime et resserre les pieds, l'usage des fourrages artificiels nouveaux, de l'orge en grain, du blé donné en vert ou en grain et les indigestions sont autant de causes prédisposantes. La fourbure peut également apparaître au cours de certains états morbides infectieux (*anasarque, pneumonie, fièvre typhoïde*) ou encore à la suite de *coliques*.

Symptômes. — Le pied devient très chaud, sensible; l'animal cherche à se soulager en rapprochant les quatre membres sous lui afin d'équilibrer le poids de son corps, et la douleur qu'il ressent réagit sur tout l'organisme. Parfois les deux pieds de devant sont seuls atteints; quelquefois, la fourbure affecte les quatre membres.

Le diagnostic est facile dès le premier jour; l'attitude de l'animal étant symptomatique.

Traitement. — Il est nécessaire d'enlever les fers qui doivent être brochés avec quatre clous pour éviter la compression. Cependant, il est quelquefois impossible de le faire, tellement l'animal souffre et se défend; dans ce cas, si la ferrure est bonne, bien faite, il vaut mieux laisser les fers.

Pratiquer la saignée générale, cinq à dix litres; ne jamais recourir à la saignée en pince.

S'il y a possibilité, faire prendre des bains jusqu'aux genoux, soit dans les bassins de la cour de ferme, soit dans des ruisseaux ou rivières, est excellent; on peut même promener l'animal dans l'eau pour que la marche accélère la circulation du sang dans le pied. Appliquer des cataplasmes de terre glaise arrosés de vinaigre ou des cataplasmes de farine de lin arrosés avec une solution de sulfate de fer; mais il faut fréquemment les renouveler à cause de la chaleur énorme du pied. Il est utile, autant que faire se peut, de promener le cheval sur un terrain gras, sur des gazons, sur la neige et de lui procurer une abondante litière à l'écurie; mais nous n'engageons pas de chercher à le suspendre, car on pourrait s'exposer à des complications du côté des poumons; mieux vaudrait forcer l'animal à rester couché; s'il avait trop de peine à se tenir sur ses membres, veiller à le changer de côté de temps en temps.

Au début, vers le 2e jour, on peut faire sur les membres des frictions irritantes d'essence de térébenthine, deux par jour dont il ne faut pas exagérer la durée; promener l'animal pendant l'effet de ces frictions.

Lorsque la fourbure a franchi les trois ou quatre premiers jours sans s'atténuer, malgré les soins donnés consciencieusement, comme il vient d'être expliqué, il est à craindre qu'il se forme un épanchement dans les tissus placés sous la corne.

Dans ce cas, faire à vingt-quatre heures d'intervalle deux frictions de Baume Caustique à la couronne et autour du paturon. Si l'animal est affecté des pieds de devant, frictionner depuis les sabots jusqu'aux genoux; s'il est affecté des pieds de derrière, frictionner jusqu'aux jarrets; s'il est fourbu des quatre jambes, frictionner une jambe de devant et une de derrière en diagonale; le lendemain, frictionner les deux autres et attendre deux ou trois jours pour faire à la main de légères applications à la couronne des quatre membres. Les frictions de Baume Caustique ont pour effet de dégorger les vaisseaux sanguins et lymphatiques, de ramener la circulation et de terminer la résorption des liquides extravasés. Dès lors, les bains froids ne conviennent plus, on doit les cesser et continuer, quatre jours après, les frictions, les cataplasmes de farine de lin.

A l'intérieur, administrer le sel de nitre, la crème de tartre, le sulfate de soude pour rendre le sang plus fluide et accélérer la circulation veineuse. Diète les premiers jours, boissons rafraîchissantes, lavements, bonnes couvertures.

— Il faut opposer à la fourbure un traitement sérieux et énergique

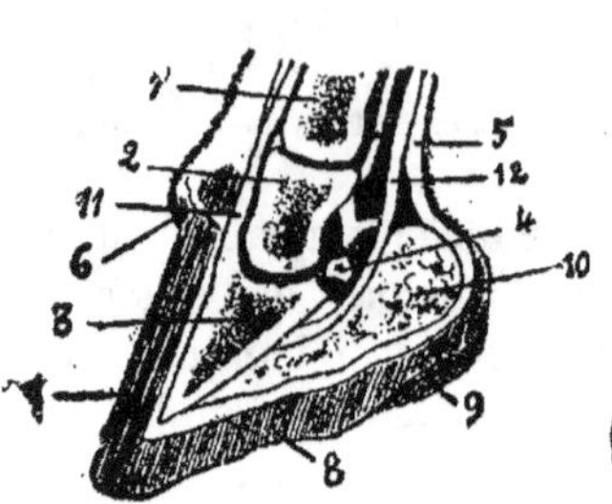

Fig. 34. — *Coupe d'un pied sain.*
Pour la légende voir fig. 39, p. 200.

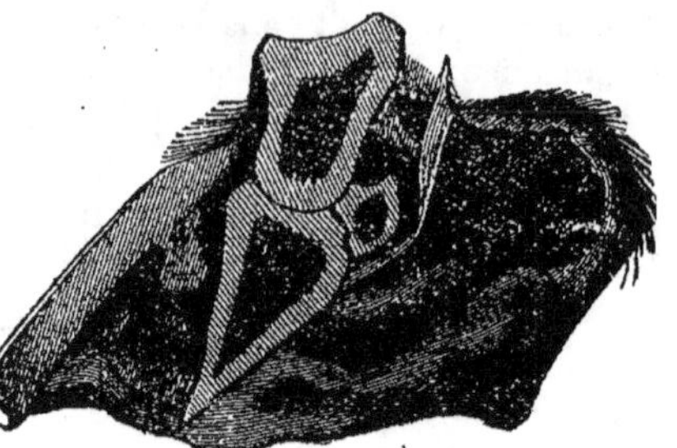

Fig. 35. — *Pied fourbu.*
(Hurtrel d'Arboval, *Dict. de méd.,*
de chir. et d'hyg. vétér.).

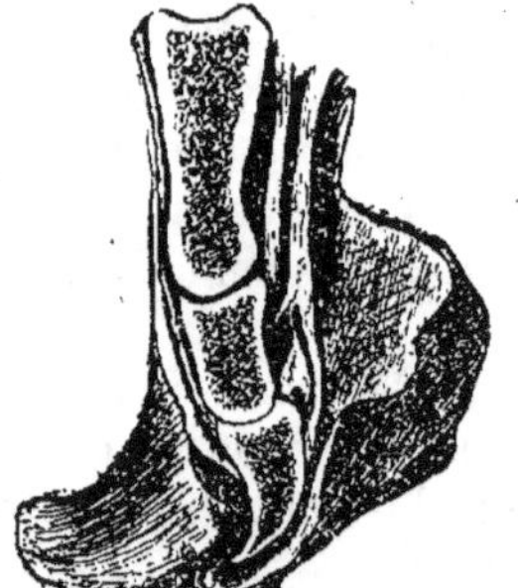

Fig. 36
Fourbure chronique.

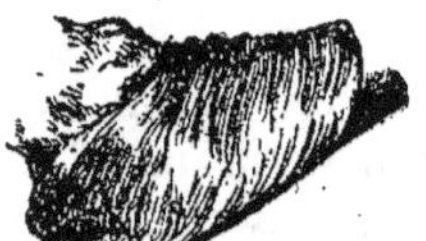

Fig. 37. — *Sabot* d'un cheval
atteint de fourbure chronique.

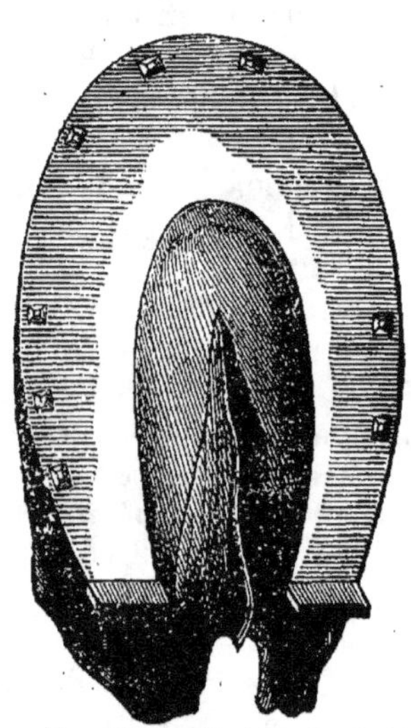

Fig. 38. — *Pied fourbu ferré.*

afin d'éviter le passage à l'état chronique, car alors on peut compter trois mois assurés de traitement et parfois un résultat aléatoire. Pour bien faire comprendre la terminaison de cette maladie, nous donnons ci-dessus le dessin d'un pied sain et celui de pieds fourbus (fig. 34 à 38).

On voit que la déviation de l'os du pied devient extrême, qu'il arrive à porter sur la sole, ne permet plus l'appui normal du pied et rend la marche très difficile et parfois impossible.

La corne pousse en couches superposées et le sabot devient ovale : l'os du pied forme coin, traverse la sole et force la corne à se relever en pince. L'abatage des animaux malades devient souvent nécessaire parce qu'ils deviennent incapables de marcher et qu'on ne peut plus les utiliser à aucun service.

Quand il y a déviation du pied, nous engageons à rogner la corne là où elle est exubérante, à la tenir souple au moyen d'onguent de pied dont on use largement, à faire tous les mois une friction de Baume Caustique autour de la couronne pour provoquer la sécrétion de la corne, et à appliquer un fer à couverture suffisante pour garantir toute la partie antérieure de la sole jusqu'à la pointe de la fourchette (fig. 38).

Au début de la maladie, lorsqu'il y a fièvre (ce qui est le cas le plus habituel), que le pouls est accéléré et rebondissant, que la température indiquée par le thermomètre varie entre 40° et même 41°, on doit s'attacher à la combattre.

Pendant toute la durée du traitement et même pendant la convalescence, donner en dissolution dans les barbotages du sel purgatif; mais cela ne dispense pas des bains froids, de l'application des cataplasmes de terre glaise ou de farine de lin, de la saignée, des frictions de Baume Caustique ni surtout de l'emploi journalier des onctions d'onguent de pied Gombault dans les conditions où nous les avons recommandées plus haut.

FOURCHETTE ÉCHAUFFÉE

Définition. — On appelle ainsi l'altération de la fourchette du pied des chevaux, altération qui se trahit par une humeur puriforme qui suinte dans la lacune médiane de la fourchette.

Etiologie. — La cause est le resserrement du pied, l'amaigrissement de la fourchette et le frottement de ses deux branches qui alors s'échauffent et se compriment.

Tels sont les caractères et les causes de la fourchette échauffée. La *fourchette pourrie* n'est que la suite de la précédente et n'en diffère qu'en ce que l'altération est portée à un degré plus intense.

Traitement. — Le traitement consiste à ouvrir les talons par les moyens indiqués pour l'encastelure et à introduire entre les deux branches de la fourchette des étoupes imbibées d'eau saturnée, de vinaigre, d'onguent égyptiac ou de vaseline lysolée.

Dans le cas de fourchette pourrie, maintenir la propreté des pieds, enlever les parties de corne altérées ou décollées et panser avec l'onguent de pied Gombault qui possède des propriétés antiseptiques puissantes.

Tenir le pied bien graissé avec cet onguent et donner une litière sèche.

La fourchette échauffée est quelquefois le symptôme de début d'une maladie grave : le crapaud.

CRAPAUD

Définition. — Cette affection est caractérisée par l'inflammation chronique et hypertrophique de la chair du pied, en débutant toujours au niveau de la fourchette.

Etiologie. — Cette maladie semble liée à un état constitutionnel.

Symptômes. — On constate un suintement dans les lacunes de la fourchette, se montrant à un ou plusieurs pieds. La corne ramollie, sécrète une matière séro-caséeuse, fortement odorante. Gagnant de proche en proche, elle altère les tissus qui s'hypertrophient : les villosités veloutées et les feuillets podophylleux forment des pinceaux, des fics qui, au lieu d'une corne tendant à devenir solide, sécrètent une humeur fétide. Ces sécrétions décollent la corne normale, et se font jour en un point quelconque du sabot, d'ordinaire dans les lacunes.

A ce moment, le sabot est déformé et s'évase dans la partie postérieure. A mesure que ce décollement s'accentue, il se forme des fics.

La boiterie est nulle ou peu sensible. Souvent le crapaud s'accompagne d'eaux aux jambes. Sa durée est longue et dans la majorité des cas, l'état général n'est pas altéré.

Traitement. — Raccourcir l'excédent de la corne, mettre bien à découvert les régions envahies; empiéter sur les parties saines; nettoyer, raser les fics.

L'indication primordiale à remplir consiste après avoir désinfecté les régions malades (Lysol 3 %) à modifier les fonctions sécrétoires des organes producteurs de la corne. Cette indication sera réalisée par l'emploi, en pansements compressifs, de la formule suivante :

> Baume caustique . . . . 325 grammes
> Acide sulfurique 175   —

Verser en plusieurs fois dans un vase en grès; par refroidissement, on obtient une pommade semi-fluide qui constitue un modificateur puissant de la sécrétion cornée.

Dès les premiers pansements, on constate une amélioration marquée, et dès la 3e application la guérison. Faire des onctions journalières d'onguent de pied Gombault sur la corne en voie de formation pour éviter sa dissécation et activer sa pousse.

Le traitement interne, pour éviter de nouvelles localisations, doit être utilisé : acide arsénieux 1 gramme par jour pendant trois semaines.

CRAPAUDINE

Définition. — *La crapaudine* ou *mal d'âne* est une inflammation chronique de l'organe sécréteur de la corne à l'origine de la muraille au-dessous de la réunion de l'ongle avec la peau; en un mot, c'est une affection qui résulte d'un vice de sécrétion du bourrelet.

Symptômes. — La corne, près de la couronne, se dessèche, se fendille et ne suit pas l'avalure normale; le bourrelet se boursoufle, les poils qui le recouvrent se hérissent et la compression que détermine l'amas d'une corne de mauvaise nature donne naissance à un suintement sanguinolent, séreux, le tout accompagné d'une vive sensibilité et de boiterie aiguë; le sabot, au lieu d'être lisse et poli, est rugueux, creusé de petits sillons tranversaux et le font ressembler, comme le dit M. H. Bouley, à l'écorce rugueuse d'un vieil arbre.

C'est une affection tenace, assez comparable au crapaud, très sujette à récidive et qui attaque particulièrement les ânes, les mulets. Son siège est ordinairement à la pince et à la mamelle, rarement aux quartiers.

Traitement. — Le traitement consiste à amincir la corne au-dessous du bourrelet, assez profondément et en demi-lune, en pince, jusqu'à la rosée, à cautériser le bourrelet avec un mélange de goudron et d'acide azotique ou d'eau de Rabel et à frictionner le bourrelet avec le Baume Caustique à plusieurs reprises. Le Baume Caustique détermine une sécrétion nouvelle de corne de bonne nature et l'avalure a lieu naturellement. Utiliser les pansements d'onguent de pied Gombault pour éviter la dissécation de la corne de nouvelle formation.

C'est chez l'âne qu'existe le véritable type de la crapaudine; et comme cet excellent et modeste serviteur n'est pas souvent l'objet d'une grande sollicitude et qu'il travaille moins que le cheval, il en résulte une déformation extraordinaire et lente du sabot; la paroi offre en pince, et dans toute sa hauteur, une surface raboteuse, sillonnée de stries transversales profondes et disposées en étage, et acquiert en même temps une épaisseur considérable.

Traumatisme
de la région plantaire

CLOU DE RUE

Étiologie. — On désigne sous le nom générique de « clou de rue » les différentes blessures que peuvent faire à la région plantaire des pieds du cheval les corps aigus ou tranchants dispersés à la surface du sol, notamment les clous, les débris de bouteille, les cailloux pointus, etc.

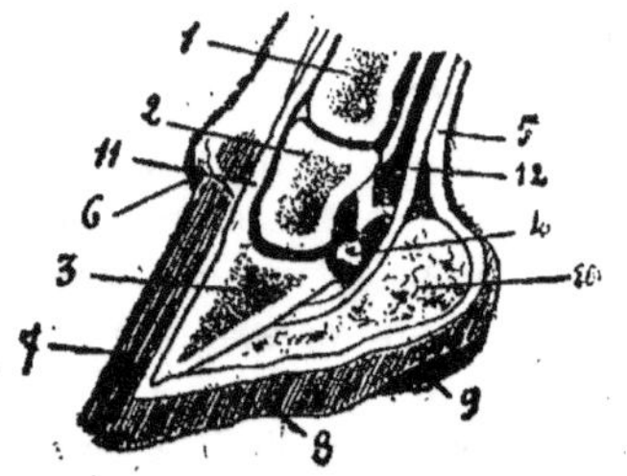

Fig. 39. — *Coupe du pied.*

1, Os du paturon ou 1er phalangien; 2, os de la couronne ou 2e phalangien; 3, os du pied ou 3e phalangien; 4, os naviculaire ou petit sésamoïde; 5, Peau de l'extrémité du membre; 6, Bourrelet; 7, Muraille du sabot; 8, Sole; 9, Fourchette; 10, Coussinet plantaire; 11, Tendon extenseur du pied; 12, Tendon fléchisseur du pied.

Symptômes. — Les circonstances dans lesquelles les blessures de la région plantaire se produisent sont assez variées; il en est de même des symptômes et du pronostic.

Souvent le cheval est devenu tout à coup boiteux, le conducteur a examiné le pied et en a arraché un clou. L'ouverture accidentelle faite à la corne présente des caractères variables suivant le temps qui s'est écoulé depuis sa formation. Au début elle donne lieu à un simple saignement; quand l'inflammation s'est développée dans les tissus blessés, il s'écoule par l'orifice s'il s'agit de lésions anciennes, des liquides dont la nature (sérosité, pus, synovie) et la quantité varient suivant le siège du trauma et la profondeur à laquelle il pénètre.

La douleur est rigoureusement proportionnelle à la gravité des lésions; conséquemment, quand la boiterie qui accompagne les lésions plantaires est peu prononcée, on peut présumer que l'accident n'aura pas de suites fâcheuses; inversement, il y a toujours à craindre de graves complications (blessure de l'aponévrose plantaire, de la petite gaine sésamoïdienne du ligament impair, de l'articulation) quand la claudication est intense et persistante.

Traitement. — Le traitement comporte les indications suivantes : déferrer le pied blessé, amincir dans toute son étendue la corne plantaire, appliquer des cataplasmes antiseptiques tièdes ou froids ou, ce qui est préférable, faire des pansements, renouvelés tous les quatre jours, avec du Baume Caustique.

Recourir aux applications d'onguent de pied Gombault sur les régions amincies pour éviter la dessication de la corne.

ENCLOUURE

Définition. — Blessure faite au pied par un ou plusieurs clous enfoncés dans le vif en ferrant. L'enclouure diffère de la piqûre en ce que, dans la piqûre, le maréchal reconnaît l'atteinte des parties vives et retire le clou, tandis que dans l'enclouure le clou reste en place après avoir blessé les parties vives.

Etiologie. — Le clou convenablement broché passe à une assez grande distance des tissus vivants; cependant, elle est moindre qu'on ne le croit généralement. Le trajet que suit le clou devrait correspondre à la grande courbure de sa lame; mais sous l'influence du biseau oblique que présente sa pointe, la lame quelquefois se redresse et se recourbe en sens inverse; de sorte que le clou broché suit une courbure à convexité se rapprochant des parties vives (fig. 40). (HURTREL D'ARBOVAL : *Dictionnaire de médecine, de chirurgie et d'hygiène vétérinaires*).

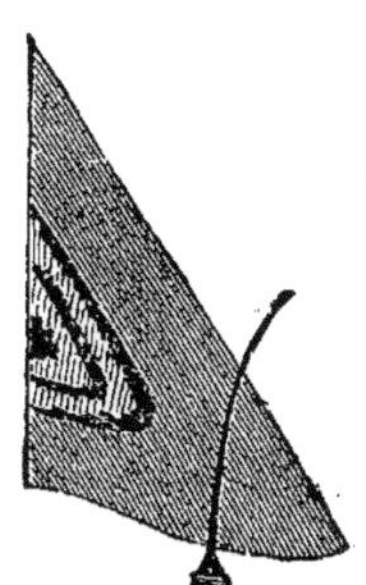

Fig. 40
Coupe du sabot.
Pour montrer
la marche du clou.

Traitement. — La douleur ne tarde pas à apparaître. Dès qu'on s'en aperçoit, on doit examiner le pied et retirer le clou qui paraît mal placé; sinon déferrer et fouiller le pied, si le point douloureux n'est pas apparent.

Introduire dans le trou quelques gouttes d'essence de térébenthine et calmer la douleur par quelques cataplasmes émollients. On peut remplir l'excavation avec de l'essence de térébenthine ou du goudron, qu'on maintient par des éclisses ou une semelle de cuir sous le fer légèrement broché. Mais ce qui est préférable, c'est de verser dans le trajet du clou quelques gouttes de Baume Caustique. Avec cette précaution, jamais il ne survient de complications.

Si on n'a pas pris soin de faire un pansement au Baume Caustique et qu'il y ait déjà un foyer de pus, abattre la corne jusqu'à la rosée pour lui donner une issue et appliquer des étoupes imbibées de teinture d'aloès ou de Baume Caustique; faire prendre des bains de pied dans une solution de Lysol à 2 %.

Si, enfin, il y avait carie de l'os du pied, l'intervention chirurgicale est indiquée.

MALADIE DE LA SOLE

Symptômes. — La sole peut présenter différentes altérations, nécessiter des soins souvent très simples, qu'on ne doit cependant pas négliger.

Elle peut se ramollir et se diviser en morceaux qui se séparent et produisent des enfoncements irréguliers. On remarque cet état chez les chevaux à pieds plats ou combles et mous; on dit alors que la *sole est baveuse*. Le seul traitement consiste en l'application d'un fer léger suffisamment couvert avec une semelle de cuir fixée entre le fer et le pied, semelle qui maintient un pansement protecteur.

On dit *sole battue, sole foulée* quand il y a une inflammation des parties vives sous-cornées, causée par des contusions ou des pressions provenant soit d'une pierre engagée entre la sole et le fer, soit d'un fer trop usé portant sur la sole et faisant ressort pendant l'appui du pied, soit d'une course ou marche sur une route dure ou nouvellement empierrée, etc. Il faut parer le pied, y mettre un fer couvert et employer les bains prolongés, les douches ou les cataplasmes émollients froids et referrer ensuite avec une semelle de cuir.

La *sole brûlée* par le fer rougi que les maréchaux y appliquent pour faciliter l'intimité du contact entre le fer et le pied peut occasionner un suintement purulent et, si l'on n'y prend garde, détacher l'ongle dans une étendue plus ou moins considérable et nécessiter l'opération de la dessolure. Dès qu'on s'aperçoit d'un léger suintement, parer le pied jusqu'à la rosée et le panser avec des étoupes imbibées d'un mélange antiseptique astringent ou même de Baume Caustique pur, une fois par jour, pendant deux ou trois jours. On maintient les étoupes sous la sole par des éclisses ou une semelle de cuir. On applique un fer léger et on enduit largement le sabot d'onguent de pied.

La *sole desséchée* est une altération qui consiste dans le resserrement de la sole qui a été trop parée. Par les temps secs surtout, la corne devient excessivement dure et comprime les tissus vivants du pied au point d'occasionner douleur et boiterie.

Des cataplasmes émollients froids, cataplasmes de farine de lin arrosés de vinaigre, suffisent pour remédier à cet état; on peut aussi, pendant quelques jours, enduire de terre glaise tout le dessous du pied.

Enfin la *sole* peut être *piquée*. (Voir *Enclouure*).

Traitement. — Dans toutes les maladies du pied, qu'elles intéressent la sole, la fourchette, la muraille, on devra toujours utiliser à titre préventif l'onguent de pied Gombault; combien de maladies seraient évitées si l'on avait soin, chaque matin, d'enduire la paroi **et** la face inférieure du pied avec ce produit hygiénique qui conserve au sabot sa forme, sa consistance et son élasticité.

JAVART ENCORNÉ

Étiologie. — Le Javart encorné est une nécrose partielle du bourrelet due à l'infection de traumatismes divers.

Symptômes. — La boiterie est particulièrement accusée pendant la période inflammatoire; elle s'accompagne de lancinations violentes et d'engorgement de la région de la couronne.

Cette boiterie s'atténue notablement quand l'escarre est formée; cependant si le bourbillon se forme sous la cornée, la boiterie persiste avec intensité.

Traitement. — Le traitement comporte les indications suivantes : 1° pour atténuer la douleur due à la compression, faire à la râpe un amincissement en croissant au niveau de la tuméfaction; 2° mettre des cataplasmes humides et antiseptiques (Lysol 1 %); 3° faire des frictions répétées ·de Baume Caustique Gombault sur tout l'engorgement; 4° ponctionner les abcès; 5° utiliser les pansements au Baume Caustique Gombault pour favoriser l'élimination du bourbillon.

JAVART CARTILAGINEUX

Étiologie. — Cette affection du pied est caractérisée par la nécrose du fibro-cartilage de la troisième phalange.

Les contusions, traumatismes des cartilages, plaies, abcès, javart encorné, seime quarte, clou de rue, ulcère, etc., sont les causes occasionnelles les plus fréquentes.

Symptômes. — Au début, il y a seulement inflammation du cartilage avec tuméfaction douloureuse. La boiterie est peu intense. Lorsque le javart siège dans les parties postérieures du cartilage, et affecte les surfaces articulaires ou tendineuses, la boiterie devient accusée, on constate une ou plusieurs fistules laissant écouler un pus de mauvaise nature à odeur fétide.

La corne du quartier correspondant se dépouille de son périople. La nécrose peut atteindre le ligament antérieur de l'articulation du pied, la troisième phalange et déterminer des complications graves (arthrite, carie, etc.); ces complications sont annoncées par des douleurs vives, une boiterie intense.

Traitement. — Les moyens médicaux comportent l'emploi des caustiques (liqueur de Villate) ou la cautérisation des fistules au Lysol pur. A ces procédés, il convient de substituer les injections journalières de Baume Caustique Gombault dans les trajets fistuleux;

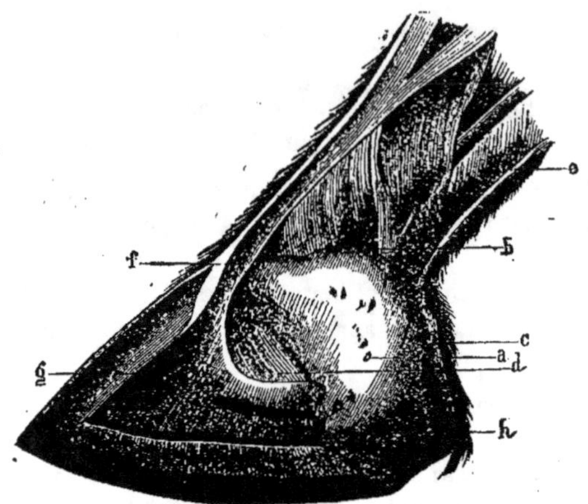

Fig. 41. — *Appareil cartilagineux du pied de cheval.*
a, fibro-cartilage latéral, face externe; *b*, bord supérieur;
c, bord postérieur; *d*, ligament latéral antérieur bordant
en avant le cartilage; *e*, tendons fléchisseurs; *f*, tendons
extenseurs; *g*, os du pied; *h*, apophyse rétorsale.

(Hurtrel d'Arboval, *Dict. de méd. de chir. et d'hyg. vét.*).

et favorisant l'élimination des parties mortifiées et activant dans une notable mesure, la guérison. Ce traitement doit être complété par des frictions répétées de Baume caustique sur tout l'engorgement.

Dans certains cas, l'intervention chirurgicale (débridement des fistules, curetage des îlots gangrénés) est indiquée.

LES MALADIES DES OS

RACHITISME

Définition. — Le rachitisme est une affection du jeune âge caractérisée par une déviation de développement, un défaut de consolidation des os avec diminution de la proportion normale de **sels minéraux** entrant dans la constitution du tissu osseux.

Etiologie. — De nombreuses théories ont été émises : carence
alimentaire; absence de vitamines; hygiène défectueuse, insuffisance
d'air, de lumière et d'exercice, etc...

Symptômes. — Au début, les symptômes, se traduisent par
l'irrégularité et la déviation de l'appétit, la prolongation anormale
du décubitus, la difficulté de la marche et du relever.

Les malades maigrissent, ont mauvaise apparence, le poil est
piqué, la peau collée; ils présentent fréquemment un peu de diarrhée,
des troubles des organes respiratoires et surtout du coryza. L'urine
renferme un dépôt calcaire souvent très abondant. Puis surviennent
les déformations osseuses; les articulations sont déformées et leur
palpation révèle l'existence de véritables végétations anfractueuses
et irrégulières. Les aplombs deviennent vicieux pour les membres
antérieurs surtout qui supportent le thorax. La colonne vertébrale
peut être touchée, la *lordose* ou dos ensellé, la *scoliose* ou colonne
vertébrale déviée à droite ou à gauche, sont assez fréquentes. Les
allures des rachitiques sont caractéristiques : elles sont hésitantes,
irrégulières, et on voit souvent les malades marcher sur le carpe ou le
tarse en s'agenouillant ou en s'accroupissant.

Il n'est pas rare d'observer des fractures spontanées qui guérissent
assez facilement mais laissent des déformations persistantes. La
maladie abandonnée à elle-même se termine par la consomption,
le marasme et la mort.

Lorsque l'amélioration se manifeste, les os qui étaient flexibles, se durcissent, mais leur courbure persiste; cependant, il arrive qu'au bout de quelque temps, par un exercice régulier et une bonne nourriture, les déviations disparaissent à peu près complètement.

Traitement. — Les indications thérapeutiques **varient suivant** les cas, selon que les sujets sont sevrés ou non.

Chez les poulains à la mamelle, le traitement doit avoir pour but de modifier la qualité et la composition chimique du lait des mères en distribuant des rations plus riches où les nécessités physiologiques, besoin protéique et minéral, sont réalisées.

Lorsque le rendement lacté est déficitaire, il convient d'utiliser l'allaitement mixte ou artificiel.

Pour les animaux sevrés, recourir au lait de **bonne qualité,** aux œufs et à divers médicaments (chlorydrate, lactophosphate de chaux, carbonate de chaux); à l'administration de ferrugineux, arsenicaux, toniques amers, huile de foie de morue pure ou phosphorée.

Prophylaxie. — Surveiller l'hygiène (mise au grand air, exercice régulier, logement salubre, aéré, etc.).

Utiliser une alimentation alibile à base de bon foin à prédominance de légumineuses, des aliments riches en protéine (fèves, pois, etc.); de même les décoctions de céréalo-phosphates.

CACHEXIE OSSEUSE

Cette maladie est caractérisée par les déformations et la fragilité du squelette avec prédisposition aux fractures spontanées.

Symptômes. — A la période initiale, les chevaux ont des mouvements mal coordonnés, de la tendance à butter et semblent frappés d'un « tour de reins ».

A la seconde phase, les douleurs osseuses font leur apparition. On voit évoluer des boiteries sans lésion décelable, puis rapidement des synovites et des arthrites des régions inférieures des membres. L'amaigrissement et l'anémie se succèdent de très près.

Dans la suite, on constate des fractures des rayons des membres, des arrachements ligamenteux au niveau des jointures.

Traitement. — La poudre d'os, des phosphates calciques, les toniques sont indiqués.

CONTUSION DES OS

Étiologie. — La gravité des contusions varie avec l'épaisseur des couches qui protègent l'os, la nature des corps contondants et la violence du choc; elles siègent de préférence aux os de l'avant-bras, de la jambe (face interne) du canon et du paturon.

Symptômes. — A la suite de la contusion, il se développe généralement une ostéite; les symptômes locaux sont plus ou moins accusés, de même la boiterie.

La région est chaude, très sensible; un engorgement œdémateux apparaît sur toute l'étendue de l'os; la boiterie et la réaction fébrile sont très accusées. L'ostéite évolue en plusieurs semaines; c'est alors que la fracture peut survenir, après que les lésions de l'ostéite raréfiante ont diminué la résistance de l'os. La fracture reconnaît comme cause déterminante, soit la contraction musculaire, soit un effort au moment du lever.

Traitement. — Le repos constitue la base du traitement; il est toujours prudent de suspendre l'animal, afin d'éviter le décubitus et les efforts consécutifs au relever.

Dans les cas graves, recourir dès le début, pour immobiliser la région et favoriser la réparation de l'os, aux larges frictions de **Baume Caustique Gombault** (deux à vingt-quatre heures d'intervalle).

FÉLURES

Symptômes. — Le plus généralement les fractures incomplètes sont constituées par des fissures transversales, longitudinales ou obliques; elles siègent, de préférence, sur le tibia, le radius et les métacarpiens du fait de leur situation superficielle. Toutes les fois qu'un traumatisme violent a porté sur un os, il faut redouter la félure et agir comme si elle existait. L'engorgement de la région et l'intensité de la boiterie dénoncent toujours des lésions graves, exposant à la fracture totale, cette dernière s'observe le plus souvent au bout de quelques semaines dans le courant du deuxième mois qui suit l'accident.

Traitement. — Le repos absolu constitue l'indication primordiale du traitement des fractures incomplètes. Le blessé sera laissé à l'écurie; on l'attachera à deux longes pour éviter le décubitus, ou mieux encore un appareil à suspension, si l'irritabilité et la nervosité du blessé ne s'y opposent pas.

En outre, faire, en large surface, des frictions énergiques et répétées de Baume Caustique pour assurer l'immobilisation et la réparation du tissu osseux.

L'animal ne sera remis progressivement en service que quelques semaines après la guérison. Cette prescription est importante, pour éviter toute fracture consécutive.

FRACTURES

Définition. — Les fractures sont *complètes* ou *incomplètes* : les premiers comprennent les *fissures*, les *fêlures* : tantôt, elles n'intéressent que les parties superficielles des os; tantôt, elles s'étendent jusqu'au canal médullaire. Les fractures complètes, qui siègent sur toute l'épaisseur de l'os, sont particulièrement fréquentes aux os des membres; elles peuvent être *simples*, *compliquées*, *closes* ou *ouvertes*, particularités qui font varier, dans une notable mesure, le pronostic.

Étiologie. — Les causes des fractures chez le cheval sont multiples; parmi les plus fréquentes citons : l'énergie de la contraction musculaire, l'intensité des réactions sur le sol aux allures vives, les contusions, les faux pas, les glissades, les chutes, etc.

Traitement. — La réduction des fractures exige l'emploi de l'anesthésie; elle comprend diverses manœuvres (extension, contre-extension, coaptation) destinées à restituer au membre fracturé sa longueur, sa direction et sa forme naturelles. La contention, qui tient sous sa dépendance directe l'efficacité de l'intervention, est réalisée à l'aide de bandages amovibles ou inamovibles; les matériaux employés sont d'ouate, les attelles (en bois ou en treillis métallique), les bandes. Pour obtenir un pansement solide, évitant le déplacement des abouts osseux entraînant la formation d'un cal volumineux et la déviation du membre, il faut réunir ces différentes parties avec des substances agglutinatives (silicate de potasse, plâtre).

Chez les fracturés, il faut empêcher le décubitus, les efforts du relever pouvant amener un dérangement de l'appareil et la disjonction des abouts. Pour obvier à ce résultat, en même temps que pour soulager les membres sains, recourir aux appareils de suspension.

Pronostic. — Le pronostic des fractures est variable selon diverses circonstances; la gravité se déduit surtout de son siège par rapport aux articulations, du degré de déplacement des abouts, de la présence ou l'absence d'esquilles et de solution de continuité des tissus environnants. Si la fracture est intra-articulaire, esquilleuse, les

complications graves (arthrite, synovite suppurée, ankylose), entraînent l'abatage du sujet quelle que soit sa haute origine.

Quand la fracture est close, elle peut se consolider régulièrement,
sans complication, mais la réparation est généralement lente, souvent elle est imparfaite.

Les fractures du *crâne*, s'observant le plus souvent à la suite d'une
chute, se manifestent ordinairement — en dehors des symptômes
locaux — par une hémorragie des naseaux ou des oreilles; parfois
elles déterminent la mort immédiate. Par contre, quand le choc a été
moins violent, il se produit, au lieu d'une fracture, la *commotion
cérébrale* caractérisée par des phénomènes généraux très inquiétants
(syncope, abolition de la sensibilité générale, etc.), mais passagers.

Les fractures de la *colonne vertébrale* relativement fréquentes en
steeple, s'observent à la suite de chutes, entraînent la paralysie
de l'arrière-main et déterminent la mort à bref délai par suite de
lésions médullaires (compression, déchirure de la moelle).

Les fractures de la partie externe de l'*ilium* entraînent une déformation persistante de la croupe qui n'entrave en rien l'aptitude
locomotrice. Au contraire les fractures du *col de l'ilium* peuvent
provoquer la mort rapidement à la suite de lésions internes (hémorragies) déterminées par les abouts osseux.

Les fractures du *plancher du bassin*, par le cal volumineux qu'elles
provoquent, rendent inutilisables les juments pour la reproduction.

Les fractures des *côtes* guérissent d'elles-mêmes; cependant elles
peuvent être compliquées d'hémorragie intra-thoracique mortelle.

Les fractures de l'*épaule*, du *bras*, nécessitent l'abatage immédiat
des sujets. La gravité de la fracture du *tibia* varie avec le siège et la
direction; quand elle est située vers le tiers inférieur et qu'elle est
transversale, sans déplacement, le traitement — bien qu'aléatoire —
peut être tenté chez les juments de grande origine, en vue de l'utilisation au haras. Il convient de faire une restriction sur l'opportunité
du traitement chez les étalons, l'attitude du cabrer, indispensable
à la saillie, pouvant être entravée du fait de l'impotence fonctionnelle du membre fracturé.

Les fractures du *carpe*, observées très rarement, entraînent fatalement des complications irrémédiables d'arthrite et d'ankylose. La
fracture de l'os *sus-carpien* du genou — justiciable d'un traitement
— s'observe quelquefois chez le cheval de course et semble due à la
simple contraction musculaire.

La fracture du *métacarpe* et du *métatarse* est l'une des plus fréquentes et des moins graves; la direction verticale et le volume réduit
du canon favorisent le succès de l'intervention. Cliniquement, les
fractures de cette région doivent être traitées chez les sujets destinés
au haras.

L'articulation du *boulet* est formée, par l'extrémité inférieure du métacarpe, l'extrémité supérieure de la première phalange et par les grands sésamoïdes; ces données anatomiques font prévoir le pronostic variable de ces lésions, désignées sous le nom générique de fracture du boulet, et expliquent les opinions contradictoires émises sur l'opportunité du traitement. Dans la majorité des cas, les complications péri-articulaires nécessitent l'abatage.

Les grands *sésamoïdes* peuvent se rupturer à la suite d'un faux pas, d'une glissade; le plus souvent, c'est pendant les efforts de la locomotion, surtout pendant le galop, que l'accident se manifeste. Le traitement peut être tenté; les résultats, des plus aléatoires, varient avec les lésions de voisinage (arrachement du ligament suspenseur au niveau de son insertion).

Les *félures* et les *fractures phalangiennes* sont des accidents fréquents, chez les chevaux de courses; si les traumatismes, les sauts, les efforts violents peuvent être incriminés dans un certain nombre de cas, il en est d'autres où la fracture, chez les sujets prédisposés, ostéitiques, se produit à l'allure ordinaire, souvent à la suite d'un faux pas.

La première phalange est la plus souvent atteinte; les fractures sont transversales ou longitudinales; elles sont souvent comminutives. Bien des avis contradictoires ont été émis sur l'opportunité de la thérapeutique des fractures phalangiennes; pratiquement, nous dirons que les fractures esquilleuses avec perforation de la peau lorsqu'elles sont intra-articulaires — et le cas est fréquent — par suite des complications ultérieures d'arthrite, de synovite suppurées, d'ankylose, imposent l'abatage immédiat du sujet. Cliniquement les fractures simples peuvent être traitées en vue de l'utilisation des blessés au haras; elle se consolident assez régulièrement au bout de deux à trois mois.

Les fractures du *petit sésamoïde* sont le plus souvent des complications de la maladie naviculaire; le diagnostic est souvent impossible. Rarement les lésions sont localisées à l'os, le tendon fléchisseur profond des phalanges est dilacéré ou arraché au niveau de son insertion sur le sésamoïde. Le traitement peut être tenté, mais le résultat dépend de la gravité des lésions secondaires.

Les exostoses

Étiologie. — L'étiologie des exostoses — tumeurs osseuses — est des plus complexes; elle reconnaît comme facteurs : l'hérédité, le jeune âge, le travail intensif ou prématuré, les traumatismes, les contusions, les réactions violentes aux allures vives en terrain dur, etc.

On donne aux exostoses des noms particuliers suivant leur situation.

1º Au *jarret*, on distingue, à la *face externe*, la *jarde* ou *jardon*; on dit jardon quand le volume de cette exostose est peu prononcé, et jarde quand il est assez considérable pour déborder la ligne droite du bord postérieur du jarret et du tendon;

2º A la *face interne du jarret* se trouvent la *courbe* et l'*éparvin*; la première à sa partie supérieure et interne (voir fig. 48, p. 216), le second à la face interne et inférieure (voir fig. 43, p. 213);

3º Au *genou*, on trouve les osselets;

4º Au *canon* on les appelle *suros*; et ceux-ci sont dits en chapelet ou en fusée quand ils sont multiples;

5º Les exostoses qui se montrent autour de la couronne et du paturon sont appelés *formes*.

TRAITEMENT GÉNÉRAL DES EXOSTOSES

Nous croyons utile de détailler ici, et une fois pour toutes, le mode d'emploi du *Fondant Gombault* que nous préconisons contre toutes les exostoses en général.

Le *Fondant Gombault* est un remède héroïque digne de figurer dans l'arsenal thérapeutique vétérinaire à côté du *Baume Caustique. Gombault*.

Il a le double avantage d'être *vésicant* et *fondant*; il fait disparaître l'élément douleur et prépare la peau à l'absorption des principes fondants qu'il contient.

Le Fondant Gombault s'emploie en frictions de quinze à vingt minutes de durée, quelquefois plus.

On applique la pommade avec la main sur tout le siège du mal et on frictionne énergiquement avec une pièce de drap; on en étend ainsi, à trois ou quatre reprises différentes, de façon à bien saturer la peau.

On frictionne plus vigoureusement sur les chevaux de trait, à peau épaisse, que sur les chevaux fins.

Vingt-quatre heures après, si quelques parties étaient moins engorgées que d'autres, on pourrait, à ces endroits seulement, frictionner légèrement avec une nouvelle quantité de pommade étendue avec la main.

Mais quand la première friction est bien faite elle suffit seule.

Nous conseillons de tondre le poil avant de faire l'application du

Fondant Gombault; non pas que son action soit moindre, mais afin d'éviter la coagulation des poils et de rendre la chute des croûtes plus facile.

Dès le 4e jour, on peut commencer de légères promenades; mais le mieux est encore, si cela est possible, de laisser le cheval en boxe et en liberté à l'écurie pendant toute la durée du traitement.

Pour éviter que l'animal ne lèche les régions frictionnées ou n'y porte la dent, nous recommandons d'avoir toujours soin de mettre un collier de bois bien ajusté.

Il ne faut pas compter remettre le cheval en service avant quinze jours au moins.

On doit laisser les croûtes tomber d'elles-mêmes, sans lavage. On peut appliquer un peu d'onguent populéum ou de glycérine pour en faciliter la chute à partir du 10e ou du 12e jour.

Après un mois, *dans les cas invétérés et particulièrement dans les cas de formes*, qui sont toujours difficiles à guérir, *il est utile de recommencer le traitement. Mais généralement une seule friction suffit*, et c'est là le grand mérite du Fondant Gombault justifiant sa supériorité aujourd'hui incontestée sur tous les produits similaires.

Pour aller vite, on peut aussi faire trois frictions de Fondant à huit jours d'intervalle. Mais nous préférons recommander deux frictions à un mois d'intervalle. On comprend que pour faire fondre une tumeur osseuse, indépendamment d'un excellent agent comme celui que nous recommandons ici, il faut patienter et permettre au produit d'agir progressivement et profondément.

Quand on aura plusieurs membres à soigner, on ne devra pas les entreprendre tous ensemble. Il convient de soigner en même temps un membre antérieur et un membre postérieur en diagonale, par exemple, le membre antérieur gauche et le postérieur droit.

Si l'on doit traiter deux membres antérieurs ou deux postérieurs, les soigner l'un après l'autre.

Après l'application du Fondant Gombault sur un ou sur deux membres en diagonale, on ne devra traiter les autres que six jours après.

Faute de ces précautions, le cheval éprouverait de grandes difficultés pour se porter sur les membres tous attaqués en même temps, et on risquerait de le rendre fourbu.

Rappelons ici pour mémoire que le Fondant Gombault est aussi un remède souverain pour combattre les *hygromas*, (capelet, éponges) et les *tumeurs molles devenues indurées* (molettes et vessigons indurés), ainsi que les *efforts de boulet, de jarret, distensions des ligaments, tendons forcés, etc.;* et enfin qu'il évite, avantage précieux consacré par une longue pratique, les tares irrémédiables occasionnées par la cautérisation au fer rouge.

ÉPARVIN

Définition. — Exostose ou tumeur osseuse qu'on observe à la partie inférieure et interne du jarret du cheval, un peu au-dessus du canon. On la nomme *éparvin osseux* ou *calleux*.

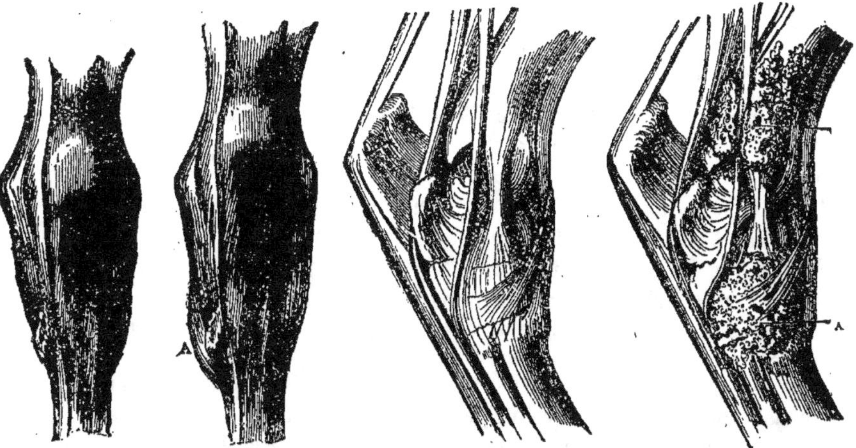

Fɪɢ. 42   Fɪɢ. 43   Fɪɢ. 44

Jarret sain.   *Eparvin* (A).   *Jarret sain disséqué.*   *Jarret taré disséqué.*

E, Courbe. A, Eparvin.

Etiologie. — L'*éparvin osseux* ou *calleux* est très commun chez les différentes races de chevaux. Il procède des os eux-mêmes et les articulations voisines participent à l'inflammation; il est formé par des espèces de dépôts stalactiformes qui surviennent à la surface des os du tarse et du métatarse.

Pour bien faire comprendre la nature de cette affection, nous donnons ci-dessus un dessin de jarret sain et de jarret atteint d'éparvin, tous deux disséqués.

Symptômes. — Au début, l'éparvin se manifeste simplement par une attitude anormale du membre au repos, qui est tenu dans une demi-flexion, le pied appuyant seulement sur la pince; la hanche est abaissée, tous les muscles du membre sont détendus, de temps à autre l'appui devient normal.

Au trot, la boiterie est très accusée, le membre se porte en avant presque d'une pièce; le jarret est raide, se fléchit comme spasmodiquement ou souvent ne se fléchit pas. Ordinairement la boiterie diminue à mesure que l'animal s'échauffe, au point de disparaître à peu près complètement. Les flexions brusques imprimées au canon augmentent généralement la boiterie; parfois le cheval s'affaisse quand on le fait tourner court. Mais ces phénomènes n'ont rien de caractéristique. Ce n'est souvent qu'au bout de six semaines à deux mois, quelquefois plus tard, que l'on voit poindre, au siège ordinaire de l'éparvin, une tumeur osseuse qui s'accentue lentement. Alors les souffrances résultant de l'arthrite s'atténuent et d'ordinaire la boiterie diminue peu à peu.

Pronostic. — Le pronostic est essentiellement variable avec le siège de l'exostose; plus la tumeur osseuse est située en avant, près du pli de l'articulation, plus elle est grave.

Traitement. — Avant de recourir à l'opération de section du tendon, nous ne pouvons que conseiller notre mode de traitement qui a réussi dans la presque totalité des cas traités.

A la période initiale, faire une friction pénétrante de Fondant Gombault sur toute la face interne de l'articulation du jarret.

Si l'éparvin est déjà ancien, très développé, saillant, et s'accompagne d'une forte claudication, trois frictions de Fondant Gombault, à huit jours d'intervalle, deviennent indispensables (Voir *Exostoses* pour le mode d'emploi du Fondant Gombault).

Nous préférons recommander l'emploi du Fondant Gombault plutôt que les pointes de feu pénétrantes, car, bien qu'elles soient espacées, elles ont toujours le désagrément de tarer le cheval. Le Fondant Gombault ne tare jamais, et — répétons-le — avec une seule friction le plus ordinairement, ou deux frictions à un mois d'intervalle, ou deux à trois frictions à huit jours de distance, on obtient le maximum de révulsion nécessaire et la disparition complète non seulement de la boiterie, mais encore de la tare osseuse.

Dans les cas, fort rares, où on n'aurait pu réussir complètement avec les moyens que nous venons d'indiquer, on peut pratiquer la section de la branche cunéenne de la corde fémoro-métatarsienne.

ÉPARVIN SEC

L'éparvin sec est caractérisé par une flexion convulsive du jarret plus ou moins accusée; ce défaut ne se décèle que pendant l'action, surtout à l'allure du pas. La plupart des chevaux affectés d'éparvin sec harpent plus en sortant de l'écurie que lorsqu'ils sont échauffés; l'exercice fait même quelquefois disparaître ce défaut, qui reparaît après le repos. Il peut rester stationnaire pendant des années; d'autres fois, il augmente subitement au point de nécessiter le retrait de l'entraînement.

Comme causes on a incriminé la sécheresse des synoviales articulaires et tendineuses du jarret, la trop grande ouverture de l'angle tibio-tarsien, les lésions de l'articulation fémoro-rotulienne, les lésions nerveuses, etc. Cette étiologie complexe fait prévoir l'inefficacité du traitement de l'éparvin sec.

JARDON, JARDE

Définition. — On nomme *jardon* une tumeur osseuse de la face externe du jarret, en arrière et en bas, à l'opposé de l'éparvin (A, fig. 46), et qui résulte du gonflement de la tête du péroné externe du canon, et presque toujours lèse les ligaments qui unissent les os du jarret à cet endroit.

Quand le volume de cette tumeur est assez considérable pour déborder la ligne droite du bord postérieur du jarret et du tendon, on l'appelle *jarde*.

Etiologie. — Cette affection est toujours occasionnée par de grandes fatigues et de grands efforts, par l'extension forcée des tendons et le tiraillement des ligaments. C'est une des exostoses les plus graves à cause de

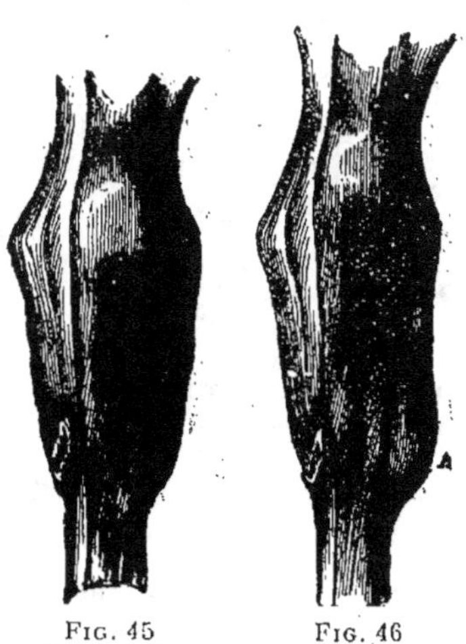

FIG. 45
Jarret sain.

FIG. 46
Jardon.

la gêne qu'elle occasionne et de la structure complexe et délicate du jarret.

Traitement. — Nous ne conseillerons pas d'employer les réfrigérants, les astringents, ni le Baume Caustique, mais nous ne cesserons de recommander le Fondant Gombault. Traitez toujours les exostoses au début sous peine de voir le mal s'aggraver; n'hésitez pas un instant à recourir au Fondant Gombault, dont le mode d'emploi est détaillé à l'article *Exostoses* (deux frictions à un mois d'intervalle).

Comme dernière ressource, on peut recourir à la cautérisation par le fer rouge appliqué en pointes pénétrantes. Mais à cet endroit, l'opération est toujours très délicate à cause du voisinage de l'articulation et de la gaine postérieure du jarret, et nous affirmons qu'on obtiendra de meilleurs résultats avec le Fondant Gombault.

COURBE

Définition. — La courbe est une exostose qui se développe à la face interne et à la partie supérieure du jarret du cheval, à l'endroit qui répond précisément au condyle interne du tibia ou os de la jambe. Elle est située au-dessus de l'éparvin. Sa forme est oblongue, plus étroite à sa partie supérieure et à son origine qu'à sa partie

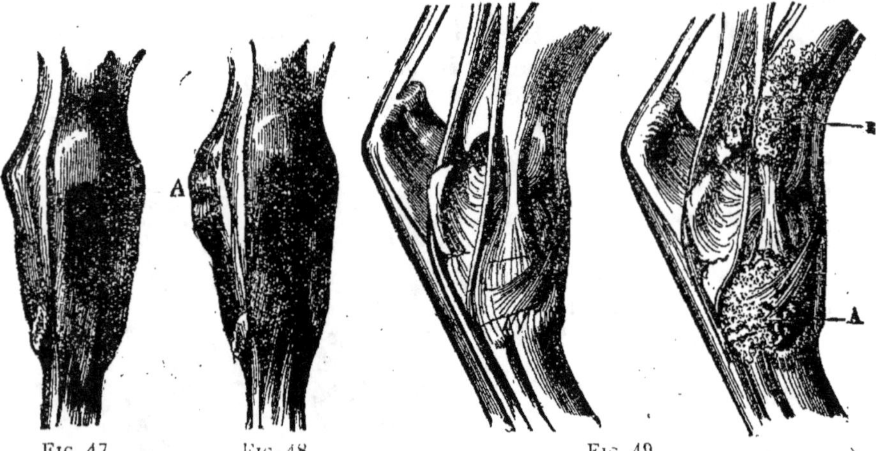

Fig. 47
Jarret sain.

Fig. 48
Courbe (A).

Jarret sain disséqué.

Fig. 49

Jarret taré disséqué.
A, Courbe. *B*, Eparvin.

inférieure. Nous donnons d'autre part le dessin d'un jarret sain et d'un jarret affecté de courbe (fig. 47 et 48), et les mêmes disséqués (fig. 49).

Etiologie. — Comme toutes les exostoses, la courbe est occasionnée par des efforts violents ou des coups sur le jarret, mais aussi et surtout par une prédisposition spéciale du tissu osseux.

Traitement. — La courbe est d'autant plus difficile à guérir qu'elle se développe lentement et d'une manière presque insensible et qu'on n'y prend pas garde. Si l'on traitait cette affection dès l'apparition de la boiterie, on s'opposerait à son développement et surtout à son induration; mais presque toujours le cheval faisant son service, on ne songe à y porter remède que quand le mal est devenu à peu près incurable.

Au début, une ou deux frictions de Baume Caustique, faites à vingt-quatre heures d'intervalle, assurent un succès certain dans le traitement des boiteries occasionnées par la courbe. On peut même, huit jours après la dernière, recommencer le traitement et faire suivre les frictions, de deux en deux jours, d'applications ou imbibitions à la main.

Mais, malheureusement, il est assez rare qu'on se décide à attaquer la courbe au début; et, comme elle tend à durcir, il faut recourir au *Fondant Gombault* employé en frictions, comme il est dit plus haut, à l'article *Exostoses*. Cette excellente préparation à la fois vésicante et fondante, produit des effets merveilleux dans tous les cas d'exostoses (Voir cet article).

Nous ne parlerons que pour mémoire de la périostotomie, opération essentiellement chirurgicale, très délicate, qui consiste dans l'enlèvement du périoste des tumeurs osseuses. Nous ne conseillons pas d'y avoir recours, car elle présente bien des dangers et peut laisser subsister un engorgement et une claudication plus prononcée qu'avant l'opération.

OSSELETS

Les osselets sont des tumeurs osseuses du genou qui siègent généralement sur les faces latérales de cette région; le pronostic varie avec leur siège : situés sur la face antérieure, ils gênent mécaniquement les mouvements de l'articulation et développent souvent une boiterie permanente.

Le Fondant Gombault, par son action résolutive élevée, est le seul agent capable de les faire disparaître sans laisser ni marques, ni traces de son application.

FORMES

Définition. — Tumeur osseuse se développant sur les phalanges du cheval, à la région de la couronne ou du paturon.

Tantôt la tumeur osseuse occupe la couronne au-dessus des talons (AA, fig. 50) et le plus souvent en dehors; tantôt elle se développe autour du paturon et de chaque côté d'abord, immédiatement au-dessus de la couronne (fig. 51). Ce sont des *exostoses et périostoses*, c'est-à-dire des dépôts de matière osseuse de formation nouvelle qui viennent s'ajouter à la surface de l'os.

Il y a encore lieu de distinguer la *forme cartilagineuse* résultant de la transformation osseuse des fibro-cartilages qui prolongent l'os du pied à la partie supérieure de la phalange unguéale.

Symptômes. — La forme se traduit par la tuméfaction de la région qu'elle a attaquée; la tumeur a une consistance pierreuse, une résistance qui caractérise la tumeur osseuse. Elle s'accompagne d'une légère chaleur qui disparaît dès que la forme devient un peu ancienne, pour ne réapparaître qu'après une course prolongée, lorsque l'animal a beaucoup boité. En général, il y a douleur et boiterie; mais parfois la forme se développe sans manifestation; la boiterie n'apparaît que lorsqu'elle a acquis un volume consirable.

Cette affection est d'autant plus grave qu'on n'y prend pas garde et qu'on ne songe à y porter remède que tardivement. Elle est sus-

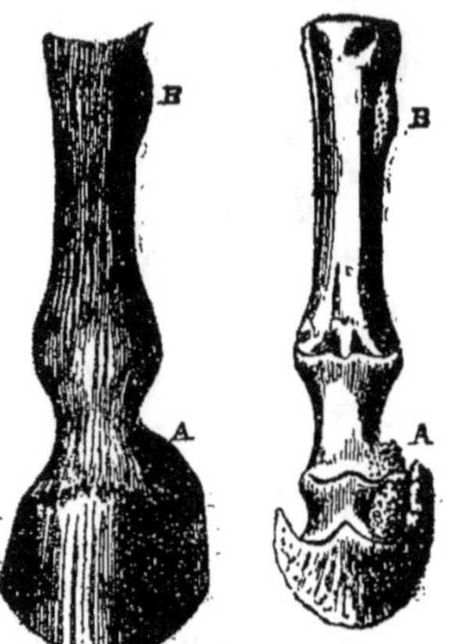

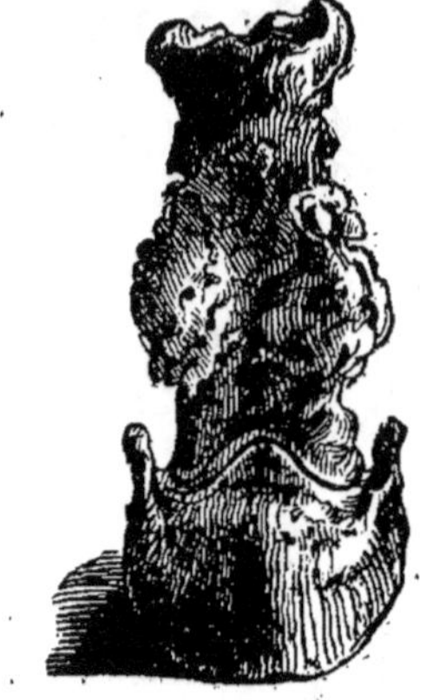

FIG. 50. — AA. *Formes de la couronne.*   FIG. 51. — *Forme du paturon.*

(HURTREL D'ARBOVAL, *Dict. de méd., de chir., et d'hygiène vétérinaires.*)

ceptible d'amener la bouleture, la rétraction des tendons fléchisseurs, par suite un appui irrégulier sur le membre, le rétrécissement du sabot, la compression et la déviation du bourrelet.

Etiologie. — Les causes sont les *conlusions*, les *coups*, les suites de *javarts* mal soignés, les *efforts*, les *entorses*, les *tiraillements de ligaments articulaires* et des *tendons;* on comprend facilement que le périoste puisse ainsi s'enflammer et qu'en raison du degré plus ou moins considérable d'inflammation, il se forme un dépôt de couches nouvelles qui viennent s'ajouter à la surface de l'os.

Traitement. — Nous conseillons de ne jamais attendre pour traiter une forme, et dès le début, d'adapter une ferrure large ordinaire ou à planche. S'il y a forme d'un seul côté, diminuer la hauteur de la paroi de façon à ce que le fer ne porte pas de ce côté-là; si elle existe des deux côtés, faire des rainures aux quartiers.

Nous engageons à recourir d'emblée au Fondant Gombault. On l'emploiera suivant le mode indiqué plus haut, à l'article *Exostoses.* S'il y a complication de bouleture, faire en même temps, autour du boulet et jusqu'au genou, une friction de Baume Caustique, suivie le lendemain d'une légère application à la main. S'il y a rétraction des tendons avec tendance à l'induration, appliquer un fer à crampons élevés pour soulager les tendons et faire sur ces derniers une friction, de préférence avec le Fondant Gombault. S'il y a resserrement du sabot, appliquer avant les frictions un bon cataplasme de farine de lin, et maintenir ensuite le pied graissé avec l'onguent de pied.

Si la forme est bien sortie et de date ancienne, il faudra, au bout d'un mois, recommencer le traitement. De toutes les exostoses, c'est peut-être la plus tenace à soigner. Mais avec le remède que nous préconisons, on aura chance de faire disparaître complètement la boiterie et de faire fondre la tumeur osseuse qui l'occasionnait.

Nous ne craignons même pas de recommander trois frictions de Fondant à huit jours d'intervalle; recommencer un mois après la dernière.

Le feu a presque toujours été préconisé; on le met généralement en pointes espacées. Mais il y a à craindre des complications avec ce mode opératoire; la peau, à la région digitale, est très épaisse, fibreuse, peu ou point élastique sur une grande surface, et la cautérisation au fer rouge souvent la mortifie et provoque détachement et perte de substance; d'où il résulte des tares difformes et indélébiles. Dans le cas où il n'y aurait pas chute de peau, il y aura toujours la tare du feu. Aussi, nous n'engageons à y recourir qu'à la dernière extrémité et sur des chevaux dont la valeur importe peu. Le Fondant Gombault, au contraire, agira avec autant d'intensité et évitera le désagrément de marquer le cheval, cause de dépréciation au moment de la vente.

Il est bon, après les frictions, de même qu'après l'application du feu, d'appliquer à l'animal un collier de bois pour l'empêcher de porter la dent sur la région; de le mettre, après le traitement, en prairie ou au travail sur un terrain mou, de temps en temps au labour, et de tenir la couronne et le haut du sabot toujours gras.

Disons enfin que, pendant le traitement, de même que dans toutes les maladies intéressant le pied et les quatre membres, il faut, si faire se peut, laisser l'animal en box, en liberté, sur une bonne litière.

On a recommandé aussi l'opération de la névrotomie haute (section d'un nerf) du côté correspondant à la forme, ou de la névrotomie du médian; elle réussit quelquefois; mais il faut se méfier de la névrotomie bilatérale qui peut avoir des conséquences funestes.

SUROS

Définition. — Petites tumeurs osseuses qui se développent à la face interne des canons (B; fig. 52) affectant diverses formes; les unes arrondies, pisiformes, les autres plus allongées, du volume d'un haricot, d'une fève, fusiformes et susceptibles de gêner par leur siège, le jeu des tendons. Le suros peut être aussi double ou chevillé, c'est-à-dire exister à la face externe et à la face interne de l'os.

Etiologie. — La formation des suros reconnaît des causes prédisposantes et des causes occasionnelles.

Les causes prédisposantes sont : l'hérédité et surtout le travail non proportionné à la résistance du sujet et à l'âge, car les suros sont beaucoup plus fréquents chez les animaux jeunes que chez les adultes.

Les causes occasionnelles sont les contusions, les heurts, les coups, les chutes qui produisent l'inflammation du tissu osseux.

Traitement. — Les suros font beaucoup souffrir et boiter l'animal, et ils réclament l'usage des vésicants et des fondants.

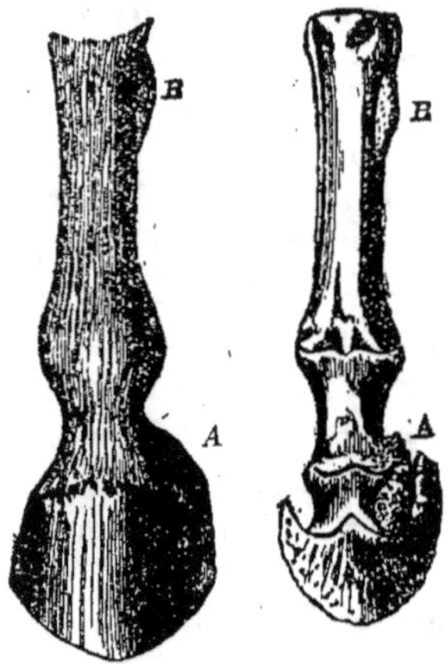

FIG. 52. — *Suros.*

Nous engageons à recourir d'emblée au Fondant Gombault, d'après les indications données plus haut à l'article *Exostoses*; il est sans contredit le meilleur de tous les fondants connus, et a l'avantage de ne nécessiter généralement qu'une seule friction. Il a le mérite d'être vésicant et fondant en même temps, ce qui est d'une importance capitale dans le cas qui nous occupe; car, *vésicant,* il fait disparaître la douleur occasionnée par le développement de l'exostose et prépare la peau à l'absorption facile des agents qui le composent; *fondant,* il agit rapidement en raison de l'état de la peau, et en quinze jours, ses effets se produisent. Rarement, on est obligé de recourir à une seconde friction.

On peut aussi appliquer le feu en pointes pénétrantes à travers la peau et au besoin jusqu'un peu au delà du périoste, espacées de 3 à 4 centimètres.

Dans certains cas, quand l'exostose est très saillante ou comprime les tendons, il peut être utile de recourir à l'ablation de la tumeur. Mais c'est une opération bien délicate.

On a préconisé aussi la *périostotomie,* qui consiste en une incision, avec le bistouri, assez large pour introduire la pointe mousse du périostotome qu'on engage sous la peau, dans toute la longueur de l'exostose, et qu'on retire en coupant, en travers et jusqu'à l'os, le périoste épaissi. Mais il peut survenir des complications, une grande inflammation, un violent engorgement; et, bien que la périostotomie compte des succès à son actif, nous lui préférerons encore le feu en aiguille qui agit avec énergie et laisse beaucoup moins de traces quand il est mis avec habileté.

PATHOLOGIE BOVINE

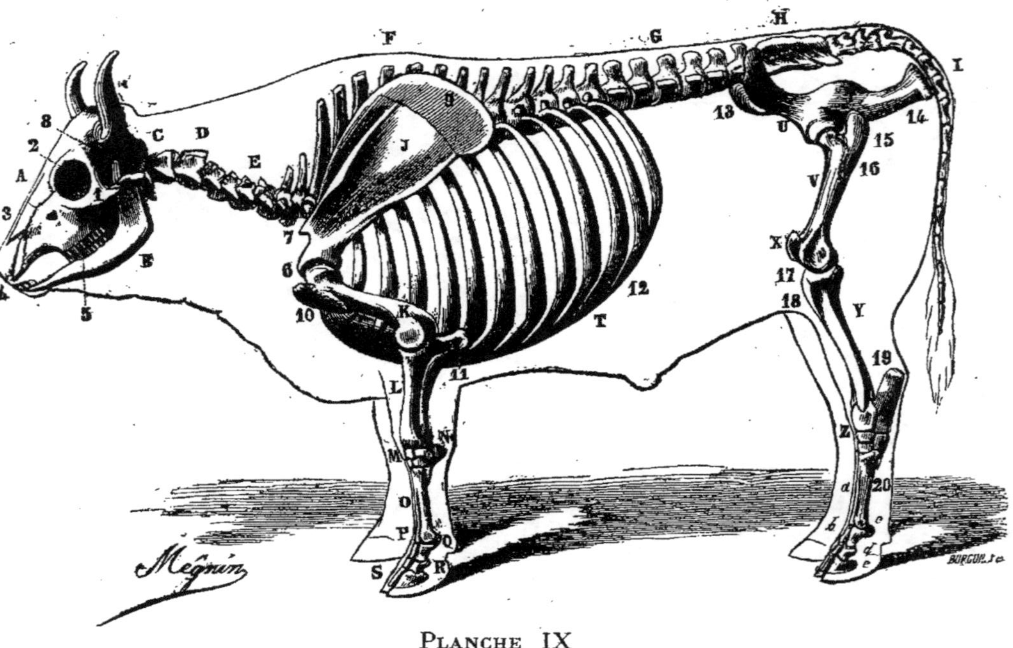

Planche IX

Squelette du bœuf.

LÉGENDE DE LA PLANCHE IX

A. Tête.
B. Mâchoire inférieure.
C. Atlas (1re vertèbre du cou).
D. Axis (2e vertèbre du cou).
E. Les 5 autres vertèbres du cou.
F. Vertèbres dorsales.
G. Vertèbres lombaires.
H. Sacrum.
I. Os coccygiens.
J. Omoplate ou scapulum.
K. Humérus (os du bras).
L. Radius et cubitus (avant-bras).
M. Os carpiens (ou du genou).
N. Os crochu.
O. Os métacarpiens (ou du canon).
P. 1re phalange (os du paturon).

Q. Grands sésamoides.
R. 2e phalange (os de la couronne).
S. 3e phalange (os du pied).
T. Les côtes.
U. Le coxal (os de la croupe).
V. Fémur (os de la cuisse).
X. Rotule.
Y. Tibia (os de la jambe).
Z. Os du tarse (os du jarret).
a. Métatarsien (os du canon postérieur).
b. 1re phalange postérieure.
c. Grands sésamoïdes.
d. 2e phalange postérieure.
e. 3e phalange postérieure.
1. Arcade zigomatique.
2. Cavités orbitaires.
3. Os sus-naseaux.

4. Dents incisives.
5. Dents molaires.
6. Articulation scapulo-humérale.
7. Acromion.
8. Cavité temporale.
9. Cartilage de l'omoplate.
10. Trochiter.
11. Olécrâne.
12. Cartilages costaux.
13. Ilium (os de la hanche).
14. Ischion (os de la fesse).
15. Trochanter.
16. Crête fémorale.
17. Articulation fémoro-tibiale.
18. Crête du tibia.
19. Calcanéum.
20. Péroné.

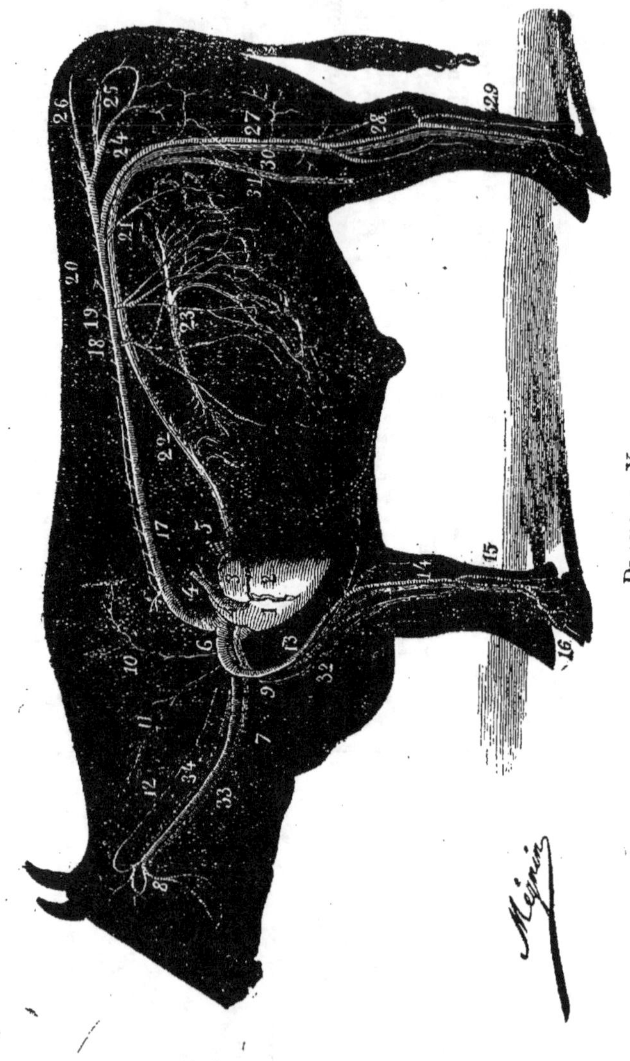

PLANCHE X

Système vasculaire du bœuf.

LÉGENDE DE LA PLANCHE X

1. Cœur (ventricule droit).
2. Cœur (ventricule gauche).
3. Oreillette gauche.
4. Artère pulmonaire.
5. Veines pulmonaires.
6. Aorte antérieure.
7. Artère carotide primitive.
8. Artère maxillaire externe.
9. Artère axillaire gauche.
10. Artère dorsale.
11. Artère cervicale supérieure.

12. Artère vertébrale.
13. Artère humérale.
14. Artère radiale.
15. Artère collatérale du canon.
16. Rameau coronaire.
17. Aorte postérieure.
18. Tronc cœliaque.
19. Vaisseaux mésentériques.
20. Artère rénale.
21. Artère testiculaire.
22. Veine cave postérieure.

23. Veine porte.
24. Artère iliaque externe.
25. Artère iliaque interne.
26. Artère sous-sacrée.
27. Artère fémorale.
28. Artère tibiale postérieure.
29. Artère digitale.
30. Veine saphène gauche.
31. Artère saphène droite.
32. Artère de l'ars.
33. Artère jugulaire externe.
34. Artère jugulaire interne.

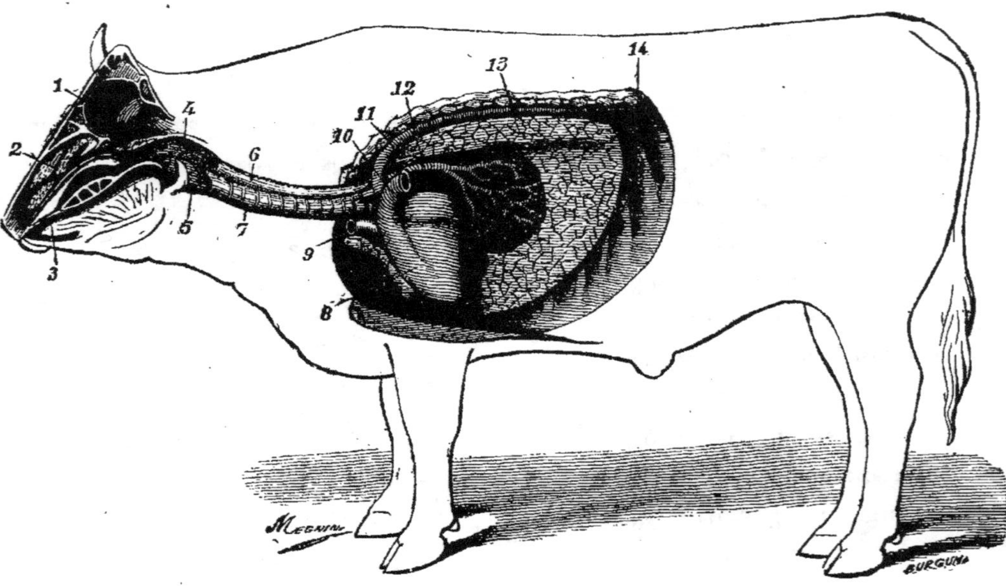

Planche XI

Appareil de la respiration du bœuf.

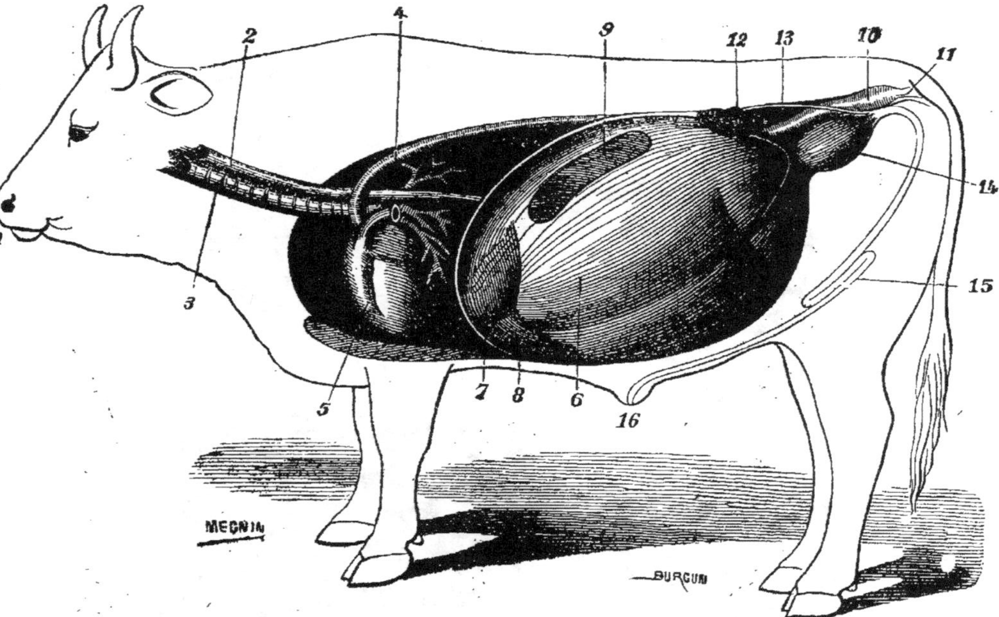

1. Bouche.
2. Œsophage.
3. Trachée.
4. Aorte postérieure.
5. Cœur.
6. Rumen ou panse (1er estomac).
7. Bonnet (2e estomac).
8. Caillette (4e estomac).
9. Rate.
10. Rectum.
11. Anus.
12. Rein gauche.
13. Uretère gauche.
14. Vessie.
15. Urètre.
16. Fourreau.

PLANCHE XII

Système digestif du bœuf (coté gauche).

(Le côté gauche du flanc est entièrement rempli par le rumen; c'est ce côté qui est choisi pour l'odération de la ponction de cet organe dans le cas d'indigestion gazeuse ou avec surcharge alimentaire).

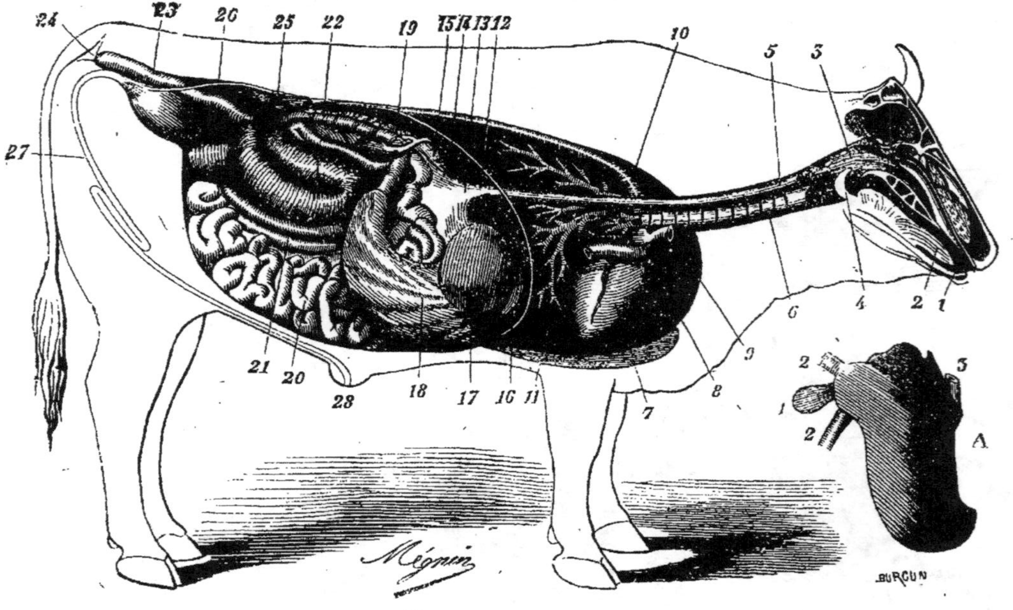

Planche XIII

Système digestif du bœuf (coté droit).

LÉGENDE DE LA PLANCHE XIII

La masse intestinale, qui forme normalement un paquet contenu dans un repli mésentérique à la face supérieure du rumen, a été ici étalée pour montrer ses différents éléments, et dissimule le rumen qui, sans cela, se montrerait occupant toute la partie inférieure de la cavité abdominale.

1. Bouche.
2. Langue.
3. Pharynx.
4. Epiglotte.
5. Œsophage.
6. Trachée.
7. Cœur.
8. Veine cave antérieure.
9. Aorte antérieure.
10. Aorte postérieure.
11. Ramifications bronchiques.
12. Diaphragme.
13. Cardia (entrée de l'œsophage dans le rumen).

14. Foie (la plus grande portion est enlevée pour laisser voir le cardia, le duodénum et la vésicule biliaire; il est reporté à la figure A).
15. Rumen ou panse (1er estomac).
16. Bonnet (2e estomac).
17. Feuillet (3e estomac).
18. Caillette (4e estomac).
19. Vésicule biliaire.
20. Intestin grêle.

21. Gros intestin ou côlon.
22. Cæcum.
23. Rectum.
24. Anus.
25. Rein droit.
26. Uretère droit.
27. Urètre.
28. Fourreau.
A. Foie (face supérieure).
1. Vésicule biliaire.
2. Duodénum.
3. Veine-porte.

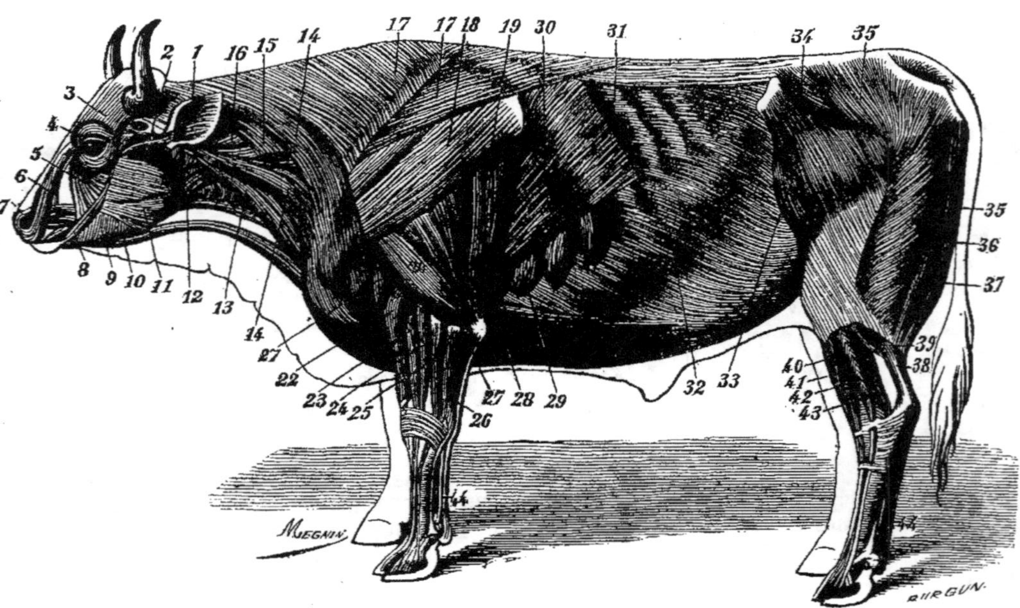

PLANCHE XIV

Système musculaire du bœuf.

LÉGENDE DE LA PLANCHE XIV

1. Cartilage auriculaire.
2. Abaisseur de l'oreille.
3. Peaucier du front.
4. Orbiculaire des paupières.
5. Lacrymal.
6. Sus-naso-labial.
7. Sus-maxillo-labial.
8. Zygomato-labial.
9. Alvéolo-labial.
10. Sterno-maxillaire.
11. Masséter.
12. Trachélo-hyoïdien.
13. Sterno-mastoïdien.
14. Mastoïdo-huméral.
15. Trachélo-altoïdien.
16. Grand droit antérieur.
17. Trapèze.

18. Sous-épineux.
19. Gros-extenseur de l'avant-bras.
20. Court-extenseur.
21. Court-fléchisseur.
22. Extenseur antérieur du métacarpe.
23. Extenseur du doigt interne.
24. Extenseur commun des doigts.
25. Extenseur du doigt externe.
26. Fléchisseur ext. du métacarpe.
27. Perforant (portion olécranienne).
28. Grand pectoral.
29. Grand dentelé.

30. Grand dorsal.
31. Muscles intercostaux.
32. Grand oblique de l'abdomen.
33. Muscle du fascia-lata.
34. Fessier moyen.
35. Long-vaste (portion antérieure).
36. Long-vaste (portion postérieure).
37. Demi-tendineux.
38. Tendon d'Achille.
39. Plantaire grêle.
40. Fléchisseur du pied.
41. Extenseur commun des doigts.
42. Extenseur du doigt externe.
43. Perforant.
44. Son tendon.

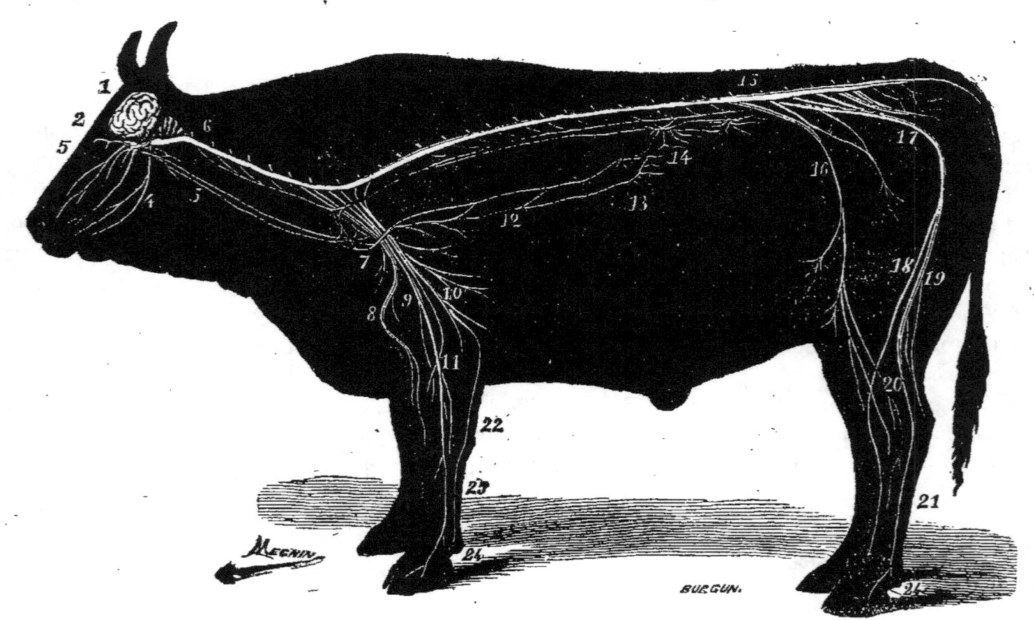

PLANCHE XV

Système nerveux du bœuf.

LÉGENDE DE LA PLANCHE XV

1. Encéphale.
2. Nerf optique.
3. Nerf maxillaire supérieur.
4. Nerf maxillaire inférieur.
5. Nerf vague ou pneumo-gastrique.
6. Moelle allongée.
7. Plexus brachial (gauche).
8. Nerf pré-huméral.
9. Nerf huméral antérieur.

10. Nerf huméral moyen.
11. Nerf huméral postérieur.
12. Nerf pneumo-gastrique.
13. Portion gastrique du plexus solaire.
14. Ganglion semi-lunaire, centre du plexus solaire.
15. Plexus lombo-sacré (gauche).
16. Nerf fémoral antérieur et nerf saphène.

17. Tronc sciatique.
18. Nerf petit fémoro-poplité.
19. Nerf grand fémoro-poplité.
20. Nerf tibial postérieur interne.
21. Nerf plantaire postérieur.
22. Nerf radial interne.
23. Nerf plantaire antérieur.
4. Nerfs plantaires.

Maladies de l'appareil digestif

Les maladies de l'appareil digestif sont fréquentes dans les espèces bovine, ovine et caprine. L'étendue et la conformation du tube digestif des Ruminants, la suralimentation intensive imposée pendant la période de l'engraissement, la stabulation permanente, sont des causes prédisposantes.

ANATOMIE DES ORGANES DIGESTIFS DES RUMINANTS

Les Ruminants sont pourvus de quatre estomacs : le rumen, le réseau, le feuillet, la caillette.

Le *rumen*, communément la panse, est le premier estomac. Il est

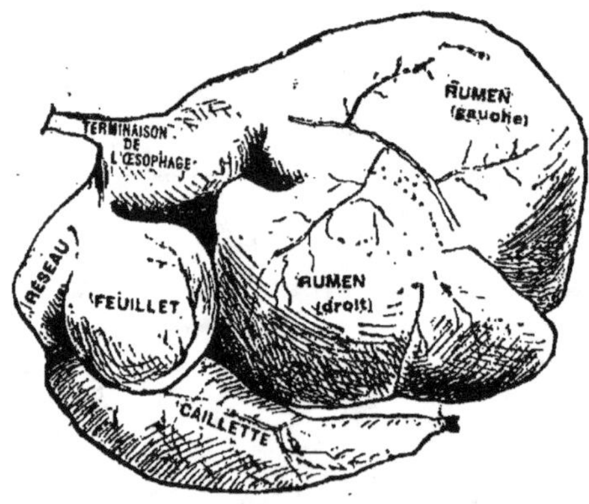

Fig. 53.

d'un volume considérable, situé obliquement dans la cavité abdominale, partagé selon sa longueur en deux masses ou sacs inégaux dont le gauche, qui est supérieur, communique en haut avec l'œsophage, en bas avec le réseau. C'est le réservoir qui sert de magasin aux aliments fibreux que l'animal avale et qu'il fait revenir ensuite par parties, dans la bouche pour les mâcher à son aise. C'est là le travail de la rumination. Il retient les substances qui ont besoin d'être ruminées, tandis que les fluides coulent successivement dans le réseau.

Le *réseau*, appelé aussi le *bonnet*, est plus petit; il sert de réservoir aux substances fluidifiées dont une partie a besoin d'être reprise et élaborée par le feuillet.

Le *feuillet* sert de réservoir dans lequel les aliments fibreux éprouvent les derniers changements dont ils ont besoin pour être complètement digérés; c'est celui qui reçoit le plus de vaisseaux et dont la fonction de sécrétion est la plus abondante.

Enfin la *caillette* est le réservoir où les aliments préparés subissent le dernier degré d'altération gastrique, et celui qui joue le principal rôle dans l'acte de la digestion.

STOMATITES

Les stomatites sont dues à des irritations locales à des plaies ou sont spécifiques (Fièvre aphteuse, Coryza gangréneux, Peste bovine, etc.).

Les symptômes et le traitement sont identiques à ceux indiqués dans l'espèce chevaline.

PAROTIDITE AIGUE

L'inflammation des glandes parotides reconnaît pour cause les contusions (chocs, coup de cornes, coups d'aiguillon, etc.).

Symptômes. — La difficulté de la déglutition, la salivation abondante, l'engorgement et la sensibilité de la gorge caractérisent la maladie.

Traitement. — Faire une application de **Baume Caustique Gombault** sur l'engorgement; pratiquer la ponction hâtive de l'abcès, utiliser les injections antiseptiques (Lysol à 1 °/₀).

PHARYNGITE

L'inflammation du pharynx est rare dans l'espèce bovine.

Causes. — Refroidissements, ingestion de fourrages grossiers, administration de breuvages irritants.

Symptômes. — Inappétence, difficulté de déglutition.

Traitement. — Faire une friction révulsive, énergique, avec le Baume Caustique Gombault sur les deux côtés de la gorge; utiliser les fumigations émollientes (Lysol 5 °/₀); distribuer des aliments de facile digestion : racines cuites, buvées, tièdes, barbotages, etc.

Maladies de l'œsophage

DÉCHIRURE DE L'ŒSOPHAGE

Etiologie. — Cette lésion s'observe à la suite de contusions violentes, de l'ingestion de corps étrangers aigus, d'un sondage maladroit.

Symptômes. — On constate à son niveau, un engorgement chaud, douloureux; après quelques jours, survient un abcès donnant écoulement à un pus mêlé de salive et de parcelles alimentaires; souvent la mort s'observe par infection.

OBSTRUCTION DE L'ŒSOPHAGE

Etiologie. — L'arrêt d'aliments ou de substances dégluties (morceaux de tourteaux mal concassés, betteraves en gros fragments, pommes, carottes, etc.) produisent cette lésion.

Symptômes.—On constate, au niveau de l'obstruction, une saillie de forme et de dimensions variables; une difficulté de la déglutition, une salivation abondante, des vomiturations (mucosités, matières alimentaires). Les symptômes généraux s'accusent par de l'abattement, des sueurs, une gêne respiratoire accusée, des tremblements musculaires puis des phénomènes asphyxiques.

Le traitement est exclusivement chirurgical. Le vétérinaire, selon les indications peut : 1° faire remonter le corps vers le pharynx et la bouche; 2° le pousser vers l'estomac; 3° le diviser ou l'écraser; 4° pratiquer l'œsophagotomie (ouverture de l'œsophage).

ÉGAGROPHILES DE GOBBES

Les égagrophiles sont des calculs formés par un assemblage, un feutrage de poils d'animaux ou de fibres ligneuses et quelquefois

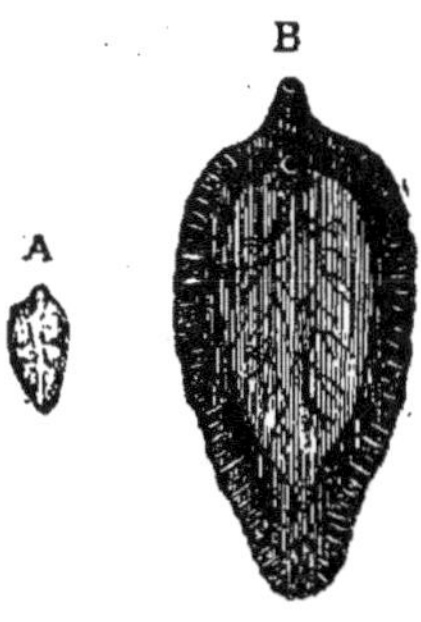

FIG. 54. — *Distome hépatique des ruminants.* (RAILLET).

A. Jeune ; B. Adulte.

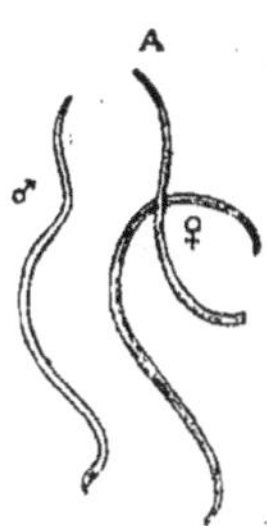

FIG. 55. — *Strangylus micrurus du veau.* (RAILLET).

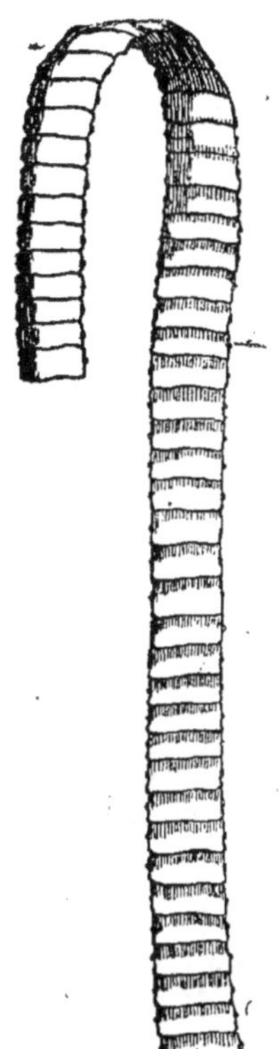

FIG. 56. — *Ténia espania* (RAILLET) Ruminants.

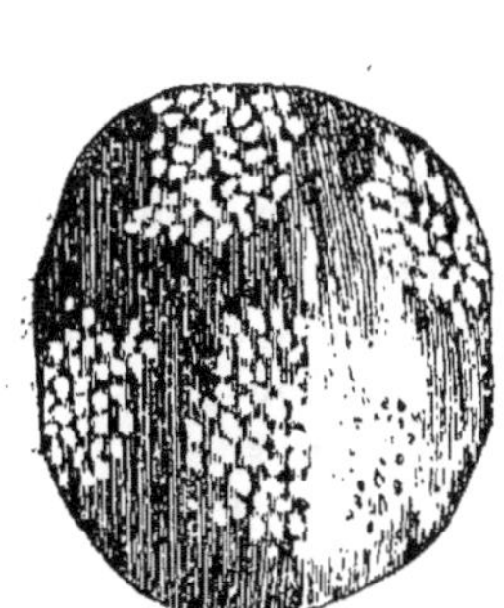

FIG. 57. — *Cénure cérébral.* (RAILLET)

Bœuf, mouton.

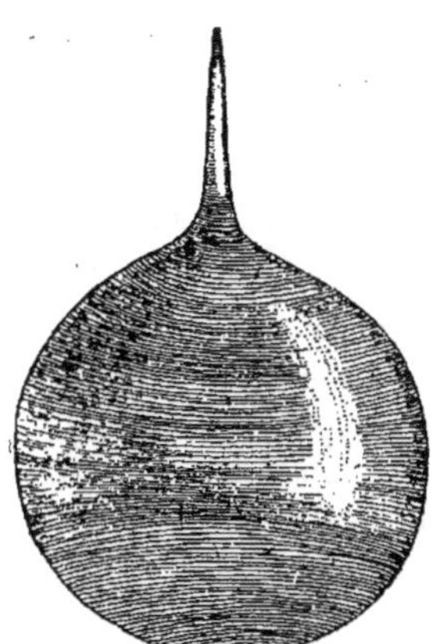

FIG. 58. — *Cysticorcus tehnicoles* (RAILLET)

Bœuf, mouton, chèvre, porc.

entourés d'une couche de sels calcaires. On les trouve surtout chez
les jeunes animaux dans le bonnet, dans le rumen. Chez les moutons,
on les rencontre de préférence dans la caillette.

Symptômes. — Appétit dépravé, indigestions fréquentes, coliques intermittentes, dépérissement progressif; quelquefois, constipation opiniâtre, lors d'obstruction intestinale.

Le traitement est nul.

Indigestion gazeuse

MÉTÉORISATION

Cette affection commune chez les ruminants est produite par une
fermentation abondante de gaz, principalement dans le rumen.

Etiologie. — Passage brusque du régime sec au vert; distribution
de fourrages altérés, de plantes toxiques; ingestion de jeune trèfle
et surtout de jeune luzerne mouillée par la rosée, couverts de givre
et de gelée blanche.

Symptômes. — La maladie apparaît le plus souvent subitement
et consiste dans un gonflement qui augmente avec rapidité pour
prendre parfois des proportions considérables (flanc gauche dépassant le niveau de la colonne vertébrale). On observe un arrêt de la
rumination, une respiration accélérée; le malade a de la peine à se
tenir debout et cependant craint de se coucher.

La marche de la maladie est rapide; rarement elle dure au delà
de quelques heures; la mort survient par asphyxie. Parfois, on
constate des éructations qui amènent la disparition du météorisme.

Traitement. — Combattre l'atonie au rumen par le **massage**, la
réfrigération du flanc et l'emploi des breuvages **excitants** (vin, café,
alcool 150 à 200 grammes). Evacuer mécaniquement les gaz et
prévenir l'asphyxie par la ponction du rumen à l'aide d'un trocart.
En cas d'urgence, faire cette ponction à l'aide d'un simple couteau,
et introduire dans la plaie un tube creux, taillé en biseau à son extrémité pénétrante (tube de sureau par exemple); puis les gaz évacués,
injecter, par la canule, de l'eau oxygénée tiède.

Le traitement médical comporte l'emploi des purgatifs (sulfate de
soude 300 à 600 grammes); des breuvages calmants (éther 20 à

25 gr.; assa fœtida 20 à 50 gr.) et des breuvages absorbants (ammoniaque, 15 à 30 gr.). Mais ces médicaments ont l'inconvénient de donner à la viande une odeur désagréable, rendant impossible la livraison des animaux à la boucherie. Les injections de pilocarpine (10 à 30 centigr.) sont indiquées.

INDIGESTION DU FEUILLET

Cette maladie est fréquente et difficile à guérir.

Etiologie. — La mauvaise alimentation, l'usage de fourrages trop menus, paille, foin, racines trop finement hachées sont des causes fréquentes.

Symptômes. — Irrégularité de la rumination, inappétence partielle, flanc droit gonflé. Dans les cas graves : tristesse, abattement, frissons, tremblements, mufle sec et fendillé; yeux enfoncés, bouche sèche et pâteuse; marche chancelante, constipation opiniâtre; excréments noirs, durs, recouverts de mucus glaireux et sanguinolents; parfois alternatives de diarrhée et de constipation.

Traitement. — Les indications thérapeutiques sont les mêmes que celles concernant l'indigestion par surcharge du rumen.

INDIGESTION DU RUMEN

Cette maladie, des plus fréquentes, est due à l'accumulation d'une trop grande quantité d'aliments déterminant de multiples fermentations.

Etiologie. — Parmi les causes les plus fréquentes citons : le changement de régime, l'irrégularité des repas, la suralimentation, l'insuffisance d'abreuvement, l'emploi de fourrages grossiers, etc.

Symptômes. — Inappétence, cessation de la rumination, météorisation accusée du flanc gauche; perception, à la palpation, d'une masse alimentaire dure. Signes de coliques; anxiété, gêne respiratoire.

La marche de la maladie est généralement rapide; dans la forme aiguë, la mort peut survenir rapidement.

La guérison est annoncée par la diminution du météorisme, la fréquence des éructations, le retour de la rumination.

Traitement. — Identique à celui de l'indigestion par surcharge du rumen.

INDIGESTION CHRONIQUE DU RUMEN

Symptômes. — Dans la forme chronique, on observe un météorisme peu accusé et intermittent, la suppression complète de la rumination, la sécheresse du mufle et une inappétence totale.

Traitement. — Instituer une diète sévère; administrer des boissons mucilagineuses chaudes en abondance (décoctions de graine de lin, de mauve, d'eau d'orge) 20 à 25 litres par jour; utiliser les injections d'eau salée dans le rumen par la canule du trocart; les injections d'ésérine, de pilocarpine, d'arécoline.

Pour combattre l'atonie du rumen, donner des boissons aromatiques chaudes (menthe, thé, sauge, absinthe, camomille), rétablir la rumination par l'emploi de l'ipéca (5 à 10 gr. Bœuf), 0 gr. 50 à 1 gramme (Mouton et Chèvre).

Provoquer l'expulsion des matières par des purgatifs (huile de ricin de préférence), par le massage du rumen et l'emploi de fréquents lavements froids salés.

BLESSURES DE L'ESTOMAC

Chez les bovins, les blessures du rumen et du réseau sont très fréquentes; elles sont déterminées par des corps étrangers, durs et acérés, ingérés (aiguilles, fourchettes, épingles, lames de couteau, fil de fer, épines, etc.).

Les corps étrangers du réseau traversent cet organe ou s'échappent par abcédation à travers la peau, ou bien ils émigrent vers le cœur et déterminent alors une péricardite mortelle.

ENTÉRITE AIGUE

Cette maladie reconnaît pour causes principales : l'alimentation défectueuse (fourrages ou aliments avariés), les eaux impures, polluées; le surmenage (Bœuf de travail); le refroidissement brusque; les purgatifs drastiques (huile de croton, aloès, etc.).

Symptômes. — Réaction fébrile accusée (39°5 à 40°5), tristesse, abattement, inappétence, cessation de la rumination, dessèchement du mufle, sécheresse de la bouche, coloration rouge terreuse de la conjonctive; coliques; constipation; excréments recouverts de mucosités, de fausses membranes; diarrhée liquide noirâtre, très fétide.

Traitement. — Pratiquer la dérivation par des frictions répétées de Baume Caustique Gombault sur l'abdomen; saignée légère chez les animaux pléthoriques; purgatifs (sulfate de soude, 300 à 500 gr.); bicarbonate de soude (8 à 10 gr.); benzo-naphtol (15 à 20 gr.).

Comme régime : thé de foin, boissons mucilagineuses additionnées de farine d'orge, de lait.

Intoxication d'origine alimentaire

TOURTEAUX

Les **tourteaux de ricin, de colza riciné**, donnés en trop grande quantité ou altérés, déterminent de la superpurgation et de la gastro-entérite.

Traitement. — Calmants, diurétiques, émollients (mucilagineux).

Les **tourteaux de coton** contiennent un principe nocif. Mal décortiqués, ils déterminent — surtout chez le mouton — des obstructions du feuillet et de la caillette.

Symptômes. — Sensibilité de l'abdomen, efforts de miction, urine sanguinolente, muqueuses ictériques.

Traitement. — Supprimer la cause et instituer un bon régime.

MÉLASSES

Données au delà de 2 kgr. 500 pour 500 kilogrammes de poids vif, les mélasses peuvent déterminer des accidents en raison des sels de potasse et de soude qu'elles renferment.

Symptômes. — Polyurie (sécrétion abondante d'urine), super purgation.

Traitement. — Supprimer ou réduire l'alimentation mélassée donner du lait, des mucilagineux, du camphre, tisanes d'orge.

PULPES

La **maladie des pulpes** est une intoxication causée par les toxines microbiennes que contiennent les pulpes altérées, mal conservées.

Cette affection apparaît ordinairement sur les animaux nouvellement soumis au régime.

Symptômes. — Dans la forme aiguë, plus fréquente chez le mouton, on constate : tristesse, inappétence, coliques, sensibilité de l'abdomen, météorisation, constipation, puis, dans la suite, diarrhée.

Dans la forme nerveuse, les animaux sont pris de vertige; la mort survient en quelques jours.

La forme sub-aiguë ou chronique est caractérisée par une gastro-entérite légère provoquant une diarrhée fétide, incoercible.

Traitement. — Le traitement curatif comporte une saignée moyenne, la diète pendant plusieurs jours et l'administration de lait, de bicarbonate de soude.

La prophylaxie consiste à empêcher dans les pulpes, les fermentations normales.

Les hernies

La **hernie du rumen** s'observe dans le flanc gauche soit à la partie inférieure ou moyenne. La **hernie de la caillette** est fréquente chez les veaux à la mamelle; elle est souvent causée par les coups de corne.

La **hernie de l'intestin** est localisée dans le flanc droit à la zone inférieure.

La **hernie inguinale**, caractérisée par la descente d'une portion de l'intestin dans la gaine testiculaire, est rare chez les bovins, plus fréquente chez les béliers et les boucs.

La **hernie ombilicale** — relativement fréquente, — guérit presque toujours à l'époque du sevrage.

La **hernie ventrale** s'observe en un point quelconque de l'abdomen et résulte, le plus souvent, de contusions (coups de pieds, de corne, heurt d'un timon, chute sur des piquets, sauts par-dessus une palissade, une haie, etc.).

Le pronostic de ces lésions varie, dans une notable mesure, avec leur volume et leur siège.

Traitement. — Le traitement des hernies simples comporte l'emploi des bandages, des caustiques, la destruction du sac et l'intervention chirurgicale.

Maladies du péritoine

PÉRITONITE

Étiologie. — La péritonite s'observe à la suite de traumatismes abdominaux (coups de pieds, de corne), de refroidissement, d'ingestion d'eau glacée ou de fourrages verts, couverts de givre; le plus souvent, elle est consécutive aux affections utérines infectieuses (avortement, non-délivrance, blessures du vagin ou de la matrice), lors de parts laborieux.

Symptômes. — On observe une sensibilité de l'abdomen, du météorisme et une gêne respiratoire; puis apparaissent des coliques sourdes, de l'inappétence, la réaction fébrile et la constipation.

Traitement. — Recourir à la dérivation énergique avec le Baume Caustique; faire des frictions énergiques sur l'abdomen et les deux côtés de la poitrine; les renouveler à vingt-quatre heures d'intervalle.

Le traitement médical comporte l'administration de diurétiques et de toniques stimulants : alcool 150 à 300 grammes, acétate d'ammoniaque 100 à 150 grammes.

Maladies de l'appareil respiratoire

CORYZA GANGRÉNEUX

Étiologie. — Cette affection toxi-infectieuse, qui peut revêtir un caractère enzootique, est caractérisée par des infections secondaires (troubles oculaires, respiratoires, digestifs, cutanés, nerveux).

Symptômes. — Les symptômes sont les suivants : tristesse, inappétence, suspension de la rumination et de la sécrétion lactée, fièvre intense (40°); mufle sec et chaud; tuméfaction de la muqueuse nasale et pituitaire; gonflement des paupières, yeux larmoyants; gêne res-

piratoire accusée, parfois cornage intense; alternatives de constipa
tion et de diarrhée; éruption pustuleuse sur les naseaux, onglons,
mamelles, etc.; accès d'excitation, de dépression (fausse épilepsie).

Traitement. — Utiliser la saignée, les antiseptiques, les injections
de sérum physiologique (4 litres en 2 fois); les injections intraveineuses de collargol.

Réaliser l'antisepsie des cavités nasales par des inhalations de
Lysol (5 gr. par litre). Faire des frictions très énergiques de Baume
Caustique Gombault à douze heures d'intervalle, deux et trois fois, sur
le chanfrein et les faces de l'encolure, sur la colonne dorso-lombaire
et sur les membres. Nous disons *frictions très énergiques* parce que le
Baume Caustique, aussi bien que les vésicatoires, prend moins bien
sur la peau du bœuf que sur celle du cheval, à cause de sa texture
particulière; elle est très dure, très serrée et le bulbe du poil excessivement fin, ce qui empêche l'absorption rapide comme cela a lieu
chez le cheval.

SINUSITES

L'inflammation des sinus reconnaît pour causes les traumatismes
et coups violents portés sur la région du chignon, sur la région fron-
tale, fêlures, fractures des cornes et du cornillon, mauvais attelage
au joug, etc.

Symptômes. — Tristesse, inappétence, fétidité du jetage, port
de la tête de côté, sensibilité et chaleur de la corne correspondante,
mouvements violents de la tête.

Traitement. — L'intervention chirurgicale (trépanation) constitue la base du traitement.

LARYNGITE AIGUE (ANGINE)

Étiologie. — Les affections laryngiennes sont fréquentes dans
l'espèce bovine; elles sont souvent l'expression locale d'une affection
générale grave (fièvre aphteuse, coryza gangréneux, tuberculose, etc.).

Symptômes. — Toux sèche et pénible au début, accompagnée
de jetage muco-purulent; sensibilité accusée de la région de la gorge;
parfois respiration accélérée avec cornage.

Traitement. — Fumigations antiseptiques (Lysol 10 °/o); révulsion externe par des frictions énergiques et répétées, des deux côtés
de la gorge, avec du Baume Caustique; administration de Kermès,
pour favoriser l'élimination des sécrétions muqueuses.

LARYNGITE PSEUDO-MEMBRANEUSE

Symptômes généraux graves. — Inappétence, tremblements, réaction fébrile; respiration pénible, sifflante avec accès intermittents de suffocation; toux quinteuse et pénible; expulsion par les narines ou la bouche de débris de fausses membranes.

Pronostic. — Très grave.

Traitement. — Saignée modérée, révulsion énergique à l'aide de frictions répétées de Baume Caustique; fumigations antiseptiques (Lysol, 5 gr. par litre); Kermès, émétique; iodure de potassium, etc.

BRONCHITE AIGUE

Symptômes. — Frissons, tremblements, perte de l'appétit, arrêt de la rumination, accélération de la respiration, toux rauque et quinteuse.

Traitement. — Révulsion énergique par des frictions de Baume Caustique Gombault sur les deux côtés de la poitrine; fumigations antiseptiques (Lysol, 50 gr. par litre); administration de Kermès iodure de potassium.

Dans le cas de bronchite chronique utiliser comme traitement interne, la créosote (5 à 6 grammes), la terpine (3 à 4 grammes).

PNEUMONIE

La pneumonie franche est rare dans l'espèce bovine; elle est presque toujours symptomatique de tuberculose.

Étiologie. — Refroidissements.

Symptômes. — Les symptômes s'accusent par de la tristesse, de l'abattement, de l'anorexie, une réaction fébrile accusée 40° à 41°, une teinte safranée des muqueuses, une accélération de la respiration (20 à 36), une plainte intermittente à l'expiration, une augmentation des pulsations (60 à 90). Puis on observe de la dyspnée, une toux petite, peu sonore, quinteuse, un jetage rouillé jaune d'ocre qui est caractéristique.

La percussion provoque une douleur costale, dénonce une exagération de résonance dans les parties saines, de la submatité au niveau des régions malades; l'auscultation révèle des râles crépitants. Les signes stéthoscopiques indiquent si la pneumonie est simple ou double.

Du 7e au 9e jour, l'évolution pneumonique est complète; elle se termine alors soit par résolution, asphyxie, abcédation, gangrène ou passage à l'état chronique.

Traitement. — Faire sur les deux côtés de la poitrine des frictions énergiques et répétées de Baume Caustique Gombault pour obtenir un effet dérivatif puissant. Comme traitement interne, utiliser émétique (8 à 10 grammes par jour), quinine, digitale, et iodure de potassium, etc.

PNEUMONIES PAR CORPS ÉTRANGERS

Le poumon chez les sujets de l'espèce bovine, peut être lésé par la pénétration d'un corps acéré (fragments de bois, clous, aiguilles, fils de fer, etc.) venant du rumen ou du réseau.

Le diagnostic est délicat et, par suite, le traitement des plus aléatoires; l'abatage au point de vue économique est à conseiller.

CONGESTION PULMONAIRE

Étiologie. — Cette affection s'observe de préférence chez les animaux maintenus en stabulation permanente, ou chez ceux très gras (veaux à l'engrais).

Symptômes. — La dyspnée est le signe dominant avec la toux. Les animaux s'arrêtent comme épuisés, l'encolure et la tête tendue, les narines dilatées à l'extrême, les membres écartés du thorax.

La respiration est vite et courte; les malades sont en imminence d'asphyxie. La mort peut survenir très rapidement.

Traitement. — La saignée copieuse constitue la base du traitement. La révulsion cutanée par les frictions énergiques de Baume Caustique Gombault sur les côtés de la poitrine joue un rôle important dans la guérison.

PLEURÉSIE

Les inflammations primitives sont rares chez les animaux de l'espèce bovine; celles tuberculeuses sont fréquentes.

Symptômes. — Frissons, fièvre modérée, tristesse, inappétence;

inrumination, amaigrissement rapide, respiration courte et irrégulière, lois d'épanchement abondant.

Traitement. — La révulsion à l'aide de frictions énergiques et répétées de Baume Caustique Gombault sur les deux côtés de la poitrine constitue la base du traitement.

EMPHYSÈME PULMONAIRE

Cette affection est fréquente dans l'espèce bovine sur les bœufs de travail.

Étiologie. — Efforts de traction, quintes de toux fréquentes (bronchites, broncho-pneumonies, etc.).

Symptômes. — Accélération de la respiration, toux quinteuse, faible, sifflante et sans rappel; soubresaut du flanc.

Traitement. — Administration digitale (2 à 3 gr.), iodure de potassium (5 à 6 gr.), acide arsénieux (1 gr.), farine de marrons d'Inde (100 gr. par jour).

Maladies de l'appareil circulatoire

PÉRICARDITE AIGUE

Les péricardites aiguës franches sont rares dans l'espèce bovine. La péricardite par corps étrangers est fréquente.

PÉRICARDITE TRAUMATIQUE

Étiologie. — Cette affection, relativement fréquente chez les ruminants, reconnaît pour causes l'ingestion de corps étrangers divers : épingle, aiguille à tricoter, épingle à cheveux, fil de fer, épine, clou, lame de couteau, etc., cachés et englobés dans les aliments. Ces corps tombent dans le rumen, descendent dans les parties déclives et arrivent dans le réseau. Si, parmi eux, il en est de pointus, ils s'implantent dans les parois de l'organe et, par ses contractions, sont chassés en avant et peuvent pénétrer dans le péricarde.

Symptômes. — Météorisation intermittente; troubles de la rumination; amaigrissement progressif; diarrhée; lésions cardiaques (battements tumultueux du cœur); pouls veineux (dilatation des jugulaires).

Le pronostic est très grave; économiquement, il convient de sacrifier les animaux dès que la maladie est reconnue.

Maladies du système nerveux

CONGESTION CÉRÉBRALE

Étiologie. — Cette affection est assez fréquente sur les bœufs de travail soumis aux ébranlements continus imprimés par le joug lors de travaux pénibles sur terrain accidenté.

Symptômes. — Les malades sont brusquement frappés de stupeur et d'immobilité; la démarche est incertaine, le regard hébété.

La région cranienne est chaude; la marche de l'accident est rapide; le malade meurt dans le coma ou se rétablit rapidement.

Traitement. — La saignée copieuse est la base de traitement. La révulsion cutanée, frictions énergiques et répétées de Baume Caustique Gombault sur les côtés de l'encolure est impérieusement indiquée.

Maladies des organes génitaux urinaires

CYSTITE AIGUE

La cystite aiguë, s'observe de préférence chez la vache, plus rarement chez le bœuf.

Étiologie. — Rétention d'urine; ingestion de plantes âcres; complication de l'urétrite.

Symptômes. — Coliques légères, difficulté de la miction urinaire, urine foncée; réaction fébrile accusée (40°).

Dans les formes graves, complication de péritonite mortelle.

Traitement. — Application de sachets chauds sur le dos et les flancs, administration de diurétiques (bicarbonate de soude, tisanes d'orge, camphre, benzoate de soude).

HÉMATURIE

Symptômes. — Cette affection est caractérisée par l'émission d'une urine sanglante. Son étiologie est obscure.

Au début, émission d'une urine trouble, qui devient plus tard teintée en rose, en rouge; parfois, les animaux semblent uriner du sang en nature.

L'évolution est lente, progressive et se traduit par de l'anémie plus ou moins accusée, de la cachexie pouvant entraîner la mort.

Traitement. — Souvent inefficace, il consiste à administrer des toniques, des ferrugineux. Au point de vue économique, si l'animal est en assez bon état, la livraison à la boucherie s'impose.

NÉPHRITE

Étiologie. — Le froid, les intoxications aiguës, l'ingestion de plantes toxiques sont des causes déterminantes.

Symptômes. — Coliques sourdes, sensibilité exagérée des reins, émission d'urine rosée, perte d'appétit, réaction fébrile.

La miction est fréquente mais pénible, peu abondante; l'urine est sanguinolente.

Pronostic. — Très grave.

Traitement. — Applications chaudes sur les reins et les flancs. Saignée, diurétiques (bicarbonate de soude), bromure de camphre.

Faire sur toute la région des reins une large friction de Baume caustique, suivie de deux en deux jours d'une application faite à la main.

Maladies des yeux

CONJONCTIVITE AIGUE

La *conjonctivite*, l'inflammation aiguë de la conjonctive, est une maladie fréquente; elle reconnaît pour causes les traumatismes, les frottements répétés, les poussières introduites dans les culs-de-sac conjonctivaux.

Les symptômes consistent en de la photophobie, du larmoiement; la conjonctive est rouge, sensible et souvent l'inflammation est étendue à la cornée.

La *conjonctivite chronique* est caractérisée par une sécrétion purulente et un léger larmoiement.

Le traitement, après avoir fait disparaître la cause, consiste à faire des lavages antiseptiques de la conjonctive avec une solution lysolée tiède à 2 grammes par litre; calmer la douleur avec des instillations de cocaïne ou d'atropine.

KÉRATITE

La *kératite* — l'inflammation de la cornée — est consécutive aux irritations, aux contusions, aux corps étrangers. Au début, l'œil douloureux, pleure constamment; la cornée s'infiltre, devient opalescente; parfois, un abcès peut se former.

Lotionner fréquemment avec une solution antiseptique, faible et chaude (Lysol 2 grammes par litre) ou sublimé 1 p. 3.000; calmer la douleur par des collyres analgésiques.

OPHTALMIE VERMINEUSE DU BŒUF

Cette affection est provoquée par la larve de la *filaria cervina*. Elle sévit dans les pâturages bas et humides sur des animaux qui sont laissés en permanence en prairie.

Maladies des mamelles

Les mamelles ne sont pas seulement des organes de sécrétion, elles
servent aussi à l'élimination des produits de déchet de l'organisme.

CONGESTION DE LA MAMELLE

Étiologie. — Cette affection est caractérisée par la réplétion exagérée de la mamelle; c'est l'empissement laiteux des éleveurs qui
s'observe sur les femelles laitières.

Le sevrage brusque, le froid, les traumatismes, l'obstruction du
trayon sont des causes déterminantes.

Symptômes. — Tuméfaction subite de la mamelle ou d'un quartier qui devient dur, tendu mais conserve sa souplesse. Diminution
de la sécrétion lactée; lait teinté de rose ou de sang.

Traitement. — Saignée (de préférence à la jugulaire); utiliser
la mulsion fréquente avec un tube trayeur; faire sur la glande des
onctions de vaseline lysolée.

MAMMITE AIGUE SIMPLE

Symptômes. — Outre la suppression du lait dans les parties
malades, on constate, après vingt-quatre heures, de la chaleur,
douleur, tension de la mamelle qui semble mamelonnée; la peau
est rouge. En marche, la malade écarte les membres postérieurs; le
décubitus est rare.

La mammite est partielle ou générale. Vers le 4e jour, l'œdème de
la mamelle envahit les cuisses et l'ombilic. Le lait séreux contient
des coagulums ou des stries sanguines.

Les symptômes généraux consistent en une diminution de l'appétit, une soif vive, une rumination irrégulière, de la fièvre, des frissons
et une injection des muqueuses.

La maladie peut se terminer par résolution, induration, suppuration, gangrène, et entraîner la mort.

Résolution. — Cette terminaison est rarement complète.

Induration. — Le pis reste hypertrophié; on constate au sein de
la glande des points durs, sensibles, qui l'envahissent plus ou moins

complètement. La quantité de lait excrété est en proportion de l'étendue des parties restées saines. Ces nodosités deviennent parfois le point de départ d'un abcès froid ou d'un kyste.

Abcès. — Ces complications s'observent du 8e au 12e jour; on constate des points fluctuants. Ils s'ouvrent parfois dans le sinus et le pus est mélangé au lait. Les lobules enflammés peuvent s'abcéder successivement.

Gangrène. — Cette terminaison, fréquente chez le mouton, est caractérisée par une teinte violette, l'insensibilité de la mamelle qui est recouverte de phlyctènes; dans la suite, le travail d'élimination s'établit.

Traitement. — Au début, la saignée, les antiphlogistiques, les applications astringentes (argile et vinaigre) sont indiquées; de même les onctions de pommade camphrée ou belladonée. On peut étendre, pour modérer l'inflammation, du collodion élastique sur la région malade.

A l'intérieur, administrer des purgatifs salins, des boissons nitrées.

Soumettre les malades à la diète et traire légèrement la mamelle, pour évacuer les produits de sécrétion.

En cas de mammite chronique, faire des frictions avec des préparations iodées. Lors d'abcès, après ponction, faire des lavages antiseptiques (Lysol, 10 gr. par litre). Contre la gangrène, utiliser les scarifications, les cautérisations et les pansements antiseptiques (Lysol, 2 p. 1000).

Prophylaxie. — Le traitement préventif des mammites comporte les indications suivantes : 1º nettoyer convenablement au savon de Lysol et à l'eau chaude les parties souillées pendant l'accouchement; 2º entretenir sous les animaux une litière propre; 3º éviter la rétention prolongée du lait; 3º exiger du trayeur la propreté rigoureuse des mains (condition facile à formuler, difficile à réaliser); 4º isoler les vaches atteintes de rétention du délivre; 5º traiter les gerçures ou les plaies du trayon par la vaseline lysolée.

MAMMITE CONTAGIEUSE
DES VACHES LAITIÈRES

Étiologie. — Cette affection, à évolution essentiellement chronique, est due à un microbe (*streptocoque de Nocard*).

Elle est nettement contagieuse; la virulence est limitée à la mamelle atteinte et à son contenu. Dans les étables infectées, la transmission s'opère par l'intermédiaire des trayeurs; la diffusion est assurée par l'introduction d'une vache malade dans une étable.

Symptômes. — Diminution de la sécrétion lactée dans un quartier; perception à la base du trayon d'un noyau induré; la mamelle « se noue », selon l'expression des éleveurs. Le foyer malade a primitivement les dimensions d'un œuf de pigeon, puis augmente très lentement pour envahir, au bout de plusieurs mois, le tiers ou la totalité de la glande. Le lait devient visqueux, séreux, jaunâtre, grumeleux.

Traitement. — Devant les résultats aléatoires du traitement, il convient de tarir la sécrétion lactée et de soumettre, le plus tôt possible, la vache à l'engraissement.

OBLITÉRATION DES TRAYONS

Symptômes. — Cette affection résulte généralement de l'inflammation avec épaississement de la muqueuse, ou de la présence de polypes ou de calculs. Dans l'oblitération totale, le lait provoque l'engorgement ou empissement laiteux; lors d'oblitération partielle, le lait s'écoule en mince filet.

Traitement. — Pratiquer la dilatation progressive à l'aide de la sonde spéciale.

CONTUSIONS

Lors de contusion grave, on observe une tumeur laiteuse qui peut se transformer en abcès.

Remplacer les applications astringentes (argile et vinaigre) par des applications de vaseline lysolée.

FISTULES LAITEUSES

Ces lésions sont le plus souvent la conséquence des plaies de la partie inférieure de la mamelle ou du trayon lui-même.

CREVASSES ET GERÇURES

Résultant des fortes tractions exercées par le nourrisson sur les trayons, lors de la succion, les crevasses sont de petites fentes épidermiques qui s'infectent rapidement au contact des litières malpropres.

Traitement. — Faire, deux fois par jour, sur les régions malades, des applications de vaseline Lysolée.

TUMEURS

Le début des tumeurs observées dans les espèces bovine, ovine, caprine (fibromes, lipomes, myxomes, carcinomes, sarcomes, etc.) passe souvent inaperçu; l'augmentation des tumeurs malignes est rapide.

L'ablation précoce et totale est la seule intervention efficace dans le dernier cas.

Maladies de la peau

ECZÉMA

Étiologie. — Mauvaises conditions hygiéniques, alimentation irrationnelle, tempérament de l'animal (diathèse).

Symptômes. — Fièvre, inappétence, troubles digestifs, constipation. Puis, éruption papuleuse, vésiculation plus ou moins abondante; poils agglutinés; aspect craquelé de la peau; chute des croûtes et des poils.

L'eczéma aigu siège de préférence aux membres.

Traitement. — Lavages émollients et antiseptiques (Lysol, 10 gr. par litre); pommade lysolée.

A l'intérieur, administrer des diurétiques.

VERRUES

Symptômes. — Les verrues, vulgairement appelées *poireaux*, sont des tumeurs cutanées qui se développent, de préférence chez les animaux jeunes, génisses ou bouvillons.

Ces tumeurs peuvent rester isolées ou devenir confluentes et se réunir par leur base. L'affection se manifeste sur les parties les plus fines de la peau : mamelles, face interne des cuisses, paroi abdominale inférieure, etc.

Lorsque les verrues atteignent un développement considérable en surface, elles s'infectent, suppurent, et sont susceptibles de provoquer des accidents.

Traitement. — La cautérisation répétée par l'acide azotique, l'ablation totale aux ciseaux, au bistouri, au cautère peuvent être utilisées.

Maladies de la peau parasitaires

PHTIRIASES

Définition. — On donne le nom de *phtiriases*, de *maladies péliculaires* et de *pouillottemenl*, aux affections cutanées causées par la présence de poux (Hématopinus et trichodectes).

Symptômes. — Les démangeaisons et le prurit sont accusés; les malades se grattent, se mordent et vont jusqu'à s'écorcher.

Les parasites se rencontrent de préférence en arrière du chignon, sur le bord supérieur de l'encolure et la ligne du dessus.

Traitement. — Lorsqu'un local est infesté, désinfecter les murs, les mangeoires rateliers, etc., avec une solution de Crésylium à 5 %.

Les malades seront tondus et savonnés avec un savon au Lysol puis lotionnés avec des solutions de Crésylium (30 gr. par litre).

Les préparations à base de mercure et d'acide arsenieux doivent être rejetées en raison des dangers qu'elles présentent.

HERPÈS

Étiologie. — Cette affection due à un champignon (*Tucophyton lonsurans*) se transmet par contagion surtout par l'intermédiaire du harnachement des objets de pansage, etc.

Symptômes. — Chez le bœuf, la formation des croûtes atteint les dimensions d'une pièce de un franc à celles de cinq francs (*darlre croûteuse*). Ces lésions s'observent à la tête, au cou, sur les régions supérieures du corps. Les poils tombent, et les surfaces dépilées se recouvrent d'écailles épidermiques abondantes.

Traitement préventif. — Isoler les malades; désinfecter les objets de pansage et les locaux (Crésylium, 3 °/o).

Traitement curatif. — Tonte locale ou générale. Savonnage au savon de Lysol. Applications de Lysol pur sur les régions malades, faire des frictions de pommade camphrée, ou mieux de Baume Gombault additionné d'huile d'olive.

Maladies contagieuses

FIÈVRE CHARBONNEUSE
(CHARBON BACTÉRIDIEN.
SANG DE RATE)

Maladie virulente commune aux principales espèces domestiques (cheval, bœuf, mouton, chèvre, porc) et transmissible à l'homme (*pustule maligne*).

Étiologie. — Le microbe, bactéridie charbonneuse (*bacillus anthracis*) est répandu dans le sang et dans tous les tissus. La contagion s'opère indirectement par les cadavres enfouis dans le sol; les bactéries sont ramenées à la surface par les vers de terre (« champs maudits » — « montagnes dangereuses »); la transmission de la maladie à distance s'effectue par les fourrages contaminés, le sang, crins, peau, provenant des cadavres infectés.

Symptômes. — On observe de la prostration, des coliques, de la fièvre (41-42º); les muqueuses sont injectées; le pouls vite, imperceptible; les battements du cœur sont violents et tumultueux; des tremblements musculaires apparaissent. En quelques heures, ces symptômes s'aggravent; la marche est titubante; parfois on note des accès de vertige; la respiration est dyspnéique. On observe une diarrhée sanguinolente, accompagnée d'urine sanguinolente; parfois des tuméfactions du tronc, de la gorge. Le sang est noir, visqueux, fournit une saignée baveuse. La mort arrive en huit-trente heures.

Quelquefois (forme subaiguë), la maladie apparaît moins brusquement. On note de l'abattement, des coliques, de la diarrhée, des boiteries, des oscillations de température, puis apparaissent les symptômes du type aigu ordinaire.

CHARBON SYMPTOMATIQUE.
(CHARBON EMPHYSÉMATEUX.
CHARBON BACTÉRIEN)

Étiologie.—Cette affection, due au *Bactérium Chauvaci*, s'observe surtout sur les bovidés; rarement chez le mouton, la chèvre et le porc. La réceptivité varie suivant la race; le bétail algérien offre une résistance relative.

Symptômes. — Abattement, sidération, fièvre intense, puis apparition d'une tumeur en un endroit variable du corps, généralement riche en muscles. Cette tumeur irrégulière, augmente rapidement; d'abord homogène et douloureuse, elle devient, en son centre, insensible, crépitante, et, sur la coupe, laisse écouler un sang noirâtre ou une sérosité spumeuse.

Parfois, la tumeur évolue dans la profondeur des muscles, et la réaction fébrile, seule est appréciable.

La mort survient en douze-soixante heures. On peut observer une *forme subaiguë*, à évolution rapide, sans tumeur extérieure, ou bien une *forme ébauchée*, dans laquelle la guérison peut survenir en trois ou six jours.

Traitement. — Nul.

Prophylaxie. — L'immunisation active, durable des animaux contre le charbon symptomatique, est réalisée par plusieurs procédés.

Méthode de Leclainche et Vallée.

Cette méthode qui satisfait à toutes les nécessités d'une prophylaxie pratique, comporte deux procédés suivant qu'on opère en milieu indemne ou en milieu contaminé.

La *séro-vaccination* est applicable dans les régions infectées et chez les animaux provenant de ces régions.

A ces méthodes pour assurer une prophylaxie efficace, il faut adjoindre l'isolement des malades, la désinfection des locaux (Crésylium 30 grammes par litre).

Vaccination. — L'immunisation des animaux, moutons, chèvres, bœufs, chevaux, contre le charbon bactéridien est réalisée par l'inoculation de virus atténué ou vaccin préparé à l'Institut Pasteur.

Les vaccinations charbonneuses sont pratiquées dans tous les pays à charbon, de préférence, au printemps, afin que l'immunité soit conférée pendant la saison chaude favorable à l'apparition de la maladie. L'immunité n'étant que d'une année environ, il est prudent de procéder tous les ans à la revaccination.

Prophylaxie. — Isolement et séquestration des malades; destruction totale des cadavres ou enfouissement avec la peau tailladée; désinfection des locaux (Crésylium 30 gr. par litre).

PÉRIPNEUMONIE

Maladie contagieuse, spéciale au bœuf.

Symptômes. — Inappétence, abattement, faiblesse, peau sèche, poil piqué, accélération de la respiration et de la circulation; fièvre, coliques intermittentes, constipation, diarrhée; toux faible, avortée, accompagnée de plainte; thorax sensible à la pression et à la percussion; cette dernière révèle une zone de matité disséminée.

Dans la suite, les symptômes généraux s'aggravent encore; l'évolution complète a lieu en dix-quinze jours.

La *résolution* est annoncée par l'abaissement de la température et l'amélioration de l'état général. Le passage à l'*état chronique* est décelé par la persistance de la toux, des troubles digestifs et de l'amaigrissement. La mort est due à l'asphyxie ou à l'intoxication septicémique.

Traitement. — *Nul, la loi ordonnant l'abatage.*

Prophylaxie. — L'inoculation préventive contre la péripneumonie a pour but de conférer l'immunité aux animaux en provoquant, par l'inoculation du virus, culture pure ou sérosité virulente, des accidents locaux différents de la maladie elle-même.

L'inoculation est pratiquée sur les animaux exposés à la contagion (*inoculation de nécessité*), ou sur les bovidés des régions infectées (inoculation de précaution).

Parfois, à la suite de l'inoculation, on observe un œdème envahissant, sous forme de gangrène, l'extrémité de la queue. Dès que ces complications menacent de se produire, il convient de pratiquer la section de la queue.

Le traitement préventif comporte, en outre, l'isolement des malades et la désinfection des locaux (Crésylium, 30 gr. par litre).

PESTE BOVINE
(TYPHUS CONTAGIEUX)

Étiologie. — Maladie, rare dans l'Europe occidentale, caractérisée par un état typhoïde grave et sévissant sur les bovidés, les ruminants sauvages, les moutons et les chèvres.

La maladie se transmet facilement par contact direct ou indirect.

Symptômes. — Fièvre intense (41-42º), tristesse, abattement, parfois accès de vertige suivis d'état comateux; muqueuse vulvaire et vaginale congestionnée; accélération de la respiration et de la circulation, bâillements, grincements de dents, coliques légères; tremblements musculaires; écoulement de larmes mêlées à un liquide purulent; bourrelet violacé au niveau des gencives; muqueuse buccale ulcérée; bave d'odeur fétide; pituitaire recouverte d'un exsudat purulent; jetage épais, air expiré, fétide, mufle fendillé et sec. Diarrhée profuse et continue, amaigrissement rapide; mort en quatre-sept jours.

Vaccination. — L'immunisation des bovidés contre la peste est réalisée par l'inoculation, dans la même séance et en deux endroits différents de sang virulent et de sérum antiseptique.

La vaccination est pratiquée dans toutes les contrées à peste, dans les pays, où, pour des raisons diverses, il n'est pas possible lors d'épizootie, de faire une application rigoureuse des mesures de police sanitaire (colonies). L'immunité conférée paraît définitive comme celle observée chez les animaux guéris de la maladie naturelle.

La prophylaxie comporte, à sa base, l'isolement des malades et la désinfection des locaux (Crésylium, 30 gr. par litre).

TUBERCULOSE BOVINE

Étiologie. — La maladie se transmet par contagion (*bacille de Koch*); celle-ci s'opère généralement à la suite d'une cohabitation intime et prolongée. Les circonstances individuelles qui favorisent l'infection sont le jeune âge et les causes qui diminuent la résis-tance organique (mauvaise hygiène, travail excessif, lactation prolongée, etc.).

Chez le bœuf, la maladie évolue ordinairement sous forme chronique; des poussées aiguës peuvent être observées.

Symptômes. — La *localisation pulmonaire* est la plus fréquente : toux petite, sèche, un peu sifflante à quintes courtes; essoufflement rapide; parfois, les vaches deviennent « taurelières »; à certains moments on constate de la réaction fébrile. Au début, les sujets conservent l'apparence extérieure de la santé.

Les accidents peuvent rester limités ou bien progressés; alors, on note : amaigrissement, poil piqué, peau collée, appétit capricieux, perverti (pica), signes d'anémie, lait séreux, fièvre vespérale; respiration accélérée, courte, entrecoupée; toux fréquente, quinteuse, sèche ou grasse; à la percussion, zones de matité ou bien résonnance parfaite; à l'auscultation, murmure respiratoire affaibli en certains points; râles, parfois bruit de souffle; quelquefois tuméfactions ganglionnaires.

A une dernière période, on observe de la cachexie tuberculeuse, des troubles respiratoires et digestifs (diarrhée plus ou moins profuse), de la toux, du jetage, des hémoptysies, des œdèmes du fanon et des membres.

La *localisation digestive* est moins fréquente et coexiste souvent avec la précédente. Les symptômes sont peu nets; on observe des troubles digestifs, amaigrissement, constipation et diarrhée.

Les *séreuses splanchniques* sont atteintes avec les viscères ou séparément. Pleurésie et péritonite tuberculeuses sont difficiles à diagnostiquer.

Les *ganglions* sont généralement envahis secondairement; les superficiels (gorge, parotide, flanc) apparaissent tuméfiés, sensibles; leur hypertrophie amène des troubles fonctionnels (déglutition gênée, boiterie, stase veineuse).

La *mamelle* est parfois atteinte; on note les symptômes de mammite chronique avec atrophie de la glande.

Les *organes génitaux* peuvent présenter des lésions tuberculeuses (vaginite, orchite, métrite).

L'extension aux *méninges cérébrales*, au *cerveau*, à la *moelle* provoque des accidents variables, généralement l'hébétude, des troubles de la locomotion, des paralysies.

Des *arthrites* tuberculeuses peuvent être observées. De même, des tumeurs de la peau et du tissu sous-cutané.

Tel est, brièvement résumé, le tableau clinique de cette affection si protéiforme : la tuberculose bovine.

Emploi de la tuberculine.

La tuberculine — substance spécifique extraite des cultures du bacille tuberculeux — constitue un précieux moyen de diagnostic scientifique. A doses faibles, elle détermine une réaction inflammatoire locale aux points où elle est introduite.

Les procédés comportent : 1° l'*intradermo-réaction* (palpébrale — sous-caudale); 2° la *sous-cuti-réaction* (injections hypodermiques).

Prophylaxie. — La tuberculination associée à l'isolement des malades, à la désinfection des locaux (Crésylium 30 gr. par litre), constitue la base rationnelle du traitement préventif.

Parfois, les accidents sont localisés sur la muqueuse respiratoire, bronchite, trachéite, laryngite, respiration ronflante, cornage, toux et rejet de muco-pus, grande sensibilité à la pression.

PASTEURELLOSE BOVINE

Cette affection — désignée encore sous le nom de septicémie hémorragique du bœuf — est due à une *Pasteurella* et s'observe particulièrement l'hiver parfois sous forme d'enzooties limitées.

Symptômes. — Réaction fébrile accusée (40-42°), tristesse, inappétence, suspension de la rumination; plaintes, frissons. Dans la suite apparaît, dans la région du fanon une tumeur qui atteint un volume considérable.

Le pronostic est très grave; la mort arrive en douze à trente-six heures; 90 °/₀ des malades succombent.

La prophylaxie réside entièrement dans l'isolement des malades et la désinfection des locaux (Crésylium 30 gr. par litre).

FIÈVRE APHTEUSE. COCOTTE

Étiologie. — La fièvre aphteuse est caractérisée par un état fébrile suivi d'une éruption vésiculeuse sur les muqueuses et sur la peau.

Espèces affectées. — Surtout les bovidés ; le porc, le mouton, la chèvre sont moins facilement atteints. La maladie est transmissible à l'homme.

La maladie, dont le microbe n'est pas encore découvert, se transmet par contagion; celle-ci est extrêmement subtile et s'exerce par les modes les plus divers. L'infection se produit au niveau de l'intestin (aliments) ou des muqueuses extérieures et de la peau (inoculation). Le jeune âge augmente la réceptivité.

L'aptitude individuelle est très variable. Une première atteinte confère l'immunité pendant deux ans environ; la seconde atteinte est toujours bénigne.

Symptômes. — Tristesse, fièvre, inappétence, rumination irrégulière, peau chaude, sécrétion lactée diminuée. Peu après l'éruption se produit, soit à la bouche, aux espaces interdigités ou à la mamelle, soit en ces trois régions à la fois.

Localisation buccale. — Symptômes de stomatite, salivation, grincements de dents, préhension et mastication pénibles. En un ou deux jours, apparaissent des vésicules ou aphtes sur la face interne des lèvres, gencives, bourrelet de la mâchoire inférieure, sur le mufle, parfois sur la langue, le palais, les joues. Quelquefois, on observe des vésicules sur la pituitaire, la conjonctive, le bord des paupières. Les vésicules ne tardent pas à s'ouvrir; les plaies consécutives sont granuleuses et se cicatrisent d'ordinaire rapidement. L'évolution est complète en huit à quinze jours.

L'*éruption interdigitée* (mal des onglons) se montre sur un ou plusieurs malades. Elle est précédée par la congestion de la peau de l'espace interdigité et de la couronne; la boiterie est accusée, la démarche pénible, le malade piétine sur place ou bien soustrait son membre à l'appui. Les vésicules se forment; les animaux restent longtemps couchés et présentent quelques troubles digestifs. Les plaies sont bourgeonneuses et suppurent; la corne est parfois décollée. L'évolution complète demande huit à dix jours.

La *localisation mammaire* est ordinaire chez les laitières. On observe de la tuméfaction, de la rougeur, de la sensibilité de la peau, des mamelles. Les aphtes apparaissent généralement sur les trayons. Dans les formes bénignes, l'aphte évolue sans s'ouvrir.

On peut observer, au cours d'une des formes précédentes, une éruption sur le périnée, l'anus, la vulve, la face interne des cuisses, etc., sur la muqueuse des premières voies digestives (symptômes de pharyngite), des premières voies respiratoires (symptômes de laryngite).

Les **complications** les plus ordinaires sont le décollement et la chute de l'onglon, la mammite. Parfois, on observe après la disparition de l'éruption, des tuméfactions articulaires, de l'entérite, de la parésie ou de la paralysie du train postérieur.

Les *formes graves* sont dues à la localisation de l'éruption sur les muqueuses digestives (fréquentes sur les veaux nourris à la mamelle); elles sont annoncées par des symptômes généraux graves, troubles digestifs, diarrhée dysentérique, mort en cinq à six jours. Les localisations sur la muqueuse respiratoire sont caractérisées par une fièvre intense, toux, jetage, signes de broncho-pneumonie, la mort s'observe en un à six jours. Parfois, on constate des formes à évolution septicémique entraînant une mort foudroyante.

Traitement. — Soins hygiéniques : aliments de facile mastication, litière propre, souvent renouvelée. Mulsions fréquentes des mamelles avec un tube trayeur.

Nous pensons faire œuvre de saine vulgarisation scientifique en indiquant les résultats positifs obtenus, quel que soit le siège des localisations de la fièvre aphteuse, avec le traitement systématique au Baume Caustique. Gombault.

Pour la bouche, utiliser la formule suivante :

Eau ordinaire	un verre
Vinaigre	un verre
Baume caustique	une cuillerée à soupe

un seul badigeonnage — vu l'efficacité du produit — suffit.

Pour *les mamelles*, faire des onctions sur les trayons malades avec le mélange suivant :

Huile d'olive	2 cuillerées à soupe
Crème fraîche	2 —
Baume caustique	1 —

Répéter cette onction douze heures après.

Du fait de son action spécifique sur les aphtes, la guérison avec ce traitement — dont une longue pratique a consacré l'action spécifique — est obtenue en quatre jours.

Le traitement de la *localisation des onglons* par le Baume Caustique comporte les indications suivantes : placer l'animal sur une bonne litière; faire un nettoyage complét de la région (Lysol 2 gr. par litre); frictionner la région malade (couronne, pourtour des onglons, espace interdigité) pendant dix à quinze minutes avec une brosse trempée, à différentes reprises, dans le Baume Caustique.

Après vingt-quatre heures, recommencer le traitement. Par ce procédé des plus simples, on évite les complications graves résultant de la suppuration, des décollements, la carie des téguments et la chute des onglons.

Il convient, si la suppuration est déjà établie, d'enlever à la rénette les parties de corne décollées, avant de faire l'application de Baume Caustique.

Le traitement que nous venons d'indiquér est tellement simple que, dès que l'épidémie se déclare, les propriétaires d'animaux contaminés devraient l'appliquer au lieu d'attendre tout le temps. Ce traitement, nous pouvons l'affirmer, est d'une efficacité certaine; une preuve convaincante, c'est l'immense succès qu'il a obtenu en 1900 et 1901 et pendant l'épizootie de 1920 dans tous les pays où il a été employé.

Les soi-disant spécifiques, préconisés jusqu'ici pour enrayer l'évolution de la fièvre aphteuse, n'ont donné aucun résultat. Seul le sang citraté ou défibriné (de même que le sérum) provenant d'animaux guéris, injecté sous la peau, à doses massives (200 à 500 centimètres cubes ou plus), et de bonne heure, s'est montré capable, sinon d'enrayer la marche de l'infection, du moins de prévenir les complications, de diminuer la gravité de l'évolution naturelle de la maladie.

Pour réduire la durée de l'épidémie, il peut y avoir avantage à infecter tous les animaux de l'exploitation où sévit la maladie en badigeonnant la muqueuse des gencives avec un peu de sérosité recueillie sur des aphtes récents, non suppurants.

A l'heure actuelle la prophylaxie de la fièvre aphteuse qui occasionne de si graves préjudices aux éleveurs, réside entièrement dans l'isolement des malades, la désinfection des locaux pratiquée avec des désinfectants, dont la teneur en principe actif (crésol) est **garantie.** Tel est le cas du Lysol et du Crésylium.

Vaccine. Cow-Pox

Symptômes. — La vaccine est une maladie virulente, inoculable commune à l'homme, au cheval, à la vache, caractérisée par une éruption de pustules sur les téguments (peau et muqueuses) et causée par un élément virulent non encore déterminé.

Chez la vache, l'éruption d'un petit nombre de pustules ou de vésico-pustules s'observe sur les mamelles; chez le veau, l'éruption siège sur le mufle, les lèvres. Elle peut être généralisée sur tout le corps.

Le diagnostic différentiel du cow-pox et de la fièvre aphteuse est facile. Dans la dernière maladie, l'éruption se fait en vingt-quatre heures sous forme de vésicules ou de bulbes et non de pustules.

Traitement. — De simples soins hygiéniques (lotions de Lysol à 2 °/₀), suffisent à écarter les complications de suppuration.

La prophylaxie consiste dans l'isolement des malades, la désinfection des locaux (Crésylium 30 gr. par litre).

PIROPLASMOSES

Étiologie. — Infections déterminées par un sporozoaire (piroplasma) du sang. Ce parasite est transporté et inoculé par des tiques ou ixodes qui s'implantent dans la peau du bœuf, du cheval, du mouton et du chien.

Symptômes. — Hématurie (pissement de sang); tristesse, abattement, fièvre; diarrhée profuse; période agonique et mort.

Traitement. — Les injections de tripanobleu, de quinine, les toniques (arsénicaux) constituent la base du traitement.

TRYPANOSOMES

Infections dues à la présence dans le sang d'infusoires parasites du genre *trypanosoma*. La contamination est due à des tiques parasités qui s'implantent dans la peau des animaux.

Ces affections *Sucra, Nagana, Mal de Cadera* s'observent particulièrement dans nos colonies africaines et causent d'importantes pertes à l'élevage.

Au point de vue symptomatique, elles sont caractérisées : par faiblesse, abattement, fièvre intense et intermittente; anémie, cachexie, parésie des membres postérieurs, puis paralysie et mort.

Traitement. — Les arsenicaux (atoxyl, orpiment), associés avec l'émétique sont les médicaments les plus actifs.

FARCIN DU BŒUF

Définition. — Lymphangite spécifique qui n'a de commun que le nom avec le *farcin morveux* des équidés et qui est caractérisée par une inflammation suppurative des vaisseaux et des ganglions lymphatiques, simulant objectivement les lésions cutanées du farcin morveux.

Etiologie. — L'étiologie en est mal connue, mais on peut dire qu'elle est le résultat d'une infection par inoculation accidentelle ou autre.

Symptômes. — La maladie se présente sous forme de tumeurs circonscrites et de cordes qui siègent ordinairement aux membres et sous le ventre en suivant le trajet des lymphatiques sous-cutanés. Les cordes ou tumeurs sont indolentes, quelquefois très dures, d'autres fois légèrement fluctuantes. La maladie se développe insensiblement et sa durée est très longue. Les tumeurs farcineuses ne se terminent point par la résolution chez le bœuf et la suppuration ne se modifie que par l'induration.

Traitement. — Il n'y a pas de traitement, qui puisse guérir la maladie, le mieux est d'engraisser les animaux, ce qui n'est pas impossible, et de les livrer à la boucherie.

Prophylaxie. — Isolement des malades; désinfection des locaux et du harnachement (Crésylium, 30 gr. par litre).

ACTINOMYCOSE

Cette maladie d'origine parasitaire (*sleplophrix*) affecte les diverses espèces animales surtout les bovidés. L'homme peut être atteint. L'infection se fait par les végétaux (pailles, épillets) porteurs de parasites qui s'implantent ou blessent la muqueuse des premières voies digestives ou bien la peau.

Symptômes. — 1° *Mâchoires, Ostéosarcome.* — L'ostéosarcome est caractérisé par une tumeur dure, bosselée, plus ou moins volumineuse présentant des trajets fistuleux par lesquels s'écoule un pus sanieux avec grains jaunâtres. La mastication est gênée et l'amaigrissement rapide.

2º *Langue, Langue de bois.* — Dans cette localisation, la langue est volumineuse, dure, rigide et présente, sur ses côtés, des tubercules blancs jaunâtres; la muqueuse est couverte d'ulcérations; la préhension, la mastication, la déglutition sont très difficiles, provoquant, outre une salivation abondante, un amaigrissement progressif rapide.

3º *Pharynx.* — Les troubles de la déglutition, parfois de la respiration, la tuméfaction de la région annonce la présence de tumeurs, reconnues par l'exploration buccale.

4º *Cou.* — Les tumeurs de la peau de cette région sont de la grosseur d'une noix à un œuf; elles siègent au niveau des parotides, de la gorge, de la joue, du bord supérieur de l'encolure; souvent, elles s'abcèdent et la cicatrisation est lente.

5º *Localisations diverses.* — Les voies digestives (lèvre, parotide, œsophage, foie), respiratoires (pituitaire, larynx, trachée, poumons), la mamelle, les os, etc., peuvent être atteints.

Traitement. — L'iodure de potassium (8 à 12 grammes) possède des propriétés spécifiques. Faire une friction locale avec le Fondant Gombault. L'actinomycose osseuse relève du traitement chirurgical (curettage des fistules, injections iodo-iodurées, ablation des tumeurs).

BOTRIOMYCOSE

Étiologie. — Cette affection de nature parasitaire s'observe chez le cheval, parfois chez le bœuf et le porc.

L'infection se fait par les plaies.

Symptômes. — Tumeurs cutanées ou sous-cutanées de volume variable, dures, indolores, mobiles siégeant aux endroits exposés aux frottements (épaule, coude, garrot, gorge, membres) ou bien au fourreau, à la suite de castration (Champignon) ou bien aux mamelles.

Traitement. — Iodure de potassium. Ablation.

Maladies de l'appareil locomoteur

HYGROMAS

Les hygromas résultent de l'inflammation chronique des bourses séreuses exposées aux frottements réitérés, aux coups, aux chocs, etc.

HYGROMA DU GENOU

Étiologie. — C'est le plus fréquent dans l'espèce bovine du fait de la façon particulière dont s'exécute le relever (appui sur les genoux).

Symptômes. — Le volume de la tumeur varie, comme dimensions, entre un œuf et le volume des deux poings. Dans les hygromas anciens, on observe de la calcification, de l'ossification des parois et la transformation cornée des productions épidermiques.

Traitement. — Les frictions répétées et énergiques de Baume Caustique Gombault, après ponction du liquide collecté, constituent la base du traitement.

Dans les cas chroniques, la cautérisation (feu en pointes avec adjonction d'application de Baume Caustique) est indiquée.

Le même traitement doit être appliqué pour les hygromas de la hanche, de la rotule, de la pointe du jarret et du sternum.

Maladies des synoviales et des articulations

L'inflammation des synoviales ou synovites peut atteindre indifféremment les synoviales tendineuses ou articulaires sous la forme aiguë ou chronique.

VESSIGON ROTULIEN

Étiologie. — Cette lésion, l'inflammation de l'articulation fémero-rotulienne s'observe de préférence chez les bœufs de travail.

Symptômes. — Cette affection, dont l'évolution est lente et progressive, se produit par une tuméfaction de la région rotulienne avec boiterie plus ou moins intense.

Traitement. — Le repos, l'hydrothérapie, les ablutions froides, le massage peuvent être utilisés au début. Mais le traitement de choix, qui amène une rapide guérison, consiste à faire des frictions répétées de Baume Caustique Gombault sur tout l'engorgement.

VESSIGON ARTICULAIRE TARSIEN

Étiologie. — Cette affection du jarret est fréquente chez les bœufs de travail et aussi chez les taureaux de trois à cinq ans.

Symptômes. — L'empâtement de la région, la dilatation des culs-de-sac de la synoviale articulaire, caractérisent la lésion.

Traitement. — Le traitement comporte la révulsion à l'aide de frictions répétées, de Baume Caustique Gombault; les résultats obtenus sont supérieurs à ceux observés avec la ponction aspiratrice ou la cautérisation.

VESSIGON ARTICULAIRE DU GENOU

L'engorgement, la sensibilité de la région entraînant une boiterie plus ou moins accusée, caractérisent la lésion.

Traitement. — Recourir aux frictions de Baume Caustique Gombault, pratiquées et renouvelées sur tout l'engorgement.

MOLETTES ARTICULAIRES

Étiologie. — Les molettes articulaires s'observent de préférence aux membres antérieurs chez les vieux bœufs de travail.

Symptômes. — Engorgement, sensibilité de la région provoquant un certain degré de bouleture.

Traitement. — Pratiquer une révulsion énergique, par les frictions de Baume Caustique Gombault les renouveler au bout de quelques jours jusqu'à disparition de la boiterie et de la tuméfaction articulaire.

MOLETTES TENDINEUSES

Symptômes. — Le boulet est fortement empâté et détermine une boiterie plus ou moins intense.

Traitement. — A la ponction aspiratrice et à la cautérisation, donner la préférence aux frictions énergiques et répétées de Baume Caustique.

SYNOVITES TENDINEUSES
ARTICULAIRES TRAUMATIQUES

Étiologie. — Ces lésions sont consécutives à des blessures par coups de fourche, par dents de herse, et par corps piquants variés.

Symptômes.—Elles sont caractérisées par une fistule que laisse écouler une synovite louche ou purulente, par un engorgement œdémateux diffus, chaud avec réaction fébrile plus ou moins vive et boiterie.

Traitement. — Lavage parfait de la cavité synoviale avec une solution de Lysol à 1 pour 1000; compléter ce traitement antiseptique par la révulsion externe réalisée à l'aide de frictions énergiques et répétées de Baume Caustique Gombault sur tout l'engorgement.

RHUMATISME ARTICULAIRE

Étiologie. — Froid humide, changements brusques de température, courants d'air à l'étable, hérédité.

Symptômes. — Début brusque; les articulations, atteintes, de préférence, sont celles de l'épaule, du coude, genou, hanche, grasset, jarret. Appui douloureux, tuméfaction et sensibilité des articulations; boiterie intense; fièvre accusée (40-41°).

Des complications de péricardite et d'endocardite peuvent s'observer.

Traitement. — Le salicylate de soude (20-25 grammes) est le traitement spécifique. Faire au niveau des articulations **malades des** frictions énergiques et répétées de Baume Caustique **Gombault** pour obtenir la résolution des engorgements.

RHUMATISME MUSCULAIRE

Étiologie. — Même étiologie que le rhumatisme articulaire.

Symptômés.—Le plus souvent la maladie est localisée à la région de l'épaule des lombes ou de la croupe. La région est dure, tendue, douloureuse. La réaction fébrile est plus ou moins accusée.

Traitement. — Le salicylate de soude et l'antipyrine, associés à une bonne hygiène, sont indiqués. La révulsion sera réalisée à l'aide de frictions de Baiume Caustique Gombault énergiques et répétées, sur les régions malades.

Entorses

EFFORT D'ÉPAULE

Étiologie. — Chutes sur le côté, glissades.

Symptômes. — Le mouvement de faucher (port du membre en dehors) est caractéristique. Localement la région de l'angle scapulo-huméral est empâtée, et est le siège d'une sensibilité accusée.

Traitement. — Immobiliser l'articulation, faciliter le travail de réparation par des frictions énergiques et répétées de Baume Caustique Gombault sur toute la région de l'épaule.

EFFORT DU GENOU

Symptômes. — Sensibilité exagérée à la pression, douleur provoquée par les mouvements de flexion du genou, boiterie intense.

Traitement. — L'immobilisation et la révulsion constituent la base, du traitement; elles seront réalisées par l'emploi de frictions énergiques et répétées de Baume Caustique Gombault.

EFFORT DE BOULET

Symptômes. — Sensibilité accusée, engorgement de la région du boulet, boiterie toujours intense.

Traitement. — Substituer à l'emploi des ablutions froides, au massage, dont les résultats sont des plus aléatoires, la révulsion à l'aide des frictions de Baume Caustique Gombault sur toute l'étendue de la région malade; selon les indications, les renouveler à quelques jours d'intervalle.

Le traitement de l'*effort de jarret*, de l'*effort du grassel* comporte les mêmes indications thérapeutiques (frictions de Baume Caustique).

LUXATION COXO-FÉMORALE

Étiologie. — Cette affection, le déplacement de la tête du fémur en dehors de sa cavité, s'observe assez souvent chez les bovins à la suite de chutes, sauts ou glissades des membres postérieurs.

Symptômes. — Le membre luxé est étendu perpendiculairement au corps; le relever est impossible; crépitation due à l'épanchement séro-sanguinolent péri et intra-articulaire.

Traitement. — Economiquement, l'abatage est indiqué.

LUXATION DE LA ROTULE

Étiologie. — L'accrochement de la rotule est un accident fréquent chez les bovins. Les coups, les heurts du grasset, les glissades sont susceptibles de déterminer cette luxation.

Symptômes. — Aussitôt la lésion produite, immobilisation complète du membre en extension; pendant la marche, tout le membre postérieur est rigide et rase le sol; localement, la rotule, déplacée, se rencontre en dehors de la lèvre externe de la trochlée.

Traitement. — Comporte une seule indication, la réduction avec immobilisation ultérieure pendant un temps suffisant. Cette dernière condition sera réalisée à l'aide de frictions énergiques et répétées de Baume Caustique Gombault sur toute l'étendue de la région malade.

EXOSTOSES

Les exostoses sont rares dans l'espèce bovine, sauf chez les bœufs de travail âgés.

ÉPARVIN DU BŒUF

Cette lésion n'entraîne qu'une boiterie légère.

Traitement. — Le Fondant Gombault par suite de son action spécifique, résolutive, fondante sur les tumeurs osseuses constitue la base du traitement en larges frictions.

FORMES PHALANGIENNES

Ces exostoses déterminent des boiteries d'intensité variable.

Traitement. — A la cautérisation en pointes, il convient de substituer, pour les raisons précitées, l'emploi du Fondant Gombault dont l'action curative est nettement supérieure aux vésicants ordinaires (pommade stibiée, ou bichromate de potasse, etc.).

Fractures

Dans la majorité des cas, le traitement des fractures des membres est contre-indiqué au point de vue économique et l'abatage des sujets s'impose.

ARRACHEMENT DE L'ÉTUI CORNÉ

Le décollement complet de l'étui corné peut s'observer à la suite d'un joug mal appliqué, d'un heurt violent.

Traitement. — Laver le cornillon avec une solution antiseptique (Lysol 2 p. 1000) et appliquer un pansement protecteur.

FÉLURES DES CORNES

Symptômes. — On constate, quand la fêlure porte sur l'étui corné seul, une fissure longitudinale et une hémorragie très légère

Traitement. — Arrêter l'hémorragie (solution de gélatine à 5 °/o); la fissure cornée se comble seule dans la suite.

FRACTURES DES CORNES

Étiologie. — Les fractures complètes de la corne, c'est-à-dire de l'étui corné et du cornillon, sont rares; le plus souvent, seule la cheville osseuse est lésée.

Symptômes. — Les animaux sont tristes, portent la tête basse, penchée latéralement; la région est chaude; parfois, on constate un jetage sanguinolent par le naseau correspondant. On perçoit la mobilité, la crépitation de la corne lésée; parfois, la corne peut être pendante et ne tenir que par quelques lambeaux de peau.

Ce pronostic varie avec l'importance de la lésion : souvent, l'animal ne peut plus être utilisé au joug.

Traitement. — Le traitement comporte l'utilisation d'un appareil à demeure qui fixe solidement la corne malade à la saine : l'appareil Coculet est particulièrement à recommander.

Maladies du pied

Les qualités du bœuf de travail sont considérablement amoindries et quelquefois même entièrement annihilées par la mauvaise conformation ou les altérations accidentelles de la boîte cornée.

Sous le rapport de la symptomatologie, presque toutes les affections du pied ont pour manifestation, dès le début, une claudication dont l'intensité est en rapport avec la gravité des lésions qu'elles dénoncent et qui varient depuis la *feinte* jusqu'à l'impossibilité de l'appui sur le membre souffrant, boîterie presque toujours plus accusée sur un terrain dur, que sur un sol meuble.

Au repos, le membre, dont le pied est endolori, n'est pas dans l'attitude normale, il ne remplit pas sa fonction de support.

En procédant à l'examen du pied, on constate presque toujours des lésions spécifiques : décollement partiel du biseau ou du bord plantaire, écoulement de sang, de sérosité ou de pus, fistule coronaire ou plantaire, fissure ou cercles de la muraille, absence d'un rivet ou situation au-dessus des autres, présence d'un corps étranger, bombement ou perforation de la sole, etc.

Les affections inflammatoires aiguës du pied s'accompagnent toujours de douleur et de chaleur, quelquefois de tuméfaction et de rougeur, La chaleur est nettement perçue en appliquant sur la muraille la paume de la main et en examinant comparativement les deux sabots congénères.

La douleur toujours très accusée sera dénotée pár la percussion légère du pied souffrant, de la pince vers les talons, d'un côté ou de l'autre, ou sur la région plantaire; l'examen portera comparativement sur le pied congénère. Quand on procède à l'enlèvement du fer, les percussions du brochoir sur les rivets, les pressions exercées sur la sole par les tricoises, les efforts de traction pour arracher le fer, exaltent la douleur et déterminent des mouvements de retrait du membre.

Le diagnostic des lésions du pied ne peut être établi qu'à la suite d'une exploration minutieuse.

Le fer détaché, l'onglon doit être paré jusqu'à ce que la corne plantaire cède facilement aux pressions exercées sur elle. Alors on le serre méthodiquement sur toute sa circonférence entre les mors des tricoises, appliqués l'un sur la face externe de la paroi et l'autre sur la sole. Sous l'influence de ces pressions, qui doivent être partout égales, l'animal manifeste par le retrait de son membre, ou bien une douleur diffuse dans toute l'étendue du pied, ou bien une sensibilité locale plus accusée.

BLEIME

Étiologie. — Les bleimes sont plus fréquentes aux pieds antérieurs qu'aux postérieurs.

Le grand facteur étiologique est la mauvaise ferrure.

Symptômes. — Les symptômes consistent en une infiltration ecchymotique de la corne profonde des régions postérieures de la sole (bleime sèche), quelquefois de la sérosité infiltre la corne (bleime humide); si le foyer inflammatoire est infecté, on constate du pus (bleime suppurée, compliquée).

Dans ces derniers cas la boiterie est toujours intense, le pied est chaud et sensible particulièrement au talon; l'amincissement de la barre et de l'extrémité de la sole décèle des symptômes objectifs : infiltration hémorragique, séreuse ou purulente du tissu corné.

Le pronostic est subordonné à la nature des lésions. Tandis que les formes sèches et humides guérissent facilement, les autres sont ordinairement graves, et d'autant plus que les altérations seront plus étendues et plus profondes.

Traitement. — Le traitement préventif réside tout entier dans les règles de la ferrure et de l'hygiène du pied (emploi journalier de *l'onguent de pied Gombault*).

Le traitement curatif comporte l'amincissement du talon malade; puis utiliser les compresses humides antiseptiques ou les émollients (cataplasmes) ou, ce qui est préférable, recouvrir la corne amincie d'un pansement à *l'onguent de pied Gombault* dont l'action spécifique sur la corne amène une prompte guérison.

Le traitement des bleimes suppurées ou compliquées est du domaine chirurgical.

SEIME

Définition. — Fente longitudinale qui survient au pied des animaux et qui suit la direction des tubes cornés.

Étiologie. — La seime survient le plus souvent par la sécheresse du sol et des pieds, la mauvaise ferrure et le manque de soins hygiéniques.

Symptômes. — La fente de la corne est visible, elle occasionne des boiteries souvent assez intenses pour empêcher de mettre le bœuf en service.

La *seime* peut exister *en pince* (fig. 29) ou *en quartier* (fig. 29) (*seime quarte*). Dans les premières, la fente de la seime s'ouvre au moment du lever et se ferme lors de l'appui du pied; le contraire a lieu pour la seime quarte.

Traitement. — Dès que la boiterie trahit la seime, ou dès que la fissure est produite, faire l'amincissement de la corne et des frictions révulsives sur la couronne avec le Baume Caustique Gombault pour modifier la vitalité du tissu sécréteur; en outre utiliser des onctions d'*Onguent de Pied Gombault* sur toute l'étendue du pied, en particulier au niveau de la corne amincie.

CONTUSIONS DE LA SOLE

Étiologie. — Ces lésions s'observent sur les sujets qui travaillent non ferrés, ou sur ceux qui sont porteurs d'une mauvaise ferrure.

Symptômes. — L'onglon ou les onglons malades sont le siège d'une sensibilité exagérée à la pression ; la palpation dénote une chaleur anormale; l'amincissement de la sole met à jour des points ramollis.

Traitement. — Amincissement de la région, pansement avec l'ONGUENT DE PIED GOMBAUTL. Enlèvement des parties décollées, pansement avec le Baume Caustique Gombault dilué dans moitié d'huile.

ENCLOUURE ET PIQURE

Définition. — Blessure faite au pied par un ou plusieurs clous enfoncés dans le vif en ferrant. L'enclouure diffère de la piqûre en ce que, dans cette dernière, le maréchal reconnaît l'atteinte des parties vives et retire le clou, tandis que dans l'enclouure le clou reste en place après avoir blessé les parties vives.

Traitement — La douleur ne tarde pas à apparaître. Dès qu'on s'en aperçoit, visiter le pied et retirer le clou qui paraît mal placé, sinon déferrer, et parer le pied, si le point douloureux n'est pas apparent.

Introduire dans le trou quelques gouttes d'essence de térébenthine et calmer la douleur par quelques cataplasmes émollients. On peut remplir l'excavation avec de l'essence de térébenthine ou du goudron, qu'on maintient par des éclisses ou une semelle de cuir sous le fer légèrement broché. Mais ce qui est préférable, c'est de verser dans le trajet du clou quelques gouttes de Baume Caustique. Avec cette précaution, jamais il ne survient de complications.

Si on n'a pas pris soin de faire un pansement au Baume Caustique et qu'il y ait un foyer de pus, abattre la corne jusqu'à la rosée pour lui donner une issue et appliquer des étoupes imbibées de teinture d'aloès ou préférence de *Baume Caustique Gombault*, faire prendre des bains de pied dans une solution antiseptique (Lysol 3 p. 1000).

CLOU DE RUE
Traumatismes de la région plantaire

Etiologie. — On désigne sous le nom générique de « clou de rue » les différentes blessures que peuvent faire à la région plantaire des pieds du bœuf les corps aigus ou tranchants dispersés à la surface du sol, notamment les clous, les débris de bouteille, les cailloux pointus, etc.

Les circonstances dans lesquelles les blessures de la région plantaire se produisent sont assez variées; il en est de même des symptômes et du pronostic.

Symptômes. — L'ouverture accidentelle faite à la corne présente des caractères variables suivant le temps qui s'est écoulé depuis sa formation. Au début elle donne lieu à un simple saignement; quand l'inflammation s'est développée dans les tissus blessés, il s'écoule par l'orifice, s'il s'agit de lésions anciennes, des liquides dont la nature (sérosité, pus, synovie) et la quantité varient suivant le siège du trauma et la profondeur à laquelle il pénètre.

La douleur est rigoureusement proportionnelle à la gravité des lésions; conséquemment, quand la boiterie qui accompagne les lésions plantaires est peu prononcée, on peut présumer que l'accident n'aura pas de suites fâcheuses; inversement, il y a toujours à craindre de graves complications (blessure de l'aponévrose plantaire, de la petite gaine sésamoïdienne du ligament impair de l'articulation) quand la claudication est intense et persistante.

TRAITEMENT. — Le traitement comporte les indications suivantes : déferrer le pied blessé, amincir dans toute son étendue la corne plantaire, appliquer des cataplasmes antiseptiques tièdes ou froids ou, ce qui est préférable, faire des pansements, renouvelés tous les quatre jours, avec du Baume Caustique Gombault.

FOURBURE

Définition. — La fourbure est une congestion sanguine des tissus vifs sous-ongulés du bœuf de travail. Comme ces tissus sont enfermés dans une boîte dure et résistante, il en résulte, par suite de leur gonflement, une compression très douloureuse et une maladie très grave.

Symptômes. — Le pied devient très chaud, sensible; l'animal cherche à se soulager en rapprochant les quatre membres sous lui afin d'équilibrer le poids de son corps, et la douleur qu'il ressent réagit sur tout l'organisme. Parfois les deux pieds de devant sont seuls atteints; quelquefois, la fourbure affecte les quatre membres. Le diagnostic est facile dès le premier jour; l'attitude de l'animal étant symptomatique.

Etiologie. — La fourbure peut provenir d'un excès d'alimentation, d'un travail inconsidéré, d'un repos prolongé par suite de maladies graves qui forcent les animaux à garder l'écurie, des marches pendant les chaleurs, de l'action du fer qui comprime et resserre les pieds.

Traitement. — Il est indiqué d'enlever les fers qui doivent être brochés avec quatre clous pour éviter la compression.

Pratiquer une saignée générale, cinq à dix litres.

S'il y a possibilité faire prendre des bains jusqu'aux genoux, soit dans les bassins de la cour de ferme, soit dans des ruisseaux ou rivières. Appliquer des cataplasmes de terre glaise arrosés de vinaigre ou des cataplasmes de farine de lin arrosés avec une solution de sulfate de fer; les renouveler fréquemment à cause de la chaleur énorme du pied.

Vers le 2e jour, on peut faire sur les membres des frictions irritantes d'essence de térébenthine, deux par jour, et promener l'animal pendant que se produit l'effet de ces frictions dont il ne faut pas exagérer la durée.

Lorsque la fourbure a franchi les trois ou quatre premiers jours sans s'atténuer, malgré les soins donnés consciencieusement, comme il vient d'être expliqué, il est à craindre qu'il se forme un épanchement dans les tissus placés sous la corne.

Dans ce cas, faire à vingt-quatre heures d'intervalle deux frictions de *Baume Caustique Gombault* à la couronne et autour du paturon. Si l'animal est affecté des pieds de devant, frictionner depuis les sabots jusqu'aux genoux; s'il est affecté des pieds de derrière, frictionner jusqu'aux jarrets; s'il est fourbu des quatre jambes, frictionner une jambe de devant et une de derrière en diagonale; le lendemain, frictionner les deux autres et attendre deux ou trois jours pour faire à la main de légères applications à la couronne des quatre membres. Les frictions de *Baume Caustique* ont pour effet de dégorger les vaisseaux sanguins et lymphatiques, de ramener la circulation et de terminer la résorption des liquides extravasés. Dès lors, les bains froids ne conviennent plus, on doit les cesser et continuer, quatre jours après les frictions, les cataplasmes de farine de lin.

A l'intérieur, administrer le sel de nitre, la crème de tartre, le sulfate de soude. Diète les premiers jours, boissons rafraîchissantes, lavements, bonnes couvertures.

AGGRAVÉE

Cette affection est caractérisée par un état congestif de tout le système vasculaire de l'onglon; comme la fourbure, elle frappe de préférence les quatre membres.

Traitement. — Repos, enveloppement humide des onglons et bains froids répétés et onctions journalières d'onguent de pied Gombault pour faire récupérer à la corne sa souplesse et son élasticité.

FOURCHET

Cette affection caractérisée par la présence de fics dans l'espace interdigité résulte de l'inflammation chronique de la peau. Le fourchet est une complication fréquente des éruptions aphteuses des onglons.

Symptômes. — Gêne dans la marche, boiterie plus ou moins accusée; sensibilité marquée de la face antérieure des onglons; présence de fics plus ou moins volumineux, isolés, soudés, saignants.

Traitement. — Faire des pansements de Baume Caustique Gombault pour réprimer la formation des fics et favoriser la cicatrisation rapide.

CRAPAUD

Voir *à la pathologie du cheval.* p. 198, le traitement spécifique du crapaud par le Baume Caustique Gombault.

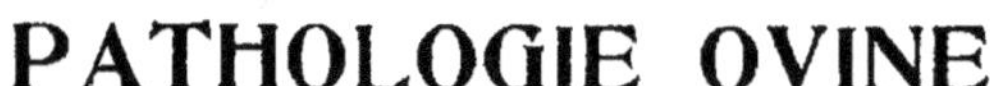

PATHOLOGIE OVINE

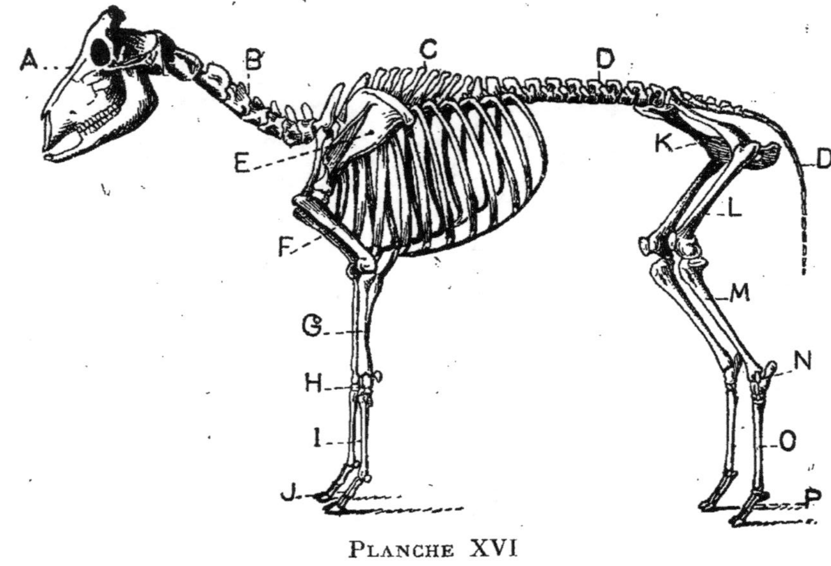

PLANCHE XVI

Squelette du mouton.

LÉGENDE DE LA PLANCHE XVI

A, crâne; B, vertèbres cervicales; C, D, D', vertèbres dorsales lombaires, coccygiennes; E, scapulum; F, humérus; G, radius et cubitus, H, carpe; I, métacarpe; J, phalanges; K, coxal; L, fémur; M, tibia; N, tarse; O, métatarse; P, phalanges.

PATHOLOGIE OVINE

Parmi les multiples causes qui concourent à l'énorme diminution de notre cheptel ovin, il faut citer en première ligne l'importante mortalité des agneaux qui, lors des années pluvieuses, atteint 50 à 60 p. 100.

Le mouton est un animal lymphatique, d'autant moins résistant qu'il est plus amélioré, très sensible aux variations climatériques et météorologiques, à l'hydrisme (abus des aliments aqueux), sujet aux épizooties.

Les maladies les plus fréquemment observées en pathologie ovine sont les suivantes :

Appareil digestif. — Cachexie par hydrisme, entérites, intoxica tions alimentaires (fagopyrisme, férulisme, lathyrisme, lupinose), stomatite, pica des agneaux, péritonite.

Appareil locomoteur. — Fourchet, piétin.

Appareil nerveux. — Tremblante (prurigo-lombaire). Paraplégie, méningo-encéphalite.

Appareil respiratoire. — Coryza, sinusite, bronchite, broncho-pneumonie.

Affections microbiennes contagieuses. — Affections dues au Bacille de *Preiz-Nocard*, clavelée, charbon, fièvre aphteuse, mammite gan-gréneuse, omphalo-phlébite, piroplasmose, septicémies, tétanos.

Affections parasitaires, externes et internes. — Coccidiose, cœnu-rose, distomatose, echincoccose, gales, muguet, strongylose.

La pathologie ovine présente au point de vue symptomatique et thérapeutique de grandes analogies avec la pathologie bovine.

Il convient de retenir que la posologie ovine et caprine correspond environ au 1/8e ou au 1/10e de la dose des médicaments des bovins.

Faisant une sélection — limités par la place — parmi les maladies observées chez le mouton, nous n'étudierons, dans ce chapitre, que celles qui présentent des particularités symptomatiques.

Maladies des chèvres

La pathologie caprine présente beaucoup d'analogies avec la pathologie ovine. La chèvre résiste assez bien aux influences morbides; mais quand elle est atteinte d'une affection quelconque, on voit les symptômes s'accuser, la marche devenir rapide et la mort arriver.

La race caprine est absolument nerveuse; chez elle, chaque indisposition est accompagnée de troubles fébriles, très accusés et de troubles nerveux, se traduisant par des tremblements généraux et par l'exaltation de la sensibilité (Bénion).

Maladies parasitaires internes

STRONGYLOSE
GASTRO-INTESTINALE
DU MOUTON

Cette affection s'observe chez le mouton, la chèvre, plus rarement chez le bœuf.

Etiologie. — Les parasites du genre *Strongylus* (ver filiforme rouge de 1 à 3 centimètres de long) qui se développent par millions dans la caillette et les premières parties de l'intestin grêle, sont la cause déterminante de cette affection.

Symptômes. — Anémie pernicieuse à marche lente déterminant la cachexie, l'étisie, la diarrhée et la mort.

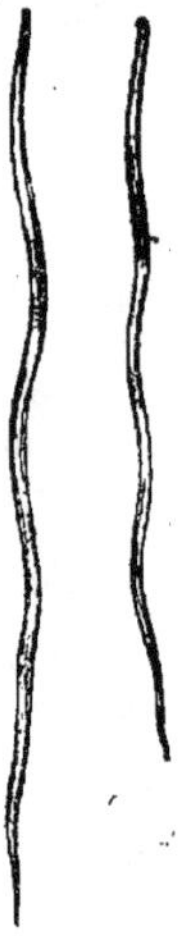

Fig. 59
Straugle filaire
(RAILLET).
Mouton,

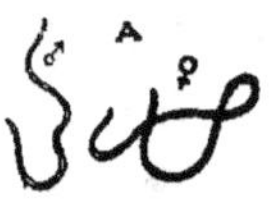

Fig. 60
Strongylus rufescens (RAILLET).
Mouton.

Traitement. — Modifier le régime alimentaire; administrer des vermifuges (noix d'arec, arsenic).

HELMINTHIASES

Chez les veaux, agneaux et chevreaux, l'helminthiase provoque des troubles de l'appétit et de la digestion, grincements de dents, odeur *vermineuse* de la bouche, amaigrissement, anémie progressive, cachexie.

DISTOMATOSE OU CACHEXIE AQUEUSE
(Pourriture, Bouteille)

Cette maladie du mouton, qui affecte parfois le bœuf, est due à la présence de *douves* ou *distomes*.

Etiologie. — Les animaux s'infectent en mangeant l'herbe des prairies humides. Les sujets atteints répandent leurs excréments contenant des œufs de distomes dans les prairies où ils subissent diverses transformations (*rédies, circaires*). La misère physiologique favorise l'infestation.

Symptômes. — Les moutons s'infestent généralement en été. En automne, apparaissent des signes d'anémie et de cachexie qui augmentent en hiver. On observe de l'abattement, de la faiblesse, de l'essoufflement, un amaigrissement progressif, de la pâleur des muqueuses, des engorgements surtout à la tête et au cou (« bouteille » des éleveurs) et une diarrhée profuse.

La maladie sévit à l'état enzootique dans les troupeaux; les pertes sont de 50 °/o; les agneaux surtout succombent.

Le diagnostic est assuré par la recherche des œufs dans les excréments ou par une autopsie.

Traitement. — 1° *Préventif.* — Drainage des pâturages humides; distribution aux moutons de feuilles de noyer, branches de sapin, de saule, de génévrier. Les malades, isolés, seront conduits dans des pâturages secs.

2° *Curatif.* — Le traitement médical (ingestion de plantes aromatiques, de substances vermifuges) étant des plus aléatoires, il convient, au point de vue économique, de livrer les animaux à la boucherie.

ECHINOCOCCOSE

Etiologie. — Cette affection, causée par les embryons des *ténia échinococcus* du chien, affecte toutes les espèces animales, surtout le bœuf, le porc, le mouton.

Le chien s'infecte en mangeant les viscères renfermant des échinocoques. Les ruminants s'infectent par les eaux des boissons, les aliments renfermant les œufs de tœnias. Les embryons pénètrent dans l'intestin et de là dans l'appareil circulatoire pour se fixer dans un organe (foie, poumon).

ECHINOCOCCOSE DU FOIE

Symptômes. — A la longue, on observe de l'amaigrissement, de la faiblesse, de la cachexie, une teinte ictérique des muqueuses, des troubles de la digestion et de la rumination, une diarrhée plus ou moins profuse. La pression et la percussion sur les quatre dernières côtes droites provoquent de la douleur.

ECHINOCOCCOSE DU POUMON

Symptômes. — Toux faible, sifflante, rare puis fréquente; accélération de la respiration, dyspnée, réaction fébrile. La percussion révèle parfois des zones de matité.

Prophylaxie. — Débarrasser les chiens de ferme ou de chasse des vers; ne pas leur donner d'abats crus de mouton, de bœuf ou de porc.

CÉNUROSE OU TOURNIS

Maladie due à la présence du *cénure cérébral* dans l'encéphale; elle s'observe surtout sur le mouton, plus rarement chez la chèvre et le bœuf.

Etiologie. — Les moutons s'infestent avec l'herbe humide ou les boissons souillées par les excréments des chiens porteurs du *tœnia cœnurus.*

Le chien s'infecte en mangeant les têtes de mouton renfermant des cénures.

La cénurose s'observe principalement chez les agneaux de trois à dix-huit mois, surtout au printemps et à l'automne. A l'autopsie, on trouve une ou plusieurs vésicules de dimensions variables, dans le cerveau ou la moelle.

Symptômes. — A la période d'invasion cérébrale, on note : inappétence, somnolence, tristesse, amaigrissement; plus tard, hébétude, immobilité, troubles de la vue, de la marche qui est incertaine, incoordonnée ou faiblesse de un ou plusieurs membres. A cette période, les animaux succombent, résistent ou guérissent.

A la fin de l'hiver, les signes de *tournis* apparaissent : le malade marche en cercle ou tourne sur place; des convulsions épileptiformes peuvent être observées. Lors de *cénurose médullaire*, on constate de la paraplégie.

Traitement. — Réfrigération cranienne (sachets de glace). Trépanation et extirpation du parasite.

Au point de vue économique, il est indiqué de livrer les sujets à la boucherie.

Prophylaxie. — Débarrasser les chiens de ferme de leurs ténias (administration deux fois par an d'un vermifuge); leur donner les abats de boucherie cuits.

SINUSITE PARASITAIRE
(FAUX-TOURNIS)

Cette affection du mouton est consécutive à la présence de larves d'œstres dans les sinus frontaux. De juillet à septembre, les femelles d'œstres volent autour des moutons et pondent autour de leurs narines; les larves gagnent ensuite les sinus.

Symptômes. — Eternuements, coryza muqueux ou purulent, puis symptômes de tournis, brusquerie dans les mouvements, irrégularité dans la marche, accès de vertige, somnolence, tristesse, cachexie et mort.

Traitement. — Fumigations, injections nasales.
Trépanation et extirpation des parasites.

BRONCHO-PNEUMONIES PARASITAIRES

Toutes les espèces animales, particulièrement les agneaux, surtout les herbivores domestiques, sont affectées.

Etiologie. — Cette affection est causée par la présence de strongles dans les bronches et les poumons. Les animaux s'infestent par les herbages ou les boissons contenant des embryons.

A l'autopsie, on trouve des paquets de vers dans les bronches, les bronchioles, la trachée ou des foyers de pneumonie lobulaire, d'apparence tuberculeuse, renfermant des myriades d'œufs et d'embryons.

Symptômes. — Respiration dyspnéique, toux forte quinteuse, suffocante, surtout pendant la marche. Jetage abondant; amaigrissement progressif, cachexie, anémie, mort par épuisement ou asphyxie.

PIROPLASMOSES

Étiologie. — Infections déterminées par un sporozoaire (piroplasma) du sang. Ce parasite est transporté et inoculé par des tiques ou ixodes qui s'implantent dans la peau.

Symptômes. — Tristesse, fièvre, ictère, dysenterie, hématurie, mort dans la moitié des cas.

Traitement. — Les arsénicaux (atoxyl, orpiment) associés avec l'émétique sont les médicaments les plus actifs.

GALES DU MOUTON

Le mal débute au pourtour des naseaux, des paupières, des oreilles, puis envahit toute la tête, parfois les extrémités; la peau est recouverte de croûtes brunâtres, fissurées, épaisses; prurit intense.

La **gale psoroptique** (rogne) s'accuse par un prurit intense surtout après l'échauffement de la marche; la laine est feutrée, mécheuse; la peau, couverte de papules ou vésicules, devient épaisse, crevassée.

L'affection débute par la ligne du dessus puis gagne la poitrine, les flancs.

La **gale symbiotique** est localisée aux régions inférieures des membres et s'accuse par la rougeur, l'engorgement, la dépilation de la peau. Prurit accusé.

Chèvre

La gale sarcoptique, qui sévit surtout sur les chèvres d'Asie et d'Afrique, envahit la tête, les oreilles, puis le corps et les membres.

La gale symbiotique est très rare.

Le *pronostic* est grave, car la maladie revêt un caractère enzootique, frappe des troupeaux entiers et porte un grave préjudice à l'élevage ovin.

Traitement. — Après tonte générale et savonnage de la peau au savon lysolé, utiliser les bains de Tessier (acide arsénieux, 1 kgr. 500; sulfate de fer, 10 kgr.; eau, 100 litres). Mais en présence des dangers d'empoisonnement, donner la préférence aux bains de crésyl, très efficaces et inoffensifs. (Crésylium, 30 gr.; eau, 1 litre).

Plonger le mouton dans les bains crésylés pendant trois minutes; le brosser sur tout le corps en insistant sur les régions malades. Une semaine après, recommencer le traitement.

Prophylaxie. — Isoler les malades; désinfecter les bergeries (Crésylium, 30 gr. par litre).

Police Sanitaire. — L'article 29 de la loi du 21 juin 1898 spécifie que toutes les gales des espèces bovine, ovine et caprine sont réputées maladies contagieuses.

MALADIE TREMBLANTE DES MOUTONS
(PRURIGO-LOMBAIRE)

Cette affection — dont la véritable étiologie est méconnue — spéciale au mouton, se traduit par des troubles neuro-musculaires, aboutissant à la mort après un temps variable.

Symptômes. — Dans la *forme convulsive*, les malades ne peuvent se tenir debout, tombent sur le côté, et meurent, à la suite de contractions cloniques, en huit à quinze jours.

Dans la *forme prurigineuse*, on constate de l'inquiétude, une démarche saccadée, des tremblements. Puis apparaît — symptôme caractéristique — un violent et permanent prurit du train postérieur, incitant les animaux à se frotter, à se gratter, à s'excorier contre les objets saillants. Dans la suite, les sujets maigrissent, s'anémient, ne peuvent plus suivre le troupeau et succombent à la paralysie ou au marasme.

Le traitement est nul; il convient, dès le début, de sacrifier les animaux pour la boucherie.

FOURCHET

Confondu souvent avec le piétin, le fourchet est une hypertrophie papillaire, un fic de l'espace interdigité.

Etiologie. — Les traumatismes de la région interdigitée (graviers, chaumes, pierres des champs et des routes, etc.), peuvent provoquer cette lésion.

Symptômes. — On observe une difficulté de la marche; le pied est chaud, douloureux; l'espace interdigité est fortement tuméfié et humide d'une matière grasse d'une odeur très pénétrante; dans la suite, on constate un bourgeonnement exubérant avec tendance à l'ulcération; l'engorgement gagne progressivement le genou ou le jarret.

Traitement. — Pratiquer, à l'aide des ciseaux, l'ablation des fics; utiliser les pansements avec le **Baume Caustique Gombault** ; par leur effet cicatrisant et modificateur, ils éviteront, appliqués dès le début, la production des fics qui compliquent si souvent cette affection.

Dans les cas où l'engorgement s'étend au genou ou au jarret, faire une friction résolutive de Baume Caustique sur toutes ces régions.

FAGORYPISME

Cette affection, d'origine toxique, s'observe chez le mouton à la suite d'ingestion de sarrasin ou blé noir; mais il faut que la lumière et l'air agissent pour provoquer des accidents apparents.

Symptômes. — Inquiétude, mouvements désordonnés de la tête, congestion intense des régions dépourvues de laine, rougeur et tuméfaction des oreilles, des paupières, de la face, de la gorge, etc.

Maladies contagieuses

CHARBON BACTÉRIDIEN
(SANG DE RATE)

Étiologie. — Voir page 256.

Symptômes. — Inquiétude, inappétence brusque, accélération des grandes fonctions, fièvre accusée, coliques, urine et excréments sanguinolents, tremblements, faiblesse, chute sur le sol et mort en une à quatre heures.

Parfois la marche est foudroyante.

Prophylaxie. — Réside entièrement dans la vaccination, l'isolement des malades, la désinfection des locaux (Crésylium, 30 gr. par litre); destruction des cadavres.

FIÈVRE APHTEUSE

Chez le mouton, la chèvre, la maladie est généralement bénigne, sauf chez les jeunes.

Étiologie, symptômes, traitement, sont identiques à ceux de la fièvre aphteuse chez les bovins.

CHARBON SYMPTOMATIQUE

Étiologie.—Cette affection est causée par le *Baclérium Chauvaei* ; la réceptivité varie suivant la race (bétail algérien, offrant une résistance relative).

Symptômes. — Symptômes généraux graves puis apparition d'une tumeur en un endroit variable du corps généralement riche en muscles. Tumeur irrégulière qui augmente rapidement : d'abord homogène et douloureuse, elle devient, en son centre, insensible, crépitante; sur la coupe, elle laisse écouler un sang noirâtre ou une sérosité spumeuse.

La mort survient en douze à soixante heures. On peut observer une *forme suraiguë* à évolution rapide sans tumeur extérieure, ou bien une *forme ébauchée* dans laquelle la guérison peut survenir en trois à six jours.

Prophylaxie. — Vaccination. Isolement des malades; destruction des cadavres ; désinfection des locaux (Crésylium 30 gr. par litre).

PNEUMO-ENTÉRITE DU MOUTON
(PASTEURELLOSE,
SEPTICÉMIE HÉMORRAGIQUE)

Etiologie. — Microbe spécifique (*pasteurella*). La contagion se fait par les fourrages, les eaux souillées. L'infection parasitaire (cachexie vermineuse) est une cause importante. La maladie sévit souvent à l'état enzootique.

Symptômes. — Tristesse, somnolence, inappétence, fièvre, diarrhée fétide, respiration accélérée, toux quinteuse, jetage, signes de pneumonie parfois, avortement.

Pronostic très grave.

Dans la *forme chronique*, on observe des signes d'anémie progressive, avec œdèmes et amaigrissement, toux sèche, rauque, jetage, troubles respiratoires et digestifs.

Traitement. — Des plus aléatoires.

Prophylaxie. — Emigration des troupeaux ou bien alimentation à l'étable. Isolement des malades; désinfection des locaux (Crésylium 30 gr. par litre).

CLAVELÉE

Maladie spéciale au mouton, très contagieuse caractérisée par une éruption pustuleuse sur la peau et les muqueuses.

Etiologie. — L'agent virulent n'est pas encore découvert. La contagion est extrêmement facile; elle se fait par la dessiccation du claveau, directement ou indirectement à distance.

Symptômes. — Tristesse, abattement, faiblesse, inappétence, soif vive, accélération de la respiration et de la circulation, fièvre accusée.

Eruption commençant dès le 4e jour, sur tout le corps; d'abord taches rouges, puis boutons durs, puis pustules. L'éruption peut s'observer sur les muqueuses : conjonctivite (ophtalmie externe intense), pituitaire (jetage, épistaxis), buccale (salivation). Au bout de quatre à cinq jours, les boutons claveleux deviennent des vésico-pustules qui crèvent et laissent écouler le *claveau*, se concrétant en croûtes jaune foncé. Les croûtes se dessèchent et se détachent peu à peu en poussières virulentes.

Prophylaxie. — Réside entièrement dans la *Clavelisation* ou ino-culation de veaux claveleux, pour préserver les animaux de la ma-ladie ; l'isolement des malades et la désinfection des locaux (Crésy-lium 30 gr. par litre).

Les propriétaires d'animaux atteints de clavelle sont tenus de faire la déclaration et de prendre les mesures prescrites par la loi sur les maladies contagieuses des animaux domestiques.

MAMMITE GANGRÉNEUSE

Étiologie. — La mammite gangréneuse des Brebis et des Chèvres est due à un micrococque qui, à la faveur des lésions internes de la glande, détermine une inflammation gangréneuse mammaire avec des troubles généraux très graves.

La contagion s'effectue par le trayon par les agneaux et les che-vreaux qui cherchent à téter les femelles malades, par les litières souillées par les plaies.

Symptômes. — Début brusque, tristesse, abattement, inappé-tence, réaction fébrile accusée, engorgement volumineux de la mamelle, qui est dure, tendue, sensible, d'une teinte rouge violacé puis grisâtre. Dans la suite, la mamelle se mortifie, se délimite et s'élimine en laissant une vaste plaie suppurante.

Pronostic. — Très grave.

Traitement. — Le traitement chirurgical consiste à amputer la mamelle atteinte.

Prophylaxie. — Utiliser le vaccin préparé par l'Institut Pasteur. Isolement des malades. Désinfection des locaux (Crésylium 30 grammes par litre).

PIÉTIN

Étiologie.—Cette affection particulière à l'espèce ovine et caprine est due à un agent infectieux existant dans les litières et les fumiers. Elle consiste en une inflammation ulcéreuse et interne de l'ongle d'où résultent un décollement de la corne et la désunion de la paroi.

Les épidémies s'observent dans les bergeries ou chévreries basses, humides où séjourne le purin.

Symptômes. — La maladie affecte d'abord un seul onglon, puis les onglons d'un pied, puis les quatre pieds. Au début les malades boitent peu et conservent l'appétit. Vers le 5e ou 6e jour, on constate au pied un peu de rougeur et de chaleur avec un léger suintement autour de l'onglon. Après enlèvement du biseau désuni, on trouve une ou plusieurs pustules, laissant à leur place de petits ulcères; les plaies renferment une matière blanche et odorante.

On peut cautériser avec un pinceau trempé dans l'acide nitrique, ou avec du Baume Caustique Gombault appliqué sur tous les tissus découverts.

Ultérieurement, la boiterie augmente et les animaux sont tristes, sans appétit. Les plaies sécrètent une matière fétide; la corne semble se dissoudre.

Dans les cas graves, les ulcères progressent, la sécrétion purulente augmente, la désunion de la sole, de la muraille s'accuse et des complications des tissus profonds du pied (nécrose, carie, arthrite, synovites, etc.) peuvent s'observer. Des troubles digestifs apparaissent et le malade meurt d'infection.

Dans cet état, on doit bien nettoyer le pied, enlever avec la rénette ou un couteau toute la corne désorganisée et décollée; et, pour éviter d'attaquer l'os ou les tendons avec des caustiques trop violents, nous recommanderons d'appliquer à chaque pied malade un pansement avec de l'étoupade imbibée de Baume Caustique Gombault qu'on laisse séjourner dans la plaie en l'y maintenant à l'aide d'un chiffon. Trois ou quatre jours après, on visite la plaie et si les tissus sont encore hypertrophiés on enlève encore une partie de la corne et on recommence le même pansement qui doit être le dernier.

Tenir le pied à un endroit propre et sur la litière sèche.

Ce traitement est simple et facile et, ce qu'il y a de plus intéressant, c'est que nous pouvons affirmer par de nombreux précédents que le Baume Caustique modifie à tel point la nature des sécrétions qu'elles perdent leur propriété contagieuse.

Il est bien entendu que l'on ne devra pas conduire les malades sur des terrains humides et qu'on leur donnera à la bergerie une litière propre et sèche, on isolera les animaux malades jusqu'à guérison complète.

PATHOLOGIE PORCINE

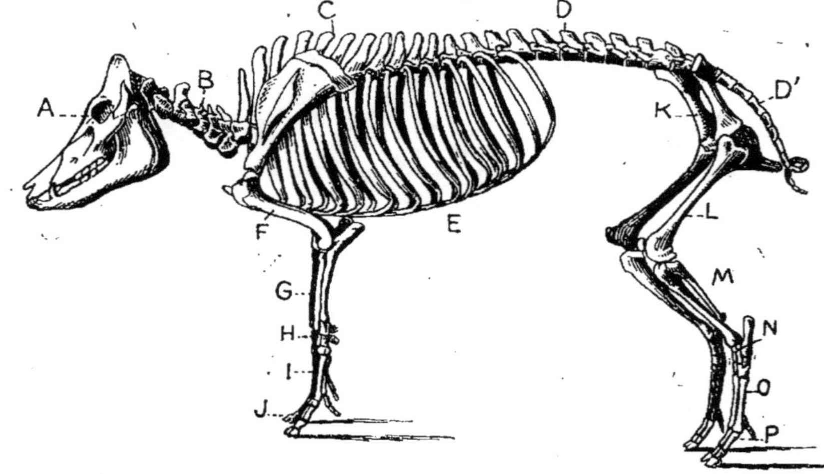

PLANCHE XVII

Squelette du cochon

LÉGENDE DE LA PLANCHE XVII

A, crâne; B, vertèbres cervicales; C, D, D', vertèbres dorsales, lombaires, coccygiennes; E, épaule scapulum; F, humérus; G, radius et cubitus; H, carpe; I, métacarpe; J, phalanges; K, coxal; L, fémur; M, tibia; N, tarse; O, métacarpe; P, phalanges.

L'élevage du porc

Malgré les efforts déployés par nos éleveurs français depuis la guerre, les effectifs de l'ancien troupeau porcin ne sont pas encore reconstitués.

Cependant il s'agit d'une espèce prolifique par excellence, dont l'accroissement pourrait être très rapide si les conditions favorables à sa multiplication pouvaient toujours être réalisées. Mais les conditions générales d'exploitation du porc ont changé. Les petits élevages par unités, pratiqués autrefois partout par les ménages ruraux, semblent en train de disparaître; ils se trouvent remplacés par des élevages plus importants, dits industriels.

Ceux-là sont infiniment plus aléatoires; ils comportent de grands risques s'ils sont dirigés irrationnellement, tant sous le rapport de l'hygiène que de l'alimentation.

L'élevage du porc serait des plus rémunérateurs si, de temps à autre, les épidémies ne venaient jeter le désarroi dans les entreprises les mieux conduites. Il est donc du plus haut intérêt pour l'éleveur de savoir et de pouvoir s'en préserver.

Les Races

Nous n'envisagerons ici que les races françaises et anglaises, le seules intéressantes au point de vue économique en notre pays.

1º **Races à profil concave.** — La tête est forte, les oreilles longues et tombantes, le corps long, le dos voussé, les soies grossières, abondantes ou longue, le pelage blanc ou roussâtre.

Porc breton : corps haut, plat et voussé.

Porc normand : forte taille, corps allongé, soies épaisses et roussâtres, les yeux sont cachés par les oreilles.

Porc craonnais : forme améliorée du groupe, les oreilles sont tombantes, mais laissent voir les yeux, les soies sont un peu plus fines que chez le porc normand, elles sont blanches ou blanc jaunâtre. Un grand développement corporel et une certaine précocité caractérisent ce porc qui pèse 70 kgr. à 6 mois, 150 à 200 kgr. à 12 ou 14 mois. Ce porc est répandu dans tout l'Ouest de la France.

Porc flamand : de forte taille, oreilles longues, le même porc existe dans les Vosges et la Lorraine.

2° Races à profil ultra-concave. — Leur origine est asiatique, ce sont des porcs brévilignes, ellipométriques, à oreilles dressées, à corps trapu, à ventre tombant, très précoce. De ces porcs dérivent les races améliorées de notre continent, en particulier les porcs anglais.

3° Races subconcaves. — Ce qui les caractérise, c'est leur face pointue avec oreilles horizontales, elles sont représentées en France par les porcs de race bressane, bourguignonne, charolaise, nivernaise, dont un bon nombre de sujets sont marqués de noir, mais toujours le blanc domine et envahit.

Race limousine : caractérisée par son corps court et arrondi, ses soies peu abondantes, sa robe pie-noire, avec toujours une tache noire sur la croupe et sur la nuque; ce porc présente en outre deux épis recherchés sur la région dorso-lombaire, c'est un animal fin, râblé, trapu, précoce sans excès et néanmoins très rustique.

Race du Périgord et porc gascon : pie-noir, fin, avec taches non régulières.

4° Races métisses. — 1° *Anglaises* : elles proviennent du croisement du porc indigène avec la race chinoise, ou autres races d'Extrême Orient appartenant au type à profil ultra-concave.

2° *Françaises* : proviennent du croisement du porc indigène subconcave ou concave avec les races métisses anglaises.

I. Races anglaises blanches. — *Yorkshire*. La face n'est pas excessivement courte, les oreilles sont dressées; trois variétés :

1° *Grand Yorkshire* : blanc, face concave un peu allongée, corps très long, soies peu abondantes, très précoces, convient pour le croisement avec les porcs normands, craonnais, bretons et en général avec tous les grands porcs indigènes français.

2° *Moyenne race* : tête plus courte, oreilles tout à fait dressées, face très camuse.

3° *Petite race* : c'était le Midlesex ou porc du Leicester, trop amélioré, son élevage a cessé de devenir pratique.

II. Races anglaises noires. — 1° *Porc du Suffolk* : entièrement noir, est inconnu en France.

2° *Porc Berkshire* : corps long et cylindrique, large et épais dans le dessus, oreilles petites, courtes, légèrement pointées en avant. Le pelage est noir avec du blanc aux extrémités, moins précoce que le yorkshire, beaucoup le préfèrent à ce dernier; croisé avec le normand, il a donné le porc de Bayeux.

III. **Race métisse française.** — C'est le porc de Bayeux : tête courte, poil blanc avec taches arrondies noires, soies abondantes, ce qui le distingue du premier coup d'œil des porcs pie-noir du Midi et du Limousin. Corps volumineux, il est plus précoce que le normand, il s'élève bien au grand air comme ce dernier dans un régime extensif, il s'élève également bien en stabulation dans un régime intensif.

ÉLEVAGE ET HYGIÈNE

Choix de la Race. — Conserver la race du pays dans l'élevage extensif, elle a l'avantage d'être adaptée au climat et au sol et n'a pas de grosses exigences nutritives. Si l'on dispose de produits industriels et si l'on peut faire de l'élevage intensif ou de l'élevage mixte, il y aura toujours intérêt à produire du croisement de première génération, entre la race indigène et un verrat amélioré yorskhire ou berkshire, à moins d'avoir recours d'emblée à la race de Bayeux. Dans le choix des reproducteurs, rechercher le développement du tronc, la longueur et l'épaisseur du dos.

L'hygiène est importante, le porc est l'animal qui rembourse le mieux les soins qui lui sont donnés; la brosse de chiendent doit être utilisée fréquemment pour les soins de la peau. Le porc qui aime les ablutions doit avoir un bassin d'eau claire à sa disposition.

Chez la femelle, les chaleurs se produisent vers 3 ou 4 mois, elles durent vingt-quatre ou quarante-huit heures, elles réapparaissent tous les 18 à 20 jours.La femelle peut être fécondée entre 8 et 10 mois. Le verrat peut saillir à 10 mois; un verrat peut faire 3 ou 4 saillies par jour, il en suffit d'un pour un troupeau de 40 à 50 femelles. La durée de la gestation est de trois mois, trois semaines et trois jours.

Le porc est un omnivore; varier son régime, lui faire des pâtées consistantes, pas trop liquides, viande, pommes de terre, grains cuits, tourteaux, farines de céréales ou de poissons, etc., lui conviennent parfaitement; se méfier des intoxications alimentaires fréquentes, la diarrhée, la tristesse, l'inappétence et des plaques rouges sur le corps les caractérisent; changer le régime, donner du riz et des grains cuits. Les grandes maladies du porc, pneumo-entérite infectieuse, rouget, etc., sont traitées dans ce volume.

Accouchements laborieux

Les accidents laborieux et accidents de parturition sont peu nom-breux chez les truies, les petits étant généralement d'assez faibles dimensions pour que l'expulsion se fasse sans difficultés.

Lorsque des dystocies se présentent, tenant à de mauvaises posi-tions de la tête ou des membres, il est pour ainsi dire toujours possi-ble d'engager la main dans les voies génitales, d'apprécier la nature de l'obstacle, de rectifier la position du jeune sujet et de l'extraire ensuite par tractions modérées.

Il peut arriver cependant que cette extraction soit impossible par suite d'une déformation du bassin.

L'accouchement languissant est d'observation assez commune chez les truies âgées; dans ce cas, il convient de distribuer, au cours du part, des excitants généraux (café 1 ou 2 verres, eau-de-vie, vin chaud, etc.) dans du lait tiède.

ACCIDENTS DE PARTURITION

Au nombre des accidents possibles après le part, et d'ailleurs fort peu nombreux, citons les *hémorragies*, le *renversement utérin*, l'*éclampsie*, les *septicémies de parturition* et les *métrites*.

Ces maladies ont été étudiées antérieurement.

AVORTEMENT

Chez la truie l'avortement — en dehors des cas pouvant résulter de l'ingestion d'aliments toxiques — est relativement rare.

Mais on peut observer de l'avortement infectieux ou épizootique quelques jours ou quelques semaines avant le terme normal. Les petits peuvent être expulsés morts ou vivants, mais avec une vitalité si faible que la majorité des sujets succombent quelques heures après la naissance.

Dans certains cas, au cours d'une même mise bas, on pourrait assister à l'expulsion de quelques sujets encore vivants et d'autres déjà morts; ou bien de fœtus morts sans altérations apparentes, et d'autres déjà notablement altérés.

Les conséquences peuvent être très graves pour les mères, lorsqu'il s'agit de véritables avortements ou accouchements prématurés; bon nombre sont gravement malades ou succombent par infection.

Pour prévenir les cas d'infection générale, il faut recourir aux irrigations, lavages de la matrice (employer des tubes de caoutchouc ou des canules en gutta-percha et un entonnoir) avec des solutions de Lysol, (2 gr. 5 par litre).

MAMMITES

La truie est exposée à contracter plusieurs formes de mammites : la *mammite aiguë;* une forme *contagieuse dite enzootique;* la *mammite tuberculeuse* et la *mammite actinomycosique.*

La mammite aiguë a été étudiée (v. p. 251). La mammite tuberculeuse peut être observée chez les truies nourrices, parfois avant la mise-bas. Les glandes atteintes, en bloc ou isolément, sont augmentées de volume, indurées, peu sensibles, de consistance granuleuse ou pierreuse. La sécrétion lactée est suspendue.

Le diagnostic doit être précisé par l'emploi de l'intradermotuberculinisation.

Maladies de l'appareil digestif

CONSTIPATION

La rareté des évacuations d'excréments anormaux, secs et durs, comporte le traitement suivant : distribution d'aliments rafraîchissants : petit-lait, lait caillé, graines de lin tisanes d'orge, betteraves, carottes, etc., administration de purgatifs, sulfate de soude 30 à 50 grammes.

DIARRHÉE

Les malades sont tristes et grognons; ils se cachent dans la litière, perdent l'appétit, ont mauvais poil et mauvais aspect; l'amaigrissement et l'épuisement sont rapides.

DIARRHÉES INFECTIEUSES

Chez les porcelets, elles peuvent revêtir la forme épidémique. Le traitement comporte l'administration de 2 à 3 grammes d'eau de chaux, de sous-nitrate de bismuth 1 à 2 grammes.

Chez les adultes : pâtées très cuites additionnées de riz, d'eau de riz; X à XX gouttes de laudanum; pilules de bleu de méthylène 0 gr. 25 à 1 gramme selon la taille.

STOMATITE ULCÉREUSE PSEUDO-APHTEUSE

Symptômes. — Apparition vers les huit premiers jours, de véritables phlyctènes à contenu liquide sur la langue; les petits malades ne peuvent téter et succombent à l'inanition.

L'absence d'éruption sur les onglons des porcelets et des mères permet d'éliminer la fièvre aphteuse.

Traitement. — Ponction des ampoules; application de vaseline lysolée.

SCORBUT DU PORC

Cette affection de la cavité buccale est caractérisée par l'inflammation et l'ulcération des gencives.

Etiologie. — Les mauvaises conditions d'alimentation, d'hygiène générale et d'entretien favorisent son apparition et son évolution.

Symptômes. — Congestion de la muqueuse buccale, particulière au niveau des gencives, déchaussement des dents, salivation abondante, difficulté ou impossibilité de mastication, amaigrissement rapide et mort.

Traitement. — Bonne hygiène; distribution d'aliments de facile déglutition : lait, farineux, grains cuits, etc. Régime tonique : poudre de quinquina, de gentiane, 10 à 15 grammes par jour dans les aliments.

Le traitement local comporte badigeonnages iodés au 1 /3, solution d'acide chromique à 3 °/o.

INDIGESTION

Malgré la puissance digestive du cochon pour les aliments les plus variés, il peut contracter des indigestions.

Symptômes. — Tristesse, frissons, soies hérissées puis, après vingt-quatre heures, diarrhée.

Le pronostic est peu grave.

Traitement. — Faciliter les vomissements (émétique 25 à 30 centigr.; ipéca, 50 centigr. à 1 gr.; à donner sous forme de boulettes de viande). Le chlorhydrate de morphine en injection sous-cutanée (1, 2, 3 centigr.) est le médicament de choix à utiliser.

JAUNISSE

Cette affection, assez fréquente chez le cochon, est caractérisée par une teinte jaunâtre des yeux, de la bouche et de la peau. Les malades sont tristes, affaissés, plus ou moins fiévreux.

Le pronostic est grave.

Traitement. — Pratiquer une révulsion énergique sous le ventre (frictions répétées de **Baume Caustique Gombault**) en avant de l'ombilic (frictions), recourir au régime lacté; administrer : sulfate de soude 5 à 6 grammes; bicarbonate de soude 1 à 2 grammes donnés dans le lait, des tisanes d'orge, de graines de lin, etc.

ASCITE (HYDROPISIE)

Etiologie. — Chez le porc les endocardites valvulaires végétantes chroniques consécutives au rouget, et l'échinococcose hépatique massive sont les causes occasionnelles les plus fréquentes (Moussu).

Symptômes. — Les symptômes sont les suivants : gros ventre élargi de façon très variable; parfois dos ensellé, flancs creux.

La percussion abdominale permet de reconnaître la matité absolue; l'exploration brutale, en secouant l'animal, fait entendre un bruit symptomatique de clapotement. Dans la suite, on observe de la tristesse, de la nonchalance, de l'anémie.

Le traitement est nul; l'abatage hâtif est indiqué au point de vue économique.

Maladies de l'appareil respiratoire

CORYZA AIGU ET CONTAGIEUX
MALADIE DU RENIFLEMENT

Étiologie. — Cette affection qui revêt un caractère contagieux est due au *B. pyocyanus*; la contagion s'effectue par le jetage des malades.

Symptômes. — Fièvre intense (41°); inappétence, tristesse, éternuements; jetage, infiltration de la pituitaire; troubles cérébraux, vertige et accès convulsifs.

Pronostic. — Très grave.

Traitement. — Pulvérisations antiseptiques des cavités nasales (Lysol à 5 gr. par litre).

Prophylaxie. — Isolement des malades; désinfection des locaux (Crésylium 30 gr. par litre).

ANGINE, ESQUINANCIE, ÉTRANGUILLON, MAL DE GORGE)

Symptômes. — Difficulté d'avaler; respiration difficile, bruyante, parfois sifflante; toux sèche, rauque ou grasse. Dans les cas graves, formation d'abcès dans la région de la gorge.

Traitement. — Pratiquer une révulsion énergique sous la gorge à l'aide de frictions répétées de Baume Caustique Gombault.

Bonne hygiène, distribution d'aliments très fluides : lait entier, écrémé ou caillé.

L'*angine érysipélateuse* ou *gangréneuse* est caractérisée par l'extrême difficulté de la respiration et un volumineux engorgement de la gorge qui gagne rapidement la région inférieure du cou, les parties latérales de l'encolure, la poitrine, etc.

Le pronostic est très grave.

Prophylaxie. — Isoler les malades, désinfecter les locaux (Crésylium 30 grammes par litre).

CONGESTION PULMONAIRE

Étiologie. — Cette maladie est très fréquente chez les porcs adultes, spécialement chez les sujets très gras pendant la saison des chaleurs, surtout chez les animaux transportés en commun en voiture ou dans les wagons.

Symptômes. — Essoufflement, asphyxie progressive et mort.

Traitement. — Pratiquer des saignées locales (oreilles et queue); aération, cure d'air.

En cas d'imminence de mort, sacrifier les sujets par jugulation; les suspendre pour favoriser la saignée.

La **bronchite**, la **pneumonie**, la **pleurésie**, la **pleuro-pneumonie** sont rares.

La saignée copieuse (oreilles et queue), la révulsion sur les côtés de la poitrine à l'aide de frictions énergiques et répétées de Baume Caustique Gombault l'administration de kermès minéral (0 gr. 30 à 1 gr.); de l'émétique (0 gr. 25 à 0 gr. 50) constituent la base du traitement.

BRONCHO-PNEUMONIES
SPÉCIFIQUES DU PORC

Étiologie. — En dehors des broncho-pneumonies ou de pneumonies franches, on peut observer chez le porc des broncho-pneumonies caséeuses, provoquées par le bacille de l'infection purulente.

Le diagnostic n'est porté qu'après l'abatage et souvent la différence avec les lésions tuberculeuses est délicate à faire.

Le traitement est nul; l'abatage hâtif des malades ou suspects pour l'épuration des élevages est indiqué au point de vue économique.

Prophylaxie. — Isolement des malades; désinfection des locaux (Crésylium 30 grammes par litre d'eau).

PNEUMONIE ENZOOTIQUE
DES PORCELETS

Étiologie. — Cette affection sévit de préférence sur des sujets de 4 à 18 mois. Le caractère contagieux est peu accusé; un seul sujet peut être atteint dans une portée; parfois plusieurs, exceptionnellement la totalité.

Symptômes. — Les éleveurs désignent cette affection sous le nom de « toux des porcelets ». Elle se traduit par de l'indolence, de l'inappétence, de l'amaigrissement, la démarche incertaine et de l'accélération respiratoire. La toux est le seul signe clinique important.

Traitement. — Le pronostic est fort grave — le traitement — vu l'âge des sujets — des plus aléatoires.

PNEUMONIE VERMINEUSE
DES PORCELETS

Des épizooties de pneumonie vermineuse, dues à des ascarides larvaires en migration, peuvent s'observer chez les jeunes porcelets lorsque les truies nourrices sont atteintes d'ascaridiose.

La mortalité, en cas d'infestation massive peut atteindre jusqu'à
40 °/₀.

Maladies du système nerveux

ÉPILEPSIE DES PORCELETS

Étiologie. — Cette affection peut être symptomatique de différentes maladies infectieuses à leur début (peste, pneumonie contàgieuse, entérite infectieuse, rouget, etc.); d'origine vermineuse chez les porcelets d'un à trois mois de préférence.

La forme essentielle de l'épilepsie des porcelets est celle qui se manifeste au moment des repas, à la suite de l'ingestion des premières gorgées d'aliments ou de liquide.

Symptômes. — Au moment de la crise, les sujets reculent en poussant un cri aigu, sont pris de tremblements convulsifs, tombent sur le sol, agitent les membres. La crise dure ordinairement d'une à cinq minutes.

Le pronostic est grave; la mortalité par convulsions nerveuses peut s'élever à 50 °/₀ et plus.

Traitement. — En cas d'entérite parasitaire, utiliser les vermifuges : poudre de noix d'arec, 3 à 10 grammes; semen-contra durant plusieurs jours consécutifs; administrer des purgatifs et des laxatifs.

La saignée copieuse (oreilles et queue), les injections de pilocarpine (2 centigr.), le changement de régime constituent la base du traitement de l'épilepsie essentielle.

Affections parasitaires des muscles

LADRERIE

Étiologie. — La ladrerie du porc est due au *Cysticercus cellulosæ*, forme cystique du *Tœnia solium* de l'homme.

L'étiologie se borne à un seul fait : l'ingestion d'œufs ou embryons du ténia avec des aliments.

Les animaux jeunes sont les seuls qui contractent la ladrerie; passé 8 à 10 mois, elle est exceptionnelle.

Elle est très rare, chez les sujets élevés en stabulation à la porcherie, mais beaucoup plus fréquente chez les jeunes élevés en liberté, en plein air, parce que, en raison même des conditions d'alimentation, ils sont plus exposés à trouver et à ingérer des excréments humains contenant des œufs ou des embryons de ténia.

La ladrerie est rare dans le nord, le centre et l'est de la France; elle est plus fréquente dans les pays où les cochons sont élevés en liberté : le Limousin, l'Auvergne, le Périgord et la Vendée.

Elle est fréquente dans l'Allemagne du Nord, où l'habitude de manger des viandes peu cuites contribue à la propagation du tœnia solium. Elle est fréquente aussi en Italie.

Symptômes. — Ils sont peu accusés; lors d'infestation massive, on peut constater des signes d'entérite, parfois des troubles de la marche, de la voix, etc.

La paralysie partielle de la langue et de la mâchoire inférieure a plus d'importance.

Le seul symptôme visible et spécifique consiste en la présence de vésicules cystiques sous la muqueuse de la face inférieure de la langue et sur la muqueuse oculaire.

L'exploration visuelle permet de reconnaître dans ces régions la présence de petits grains blancs grisâtres à demi-transparents, de la grosseur d'un grain de blé ou plus. A cette exploration des plus délicates, vu l'indocilité des sujets, on substitue la palpation.

La localisation des parasites dans le muscle cardiaque peut entraîner la mort des sujets.

Le diagnostic ne peut être établi du vivant de l'animal que par le « langueyage », qui consiste, après avoir saisi l'extrémité libre de la langue, à explorer avec les doigts le canal lingual, les parties libres du frein.

Si l'on reconnaît la présence de cysticerques ladriques, le diagnostic est établi, mais une constatation négative n'établit pas péremptoirement la non-existence de la ladrerie.

La viande des porcs ladres est dangereuse; insuffisamment cuite, elle provoque chez l'homme l'évolution du tœnia solium. Au point de vue de l'hygiène publique, elle doit être saisie.

Traitement. — Le traitement curatif est nul.

TRICHINOSE

Étiologie. — La trichinose des mammifères est la maladie causée par la pénétration dans un organe d'un ver nématode parasite, désigné sous le nom de *Trichina spirallis*. Le rat et le porc sont les deux animaux qui sont communément atteints.

L'homme peut contracter la trichinose en mangeant de la viande de porc trichiné, crue ou insuffisamment cuite.

La trichinose n'existe pas en France et ne peut apparaître qu'accidentellement.

Symptômes. — Les symptômes n'ont rien de caractéristiques lors d'infestation légère; lorsqu'elle est massive, ils se traduisent par de la diarrhée, de la perte d'appétit, des grincements de dents, des douleurs adbominales.

Les trichines (de 1 à 3 mm.) se rencontrent de préférence dans les muscles suivants : diaphragme, épaules, psoas, cuisses; le lard en est dépourvu.

Traitement. — Le traitement est nul.

Le pronostic est très grave au point de vue de l'hygiène publique, en raison de la possibilité de transmission à l'homme par les viandes trichinées.

Maladies de l'appareil digestif

ECHINOCOCCOSE DU FOIE

Étiologie.— Cette affection est provoquée par le développement dans l'épaisseur du foie des cysticerques du *Tœnia echinococcus* du chien.

Absorbés avec les aliments ou les boissons, les embryons du ténia arrivent dans l'intestin, perforent la muqueuse et se fixent, transportés par le courant sanguin, dans le foie pour donner naissance à des vésicules kystiques, sortes de boules d'eau, de volume variable.

Symptômes. — Bien nets. Au début, coliques légères; lorsque le foie est envahi, appétit irrégulier, diarrhée rebelle, faiblesse générale, amaigrissement.

Dans le cas d'échinococcose grave, le poids du foie peut passer de 2 kilogrammes (moyenne) à 5, 10 et même 20 kilogrammes (Moussu).

Traitement. — Le traitement est nul.

DISTOMATOSE

Étiologie. — Cette affection, désignée encore sous le nom de cachexie aqueuse, est causée par le développement du *Distoma hepaticum* dans la canalisation biliaire du foie.

Cette maladie, moins fréquente que dans les espèces bovine et ovine, ne se développe exclusivement que sur les animaux qui vont au pâturage.

Symptômes. — Les symptômes caractérisant la distomatose sont de l'amaigrissement, de l'anémie progressive et de la cachexie chez des animaux qui ont conservé l'appétit et qui devraient tout au moins se maintenir en état, sinon engraisser. Les sujets jeunes de 3, 6 ou 7 mois sont atteints de préférence.

La cachexie peut s'aggraver au point de provoquer la mort, lorsqu'il y a un grand nombre de douves dans le foie.

Le diagnostic ne peut être fait du vivant des sujets que par l'examen microscopique des excréments pour la recherche des œufs de douves.

Traitement. — Le traitement consiste en l'administration à jeun d'extrait éthéré de fougère mâle, à la dose moyenne de 5 grammes par jour par animal d'environ 30 à 35 kilogrammes. Continuer le traitement pendant cinq à six jours.

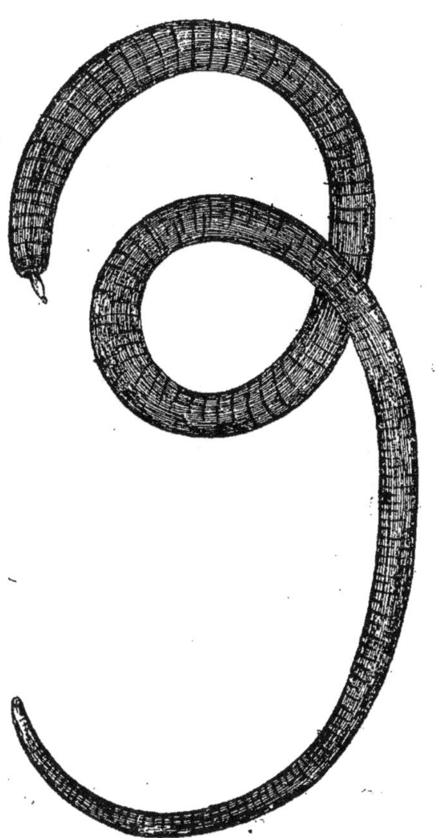

Fig. 61. — *Echinoryngue géant du Porc*, (Raillet).

ENTÉRITE VERMINEUSE

Étiologie. — Les conditions d'élevage et les habitudes des animaux de l'espèce porcine les prédisposent tout particulièrement aux infestations vermineuses.

Les adultes en souffrent peu; les porcelets, au contraire, selon leur âge, leur développement et les conditions de leur alimentation en souffrent plus ou moins, au point parfois d'en succomber.

Les parasites gastro-intestinaux que l'on trouve le plus fréquemment sont les suivants : *strongylus rubidus, ascaris suum, échynorinques, œsophagostomes, coccidies*, etc.; ils provoquent des entérites vermineuses.

Symptômes. — Les malades présentent les premiers symptômes immédiatement après le sevrage ; ils restent malingres, chétifs, présentent de la diarrhée, de la toux.

L'idée qui vient tout naturellement à l'esprit des éleveurs est celle de l'existence de la pneumo-entérite infectieuse, caractérisée aussi par de la toux et la diarrhée. Toutefois dans ces infestations parasitaires, les malades ne succombent pas aussi rapidement que dans la pneumo-entérite infectieuse.

L'aspect extérieur est celui des sujets cachectiques : peau sale, grise; soies raides, sèches et cassantes.

Traitement. — Le traitement consiste à incorporer aux aliments de la noix d'arec fraîchement pulvérisée, à la dose de 2 à 3 grammes par jour chez les petits sujets de 8 à 15 kilogrammes pendant six à sept jours.

Maladies de la peau

ÉRYSIPÈLE

Symptômes. — Sous ce nom, on désigne une affection qui se traduit par de la congestion cutanée s'accompagnant de tuméfaction, de rougeur et de sensibilité très vive. La localisation se fait de préférence aux oreilles, sur la tête et le cou.

La peau est tendue, chaude, luisante, quelquefois recouverte de phlyctènes. Parfois, ces accidents s'observent à la suite de morsures aux oreilles.

Les lésions, pendant quelques jours, ont nettement une tendance envahissante; puis l'exfoliation épidermique s'effectue sans complication.

Traitement. — Le traitement local comporte l'emploi de lotions ou de pommades antiseptiques (vaseline lysolée).

Les loges où les malades ont séjourné doivent être dans la suite totalement désinfectées (Crésylium 30 gr. par litre).

URTICAIRE DU PORC

Symptômes. — Désignée encore sous le nom d'échauboulures, cette affection bénigne qui apparaît au printemps et à l'été, se traduit par des éruptions cutanées très caractéristiques. Elle semble devoir être rapportée à des intoxications d'origine alimentaire.

On observe de l'inappétence, fièvre, constipation ou diarrhée, parfois vomissements et toujours une certaine réaction fébrile. Puis les malades présentent sur la peau des taches rouges légèrement saillantes, plus ou moins foncées, de 1 à 3 centimètres de diamètre environ.

La guérison est la règle après quarante-huit heures dans les cas bénins, cinq ou six jours dans les cas graves.

Le diagnostic différentiel avec le rouget reste toujours hésitant surtout pour des premiers cas, bien que les plaques congestives ou hémorragiques n'aient pas le même siège, ni les mêmes caractères.

Traitement. — L'origine digestive étant incontestable, il convient de mettre les malades à la diète et de leur administrer des purgatifs légers.

IMPÉTIGO

Symptômes. — Cette affection désignée encore sous le nom de *dartre* ou même d'*eczéma* est caractérisée par une éruption de papules, dont le suintement provoque la formation de croûtes jaunâtres qui deviennent grises ou brunes en se desséchant.

Cette maladie ne s'observe plus de nos jours, d'une façon courante, que chez les porcelets, dans les élevages nombreux ou mal entretenus.

L'éruption apparaît vers l'âge de 2 ou 3 mois et provoque un prurit modéré; les malades maigrissent, perdent l'appétit, ne se développent pas, prennent l'aspect de malingres, de chétifs, de rachitiques et peuvent succomber si les conditions d'hygiène ne sont pas modifiées.

Traitement. — Le traitement comporte des lavages (Savon de Lysol) et des lotions de Crésylium (30 gr. par litre).

SCLÉRODERMIE

Symptômes. — Cette affection est caractérisée par l'épaississement et l'induration de la peau. Elle se rencontre de préférence chez les verrats ou les sujets âgés.

Les symptômes sont vagues. Sans que les apparences extérieures soient modifiées, la peau s'épaissit, s'indure, se sclérose par places ou sur des surfaces très étendues. Elle peut acquérir 3, 4 et 5 centimètres d'épaisseur..

Le malade se trouve alors comme empoisonné dans une véritable cuirasse inélastique et inextensible. Ses mouvements présentent une raideur marquée.

En terme de commerce, les charcutiers disent que les cochons ont le « lard roulé ».

Maladies de la peau parasitaires

PHTIRIASE (MALADIE DES POUX)

Étiologie. — Ces affections parasitaires s'observent de préférence chez les animaux entretenus dans des conditions d'hygiène misérables. La misère physiologique, la maigreur, l'alimentation défectueuse, les maladies débilitantes, etc., favorisent le développement des parasites en diminuant la résistance individuelle des sujets.

Symptômes. — La phtiriase est caractérisée par la présence à la surface du corps de poux (*hématopinus orius*) visibles à distance (3 à 4 mm. de longueur); leur teinte brune se détache nettement sur le fond blanc rosé de la surface du corps ou le long des soies qui le recouvrent. On les observe de préférence au pourtour des yeux, derrière les oreilles, sur la nuque, le bord supérieur de l'encolure, la région du coude.

Ces parasites, ne laissant nul repos aux animaux, provoquent un amaigrissement et un épuisement rapides, engendrant l'anémie, la cachexie et parfois, particulièrement chez les jeunes, la mort.

Par suite du prurit, les animaux se grattent, se frottent contre tous les obstacles; la peau est sale, plus ou moins recouverte d'une sorte d'enduit ou d'exsudat humide jaune brunâtre.

La maladie n'apparaît que par contamination.

Traitement. — Aux applications d'un mélange à parties égales d'huile, de pétrole et de benzine, il convient de substituer les lotions de Crésylium (30 gr. par litre) qui possèdent des propriétés parasiticides élevées.

La désinfection des locaux sera réalisée par des solutions de Crésylium (3 °/o).

Un deuxième traitement et un nouveau savonnage (savon de Lysol) devront être faits obligatoirement huit à dix jours après le premier, pour agir contre les lentes qui auraient pu résister à la première intervention.

GALE SARCOPTIQUE DU PORC

Étiologie. — La gale sarcoptique du porc due à la présence du *Sarcoptes scabei* (*v. suis*), est très contagieuse, mais sans signes apparents manifestement évidents.

La contagion est favorisée par la misère, la promiscuité, la malpropreté et de mauvaises conditions d'hygiène.

Cette gale est contagieuse à l'homme et aux autres animaux.

Symptômes. — Elle débute de préférence à la tête, aux oreilles, autour des yeux, pour s'étendre sur la croupe, à la face interne des cuisses, etc. On constate des papules rougeâtres très rapprochées, un suintement, formant, dans la suite, des croûtes sèches. La peau se ride, les soies tombent; la surface du corps est rugueuse, sale, gris-noirâtre.

Les dimensions des parasites les rendent visibles à l'œil nu et surtout à la loupe; ils déterminent un prurit violent.

Traitement. — Savonnage au savon de Lysol, frictions énergiques et répétées de Crésylium (30 gr. par litre).

GALE DES PORCELETS

Symptômes. — Dans les élevages nombreux, la mortalité est très élevée, alors même que les symptômes présentés par les porcelets sont encore peu marqués.

La peau a mauvais aspect; elle paraît sale; l'affection se traduit seulement par du prurit. Des porcelets bien constitués et bien portants à la naissance deviennent malingres et souffreteux dès l'âge de 2 à 3 semaines; à 1 mois, ils tombent dans le marasme pour mourir peu à près par épuisement.

La maladie est généralisée sur tout le corps; les croûtes présentent un aspect pulvérulent.

Traitement. — Savonnages énergiques avec savon au Lysol; lotions avec une solution de pentasulfure de potassium (40 à 50 gr. par litre d'eau;) pommade d'Helmérich ou pommade soufrée.

Prophylaxie. — Isolement des malades; désinfection des locaux Crésylium (30 grammes par litre d'eau).

Maladies contagieuses

DES MALADIES ROUGES

Dans le groupe des maladies infectieuses contagieuses sévissant sur l'espèce porcine, il convient de signaler en première ligne, les affections classées autrefois sous le nom de *maladies rouges*.

Un certain nombre de maladies particulièrement graves se traduisent chez le porc par l'apparition de plaques rouges à la peau. Mais ce signe n'a par lui-même rien de significatif en ce qui concerne la nature intime de la maladie.

Actuellement, on distingue dans le groupe des maladies rouges : le *rouget du porc*, la *peste porcine*, la *pneumonie contagieuse* et l'*entérite infectieuse contagieuse*.

Mais il faut ajouter que les plaques rouges à la peau se rencontrent aussi dans d'autres états morbides connus, en particulier dans les congestions généralisées avec asphyxie simple, dans la variole du porc, dans l'érysipèle, etc.

ROUGET DU PORC

Étiologie.—Cette affection septicémique est due à un bacille spécial, se développant et se multipliant dans le sang, et pouvant déterminer des complications viscérales dans le cœur, les reins, les ganglions, etc.

Symptômes. — L'apparition à la peau de taches rouges, d'étendue, d'intensité, de teinte et de répartition assez variables est un signe caractéristique.

Parfois, il peut arriver qu'elles manquent (*rouget blanc*), lorsque la mort foudroyante a empêché l'apparition des plaques cutanées. Elles débutent d'abord vers les extrémités, aux oreilles, vers le groin, puis en différents autres points de la surface du corps, sur le

dos, à la poitrine, vers l'abdomen, en dedans des cuisses, etc. Elles
sont d'abord rosées, puis la teinte devient plus sombre.

Avant l'apparition de ces plaques, les malades présentent de la
tristesse, de la somnolence, de l'inappétence. Ils ne grognent plus au
moment de la distribution des aliments, se déplacent à peine, parfois
restent allongés le nez enfoui dans la litière. La température est
au-dessus de la normale et la respiration accélérée.

Forme suraiguë. — La mort se produit en douze à vingt-quatre
heures.

Forme aiguë.—La mort arrive après trois, quatre ou huit jours.
Les malades ont une fièvre intense 41°-42°, présentent de la diarrhée,
des troubles respiratoires, une teinte cyanosée des muqueuses.

La guérison, rare, s'annonce par l'atténuation progressive de tous
les signes, la disparition des taches, le retour à l'appétit.

Formes chroniques. — Dans ces formes, les plaques cutanées
sont à peine caractérisées, l'appétit est conservé en partie, les malades paraissent essoufflés.

La mort peut arriver par cachexie ou à la suite d'une poussée
aiguë.

Traitement. — Actuellement, il comporte l'emploi de la vaccination, la séro-vaccination et le sérum spécifique (sérumination).

La contagion du rouget à l'homme est indéniable; elle a été constatée nombre de fois sur des bouchers, charcutiers et vétérinaires,
à la suite de blessures accidentelles.

Prophylaxie. — Isolement des malades; désinfection des locaux
(Crésylium, 30 gr. par litre).

ENTÉRITE INFECTIEUSE

Étiologie. — L'entérite infectieuse est l'une des maladies les plus
fréquentes des porcelets; elle sévit de l'époque du sevrage à l'âge de
4 à 5 mois, et se montre beaucoup plus rare à une époque plus
avancée.

Elle est provoquée par un bacille spécial *B. de Salmon* ou *Sal-
monella de Lignières;* il vit dans le milieu extérieur, dans les eaux
en particulier. Sous l'influence d'une mauvaise hygiène, d'une alimentation défectueuse, il devient pathogène, et l'entérite infectieuse
est réalisée.

Dès l'apparition d'un premier cas dans une exploitation, la dissémination de l'agent infectieux virulent se faitavec une très grande

rapidité par les déjections. La mortalité est toujours très élevée dans les porcheries infectées.

La dissémination au dehors s'effectue ensuite par les échanges commerciaux; les marchands de porcs sont les grands propagateurs de la maladie.

Symptômes. — La diarrhée est le signe dominant; d'intensité variable, elle est toujours fétide, séreuse, parfois mélangée de mucosités, de fausses membranes et même de sang.

La durée de l'évolution est très variable; il est des malades qui peuvent être emportés en quelques jours, de quatre à dix en moyenne et qui peuvent présenter quelques taches violacées sur le groin, les oreilles, le ventre ou la poitrine.

La mortalité, selon l'intensité des épidémies varie de 30 à 95 %.

Dans nombre de cas, l'entérite infectieuse se complique de pneumonie ou de broncho-pneumonie.

Traitement. — Aux antiseptiques instestinaux (sous-nitrate de bismuth, benzo-naphtol, etc.), il convient de substituer le bleu de méthylène (0 gr. 50 à 1 gr.), selon la taille des malades, pendant cinq à six jours.

Désinfecter rigoureusement les locaux (Crésylium, 30 gr. par litre); isoler les malades constituent des mesures préventives impérieuses à réaliser.

PNEUMONIE CONTAGIEUSE DU PORC

Étiologie. — La pneumonie contagieuse du porc peut coexister avec l'entérite infectieuse; elle est due au *bacillus suiseplicus*.

Son allure est toujours enzootique (Moussu) jamais épizootique, mais il suffit de l'introduction d'un seul malade atteint dans une exploitation indemne pour contaminer l'effectif.

Le froid, la fatigue, le séjour dans des porcheries humides, la mauvaise alimentation, etc., favorisent son éclosion.

Symptômes. — La maladie peut affecter trois formes différentes : une forme suraiguë ou septicémique qui évolue en vingt-quatre, quarante-huit heures, sans localisations nettes de la pneumonie; une forme aiguë qui dure huit à quinze jours, au cours de laquelle des localisations très nettes de pneumonie s'établissent; enfin une forme chronique à marche lente.

Les signes de la pneumonie sont les suivants : respiration difficile, accélérée (50 à 60 par minute), essoufflement, toux quinteuse, jetage abondant.

Le pronostic est très grave (mortalité 70 à 80 %).

Prophylaxie. — Isoler les malades; désinfecter les locaux avec une solution de Crésylium, 30 grammes par litre.

Le traitement médical est des plus aléatoires.

PESTE PORCINE

Étiologie. — Cette affection contagieuse est due à un agent inconnu, invisible au microscope, classé dans la catégorie des microbes filtrants.

Tous les tissus de l'économie renferment le virus, sang, urine, excréments, d'où sa grande contagiosité.

L'infection naturelle semble devoir se faire par l'appareil digestif; les sujets en fouillant les litières et les fumiers infectés par les urines, les excréments, le jetage des malades, se contagionnent aisément.

Symptômes. — Le signe dominant est la diarrhée profuse, striée de sang et très fétide; en même temps, on observe de la fièvre 40°-41°5, de la tristesse, de l'abattement.

Parfois la mort se produit rapidement; quelquefois la maladie dure plusieurs jours, dans d'autres cas elle revêt une forme chronique.

Le pronostic est extrêmement grave.

Le traitement réside entièrement dans l'emploi de la séro-vaccination; par cette méthode, on évite des pertes élevées.

La désinfection des locaux (Crésylium, 30 gr. par litre) joue un rôle important au point de vue prophylactique.

VARIOLE DU PORC

Symptômes. — La variole du porc est caractérisée par une éruption pustuleuse plus ou moins confluente et par un caractère de contagiosité très net.

Elle sévit de préférence chez les jeunes sujets d'un à deux mois.

On observe de la tristesse, de l'inappétence, du larmoiement et une réaction fébrile (39° à 41°); une éruption de taches rouges, avec pustules discrètes, apparaît sur la région abdominale et la face interne dés cuisses; elle gagne ensuite toute la surface du corps, en se localisant de préférence à la tête, au cou et à la poitrine.

Il peut se produire des complications mortelles par septicémie, broncho-pneumonie.

La durée totale d'évolution de la maladie est de trois semaines à un mois; la mortalité est très variable selon les saisons, les conditions d'hygiène et d'alimentation.

La prophylaxie comporte l'isolement des malades, la désinfection des locaux (Crésylium, 30 gr. par litre).

FIÈVRE APHTEUSE

Étiologie. — La fièvre aphteuse est très fréquente dans l'espèce porcine. Lorsque la maladie apparaît dans une exploitation, elle passe, avec la plus extrême facilité, de l'espèce bovine à l'espèce porcine, et réciproquement.

L'étiologie de cette affection se limite exclusivement à la contagion, qu'elle soit directe ou indirecte; il suffit que le contage soit apporté par les aliments, les litières, les boissons; qu'il soit pris au pâturage, le long des chemins, etc., pour que la maladie puisse évoluer.

Symptômes. — La symptomatologie de la fièvre aphteuse est aussi caractéristique chez le porc que chez le bœuf. On note d'abord les signes d'une affection générale : tristesse, inappétence, stupéfaction, tendance des malades à s'enfouir dans les litières, difficulté de déplacements, fièvre intense, etc.

Les éruptions aphteuses, extraordinairement rapides, se produisent dans la bouche, sur la langue, à la face interne de la lèvre inférieure, plus rarement au palais.

Le groin est le siège ordinaire d'une éruption franchement vésiculaire.

Les extrémités digitées présentent des éruptions dans les espaces interdigités vers la région des talons et sur tout le pourtour du bourrelet; elles peuvent provoquer — et le cas est d'observation courante — la chute des onglons.

Chez les truies adultes ou nourrices, l'éruption peut aussi se produire sur les mamelles.

Faible chez les adultes, la mortalité de la fièvre aphteuse est élevée chez les jeunes sujets.

Traitement. — Le traitement comporte les indications suivantes : Mettre à la disposition des malades du lait écrémé bouilli, du lait caillé; leur attribuer une litière abondante, très propre, arrosée d'antiseptiques légers (Crésylium 30 gr. par litre).

Lotionner la région des onglons avec les solutions précitées; appliquer de la vaseline lysolée. Toucher au pinceau trempé dans du Baume Caustique Gombault (v. p. 261).

TUBERCULOSE

Étiologie.— La tuberculose est due au développement du bacille tuberculeux d'origine bovine, et exceptionnellement du bacille aviaire.

Elle est très généralement d'origine alimentaire et existe fréquemment dans les porcheries annexées aux laiteries et beurreries industrielles où les cochons sont nourris avec le lait écrémé, le petit lait, et des farineux variés. Très souvent, les boues des écrémeuses et les eaux de lavage des ustensiles renferment une grande quantité de bacilles de la tuberculose.

Symptômes. — Les signes sont vagues; les malades, modérément atteints, peuvent se développer à peu près aussi régulièrement en apparence que des sujets sains; chez ceux à lésions généralisées, on constate de la toux, de la difficulté respiratoire, de l'arrêt de développement ou d'engraissement et un mauvais état général.

Parfois, on observe des signes suspects tels que l'engorgement de l'auge (tuberculose des ganglions sous-glossiens), l'empâtement des jointures (tuberculose des articulations), la fréquence de la toux (tuberculose pulmonaire).

Le diagnostic clinique de la tuberculose porcine est particulièrement délicat, mais avec l'emploi de l'intra-dermo-réaction, il peut être précisé rapidement.

L'injection intradermique de 1/10 de centimètre cube de tuberculine, diluée au 1/10 provoque, en moins de quarante-huit heures, chez les sujets infectés une réaction locale tout à fait caractéristique.

Prophylaxie. — La tuberculose porcine étant d'origine alimentaire, il conviendrait que les animaux ne puissent s'infecter en consommant les résidus de beurrerie, laiterie ou fromagerie. Il suffit de les stériliser, la stérilisation détruisant les bacilles tuberculeux.

La désinfection périodique des locaux constitue une mesure préventive des plus efficaces. Elle sera réalisée à l'aide des solutions de Crésylium à 30 gr. par litre.

INFECTION PURULENTE

Étiologie. — L'agglomération des sujets, l'absence de désinfection des locaux favorisent son apparition. L'agent pathogène est le *Bacillus pyogenes suis*.

Cette affection est caractérisée par la formation d'abcès de dimensions très variables. Chez les porcelets, elle détermine une mortalité très élevée.

Symptômes. — *Forme aiguë.* — Peu de jours après la naissance, l'infection par la voie ombilicale se manifeste : tristesse, toux, jetage muqueux, diarrhée blanche; peau se couvrant de boutons suintants et suppurants.

Forme subaiguë. — Chez les animaux plus âgés, de 3 à 5 mois, on observe de la tristesse, de la gêne dans la marche, des boiteries, de l'amaigrissement, de multiples abcès à contenu épais, caséeux, provoquant la cachexie.

Pronostic. — Très grave.

Traitement. — Interne, nul; ponction des abcès suivis de lavage au Lysol 3 %.

Prophylaxie. — Isolement des malades; désinfection des loges avec Crésylium (30 grammes par litre).

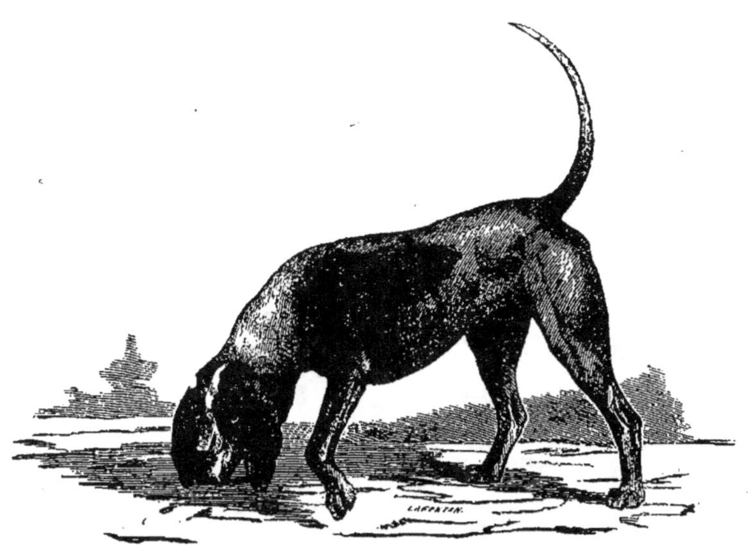

PATHOLOGIE CANINE
ET
PATHOLOGIE FÉLINE

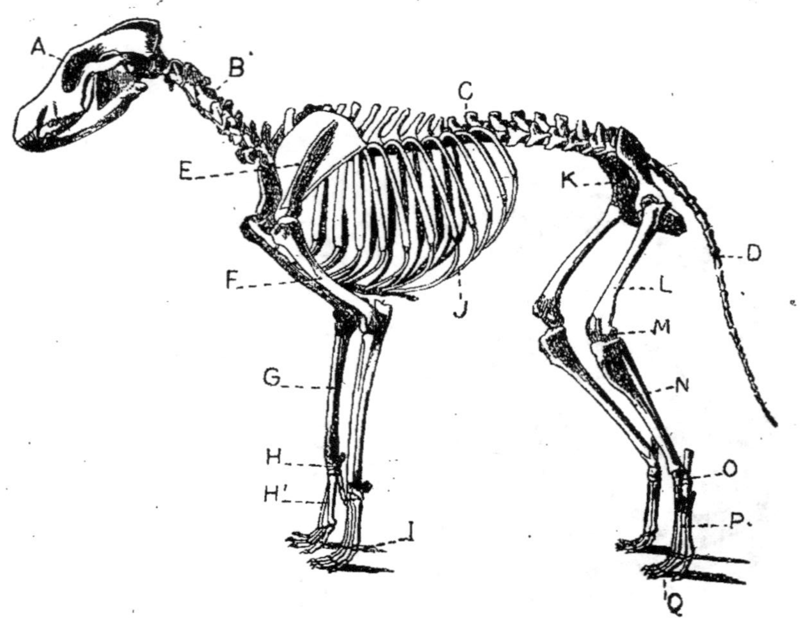

Planche XVIII

Squelette du chien

LÉGENDE DE LA PLANCHE XVIII

A, tête; b, vertèbres cervicales; C, colonne vertébrale; D, vertèbres coccygiennes; C, épaule scapulum; F, humérus; G. radius; h, carpe; h', métacarpe, I, phalanges, J, scapulum; k, coxal; L, fémur; M, rotule; N, tibia et péroné; O, tarse; P, métatarse; Q, phalanges.

MALADIES DE L'APPAREIL DIGESTIF

CORPS ÉTRANGERS DE LA BOUCHE

Souvent rencontrés chez les chiens, les corps étrangers (os, aiguilles, épingles, éclats de bois, arêtes de poisson, etc.) s'implantent dans la langue, les joues ou les dents.

Leur extraction s'effectue à l'aide d'un crochet mousse.

TUMEUR DE LA BOUCHE ET DES LÈVRES

Symptômes. — Les jeunes chiens sont particulièrement sujet aux *papillomes*, petites tumeurs blanchâtres, d'aspect verruqueux, développées à la face interne des joues et des lèvres.

Traitement. — Pratiquer l'enlèvement à l'aide des ciseaux, et instituer le traitement interne suivant : 30 centigrammes à 2 grammes de magnésie calcinée.

Le *cancroïde labial*, tumeur aplatie suivie d'ulcération, exige l'intervention chirurgicale.

ULCÈRE LABIAL DU CHAT

Symptômes. — Ce cancroïde siège le plus souvent sur la lèvre supérieure; par son extension graduelle, il détermine une perte de substance demi-circulaire; le nez peut être affecté; lors de généralisation, l'ulcère provoque l'amaigrissement, et quelquefois la mort.

Traitement. — L'affection est contagieuse; isoler le malade; faire sur la région malade des attouchements de teinture d'iode pure.

PHARYNGITE AIGUE

Symptômes. — La difficulté de la déglutition, la sensibilité de la gorge, les accès de toux caractérisent la maladie.

Bien souvent, les propriétaires de chiens disent : « Mon chien fait des efforts de déglutition, comme si un os était resté dans sa gorge », alors que la véritable cause est un début de paralysie pharyngienne symptomatique de la rage.

Traitement. — Pratiquer la révulsion : frictions répétées de **Baume Caustique Gombault** autour de la gorge, après avoir tondu la région; calmer la toux (II à XV gouttes de teinture d'opium dans du lait); utiliser les fumigations antiseptiques (Lysol, 5 gr. par litre).

CARIE DENTAIRE

Une maladie fréquente et insupportable chez le chien est le dépôt de tartre à la base de la dent. Ce tartre est un mélange de sels calcaires et de matière organique qui fermente, toute la gencive enflamme la membrane alvéolo-dentaire. Il en résulte une odeur infecte et souvent la chute des dents.

La destruction progressive de la dent s'observe de préférence sur les molaires des vieux chiens.

Symptômes. — Gêne de la mastication, salivation abondante, odeur fétide de la bouche, cavité noirâtre des dents, amaigrissement de l'animal.

Traitement. — Il faut alors gratter, à l'aide de pinces spéciales, nettoyer les dents avec une eau légèrement acidulée qui dissout le calcaire, ou extirper la dent si le mal est trop grave.

INDIGESTION

Étiologie. — Le chien et le chat absorbant toutes sortes d'aliments, de corps étrangers, de matière en putréfaction sont prédisposés aux indigestions.

Symptômes. — Tristesse, inquiétude, légères coliques.

Traitement. — Provoquer le vomissement (sirop d'ipéca, émétique); diète lactée pendant quelques jours.

GASTRITE AIGUE

Maladie des plus communes dans l'espèce canine.

Symptômes. — En dehors des symptômes généraux (tristesse, abattement, réaction fébrile), on observe une soif intense, des nausées, des vomissements; l'haleine est fétide, la bouche sèche, pâteuse. Les malades recherchent les endroits frais.

Traitement. — Utiliser la diète lactée (lait coupé d'eau de Vals, de Vichy; combattre les vomissements par extrait d'opium (2 centigr.); laudanum de Sydenham (30 centigr. à 1 gr.); eau chloroformée, etc.; stimuler l'appétit teinture de gentiane, de quinquina, de kola, etc.); ajouter dans les boissons, une petite dose de bicarbonate de soude.

ENTÉRITE AIGUE

Symptômes. — La diarrhée est le signe caractéristique de l'entérite; les selles contiennent parfois de fausses membranes sanguinolentes. La fièvre est accusée (41°), de même la sensibilité de l'abdomen; on observe des signes de légères coliques.

Traitement. — Diète lactée, comme précédemment; enveloppement du ventre. Réaliser l'antisepsie intestinale (purgatif, salol, benzonaphtol, acide lactique, etc.).

CONSTIPATION

Étiologie. — Cette maladie fréquente chez les chiens est souvent la conséquence d'une hygiène ou d'une alimentation défectueuses.

Symptômes. — Efforts violents et douloureux pour expulser les excréments qui sont petits, secs, durs, blanchâtres. La palpation du ventre permet de percevoir un boudin volumineux atteignant parfois le volume d'un poing.

Traitement. — Modifier l'alimentation; instituer un régime rafraîchissant (lait, viande blanche, soupe aux herbes, légumes cuits); administrer des purgatifs (huile d'olive, huile de ricin, magnésie, manne) et des lavements à base de glycérine et de sulfate de soude.

Parfois, dans les cas graves, il convient de pratiquer le curettage du rectum.

ASCITE

Étiologie.—L'hydropisie du péritoine, particulièrement fréquente chez le chien et le chat, est une collection de sérosité dans la cavité abdominale; elle est souvent symptomatique de tuberculose.

Symptômes. — L'augmentation progressive du ventre, surtout à la région la plus déclive; la dilatation des veines sous-cutanées abdominales, le son mat à la percussion caractérisent cette maladie. A la dernière période, les muqueuses sont pâles et infiltrées et le malade succombe à la cachexie.

Il convient de ne pas confondre l'ascite avec un excès d'embonpoint ou une gestation avancée.

Traitement. — Favoriser la résorption du liquide par les diurétiques; lors de gêne respiratoire accusée, faire pratiquer la paracenthèse, pour évacuer la plus grande partie de la sérosité.

ICTÈRE. JAUNISSE

Étiologie. — L'ictère du chien est une maladie infectieuse déterminée par une gastro-duodénite et due au *Bacillus coli communus*.

Les principales causes prédisposantes sont : l'âge, les refroidissements, les affections intestinales; l'abus des purgatifs, etc.

Symptômes. — Au début, on observe des troubles digestifs, de l'inappétence, une soif vive avec des vomissements souvent bilieux, et une forte constipation. La fièvre est accusée (39 à 40°); au bout de deux à trois jours, les muqueuses apparentes puis la peau — surtout aux endroits où elle est blanche — prennent une couleur jaune caractéristique. Ultérieurement, une diarrhée grise ou brunâtre se manifeste, le malade tombe dans le marasme et succombe.

Traitement. — Instituer un régime lacté exclusif : lait bouilli coupé d'eau de Vichy, de Vals ou d'eau simplement bouillie additionnée de 4 grammes de bicarbonate de soude par litre, et donnée par cuillerée toutes les deux heures, si possible. Administrer : calomel (0 gr. 25 à 1 gr.), benzoate ou salicylate de soude (0 gr. 30 à 2 gr.).

Maladies de l'appareil respiratoire

Etiologie. — Par leur fréquence et leur gravité, les maladies de l'appareil respiratoire constituent un chapitre important de la pathologie canine et féline. Le froid, l'humidité, les courants d'air sont les causes les plus fréquentes.

CORYZA

Le coryza est très fréquent et d'un pronostic plus grave.

Traitement.—Le traitement consiste à enduire les fosses nasales avec les préparations suivantes : vaseline mentholée, vaseline boriquée, huile mentholée et à utiliser les fumigations antiseptiques (Lysol, 50 gr. par litre).

LARYNGITE AIGUE

Symptômes. — Toux sèche, quinteuse; sensibilité anormale de la gorge; aboiement rauque, etc.

Traitement. — Pratiquer la révulsion (friction de Baume Caustique) donner du sirop de diacode par cuillerée à café; terpine (0 gr.10 à 1 gr.).

BRONCHITE AIGUE

Symptômes.—Tristesse, abattement, réaction fébrile; toux sèche et forte; jetage bilatéral muqueux ou muco-purulent; gêne respiratoire accusée.

Traitement. — Révulsion sur la poitrine réalisée par les frictions répétées de Baume Caustique; calmer la toux (teinture de belladone, teinture d'opium, I à X gouttes, 3 fois par jour); sirop de codéine par cuillerée; terpine, etc. Fumigations de Lysol (50 gr. par litre).

BRONCHO-PNEUMONIE

Symptômes. — Symptômes généraux graves; respiration dyspnéique (suffocante); souffle labial; nez sec et chaud : jetage visqueux ou sanguinolent; toux faible quinteuse.

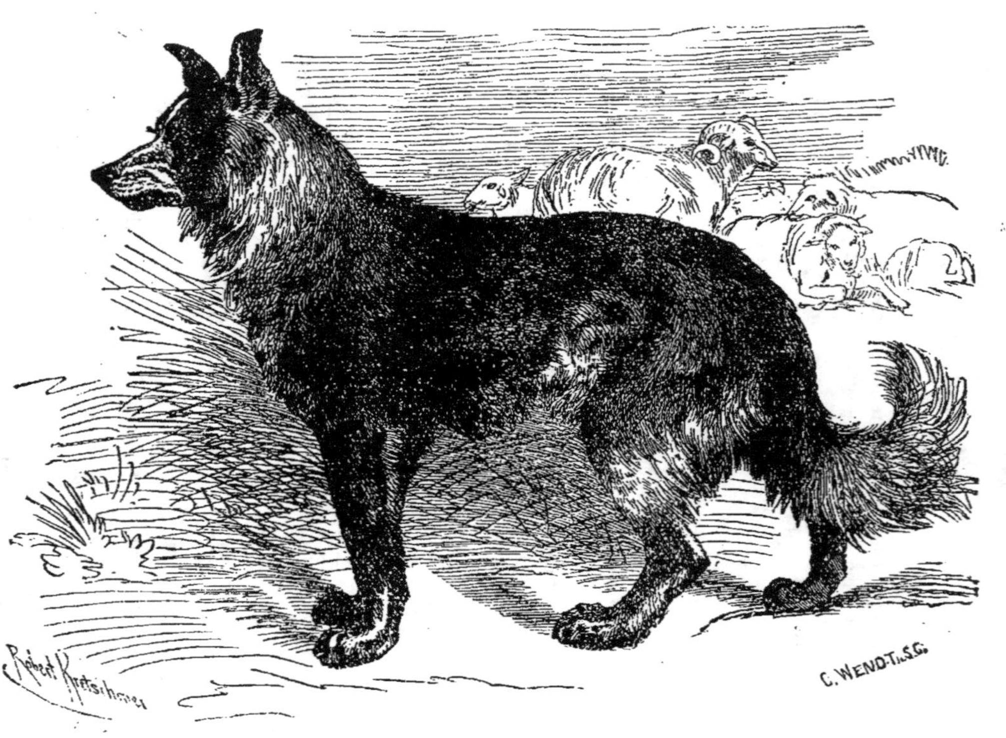

BREHM. *Les Merveilles de la nature* (Mammifères)

Pronostic très grave.

Traitement. — La révulsion et la dérivation constituent la base du traitement. Elle sera réalisée par des frictions énergiques de Baume Caustique de chaque côté de la poitrine. Pour activer l'effet thérapeutique et juguler la maladie, faire pendant trois à six jours, sur les endroits frictionnés, des imbibations de Baume Caustique.

La médication interne comporte l'emploi du kermès, du sirop de diacode, de codéine; les injections sous-cutanées de caféine, d'éther, d'huile camphrée, etc.

PLEURÉSIE

Symptômes. — Abattement, faiblesse, fièvre, frissons, soif vive, gêne respiratoire, toux petite sèche, douloureuse; sensibilité anormale des parois thoraciques à la percussion.

Traitement. — Pratiquer la révulsion thoracique à l'aide des frictions et des imbibations journalières de Baume Caustique (voir ci-dessus).

Combattre la fièvre (quinine 0 gr. 50 à 1 gr.); calomel (0 gr. 25 à 1 gr.); salicylate de soude (0 gr. 30 à 1 gr. 50). En cas de menace d'asphyxie, faire pratiquer la thoracenthèse (évacuation du liquide pleurétique).

Maladies de l'appareil nerveux

ÉPILEPSIE

Cette affection, très fréquente chez le chien, se manifeste par des troubles de la sensibilité et par des accès convulsifs.

Etiologie. — Hérédité, traumatismes, tumeurs, parasites de l'oreille; vers intestinaux.

Symptômes. — Accès survenant subitement, tremblements, étourdissements, abolition des sens, agitation convulsive, chute sur le sol; mouvements désordonnés, pirouettement des yeux, dilatation de la pupille, contraction de l'encolure, grincement des mâchoires, salivation abondante, bouche écumeuse, respiration saccadée et rapide; parfois plaintes ou cris.

Peu à peu, les convulsions diminuent, le calme renaît, puis toute trace de l'accident disparaît, la durée des accès est de trois à cinq minutes; leur fréquence augmente avec l'âge.

Traitement. — Supprimer la cause (parasites); administrer le bromure de potassium ou de sodium (0 gr. 50 à 2 gr.).

ÉCLAMPSIE

Étiologie. — Cette maladie affecte les chiennes avant ou après la parturition; elle est caractérisée par des contractions convulsives et du coma, avec abolition complète de la sensibilité.

Symptômes. — Début brusque; inquiétude, anxiété, raideur des membres; incoordination des mouvements, convulsions, salivation abondante, accélération de la respiration et de la circulation. Les convulsions persistent d'ordinaire plusieurs heures.

Traitement. — Isoler la malade à l'abri des diverses causes d'excitation. Administrer : sirop de chloral, de chloroforme ou d'éther (5, 10 à 15 grammes).

CHORÉE

Étiologie. — Cette affection — souvent une complication de la maladie du jeune âge — est caractérisée par des contractions convulsives et involontaires d'un ou plusieurs groupes musculaires du système locomoteur.

Symptômes. — Convulsions générales ou locales; les contractions sont ordinairement de même force; marche embarrassée; pouls normal, sensibilité conservée. Le bon état général continue longtemps, mais, peu à peu, les animaux deviennent anémiques et se paralysent. La chorée dure des mois et même des années. Son incurabilité la rend très grave.

Traitement. — Suralimentation (viande crue, huile de foie de morue, etc.); promenade hygiénique, bains de soleil.

Comme traitement interne : bromures (0 gr. 50 à 2 gr.), sirop de chloral (0 gr. 30 à 2 gr.).

Maladies parasitaires internes

Symptômes. — Les symptômes qui caractérisent les maladies vermineuses chez le chien sont les suivants : appétit irrégulier, tantôt vorace, tantôt déprimé; goûts dépravés (pica); amaigrissement, malgré une alimentation abondante; peau sèche, adhérente, poils piqués et ternes; ventre volumineux; bâillements, nausées, haleine fétide, alternatives de constipation et de diarrhée, prurit anal.

Les maladies parasitaires peuvent provoquer des troubles nerveux: convulsions, crises épileptiformes, phénomènes rabiformes, contractures, paralysies, etc.

Le diagnostic des maladies parasitaires comporte l'examen clinique et la recherche des parasites.

La gravité des maladies parasitaires est subordonnée aux altérations que déterminent les parasites; elle varie depuis la simple incommodité jusqu'à la maladie mortelle.

La présence des vers dans l'intestin des chiens est d'une extrême fréquence; les 3/4 des sujets en sont porteurs (*spiroptères, ténias, ascarides, ankylostomes*), ces derniers provoquent l'*anémie pernicieuse des meutes*.

Traitement. — Le traitement comporte les indications suivantes : 1º mettre le chien à la diète lactée la veille; 2º administrer le vermifuge; 3º purger deux heures après; répéter le traitement plusieurs fois; 4º séquestrer pendant quarante-huit heures les chiens pour examiner les parasites expulsés, et les détruire par le feu pour éviter des réinfectations successives.

Nombreux sont les vermifuges à utiliser :

Chloroforme	4 grammes
Sirop simple	30 —
Eau distillée	120 —

à donner en 4 fois, à 1 heure d'intervalle.

Poudre de Kamala (0 gr. 20 à 0 gr. 40); en 2 fois dans du lait.

Noix d'arec fraîche (0 gr. 25 à 3 gr.); 1 dose le matin; répéter la médication 2 ou 3 fois, à quelques jours d'intervalle.

Extrait éthéré de fougère mâle (0 gr. 50 à 2 gr. selon la taille des chiens).

Maladies non parasitaires de la peau

ECZÉMA

Symptômes. — Cette affection, des plus fréquentes chez le chien, affecte plusieurs formes.

Eczéma aigu. — En dehors d'un prurit intense est caractérisé par la rougeur des aines et de la surface interne des cuisses qui gagne le ventre, les ars, les coudes, les flancs; dans la suite, quelques vésicules apparaissent; la peau est tuméfiée et sensible.

Cette variété s'observe surtout chez les animaux de races perfectionnées, bien nourris. Au contraire, sur les chiens mal entretenus, on constate une éruption papuleuse, discrète ou confluente, avec formation de croûtes qui tombent en entraînant les poils; la peau est recouverte d'un exsudat séro-purulent (eczéma humide).

Dans l'*eczéma chronique*, souvent localisé au dos, reins, bas de la queue (*rogue, rouvieux*), tête, cou, membres; la peau est épaissie chagrinée couverte de productions épidermiques.

Traitement. — Tonte partielle ou générale. Lotions antiseptiques, bains sulfureux, poudres absorbantes (amidon, oxyde de zinc) vaseline boriquée, glycérine iodée. Contre les formes squameuses : goudron, huile de cade, etc. ou frictions de Baume Caustique Gombault additionné de 2/3 d'huile d'olive. Utiliser un traitement interne : alcalins (bicarbonate de soude), arsénicaux (liqueur de Fowler). Adjoindre, changement de régime, d'air, exercice régulier.

Prophylaxie. — Réaliser l'hygiène de la peau par les savonnages fréquents effectués avec les Savons au Lysol qui possèdent des propriétés préventives et curatives puissantes.

IMPÉTIGO

Symptômes. — L'*impétigo* est fréquent chez le chien; il est caractérisé par des vésico-pustules qui s'ouvrent spontanément ou par le grattage. Leur contenu agglutine les poils, puis forme des croûtes jaunâtres, épaisses, visqueuses, qui se détachent lentement en laissant des surfaces dépilées d'étendue variable; on les voit au cou, au garrot, sur le dos, les épaules; la plaie est rouge et suppurante.

Traitement. — Une friction de Baume Caustique avec moitié d'huile d'olives favorise la résolution de cette maladie particulière aux chiens lymphatiques.

Quelques purgatifs salins sont d'excellents adjuvants.

DARTRES

Traitement. — Tantôt sèches, tantôt humides, les *dartres* réclament un traitement rapide. Par sa composition, le Baume Caustique répond aux exigences de ce traitement. Son action intime se produit dans l'épaisseur du tissu dermique, et tarit les dartres les plus rebelles. Ce qui n'empêche pas l'usage des dépuratifs connus : les iodures et arséniates. On peut employer aussi en frictions la teinture d'iode, 1 à 2 grammes dans 5 grammes de glycérine, et l'acide azotique, même dose dans 10 grammes d'eau.

Le Baume Caustique, dans le traitement des dermatoses, en favorisant la rapidité des sécrétions morbides par un suintement abondant, abrège, dans une notable mesure la durée des éruptions. Aucun traitement n'est plus efficace et plus simple.

CATARRHE AURICULAIRE

Causes. — Cette otite externe est très fréquente chez le chien; elle est due souvent aux corps étrangers ou à la diathèse herpétique qui coexiste avec l'eczéma.

Symptômes. — Douleur à la base de l'oreille; les chiens secouent la tête, l'inclinant du côté malade, plaintes. L'intérieur de la conque est rouge et humide; la sécrétion augmente, devient purulente, grisâtre et fétide.

Quand la lésion passe à l'état chronique — et le cas est fréquent — on voit parfois de petites ulcérations saignantes dans le fond de l'oreille qui est légèrement boursouflé. Les animaux se frottent, se grattent, maigrissent et souvent deviennent sourds.

Traitement. — Nettoyer le conduit auditif (savonnage au savon de Lysol), injections émollientes et alcalines tièdes, additionnées, si la douleur est très vive, d'eau de pavots ou de quelques gouttes de laudanum.

A la période d'état, employer les solutions astringentes, alun, sulfate de zinc, nitrate d'argent; le mélange de glycérine et de teinture d'iode, l'alcool boriqué, etc.

S'il se forme des abcès, en faire la ponction. Les sétons, les vésicants en particulier le Baume Caustique, les purgatifs peuvent être
employés dans les cas graves. Si l'affection accompagne une maladie
de peau ou lui succède, utiliser comme traitement interne, l'acide
arsénieux, l'iodure de potassium.

ÈRYTHÈMES

Symptômes. — Affection cutanée caractérisée par une rougeur
congestive qui s'efface momentanément sous la pression des doigts;
on constate une légère tuméfaction, de la chaleur, du prurit. Rare
chez les grands animaux, et localisée aux surfaces ladres, cette maladie est assez commune chez le chien et le chat.

Traitement. — Utiliser les lotions astringentes, poudre d'amidon,
glycérolé d'amidon, vaseline lysolée. Ce traitement doit être précédé
d'un savonnage des régions malades avec un Savon de Lysol pour
désinfecter la peau et favoriser l'action médicamenteuse.

Maladies parasitaires de la peau

(Espèces canine et féline.)

Les dermatoses parasitaires — en particulier les gales — sont fréquentes chez le chien et le chat; elles revêtent, du fait de leur contagiosité, un réel caractère de gravité.

PHTIRIASE

Cette affection est caractérisée par la présence d'une grande
quantité de poux sur une région ou toute la surface du corps.

Symptômes. — Présence des parasites, prurit intense, dépilations nombreuses, excoriations dures au grattage.

Traitement. — Chez le chien : lotions sulfureuses ou lysolées.
Chez le chat : recourir aux insufflations de poudre insecticide
(pyrèthre, staphysaigre).
Désinfection de la niche, des objets de pansage avec du Crésy-
lium (3 %).
Utiliser le même traitement pour les puces.

ROUGET

Frictionner légèrement les régions envahies avec de la benzine ou de l'huile de pétrole.

IXODES OU TIQUES

Ne pas arracher les tiques; recourir au traitement indiqué pour le rouget.

GALES

Chien

La *gale sarcoptique* débute à la tête et s'étend à tout le corps, surtout aux endroits où la peau est fine.

Symptômes. — Eruption de vésicules ou de papulles de la grossesse d'un pois ou d'une lentille puis formation de croûtes jaunâtres qui se desquament; prurit intense; exsudation d'odeur infecte; épaisisssement de la peau.

Traitement. — 1º *Préventif* : Isolement des malades. Désinfection des locaux, Crésylium (30 gr. par litre).

2º *Curatif* : Tonte partielle (pour les gales localisées) ou générale. Lavages et savonnages fréquents avec des savons lysolés. Applications de pommades antipsoriques (pommade d'Helmérick, huile de cade; charges antigaleuses (huile, pétrole, benzine); lotions crésylées (30 grammes par litre).

GALE FOLLICULAIRE OU DÉMODÉCIQUE

Symptômes. — Débute entre les doigts, à la pointe des coudes, des jarrets, des fesses, sur les lèvres; la peau est rouge, tuméfiée, se couvre de pustules; prurit peu intense; épaississement et induration de la peau.

Traitement. — Au début, après nettoyage de la peau, faire des applications de teinture d'iode, de baume du Pérou, de pommade au sulfure de carbone.

Lorsque les plaques sont boutonneuses ou suppurantes, ouvrir les pustules, enlever le pus et appliquer le traitement ci-dessus.

Chat

La *gale sarcoptique* est localisée à la tête et à la face antérieure du cou.

La *gale folliculaire* siège sur la tête; les symptômes sont les mêmes que chez le chien, mais l'affection est plus bénigne.

Maladies des yeux

L'*entropion* — le renversement des paupières en dedans — est partiel ou total, simple ou double; il est souvent lié à une altération des paupières (inflammation, eczéma, gale).

Traitement. — Faire plusieurs fois par jour des lotions oculaires (sulfate de zinc 0 gr. 50; eau distillée 100 gr.).

En cas d'insuccès recourir à l'opération.

L'*ectropion* — le renversement des paupières en dehors — revêt les mêmes modalités que le premier et procède des causes de même ordre.

Les indications thérapeutiques et chirurgicales sont identiques.

Maladies de l'appareil locomoteur

FRACTURES

Fréquemment observées dans l'espèce canine, les fractures sont *incomplètes* ou *complètes*, *ouvertes* ou *compliquées*.

Symptômes. — La tuméfaction de la région blessée, sa vive sensibilité et des troubles fonctionnels plus ou moins accusés sont les principaux signes de ces lésions.

La crépitation des abouts et la mobilité anormale du rayon fracturé sont caractéristiques.

Traitement. — Comporte la *réduction* de la fracture, la *coaptation* des abouts et la *contention* de ceux-ci.

Pour les fractures des régions inférieures, le bandage plâtré ou au silicate de potasse doit recouvrir toute la partie libre du membre ou au moins le rayon fracturé et les régions situées au-dessous.

ENTORSES

Traitement. — Modérer, au début, les phénomènes inflammatoires (bains chauds, compresses froides d'eau blanche, d'eau alunée. modérément serrées et humectées toutes les deux ou trois heures.

Lorsque les symptômes aigus sont apaisés, faire une friction de Baume Caustique Gombault sur la région malade; la répéter à quelques jours d'intervalle, selon les modifications.

LUXATIONS

Le traitement comporte la réduction et la contention des extrémités articulaires. Immobiliser la région malade par des frictions de Baume Caustique Gombault, dont les effets dérivatifs et contentifs puissants jouent un rôle prépondérant dans la guérison.

PLAIES ARTICULAIRES.
ARTHRITE TRAUMATIQUE

Traiter les plaies périarticulaires par l'antisepsie et des pansements ouatés (Lysol 5 gr. par litre).

HYGROMA DU COUDE

Cette affection — l'éponge — est assez fréquente chez les danois, dogues, lévriers.

Traitement. — Vider la cavité par une ponction capillaire; injecter de la teinture d'iode diluée au 1/4 ; faire des applications énergiques de Baume Caustique Gombault sur la tumeur, pour en hâter la résolution.

AGGRAVÉE

Symptômes. — L'inflammation des tubercules élastiques qui garnissent la face inférieure des doigts — l'aggravée — est observée principalement pendant les temps chauds, chez les chiens qui ont fait de longues courses ou chassés sur un terrain dur, pierreux, dans les terres labourées ou hérissées de chaumes desséchés.

Traitement. — La forme grave nécessite des bains ou des pansements antiseptiques au Lysol (30 gr. par litre).

ABCÈS INTERDIGITÉS

Le *phlegmon du doigt* (panaris) est surtout commun chez les chiens de chasse.

Traitement. — Au début, employer les bains et les pansements antiseptiques (Lysol, 2 %). Faire la ponction précoce des abcès et déterger les cavités avec des solutions lysolées.

CORPS ÉTRANGERS DU PIED

Étiologie. — Des corps étrangers divers (épillet de brome, épine, écharde, fil de fer, etc.) peuvent s'implanter ou pénétrer peu à peu dans les tissus des extrémités, en particulier dans ceux du pied et causer une vive inflammation.

Traitement. — Extraire avec des pinces les corps étrangers; s'il est nécessaire, débrider la plaie ou la fistule : combattre les phénomènes inflammatoires par les bains ou les pansements antiseptiques (Lysol 30 gr. par litre).

RHUMATISME MUSCULAIRE

Étiologie. — Cette affection affecte surtout les chiens âgés, ceux qui ont pour logis des niches humides ou qui chassent dans les marais. Elle est assez fréquente pendant la saison froide.

Les localisations les plus fréquentes sont celles du cou, du dos, des lombes et des régions supérieures des membres.

Traitement. — Au niveau des régions affectées, faire des frictions avec le Baume Caustique Gombault additionné d'un tiers d'huile d'olives. Sous l'influence de ce traitement les douleurs disparaissent en quelques jours.

A l'intérieur, administrer 5 à 50 centigrammes d'antipyrine ou II à X gouttes de teinture de semences de colchique.

Utiliser le même traitement pour le *rhumatisme articulaire*.

Maladies contagieuses

MALADIE DES CHIENS.
MALADIE DU JEUNE AGE

Étiologie. — Cette affection contagieuse qui sévit sur les chiens et les chats, surtout chez les jeunes, est due à un microbe du genre *pasteurella*. Elle se transmet par contagion ou par infection. La race, l'âge, l'individualité, le climat, l'hygiène, les refroidissements jouent un rôle prédisposant.

Symptômes. — Tristesse, abattement, faiblesse, inappétence, frissons, tremblements, sécheresse et chaleur du nez, fièvre accusée constituent les symptômes généraux. Souvent, on observe une érup-

tion cutanée de vésicules, au ventre, à la face interne des cuisses, ou bien sur les muqueuses nasale, buccale, oculaire. C'est la *forme cutanée* ou *éruptive* qui s'observe seule ou associée aux autres.

Parfois, au début, on constate des *troubles oculaires :* conjonctivite purulente, kératite, ulcérations de la cornée.

Généralement, l'inflamma-tion se porte sur la muqueuse

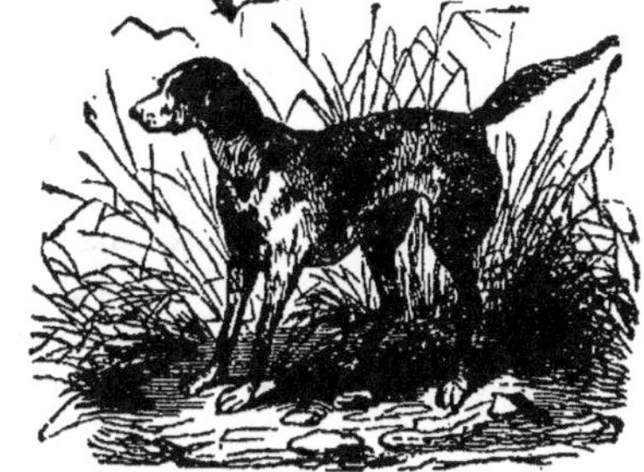

Fig. 62. — *Maladie du jeune âge*

respiratoire (*forme respiratoire*); on observe du coryza avec ou sans angine, des éternuements, de la toux, du jetage muco-purulent, strié de sang et de la dyspnée.

Dans les formes légères, ces troubles disparaissent en quinze jours Dans les formes graves, complications bronchiques et pulmonaires (*broncho-pneumonie*), avec ou sans troubles digestifs (vomissements, diarrhée), la mort arrive brusquement par asphyxie.

Parfois, l'inflammation se localise sur la muqueuse digestive (*forme digestive*); les symptômes observés sont les suivants : soif, vomissements, bouche sèche et fétide, constipation puis diarrhée et dysenterie. Souvent, on observe des complications d'ictère et la mort arrive par épuisement.

Les *complications nerveuses* se déclarent au cours des trois formes précédentes : méningite, chorée, épilepsie, paralysie. En cas de survie, les troubles nerveux persistent souvent.

Traitement. — Placer le malade au chaud et très couvert; soutenir ses forces par les excitants (café, alcool, caféine en injections sous-cutanées, etc.); administrer des boissons chaudes et stimulantes. Combattre la fièvre par les antithermiques (quinine, antipyrine); réaliser l'antisepsie intestinale par salol, naphtol dans le lait.

Dans la forme respiratoire (angine, broncho-pneumonie, etc.) la révulsion à l'aide de frictions de Baume Caustique Gombault doit constituer la base du traitement.

La prophylaxie comporte l'isolement des malades, la désinfection des niches ou des chenils (Crésylium 30 gr. par litre).

La *vaccination jennérienne*, prônée dans le cours du dernier siècle, ne confère pas l'immunité contre la maladie du jeune âge.

La *vaccination pasteurellique* ne possède, elle non plus, aucune efficacité. Il en est de même des autres *vaccins*, des *sérums* ainsi que de nombreuses spécialités pharmaceutiques recommandés à titre prophylactique.

TYPHUS DU CHIEN. PASTEURELLOSE SURAIGUE

Symptômes. — Cette maladie se manifeste par des troubles digestifs : 1° *forme grave :* tristesse, abattement, inappétence, fièvre, vomissements muqueux puis sanguinolents; excréments durs, striés de sang; ventre douloureux. La mort dans 80 % des cas est la terminaison fatale.

2° *Forme légère :* mêmes symptômes mais atténués; la guérison s'observe en huit à douze jours.

Traitement. — Calmer les vomissements (opiacés, chloroforme, eau froide et acidulée souvent et à petites doses. Lorsque les vomissements ont cessé, donner du bouillon, du lait en petite quantité. Combattre la faiblesse (café, alcool, injections sous-cutanées d'éther, d'huile camphrée, caféine).

TUBERCULOSE CANINE ET FÉLINE

Étiologie. — Cette affection relativement fréquente dans l'espèce canine est déterminée par la pénétration, dans les voies digestives ou respiratoires, du virus tuberculeux, par l'ingestion de crachats humains, de produits animaux ou par l'inhalation de poussière contenant les bacilles de Koch.

Symptômes.— Les lésions tuberculeuses peuvent porter sur l'appareil respiratoire (poumons, plèvres), sur l'appareil digestif (intestin, foie, etc.), sur la peau (ulcères, fistules), sur les os (ostéo-périostite) sur les articulations (arthrites tuberculeuses), etc. Les symptômes généraux sont les suivants :

Dépression, tristesse, vomissement après le repas, accès fébriles, amaigrissement; toux, léger jetage outre les localisations pulmonaires (*broncho-pneumonie, pleurésie*) on observe fréquemment des signes *d'ascite* (épanchement abdominal et de *péritonite*.

Préciser le diagnostic par l'examen microscopique du jetage, l'emploi de la tuberculine.

La tuberculose canine est contagieuse à l'homme.

Traitement. — Bonne hygiène. Suralimentation carnée; huile de foie de morue ; utiliser la formule suivante : cacodylate de soude, 10 centigrammes à 1 gramme; eau distillée, 200 grammes; quatre ou cinq jours par semaine, donner 1 cuillerée à café — 1 cuillerée à bouche.

Prophylaxie. — Isolement des malades; désinfection des locaux (Crésylium 30 gr. par litre).

BRONCHO-PNEUMONIE CONTAGIEUSE

Cette affection cause dans les meutes une mortalité considérable.

Symptômes. — Inappétence, tristesse, réaction fébrile accusée, toux parfois accompagnée de nausées et de vomissements; jetage séreux, muco-purulent; souffle labial indiquant une terminaison funeste; accélération de la respiration.

Traitement. — La révulsion constitue la base du traitement; faire des frictions de Baume Caustique Gombault après avoir coupé les poils sur les deux côtés de la poitrine. Relever les forces du malade: café, thé légèrement alcoolisés, injections sous-cutanées d'éther, d'huile camphrée, caféine, etc; — calmer la toux : sirop de diacode par cuillerée à café — combattre la fièvre : sulfate de quinine 2 à 10 centigrammes.

Prophylaxie. — Isoler les malades; désinfecter les locaux (Crésylium 30 gr. par litre).

RAGE

Cette affection s'observe chez tous les mammifères, y compris l'homme; le chien surtout en est atteint.

Etiologie. — La maladie — dont le microbe spécifique n'est pas encore déterminé — se transmet exclusivement par les morsures, parfois par le dépôt de bave virulente sur les plaies ou les muqueuses.

La durée de l'incubation est très variable; en moyenne quinze à soixante jours chez le chien, le chat, le cheval; de un à trois mois, chez le bœuf; de quinze à trente jours, chez le mouton et le porc. Cette durée est d'autant plus courte que l'inoculation a été faite plus près du cerveau.

RAGE FURIEUSE

Symptômes. — On note dès le début, une modification du caractère : tristesse, inquiétude, surexcitations ou manifestations affectives plus grandes. Dans le premier cas, l'animal recherche les endroits obscurs, s'isole au fond de sa niche ou de l'appartement; dans le second, il disperse sa litière, va, vient, en quête d'une piste inconnue. Il a des sortes d'hallucinations, saute aux mouches, aboie contre des êtres imaginaires. L'expression de l'œil est vague, triste, inquiète. Le chien ne refuse pas encore la nourriture; on ne constate pas d'hydrophobie; souvent, il essaie de boire malgré la difficulté de la déglutition. Plus tard, non seulement l'appétit diminue ou disparaît, mais il se déprave, et les animaux déglutissent des corps étrangers à l'alimentation. A cette période, le chien a tendance à mordre.

Quand la rage est confirmée, le chien entre en fureur parfois sans motifs ou par suite de la plus légère excitation; il mord tout ce qui est à sa portée. La voix — et nous ne saurions trop insister sur ce point — est changée; après un aboiement d'un ton rauque, on entend un hurlement d'une tonalité différente. Pendant ces accès, à la suite des excitations éprouvées, la bave s'écoule plus abondante.

Le chien entre en fureur rabique à la vue d'un animal de son espèce. Souvent il manifeste, en divers points, un prurit violent. Ces accès sont intermittents, et le calme leur succède pour plus ou moins longtemps. A ce moment, il fuit la maison et devient dangereux pour les hommes et les animaux qu'il rencontre. Il faut toujours se méfier du chien qui a déserté sa demeure et y rentre épuisé.

Après un temps variable, suivant les excitations que l'animal a subies, toutes les facultés semblent s'éteindre; le chien, affecté de paralysie de l'arrière-train, ne tarde pas à succomber.

RAGE MUE

Les symptômes du début ne sont pas différents, puis apparaît progressivement ou d'emblée la paralysie de la mâchoire inférieure. Alors, l'animal est triste, sa langue est pendante et la salive s'écoule avec abondance; la muqueuse buccale, souvent cyanosée, est recouverte de poussière et de souillures.

Dans la rage furieuse ou dans la rage mue, la durée varie de huit à dix jours; généralement, la mort s'observe le quatrième jour.

Chez les autres animaux, les symptômes généraux sont les mêmes que dans la rage type du chien, sauf des modifications que comportent leur force et leur caractère.

C'est ainsi que le **chat**, plus nerveux, plus irritable, est plus enclin à mordre et à griffer.

Le **cheval** a des attaques dangereuses mordant, frappant du devant et du derrière. La vue du chien excite ses fureurs, et il n'est pas rare de le voir se mutiler lui-même. La voix n'est pas sensiblement changée; la paralysie se déclare et l'animal meurt.

Chez le **bœuf**, il y a souvent des coliques et des manifestations génésiques. Au pâturage, il se lance contre des objets imaginaires et attaque le chien du troupeau.

Chez le **porc**, on observe de l'hyperexcitabilité de la peau (symptôme fréquent chez l'homme), des frissons, des cris et une nervosité extrême.

Chez le **lapin**, la propension à mordre est rare.

OREILLONS

Symptômes. — Maladie infectieuse et contagieuse accusée par de la fièvre, par une tuméfaction des glandes salivaires, et provoquée par un *diplocoque* qui pullule dans la salive et le sang.

Traitement. — Pratiquer la révulsion énergique sur la région de la nuque et de la gorge par des frictions de Baume Caustique ; combattre la fièvre, par l'aspirine, l'antipyrine, 0 gr. 25 à 2 grammes.

Prophylaxie. — Isoler les malades; désinfecter les chenils (Crésylium 3 %).

Maladies du chat

La pathologie féline se rapproche beaucoup de la pathologie canine; les affections les plus fréquemment observées sont les suivantes :

Appareil digestif : entérite, gastro-entérite, ictère, ascite (cette dernière d'origine bacillaire fréquente), helminthiases (ascarides, ténias).

Appareil respiratoire : coryza, angine, bronchite.

Appareil circulatoire : anémie.

Appareil locomoteur : traumatismes, fractures.

Appareil génilo-urinaire : tumeurs testiculaires, métrite et pyométrite.

Affections cutanées parasitaires : La gale du chat est transmissible à l'homme; teigne faveuse, phtiriases.

Affections microbiennes et diverses : tuberculose, rage, tumeurs.

La tuberculose revêt chez le chat de multiples formes. Il faut savoir que toute plaie ulcéreuse, fistuleuse, rebelle à la cicatrisation, est presque toujours de nature bacillaire.

La bacillose féline est contagieuse pour l'homme.

En raison des moyens d'attaque des félins, dents et griffes acérées, agilité, la rage du chat est une des formes les plus redoutables de la rage animale.

MALADIE DE VOLAILLES
ET MALADIES DES LAPINS

VOLAILLES

Races

Nous ne décrirons pas toutes les races de volailles, elles sont variées à l'infini, il s'en fabrique de nouvelles chaque jour. Cet élevage, prospère à l'étranger, se généralise de plus en plus en France, les concours d'aviculture, de plus en plus nombreux, témoignent, par la quantité et la qualité des sujets exposés, de l'effort qui est fait dans cette branche.

Quoi qu'il en soit l'aviculture demeure un sport nécessitant la spécialisation. En quoi ce sport peut-il être utile à notre élevage national?

Dans chaque contrée, il existait la poule dite « de ferme », pondeuse remarquable, vive, alerte, fine, cherchant sa nourriture, sans grandes exigences; elle était la poule pratique par excellence, descendante du vieux coq gaulois. Elle a disparu. Les étrangers anglais et américains ont créé des races volumineuses par introduction de sang asiatique, ces races vendues un grand prix ont fait la fortune des éleveurs d'outre-Manche. Grâce à leur volume elles eurent la vogue en France, elles s'introduisirent jusque dans le fond des campagnes, grossissant notre poule commune au détriment de sa ponte, de sa vivacité et de sa précocité; actuellement la poule de ferme est une pondeuse médiocre, elle est moins précoce et elle a de plus grosses exigences nutritives. En état de variation désordonnée, la poule des campagnes donne trop de sujets enlevés et décousus, au plumage terne, à la démarche lente, si différente de ce qu'était l'allure fière de notre coq gaulois.

Se méfier des races à la mode, elles sont parfois remarquables, mais seul l'aviculteur de profession peut leur conserver toutes leurs qualités, grâce à une sélection rigoureuse dans laquelle, au point de vue de la ponte, le nid-trappe joue un rôle capital. Les étrangers fabriquent sans cesse des races nouvelles et nous les vendent fort cher, en général elles n'ont aucune qualité nouvelle qu'on ne puisse trouver dans nos races indigènes. Ainsi les Américains se sont emparés de la legorhn italienne et en ont fait la legohrn américaine,

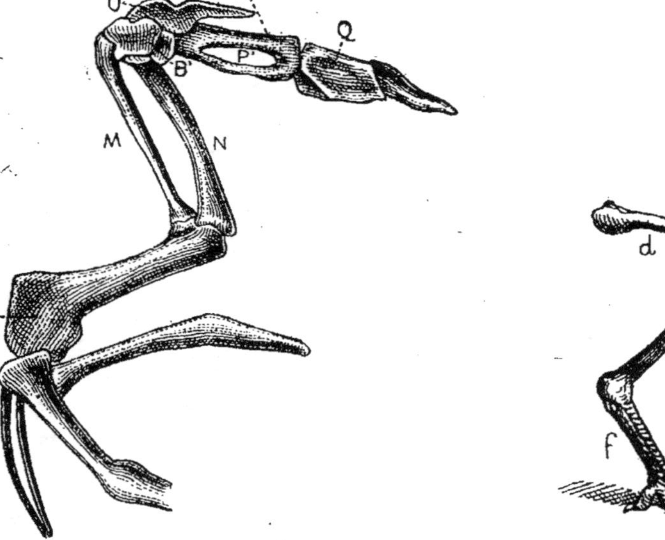

Squelette de volaille

A, Crâne ; B, Vertèbres cervicales ;
C, Colonne vertébrale ; D, Coxal ; F, Radius ;
G, Cubitus ; H, Côtes ; I, Bréchet ; K, Fémur ;
L, Tibia ; M, Métarcape; N, Phalanges ;

Membre postérieur

L, Humérus ; M, Radius ; N, Cubitus ;
O, Omoplate ; P, Métacarpe ; Q, Phalanges
B, Carpe.

Membre postérieur

D, Fémur ; C, Tibia ;
F, Métacarpe ; G, Doigts.

PLANCHE XIX

vollaile petite, blanche, à pattes jaunes, pondeuse inlassable, mais à chair détestable, n'ayant aucune aptitude à prendre la graisse. Les Anglais, partant de cette même souche, ont lancé la legorhn anglaise d'un format plus volumineux, grande, élancée, à pattes jaunes, pondant de gros œufs, et dont la chair n'est pas meilleure. Ces poules sélectionnées par le nid-trappé ont fourni des pondeuses remarquables avec quelques premiers prix dans les concours de ponte, elles connurent une vogue effrénée. Or, non acclimatées, fragiles, sensibles aux maladies, ne donnant que de médiocres rôtis, elles laissèrent bien des déboires. Nous nous apercevons que notre poule de Bresse, à la chair extrêmement fine et délicate, arrive à concurrencer la poule legorhn dans les concours de ponte, et ceci par ses qualités naturelles, sans que la sélection rigoureuse et longtemps continuée soit intervenue pour fixer ses caractères de ponte. Vive, alerte, sans exigences, très rustique, très bonne pondeuse, résistante aux maladies, à chair très savoureuse, elle a des qualités que ne possède pas la poule étrangère qu'on se procure à grands frais!

Il y a quelques années, les Américains lancèrent la poule wyandotte, race à deux fins, pondeuse remarquable, à corps volumineux, à crête plate et frisée, à pattes jaunes. Cette race garde ses qualités dans les mains de l'aviculteur; dans la cour de la ferme, elle dégénère très rapidement, dès la seconde génération des sujets à crête simple apparaissent et des poules se montrent très médiocres pondeuses. Nous conseillerons vivement à l'éleveur de s'en tenir aux races françaises, lesquelles possèdent toutes qualités requises et ont l'avantage d'être acclimatées.

L'éleveur, selon ses débouchés, peut avoir intérêt à produire soit de la viande, soit des œufs.

Races à viande. — La race Faverolles qui a fait la fortune des éleveurs des environs de Houdan est de beaucoup la plus intéressante à élever. La poule paie la nourriture par ses œufs; la vente de coqs, à corps volumineux, à chair délicate, représentera le bénéfice de l'exploitant; à noter la grande précocité de cette race, sa rusticité, son aptitude à prendre la graisse. Ne pas oublier que la race fut créé par le croisement de la poule de Houdan avec le coq asiatique, ce dernier a donné la taille et le poids, la houdan ayant apporté les qualités de ponte, la précocité et la finesse de la chair. Si l'éleveur, pour des raisons économiques nouvelles, veut augmenter la ponte de son troupeau il aura intérêt à s'abstenir de croisements disparates, et devra introduire simplement un fort coq houdan dans son poulailler.

Race de ponte. — Il existe des poules à deux fins qui sont de bonnes pondeuses, telles la houdan, les gélinés, les poules du Midi de la France, la gâtinaise, la bourbonnaise, la poule de La Flèche, et surtout notre poule de Bresse.

Petite, vive, rustique, cherchant sa nourriture, pondeuse inlassable, rivalisant dans les concours de ponte avec la leghorn, elle a sur elle l'avantage d'être précoce et de donner des poulets à la chair fine et très appréciée des gourmets. Sur les marchés des grandes villes, le poulet de Bresse est toujours vendu plus cher que le poulet commun.

*
* *

Au point de vue de la pratique courante nous ne pensons pas qu'il soit indispensable de s'attacher aux races pures, la consanguinité qui en résulte nuisant toujours à la rusticité et d'autre part pour le possesseur d'un troupeau de volailles, il est toujours onéreux de changer entièrement son effectif. S'inspirer de ce fait que le coq faverolles, dans un effectif de poules communes, donnera de gros métis à la chair estimée; que le coq de Bresse diminuera la taille, mais augmentera de beaucoup la ponte chez les métisses sans nuire aux qualités de la chair. Nous avons connu un éleveur qui a obtenu des résultats remarquables en introduisant dans son troupeau un coq de La Flèche et un coq de Bresse. La race de La Flèche est la plus grosse de nos races françaises, la poule pond beaucoup et de très gros œufs, le coq ne le cède en rien comme poids. Parmi les races à viande, sa chair est très estimée, mais, peu connu, trop consanguin, il manque de précocité et de rusticité; ses métis par contre sont très vigoureux. Cette race qui n'est peut-être pas intéressante à exploiter pure apporte avec elle des qualités de ponte, sans diminuer le poids; elle corrige le défaut de taille que le coq de Bresse peut amener. A celui qui veut la poule à deux fins, je conseillerai les métis que donne le coq de La Flèche.

Généralités

Bien des améliorations en Aviculture sont retardées, des entreprises rémunératrices suspendues du fait de la maladie ou de la mort de reproducteurs sélectionnés. Aussi tout ce qui touche à la prophylaxie et au traitement des animaux de la Basse-Cour acquiert-il une grande importance.

Les maladies contagieuses constituent la dominante de la mortalité en pathologie aviaire et se traduisent parfois par la disparition rapide et totale des élevages.

Le froid, l'humidité, les courants d'air, l'absence de désinfection périodique des poulaillers, l'alimentation irrationnelle, l'agglomération des sujets dans des locaux trop étroits, l'introduction directe des sujets étrangers, sans mise en observation préalable, etc., sont autant de facteurs épidémiologiques qui déciment rapidement les exploitations industrielles.

Maladies de l'appareil digestif

Bien que diversifiées dans leurs symptômes, les maladies de l'appareil digestif des oiseaux de basse-cour reconnaissent la même étiologie : l'hygiène et l'alimentation irrationnelles.

STOMATITES

Symptômes. — L'inflammation de la muqueuse de la bouche est souvent symptomatique de maladies infectieuses (*coryza contagieux, diphtérie*).

Traitement. — Dans le cas de stomatite simple (sans fausses membranes), tamponner les régions malades avec de la glycérine iodée.

GLOSSITE OU PEPIE

Étiologie. — Caractérisée par une inflammation de la langue cette maladie est souvent symptomatique des affections fébriles provoquant la dessication de la langue. La privation d'eau, un régime échauffant sont des causes prédisposantes.

Symptômes. — Difficulté de la préhension des aliments solides, salivation, soif intense; langue rouge, œdématiée, présence d'une pellicule sèche, cornée au bord libre de la langue.

Traitement. — Enlèvement à l'aide d'une aiguille mousse, d'une épingle, d'un cure-dents de la pellicule cornée; attouchements avec glycérine iodée; distribuer de l'eau acidulée.

OBSTRUCTION ŒSOPHAGIENNE

Symptômes. — Gêne ou impossibilité de la déglutition, salivation abondante; nausées, gêne respiratoire accusée; tuméfaction circonscrite, douloureuse au niveau de l'obstruction.

Traitement. — Massage avec refoulement du corps étranger vers la bouche. En cas d'insuccès, faire l'incision de l'œsophage, l'extraction des matières alimentaires et effectuer la suture du conduit.

INFLAMMATION DU JABOT

Symptômes. — Mouvements anormaux du cou, tristesse, nausées avec évacuation de gaz fétides; écoulement par le bec et les narines d'une matière fluide, grisâtre; épuisement et mort.

Traitement. — Après administration d'une cuillerée d'huile, pratiquer le massage ou le sondage (sonde de gomme élastique flexible de 40 cm. de longueur); administrer des boissons alcalines (cuillerée à café de bicarbonate de soude par litre d'eau).

INDIGESTION GAZEUSE DU JABOT

Symptômes. — Bâillements fréquents, éructation, nausées, vomissements (palmipèdes et pigeons); gêne respiratoire; augmentation de volume du jabot; asphyxie, mort.

Traitement. — Ponction du jabot avec une aiguille flambée ou un trocart capillaire.

INDIGESTION PAR SURCHARGE DU JABOT

Traitement. — Purgatifs : huile d'olive, huile de ricin, 2 ou 3 cuillerées à café. Massage ou sondage. Incision du jabot.

CONSTIPATION

Traitement. — Instituer un régime rafraîchissant à base de verdures. Purgatifs : sulfate de soude, 5 grammes; huile de ricin, 1 cuillerée; huile d'olive, 2 cuillerées.

DIARRHÉE SIMPLE

Traitement. — Demi-diète; suppression des aliments rafraîchissants; distribution d'avoine, sarrasin, pâtées d'œufs cuits, riz cuit, etc.; donner comme boisson de l'eau avec du sulfate de fer (5 gr. par litre); administrer les antiseptiques intestinaux : salol, benzo-naphtol, acide lactique (0 gr. 50).

ENTÉRITE

Traitement. — Diète, réaliser l'antisepsie intestinale (voir ci-dessus); poudres absorbantes : charbon, craie préparée, eau de chaux (XX gouttes à 1 gr.); laudanum I à V gouttes.

INTOXICATIONS

Étiologie. — Les intoxications 1º par les substances chimiques : (sel de cuisine, nitrate de potasse et de soude, eaux de lessive, strychnine, (ingestion de pâtées de phosphore, d'arsenic destinées à la destruction des animaux nuisibles); 2º par les graines nocives (nielle, ergot, graines de cytise (faux ébénier), de jarrosse, de bryone), etc.; 3º par les plantes (ciguës, if, colchique, ellébore, ailante, renoncules, etc.,) sont relativement fréquentes chez les oiseaux de basse-cour.

Symptômes. — Les symptômes généraux qui caractérisent l'empoisonnement sont les suivants : nausées, vomissements, inappétence, fétidité de l'haleine, lividité de la muqueuse buccale, soif; gêne respiratoire accusée; mouvements convulsifs, raideur des membres, coma, faiblesse extrême, mort.

ICTÈRE

Symptômes. — Tristesse, somnolence, coloration jaune, des caroncules, des barbillons, de la crête, des extrémités des pattes; diarrhée succédant à la constipation.

Pronostic. — Très grave.

Traitement. — Purgatifs : benzoate de soude, 10 centigrammes; rhubarbe, 10 centigrammes; additionner les boissons avec salicylate de soude, 1 gr. 50 et bicarbonate de soude I gr. 50 pour 1 litre.

Maladies de l'appareil respiratoire

CORYZA SIMPLE

Symptômes. —Congestion de la pituitaire, ébrouements répétés, jetage muqueux, respiration ronflante et sifflante.

Traitement. — Fumigations d'eau chaude additionnées de 5 % de Lysol; instillations dans les cavités nasales de quelques gouttes d'huile mentholée à 1 p. 50; additionner les boissons de permanganate de potasse (1 à 2 p. 1000).

BRONCHITE AIGUE

Symptômes. — Tristesse, inappétence, jetage muco-purulent, toux fréquente; accélération de la respiration.

Traitement. — Mettre les malades dans un local sec et assez chaud. Faire des fumigations de Lysol (5 °/₀); calmer la toux : teinture d'aconit I à V gouttes dans 250 grammes d'eau; kermès, 0 gr. 25 par jour et par tête; terpine (0 gr. 02); huile de foie de morue créosotée (créosote 10, huile de foie de morue 900); une cuillerée à café contient environ 0 gr. 05 de créosote.

CONGESTION PULMONAIRE

Symptômes. — Crête très foncée, noire; anxiété extrême; démarche titubante; toux; jetage mousseux par les narines, dyspnée, asphyxie.

Traitement. — Saignée (12 à 15 gr.); dérivation à l'aide de bains de pieds chauds, café, alcool; injections sous-cutanées d'éther de caféine, d'huile camphrée (1 /4 à 1 /2 c. c.).

Maladies de l'appareil circulatoire

HÉMORRAGIES INTERNES

Étiologie. — Les cas de mort foudroyante observés si fréquemment chez les oiseaux de basse-cour reconnaissent comme causes, le plus souvent des hémorragies dues à des ruptures organiques (foie, rate, reins, cœur, etc.).

Symptômes. — Au moment de la rupture, l'oiseau a des tremblements convulsifs et tombe sur le sol; la respiration est dyspnéique; les muqueuses et la crête pâlissent; la mort survient en quelques instants.

Maladies de l'appareil nerveux

ÉPILEPSIE

Étiologie. — Dans la majorité des cas, les crises épileptiformes observées chez les volailles reconnaissent pour cause la présence de vers intestinaux.

Symptômes. — Au début, cris aigus et perçants; clignotement des paupières; mouvements convulsifs; chute sur le sol; accès vertigineux; phénomènes paralytiques. La durée et la fréquence des crises sont variables.

Traitement. — Rechercher la cause des accès, la suppression des vers intestinaux donne la guérison.

L'épilepsie essentielle est incurable.

Maladies parasitaires internes

Les maladies parasitaires internes constituent, par leur fréquence, un des chapitres les plus importants de la pathologie aviaire. Dans

la pratique avicole, tous les élevages sont infestés à un degré plus
ou moins accusé.

ŒSOPHAGITE VERMINEUSE

La poule, l'oie, le canard et le cygne sont les seuls oiseaux qui
hébergent le *trichosome contourné* dans l'œsophage.

L'engorgement de ce conduit par les parasites provoque la mort
à bref délai.

GASTRITE VERMINEUSE

Cette affection, due au *spiroptère nasuta*, se développant dans le
gésier, provoque l'anémie et la cachexie des volailles.

ENTÉRITE VERMINEUSE

Étiologie. — L'helminthiase des volailles comporte 10 espèces de
ténias et la présence d'*hélérakis*.

Symptômes. — Dépérissement progressif, tristesse, nonchalance,
appétit capricieux, diarrhée fétide, jaune verdâtre, mélangée de
mucosités ou de sang; crête et muqueuses décolorées (anémie);
bâillements fréquents; amaigrissement et cachexie accusés. Présence
dans les excréments des vers sous forme de filaments blanchâtres ou
rougeâtres.

Traitement. — Administrer des médicaments vermifuges et
vermicides : Noix d'arec fraîchement pulvérisée (10 à 20 centigr.);
fougère mâle (poudre, 0 gr. 25 à 0 gr. 50); capsules d'extrait éthéré
de fougère mâle n° 1; poudre d'assa fœtida (0 gr. 01 à 0 gr. 05);
huile thymolée au 1/20, III gouttes pendant cinq jours.

COCCIDIOSE

Étiologie. — De toutes les maladies parasitaires, la coccidiose
est celle qui décime le plus souvent et le plus gravement les élevages
de poules, de pigeons et de faisans; les palpimèdes sont moins fréquemment atteints.

La maladie — due à des parasites intra-cellulaires (*coccidies*) —
se transmet par les aliments ou les boissons souillés par les déjections
des contaminés. Ces parasites se fixent dans l'intestin, le foie ou les
reins.

Symptômes. — Début foudroyant chez les jeunes : tristesse, abattement, ailes pendantes, dos voussé; cris continuels et plaintifs; diarrhée grisâtre, blanchâtre amaigrissement; décoloration de la crête, du bec, des pattes. La mort s'observe en vingt-quatre à quarante-huit heures ou en huit à quinze jours; la mortalité est de 60 à 75 °/₀ des malades.

Traitement. — En Amérique, on attribue au cachou une valeur spécifique : extrait de cachou, 15 à 20 grammes; eau distillée, 1 litre.

Donner, pendant dix jours, 100 grammes de cette solution pour 50 poussins.

On peut utiliser : le thymol (20 à 25 centigr.); l'huile thymolée au 1/20 (III à IV gouttes pendant dix jours); l'acide salicylique (1 pincée), etc.

Prophylaxie. — Isoler les malades; désinfecter les locaux, Crésylium (30 gr. par litre).

SYNGAMOSE

Étiologie. — Cette affection sévit sur tous les gallinacés; les espèces les plus fréquemment frappées sont les faisans, les poules et les dindons.

Les poussins et les faisandeaux introduits dans un élevage contaminé, s'infectent en buvant ou en picorant librement des œufs, des embryons de syngame.

Symptômes. — Toux sifflante et brusque, bâillements fréquents, salivation abondante; diminution de l'appétit; tristesse, plumage hérissé, signes de cachexie ou d'asphyxie.

Ces vers se trouvent agglomérés en paquets (20 à 30) dans la trachée et à l'origine des bronches.

Traitement. — L'ail utilisé sous forme de suc, d'infusion ou en nature, mélangé aux aliments (1 gousse pour 10 sujets) paraît exercer une action spécifique.

Les fumigations d'acide sulfureux, d'acide phénique, d'essence de térébenthine, etc., provoquent par irritation des accès de toux avec rejet des vers.

Les injections trachéales (1 centimètre cube d'une solution de salicylate de soude à 2 °/₀) sont très efficaces.

L'extirpation mécanique des parasites à l'aide d'épingles, d'aiguilles à tricoter, de crins de cheval, etc., n'est pas à préconiser.

Prophylaxie. — Isolement des malades; désinfection des locaux Crésylium, 30 gr. par litre. A titre préventif, mettre dans l'eau des boissons 2 gr. 5 de Lysol par litre.

Maladies parasitaires de la peau

Par leur fréquence, leur gravité, leur contagiosité, les maladies parasitaires cutanées des oiseaux de basse-cour causent un véritable préjudice à l'élevage (anémie, cachexie, arrêt de croissance, diminution de la ponte, augmentation de la durée de la période d'engraissement, etc.).

ACARIASES DES OISEAUX DE BASSE-COUR

Les *parasites plumicoles* vivent à la surface de la peau, au fond du plumage et au milieu du duvet.

L'*argar bordé* vit dans les colombiers et se répand parfois en nombre considérable sur les pigeons dont ils sucent le sang.

Les *dermanysses* produisent, par anémie, la mort des poussins et des pigeonneaux.

PHTIRIASE

Symptômes. — Cette affection est caractérisée par la présence des poux à la surface de la peau. La contagion est la seule cause déterminante.

On constate de préférence les parasites aux cuisses, au cou, à la tête et surtout sous les ailes. Ils provoquent un prurit intense.

Traitement. — Pulvérisations de poudres insecticides (staphysaigre, pyrèthre, fleur de soufre, cévadille, etc.). Lotions ou bains antiparasitaires avec une solution de pentasulfure de potassium (20 p. 1000). Fumigations sulfureuses dans des appareils spéciaux.

Prophylaxie. — Isolement des malades; désinfection des locaux Crésylium (30 gr. par litre).

GALE DES VOLAILLES

Symptômes. — La gale du corps ou gale déplumante — la plus contagieuse — débute ordinairement par le croupion puis gagne peu à peu toutes les régions du corps, entraînant la chute des plumes. Cette maladie lorsqu'elle est généralisée provoque, du fait d'un prurit intense, l'amaigrissement et la diminution de la ponte.

Traitement. — Utiliser les bains sulfureux tous les deux jours. Installer, en outre, un bain de sable médical dans un endroit abrité de la pluie; utiliser le mélange suivant : sable fin, cendres et fleur de soufre. Les volailles en s'y poudrant se soigneront automatiquement.

Prophylaxie. — Isoler les malades; désinfecter les locaux Crésylium (30 gr. par litre).

GALE DES PATTES

Symptômes. — Localisation aux pattes; le parasite provoque la formation de croûtes rugueuses, grisâtres, irrégulières qui envahissent toute la région digitée et produisent des exsudations, des crevasses et des boiteries. Le prurit est modéré.

Traitement. — Enlever les croûtes par des bains tièdes, faire des applications de vaseline lysolée; éviter de faire saigner. Puis appliquer sur les régions malades : pommade d'Helmérich, baume du Pérou.

Prophylaxie. — Isolement des malades et désinfection des locaux Crésylium (30 gr. par litre).

TEIGNE. FAVUS

Symptômes. — Taches blanchâtres, aspect de moisissures à la crête, au pourtour des oreilles; croûtes sèches, squameuses, d'odeur caractéristique; généralisation au cou et à toute la surface du corps. Plumes hérissées, sèches, friables. Amaigrissement progressif accusé.

Traitement. — Enlèvement des croûtes, attouchements à la teinture d'iode, de préférence au Lysol pur.

Maladies de l'appareil ovigère

Fréquentes et graves sont les maladies des organes de la ponte chez les oiseaux de basse-cour, affections des ovaires, de l'oviducte (inflammation, obstruction, renversement).

INFLAMMATION DE L'OVIDUCTE

Symptômes. — En dehors des troubles de la ponte, on observe : tristesse, inappétence, constipation, réaction fébrile accusée; efforts fréquents et stériles pour expulser l'œuf ; frottements de la région anale sur le sol. La palpation du ventre décèle la présence d'une tumeur profonde.

L'inflammation de l'oviducte peut se compliquer de rupture et de renversement de cet organe.

Traitement. — Faire des injections d'eau oxygénée au 1/3 ou au 1/4; tenir les oiseaux la tête en bas pour favoriser la pénétration des liquides. Pendant toute la durée du traitement, séparer les malades des mâles.

OBSTRUCTION DE L'OVIDUCTE

Symptômes. — Efforts expulsifs répétés et stériles; l'exploration de la région abdominale permet de constater la présence de l'œuf; la peau du ventre et du pourtour de l'anus est congestionnée; lors de rupture de l'œuf, les plumes de l'orifice anal sont accolées par du blanc et du jaune d'œuf.

Traitement. — Injections huileuses dans l'oviducte; fumigations d'eau chaude de la région anale; massage abdominal.

RENVERSEMENT DE L'OVIDUCTE

Symptômes. — L'oviducte renversé forme une tumeur plus ou moins volumineuse qui ne tarde pas à s'enflammer, à s'ulcérer par places; la défécation est gênée ou arrêtée; réaction fébrile accusée.

Traitement. — Faire la réduction; dans les cas chroniques, pratiquer l'amputation.

Le renversement de l'oviducte peut se compliquer de rupture provoquant, par hémorragie, la mort immédiate.

Maladies de l'appareil locomoteur

BLEIME DES PATTES

Symptômes. — Tuméfaction du coussinet plantaire élastique de la face inférieure de la patte, avec îlot de nécrose et déterminant une boiterie plus ou moins accusée.

Pronostic. — Grave, du fait de son caractère contagieux et tenace.

Traitement. — Onctions journalières avec la pommade camphrée, la vaseline lysolée. Cataplasmes émollients antiseptiques, bains de pieds au Lysol (3 %); ponction des abcès; enlèvement du bourbillon; pansement antiseptique à demeure jusqu'à guérison complète.

Prophylaxie. — Isolement des malades; désinfection des locaux Crésylium (30 gr. par litre).

GELURE DES PATTES OU DE LA CRETE

Symptômes. — Crête ou peau congestionnée, infiltrée, épiderme soulevé, derme ulcéré, crevassé. Dans les cas graves, gangrène et chute des doigts.

Traitement. — Frictionner légèrement les parties malades avec un liquide froid. Recourir à l'immersion dans un bain simple (15-20°) dont on élève progressivement la température à 35°. Onctions de vaseline lysolée.

GOUTTE

Cette maladie est caractérisée par un dépôt d'acide urique et d'urates dans les articulations (*arthrite goutteuse*) et dans les organes internes (*goutte viscérale*); cette dernière localisation est fréquente chez les pigeons.

Symptômes. — L'évolution de la maladie, lente et progressive, revêt un caractère ambulatoire. Les articulations atteintes (tarse, métatarse, phalanges, coude, etc.), sont douloureuses et présentent des tuméfactions partielles ou diffuses; les oiseaux ont une démarche chancelante, sont atteints de diarrhée et succombent dans le marasme.

Les lésions viscérales siègent sur la plèvre, le péritoine, le péricarde, le foie, les poumons sous forme de nodosités crayeuses.

Pronostic. — Grave.

Traitement. — Régime rafraîchissant; administrer le salicylate de soude (2 à 5 centigr.); de salol (2 centigr.). Combattre les déformations articulaires par les frictions de Baume Caustique, additionné d'un tiers d'huile d'olives.

Additionner les boissons de bicarbonate de soude (4 à 5 gr. par litre); carbonate de lithine (10 gr. par litre).

Maladies contagieuses

CORYZA CONTAGIEUX

Étiologie. — Cette maladie, due à un bacille siégeant dans les mucosités nasales, sé localise chez les volailles, sur la muqueuse des premières voies respiratoires.

Symptômes. — Inappétence, faiblesse; jetage grisâtre, jaunâtre, épais, gluant; éternuements fréquents; œil recouvert souvent d'une sécrétion pseudo-membraneuse; respiration asphyxique; coloration cyanosée de la crête, des barbillons, des muqueuses; déglutition gênée; mort par asphyxie ou inanition.

Pronostic. — Très grave.

Prophylaxie. — Isolement des malades; désinfection des locaux Crésylium (30 gr. par litre).

DIPHTÉRIE AVIAIRE

Maladie contagieuse des oiseaux de basse-cour due à un bacille extrêmement petit associé à d'autres bactéries. Elle sévit sous la forme épizootique et même septicémique.

Étiologie. — La contagion est réalisée par les locaux, les aliments, les boissons, etc., souillés par des déjections virulentes.

Symptômes. — Tristesse, abattement, faiblesse, inappétence; respiration sifflante, déglutition difficile. Muqueuse buccale inflammée, se couvrant de fausses-membranes. L'inflammation gagne les cavités nasales, les conjonctives. Une diarrhée profuse survient et la mort s'observe en cinq à huit jours.

Dans les *formes chroniques*, les symptômes généraux sont atténués; des exsudats membraneux recouvrent les muqueuses buccale, pharyngienne, nasale, conjonctive; ils se dessèchent et s'exfolient ou bien la suppuration les entraîne. La respiration et la digestion sont très gênées. Les malades peuvent résister pendant des mois.

La forme cutanée — l'*épithélioma contagieux* — est caractérisée par la présence de petites tumeurs épithéliales du volume d'une tête d'épingle à une noisette siégeant surtout sur les parties de la tête dépourvues de plumes.

Traitement. — Au point de vue économique, il est préférable de sacrifier tous les animaux de l'élevage.

Dans la forme chronique, le traitement comporte les indications suivantes : enlever les fausses membranes, et badigeonner la muqueuse avec un tampon imbibé d'acide phénique, de teinture d'iode, d'essence de térébenthine, de Lysol (10 gr. par litre), etc.; renouveler le traitement plusieurs fois.

Prophylaxie. — Isoler les malades; répartir les autres par lots; les surveiller, désinfecter le poulailler Crésylium (30 gr. par litre).

On préviendra la contagion en soumettant à une quarantaine les animaux nouvellement achetés.

La **diphtérie des pigeons** sévit à l'état enzootique dans les colombiers; elle se transmet par l'ingestion d'aliments souillés.

Les symptômes, le traitement, la prophylaxie sont analogues à ceux de la diphtérie aviaire.

TUBERCULOSE AVIAIRE

Étiologie. — La tuberculose aviaire — maladie microbienne — sévit sur les poules, les faisans, les pintades, les oies, les canards et les cygnes.

La contagion, la seule cause déterminante, s'effectue le plus généralement par les voies digestives (ingestion d'aliments, de boissons souillés par les déjections intestinales, riches en bacilles).

Symptômes. — La tuberculose aviaire est la maladie la plus protéiforme connue; elle peut siéger sur les voies digestive, pulmonaire; elle peut se localiser sur les ganglions, la peau, les articulations, les os.

Tuberculose viscérale. — Les symptômes des tuberculoses viscérales (poumon, intestin, foie, rate, etc.) ne présentent aucun caractère spécifique : somnolence, diminution de l'appétit, crête pâle, amaigrissement rapide et accusé; à une période plus avancée, on observe de la diarrhée et la mort survient par épuisement.

Parfois, la constatation des manifestations extérieures des muqueuses de la tête, sur la peau, sur les articulations ou les os permettent de préciser le diagnostic.

Dans les cas douteux, recourir à l'emploi de la tuberculine (*intra-dermo-tuberculination*).

Tuberculose osseuse et articulaire. — Ces localisations sont décelées par la déformation des os, des tuméfactions articulaires avec boiteries.

Tuberculose de la peau et des muqueuses extérieures. — Cette localisation s'observe de préférence à la tête. Les muqueuses présentent des ulcérations recouvertes de croûtes épaisses qui on l'aspect de tumeurs verruqueuses ou de cornes assez longues. Ces lésions s'observent sur la bouche, la pituitaire, la conjonctive et sur la peau du voisinage; elles gênent ou empêchent la mastication, la déglutition, la respiration.

Prophylaxie. — Isolement des malades; désinfection des locaux. Crésylium (30 gr. par litre).

PESTE AVIAIRE

Cette affection sévit sur les oiseaux de basse-cour, en particulier sur les faisans.

Forme aiguë. — Tristesse, abattement, inappétence; réaction fébrile accusée (42-43°); somnolence; respiration pénible et profonde; crête violacée, marbrée de taches brun-foncé. La diarrhée qui est constante dans le choléra aviaire, manque en général.

La marche de la maladie est foudroyante; la mort s'observe en deux ou trois jours.

Dans la forme sub-aiguë, les symptômes sont plus atténués; les malades succombent en quatre à cinq jours.

Prophylaxie. — Isolement des malades; désinfection des locaux Crésylium (30 gr. par litre).

TYPHOSE AVIAIRE

Cette affection revêt deux formes : 1° la diarrhée blanche des poussins, due au *bacterium analum* et 2° la typhose proprement dite siégeant sur les adultes et dont l'agent causal est le *bacterium sanguinarium.*

TYPHOSE DES POUSSINS

Symptômes. — La maladie est observée dans les trois premiers jours qui suivent la naissance : tristesse, abattement, cris fréquents et plaintifs; diarrhée jaune verdâtre, puis grisâtre et crayeuse précédent la mort.

Pronostic. — Très grave; dans certaines épidémies la mortalité atteint 75 et 80 %.

Traitement. — Administrer le lait aigre ou les ferments lactiques; en Amérique, la créosote (II gouttes dans une cuillerée à café d'huile) est utilisée d'une façon systématique.

TYPHOSE DES ADULTES

Étiologie.—La contagion est réalisée par les litières,les aliments, les boissons souillés par les déjections virulentes.

Symptômes. — Somnolence, sidération profonde, diarrhée plus ou moins profuse; décoloration de la crête.

Dans les formes aiguës, la mort survient en vingt-quatre à quarante-huit heures; dans les formes subaiguës, l'évolution est lente, huit à quinze jours.

Prophylaxie. — Isolement des malades; désinfection des locaux Crésylium (30 gr. par litre).

L'Institut Pasteur prépare un vaccin préventif contre la typhose. L'immunité met une dizaine de jours à s'établir; sa durée paraît être d'une année.

DYSENTERIE ÉPIZOOTIQUE
DES POULES ET DES DINDES

Symptômes.—Cette maladie se différencie du choléra aviaire par sa marche beaucoup plus lente; par sa contagiosité relativement faible. Dès le début, la coloration pâle de la crête contraste avec celle cyanosée du choléra.

La diarrhée d'abord verdâtre, devient jaunâtre, striée de sang; la mort arrive après neuf à treize jours de maladie.

Prophylaxie. — Isolement des malades; désinfection des locaux Crésylium (30 gr. par litre).

CHOLÉRA DES POULES

Cette affection septicémique, virulente, inoculable et contagieuse, à forme épizootique, sévit sur les poules, les oiseaux de basse-cour et accidentellement chez les lapins.

Étiologie. — La maladie est déterminée par la pullulation dans l'organisme d'un microbe spécifique.

Les matières virulentes sont représentées par le sang, les excréments, la salive, le jetage nasal, etc...

Mode de contagion. — La contagion s'opère par l'introduction d'un malade dans la basse-cour; ses déjections souillent les aliments, les boissons ingérés par les oiseaux sains, qui contractent la maladie. Parfois, la contagion s'opère par l'intermédiaire de l'homme et des divers animaux (chiens, chats, souris), qui apportent dans un élévage sain des matières virulentes.

Symptômes. — Le sujet est triste, somnolent; ses plumes sont hérissées; l'inappétence est complète; le coma est presque permanent; la crête flasque prend une teinte violette; les ailes sont tombantes. Une diarrhée fétide, abondante, sanguinolente, mousseuse apparaît. La faiblesse augmente rapidement et la mort s'observe dans un délai qui varie de douze à soixante heures.

Dans la forme suraiguë, les animaux succombent en quelques heures.

Dans la forme chronique, la maladie se prolonge pendant une à deux semaines; certains animaux peuvent revenir à la santé; d'autres mangent peu, maigrissent, sont épuisés par une diarrhée persistante et succombent au bout d'un temps variable.

Diagnostic. — Les symptômes observés sur quelques sujets sont suffisamment nets pour différencier le choléra des empoisonnements, de la dysenterie épizootique, de la diphtérie, de la tuberculose, etc. En cas de doute, il convient de procéder à l'examen microscopique des produits suspects.

Traitement. — Le traitement médical est nul.

Prophylaxie. — Comporte la vaccination et l'observation de mesures sanitaires.

Actuellement l'Institut Pasteur prépare un vaccin spécial que l'on inocule à la dose d'un 1/2 centimètre cube de vaccin par animal, quel que soit son âge, dans le muscle pectoral.

Les mesures sanitaires comportent l'isolement des malades et des suspects et surtout la désinfection rigoureuse des locaux. Elle sera réalisée par les solutions de Crésylium (30 gr. par litre), qui possèdent une haute valeur microbicide, bactéricide et désinfectante.

MALADIES DES LAPINS

Généralités

De tous les animaux de la Basse-Cour, le lapin est certainement le plus rustique et, cependant, on observe fréquemment dans les clapiers industriels de fréquentes épizooties qui réduisent à néant les bénéfices de l'exploitation.

Parmi les causes étiologiques les plus fréquentes des maladies se classent : le froid, l'humidité, l'entretien défectueux des litières, l'absence de désinfection périodique des loges, l'alimentation trop aqueuse, l'infection des aliments par l'urine et les déjections, l'agglomération dans des locaux trop étroits, etc.

Parmi les causes spécifiques aux jeunes, citons : la consanguinité exagérée, l'emploi de mâles trop jeunes ou trop âgés, de femelles épuisées par des gestations antérieures, le sevrage prématuré, etc.

Les maladies parasitaires et contagieuses, qui constituent la dominante de la mortalité, ont fait l'objet d'une étude spéciale.

Maladies de l'appareil digestif

Les maladies de l'appareil digestif (diarrhée, indigestion stomacale et intestinale, entérite, etc.), sont relativement fréquentes chez les lapins.

Elles reconnaissent une étiologie unique : alimentation défectueuse, froid, humidité, sevrage prématuré, etc.

DIARRHÉE

Traitement. — Supprimer l'alimentation aqueuse; administrer des poudres absorbantes (sous-nitrate de bismuth, benzo-naphtol, salol), 10 à 20 centigrammes.

INDIGESTION STOMACALE ET INTESTINALE

Traitement. — Diète, purgatifs (1 à 2 cuillerées à café d'huile de ricin); infusions de thé, de café.

ENTÉRITE

Traitement. — Diète, purgatif salin (sulfate de soude, de magnésie, 2 à 5 gr.); antiseptiques intestinaux (salol, benzo-naphtol, tanoforme, 10 à 20 centigr.).

HYDROPISIE OU GROS VENTRE

Étiologie. — Cette maladie s'observe surtout chez les lapins de 2 à 3 mois pendant les saisons humides; elle est caractérisée par un épanchement de liquide dans la cavité abdominale, provoquant la dilatation accusée du ventre.

La nourriture débilitante, aqueuse, les loges insalubres sont des causes prédisposantes.

Traitement. — Supprimer temporairement les verdures; utiliser les aliments condensés (avoine, tourteaux, etc.); mélanger aux pâtées des poudres condimentaires et toniques (quinquina, gentiane, anis, gingembre, carbonate de fer, etc.).

IRRÉGULARITÉS DENTAIRES

Symptômes. — Le développement excessif des incisives, non compensé par une usure proportionnelle, provoque une irritation locale se traduisant par une gêne dans la préhension et la mastication des aliments, par une salivation abondante.

Traitement. — Niveler les incisives à l'aide de pinces coupantes.

Appareil respiratoire

CORYZA SIMPLE

Symptômes. — Le coryza simple est caractérisé par de fréquents éternuments, des grattages du nez et un écoulement muco-purulent.

Traitement. — Tenir les malades dans une loge chaude et saine; instiller quelques gouttes d'huile mentholée ou gomǫnolée.

ANGINE

Symptômes. — Affection fréquente : toux, sensibilité de la gorge, difficulté de déglutition, tristesse, réaction fébrile; gêne respiratoire plus ou moins accusée.

Pronostic. — Grave.

Traitement. — Faire des fumigations de Lysol (50 gr. par litre); kermès 0 gr. 10 à 0 gr. 20 dans la pâtée.

BRONCHITE

Tristesse, abattement, toux fréquente, jetage muco-purulent; accélération de la respiration.

Traitement. — Tenir les sujets chaudement; donner I à IV gouttes de teinture d'iode; capsules de créosote (0 gr. 05 à 0 gr. 10); kermès 0 gr. 20 dans la pâtée.

BRONCHO-PNEUMONIE INFECTIEUSE

S'observe principalement chez les jeunes sujets et constitue un véritable fléau pour les éleveurs.

Symptômes. — Les mêmes que dans la bronchite avec réaction fébrile plus accusée.

Traitement. — Identique.

Prophylaxie. — Isoler les malades; désinfecter les locaux (Crésy lium (30 gr. par litre).

Maladies parasitaires internes

Les maladies parasitaires particulièrement la gastro-entérite vermineuse et la coccidiose — par leur caractère enzootique — causent des pertes élevées dans les élevages industriels.

ENTÉRITE VERMINEUSE OU TÉNIASIS

L'entérite vermineuse ou téniasis du lapin reconnaît pour cause divers parasites (*l. peclinala* en particulier) vivant dans l'intestin grêle.

Symptômes. — Tristesse, appétit capricieux, poil terne et piqué, diarrhée, cachexie, crises épileptiformes.

L'amaigrissement marqué coïncidant avec le développement exagéré du ventre, l'émaciation musculaire sont des signes symptomatiques des affections vermineuses.

Traitement. — Administrer des vermifuges : poudre de noix d'arec, de komala, de fougère mâle, semen-contra (mélanger aux aliments; une cuillerée à café pour 10 lapins).

Prophylaxie. — Désinfection des locaux, des auges, rateliers, etc., avec du Crésylium (30 gr. par litre). Distribuer, comme préventif, des écorces de saule, des feuilles d'armoise, d'absinthe, de tanaisie, etc.

CYSTICERCOSE PÉRITONÉALE

Étiologie. — Cette affection très commune dans les clapiers, est caractérisée par la présence de petites boules d'eau disposées en grappes sur le foie, le péritoine, l'intestin, etc.

Symptômes. — L'infestation massive chez les lapereaux provoque de la faiblesse, de la maigreur, de la cachexie et entraîne souvent la mort.

Prophylaxie. — Les lapins s'infestant par les aliments et les boissons souillés par le *ténia surrala* du chien, soumettre ce dernier à un traitement antihelmintique.

BRONCHITE VERMINEUSE

Symptômes. — Cette affection causée par le *strongylus commulalus* est caractérisée par les symptômes suivants : quintes de toux suffocante; respiration pénible, jetage épais renfermant de nombreux strongles ou embryons; anémie, asphyxie.

Traitement. — Donner dans du lait I à II gouttes de créosote mélangée à 5 à 10 centigrammes d'assa-fœtida.

Prophylaxie. — Isolement des malades, désinfection des loges Crésylium (30 gr. par litre).

COCCIDIOSE

Étiologie. — Cette affection décime à bref délai, les élevages entretenus dans des conditions d'hygiène défectueuse (humidité, renouvellement insuffisant des litières, alimentation aqueuse, sevrage prématuré, etc.).

L'agent causal est la coccidie oviforme qui se fixe dans le foie ou l'intestin.

COCCIDIOSE DU FOIE

Symptômes. — Inappétence, maigreur, anémie, coloration jaunâtre des muqueuses, dilatation du flanc, convulsions, mort.

COCCIDIOSE INTESTINALE

Symptômes. — Tristesse, abattement, diarrhée profuse, amaigrissement rapide, développement anormal du ventre (hydropisie) salivation abondante; cachexie, mort.

Traitement. — Le thymol (10 à 15 centigr. par kgr. de poids vif) est le traitement spécifique. Acide salicylique, une pincée dans le son. Distribuer des plantes aromatiques : thym, serpolet; donner des toniques : poudre de quinquina, anis, gentiane, sulfate de fer : 1 pincée par tête et par jour.

Prophylaxie. — Isoler les malades ; désinfecter les locaux au Crésylium (30 gr. par litre).

Maladies parasitaires externes

De nombreux parasites vivent sur les lapins; les uns sont fixés à la peau (*Trombidinus, ixodes, dermanysses, pulex*, etc.) ou cachés dans l'épaisseur de la fourrure (*gamases, listrophores*).

Les puces s'observent particulièrement sur les lapereaux malingres, chétifs.

GALE PSOROPTIQUE OU AURICULAIRE

Symptômes. — Prurit intense, présence dans le fond de l'oreille d'une matière jaunâtre, épaisse renfermant de nombreux parasites visibles à l'œil nu; parfois accès épileptiformes.

Traitement. — Nettoyage et curettage de l'oreille; pommade d'Helmérich; lotion tiède avec une solution à 10 % de sulfure de potassium.

GALE SARCOPTIQUE

Symptômes. — Prurit intense, localisation au nez, lèvres, front, pourtour des yeux, chanfrein.

Traitement. — Frictions de baume du Pérou 1 partie; alcool, 4 parties.

Prophylaxie. — Isolement des malades; désinfection des locaux Crésylium (30 gr. par litre). Cette gale est transmissible à l'homme de même que le *favus* ou *teigne* des lapins (plaques laissant échapper un contenu farineux).

Maladies contagieuses

En cuniculture, les maladies contagieuses constituent la dominante de la mortalité observée dans les élevages industriels. Brièvement, nous allons les signaler et montrer que la prophylaxie réside entièrement dans l'hygiène, l'isolement des malades et la désinfection périodique et rigoureuse des clapiers.

CORYZA CONTAGIEUX

Étiologie. — Affection contagieuse grave qui semble, au début, se localiser sur la muqueuse des premières voies respiratoires mais qui a une tendance marquée à la généralisation.

Symptômes. — Tristesse, inappétence, fièvre, jetage séreux devenant muco-purulent et fétide; complications fréquentes de broncho-pneumonie, de méningo-encéphalite, mort rapide.

Prophylaxie. — Isolement des malades; désinfection des clapiers (Crésylium 30 gr. par litre).

SEPTICÉMIES DES LAPINS

Étiologie. — Les septicémies des lapins, désignées encore sous le nom de Pasteurelloses sont des affections contagieuses produites par la dissémination dans l'organisme de microbes qui ont fait irruption dans le sang.

L'infection se fait par les voies digestives, les malades rendant des excréments virulents qui se mêlent à la nourriture des animaux sains.

Symptômes. — Inappétence, tristesse, fièvre, abattement, diarrhée profuse et fétide, épuisement, mort.

L'extension rapide de l'épizootie, la rapidité de l'évolution, la forte mortalité peuvent simuler le choléra.

Prophylaxie. — Isoler les malades; désinfecter les niches, clapiers (Crésylium 30 gr. par litre).

TUBERCULOSE DU LAPIN

Étiologie. — Cette affection est rare chez le lapin; l'infection est réalisée par les voies digestive, respiratoire et cutanée.

Symptômes. — La tuberculose viscérale est caractérisée par un amaigrissement rapide, de l'inappétence, de la diarrhée provoquant la mort par cachexie.

La tuberculose osseuse et articulaire se traduit par la tuméfaction, diffuse, chaude et douloureuse des os ou des articulations.

Prophylaxie. — Isolement des malades; désinfection des locaux (Crésylium 30 gr. par litre).

CHOLÉRA DU LAPIN

Étiologie. — Cette affection très meurtrière peut décimer rapidement les clapiers.

Symptômes. — Début brusque, entraînant parfois mort foudroyante. Tristesse, nonchalance, poil hérissé, respiration accélérée, fièvre et abattement accusés; diarrhée profuse, mort.

Prophylaxie. — Isolement des malades; désinfection des clapiers. (Crésylium 30 gr. par litre). En cas d'épizootie, de choléra aviaire, éviter toute promiscuité.

INFECTION PURULENTE DES LAPINS

Symptômes. — Abcès multiples siégeant de préférence au niveau des lèvres, des joues, des mâchoires, du cou, à la base des oreilles; fièvre ,inappétence, cachexie, mort.

Traitement. — Incision et désinfection des abcès. Alimentation tonique : emploi des poudres condimentaires (quinquina, gentiane); des stimulants (alcool, avoine trempée dans le vin).

Prophylaxie. — Isolement des malades; désinfection des clapiers (Crésylium 30 gr. par litre).

CHIRURGIE COURANTE

Espèce chevaline

SAIGNÉE

Opération qui consiste à ouvrir une veine ou certains vaisseaux pour en tirer du sang.

Pratiquée sur un gros vaisseau, elle est appelée générale; locale, quand on la pratique sur des petits vaisseaux qui se trouvent dans le voisinage de la partie malade.

A moins d'urgence, le cheval doit être mis à la diète cinq à six heures avant la saignée. Elle se fait :

A la *jugulaire* (veine du cou) de chaque côté sur le bord inférieur de l'encolure; celle de gauche est celle où l'on saigne le plus ordinairement.

A la *saphène*, veine qui rampe au milieu de la face interne de la cuisse.

A la *veine sous-cutanée antérieure de l'avant-bras* (veine de l'ars qui descend le long du bras).

A la *veine sous-cutanée thoracique* (veine de l'éperon).

L'opération est pratiquée à l'aide d'une flamme, instrument spécial à trois branches de différentes grosseurs; la veine étant reconnue, on place la flamme dans sa direction et non dans sa largeur, dans la crainte de la couper; avec un bâtonnet, on tape un coup sec sur le dos de la tige pour faire pénétrer la flamme dans le vaisseau. Depuis quelque temps, nombreux sont les praticiens qui font la saignée au trocart par ponction de la jugulaire.

On ne saurait déterminer la quantité de sang que l'on peut tirer chez le cheval, car elle doit varier suivant l'âge, la taille, la santé, la constitution du sujet, la nature, le siège et l'état plus ou moins avancé de la maladie. Mais nous recommandons d'être très sobre et de ne la pratiquer que dans les cas où elle est bien indiquée, particulièrement dans ceux urgents; et surtout aussi de ne pas utiliser la saignée de précaution, qu'on fait au printemps sur des chevaux sains et aussi sur des chevaux fatigués, sous le fallacieux prétexte de leur renouveler le sang, ce qui les anémie, quand, au contraire, dans la plupart des cas, il faudrait leur donner des toniques. La saignée ordinaire chez le cheval est de quatre à cinq litres.

Pour arrêter l'écoulement du sang, on saisit entre le pouce et l'index les deux lèvres de l'incision pour les rapprocher, mais surtout sans écarter la peau de la veine, ce qui pourrait déterminer une extravasion de sang dans le tissu cellulaire sous-cutané et occasionner un thrombus; on appuie au contraire légèrement sur l'encolure, et on passe une épingle, la tête en haut, pour retenir les deux lèvres : on pique l'épingle le plus près possible de la peau. Puis on prend un fil bien propre, qu'on lie par un nœud particulier formé par la superposition de deux anses, et connu sous le nom de *nœud de la saignée* (fig. 63). On doit serrer ce nœud toujours en ayant soin de ne pas tirer la peau à soi. On coupe les deux extrémités à 3 centimètres du nœud et on tamponne légèrement l'endroit de la saignée avec de l'eau fraîche.

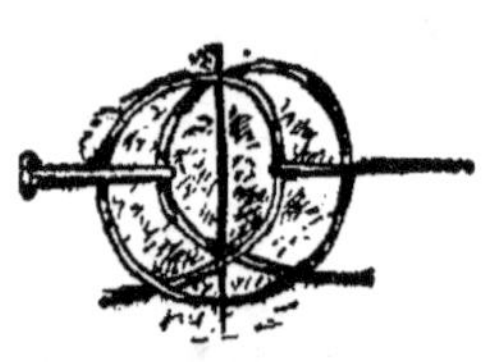

FIG. 63. — *Saignée.*

Il faut éviter les compressions excessives sur la veine, ou à la base de l'encolure; pour faire apparaître la veine où doit se pratiquer la saignée, le meilleur moyen est de mouiller légèrement afin de coller les poils; il est préférable de tondre les poils à l'endroit où l'on doit pratiquer l'opération.

Après la saignée, le cheval doit être attaché au râtelier pendant trois ou quatre heures; on ne doit qu'après ce délai lui donner des aliments.

On ne saurait apporter trop de soin et d'attention à la saignée; car cette opération qui paraît si simple peut entraîner parfois de graves accidents : thrombus, phlébite, hémorragie, entrée de l'air dans la veine, blessure de la carotide, etc. Ce dernier accident peut se produire quand on saigne trop près du poitrail ou de la tête, car à ces endroits l'artère carotide touche presque à la jugulaire.

Le même accident peut arriver si la lame de la flamme est trop longue ou si l'on fait appuyer sur l'encolure du côté opposé à celui où l'on doit saigner, dans le but de rendre la veine plus visible, ce qui alors rapproche la carotide de la jugulaire.

SÉTONS

Le séton est constitué par une mèche de chanvre, un ruban que l'on introduit sous la peau à l'aide d'une longue aiguille, et qui forme un trajet artificiel ouvert à ses deux extrémités. Il provoque une vive inflammation et une abondante suppuration.

Les sétons sont des dérivatifs à action lente, employés autrefois dans les affections chroniques; les sétons de *précaution* étaient anciennement très en honneur, et appliqués au printemps comme préventif des maladies inflammatoires.

En réalité, par la suppuration qu'ils provoquent, ils ont un effet débilitant et exposent aux complications.

On distingue trois sortes de sétons : le *séton à mèche*, la *rouelle*, ou séton anglais et le *trochisque*.

Le premier est le plus usité. Il consiste en une tresse de chanvre d'une longueur d'environ 70 centimètres qu'on introduit sous la peau au moyen d'une aiguille spéciale dite aiguille à séton. On perce la peau avec le bistouri, à l'endroit où doit entrer l'aiguille dont la pointe sort à l'extrémité en l'appuyant sur un des anneaux des ciseaux. Quand le séton est placé, on réunit les deux bouts et on fait un nœud d'arrêt à chaque extrémité.

Le séton à rouelle s'emploie sur les chevaux de luxe ou sur ceux qui arrachent les mèches de séton; mais il produit moins d'effet que le premier en raison de sa moindre étendue. Il consiste en l'introduction sous la peau d'une rondelle, feutre ou cuir, de 5 à 6 centimètres de diamètre et percée à son centre d'une ouverture assez large pour donner passage au pus. On fait pour l'introduire une incision de 4 à 5 centimètres de longueur, et, à l'aide d'une spatule, des ciseaux ou d'un instrument spécial appelé feuille de myrthe, on détache la peau tout autour de cette incision de manière à pouvoir y loger la rouelle qu'on fait pénétrer facilement en la pliant en deux. Il faut que le trou de la rouelle corresponde exactement à l'incision de la peau.

Le trochisque est un séton dont la matière est une substance végétale ou minérale qu'on introduit directement sous la peau par une incision, comme pour la rouelle. Parmi les substances végétales, nous indiquerons le garou, l'hellébore noir, la vératre, la clématite; parmi les minéraux, le sulfure ou le deutoxyde d'arsenic, le sublimé, l'orpiment.

On prépare les substances végétales en lamelles minces et taillées comme des allumettes, et on les place l'une contre l'autre, en plusieurs bottes, comme on fait pour la rouelle. Quant aux minéraux, on en prend gros comme un haricot, on mélange avec deux tiers de farine et on en fait une pâte qu'on met dans un petit sachet de linge clair qu'on introduit sous la peau.

Le séton ordinaire se met au poitrail et aux fesses; la rouelle se met aux articulations coxo-fémorales et scapulo-humérales, et le trochisque au fanon des bœufs seulement. Ce dernier est employé de préférence pour le bœuf dont le tissu cellulaire est moins facilement irritable que chez le cheval.

Le séton demande peu de soins; ce n'est que vers le troisième jour, quand la suppuration est bien établie, qu'il faut, matin et soir, le presser sur tout le trajet de la mèche pour faire dégorger le pus et laver à l'eau tiède. On ne le laisse en place que pendant quinze à vingt jours, après quoi on l'enlève et la plaie se cicatrise d'elle-même en faisant quelques lotions d'eau tiède chaque matin, pendant quatre à cinq jours, et en pressant légèrement sur le trajet pour empêcher le pus d'y séjourner.

La rouelle peut rester en place aussi longtemps que le séton et se soigne de même.

Quant au trochisque, on le retire quand il produit une inflammation suffisante.

On peut, pour produire un effet prompt et considérable, animer les sétons de **Baume Caustique Gombault**, d'essence de térében thine ou de basilicum, c'est-à-dire tremper dans ces agents la mèche qui doit être introduite sous la peau.

CAUTÉRISATION

La cautérisation est une opération qui consiste à mettre méthodiquement en rapport les tissus vivants sains ou malades avec des agents susceptibles de les irriter ou de les désorganiser.

Il y a deux sortes de cautérisation : la *cautérisation actuelle* et la *cautérisation potentielle*. La première est l'application, sur les tissus, de corps imprégnés de calorique, fer chauffé au rouge, cautère; c'est la cautérisation par le feu appelée communément le feu.

La *cautérisation potentielle* consiste dans l'emploi de substances chimiques, mises en contact des tissus, nous en parlerons postérieure ment.

La cautérisation par le feu est une des plus puissantes de la chirurgie vétérinaire, c'est aussi une des plus usuelles et dont le succès justifie tous les jours l'application.

Nous distinguerons trois procédés principaux de cautérisation :

1º La cautérisation superficielle;

2º La cautérisation objective ou par rayonnement;

3° La cautérisation pénétrante.

La *cautérisation superficielle* consiste à tracer sur la peau des raies régulièrement disposées ou à faire des points de distance en distance à l'aide de cautères appropriés.

La *cautérisation par rayonnement* consiste à transmettre le calorique non plus par contact direct, mais en tenant le cautère à une certaine distance de la partie à cautériser.

La *cautérisation pénétrante* fait traverser le derme par le cautère pour agir à plus ou moins de profondeur.

De ces différents procédés de cautérisation, les plus appliqués dans la pratique sont le feu dit en raies et le feu en pointes superficielles ou pénétrantes.

Les circonstances dans lesquelles la cautérisation est indiquée sont excessivement nombreuses : maladies des articulations, des os, des tendons, des gaines tendineuses, des muscles, etc., etc.; elle est encore employée comme dérivatif dans les pneumonies, les pleurésies, etc.

Parfois on y a recours pour prévenir les maladies des jointures auxquelles les chevaux sont si souvent exposés.

Le feu doit être appliqué avec beaucoup de soin, de jugement et de mesure, il ne peut être mis utilement que par des personnes qui en ont une grande habitude.

Si la cautérisation a été trop faible, on n'obtient pas le résultat désiré; si la cautérisation a été trop forte, trop violente, il se forme des escarres dont la cicatrice est toujours très difforme, quelquefois même la désorganisation gangréneuse peut survenir.

Après l'application du feu il faut un certain temps de repos; on ne peut guère remettre les animaux à leur service ordinaire qu'après la chute des escarres et la cessation de la suppuration, ce qui demande environ cinq à six semaines.

Souvent les effets du feu ne sont appréciables que longtemps après, deux ou trois mois, et même quelquefois après six mois.

La *cautérisation potentielle* constitue une méthode chirurgicale d'une grande puissance, mais dont on n'a pas toujours su tirer les profits qu'elle peut donner.

La raison en est surtout sur la difficulté qui existe de graduer la puissance d'action des caustiques.

Tous ces inconvénients, inhérents aussi bien à la cautérisation actuelle qu'à la cautérisation potentielle, devaient forcément pousser ceux qui s'occupent de l'art de guérir les animaux à trouver des formules thérapeutiques qui par leur application donnent des résultats comparables à ceux produits par les différentes cautérisations, sans cependant en avoir les inconvénients.

Il a donc été créé une quantité de feux liquides ou feux volants, que l'on trouve dans le commerce; une longue expérience a prouvé, que parmi ceux-ci, le Baume Caustique Gombault de même que le Fondant Gombault présentent, tant au point de vue de leur action que de leur facilité d'emploi, une réelle supériorité, aussi actifs que la cautérisation, ils ne tarent jamais et réduisent à leur minimum l'indisponibilité des animaux.

CASTRATION

Opération qui consiste à supprimer les organes de la reproduction dans le but d'annihiler cette faculté, soit pour favoriser l'engraissement, soit pour calmer l'irritabilité de l'individu, soit enfin pour supprimer les organes qui sont malades.

On pratique cette opération dans les deux sexes, généralement dans le jeune âge, avant que les organes n'aient imprimé leur influence sexuelle sur l'individu. Lorsque c'est pour raison de méchanceté ou de maladie, elle se fait à tout âge.

Considérations générales. — Quel que soit l'animal à châtrer, on ne doit jamais s'écarter des règles de l'hygiène avant de procéder à l'opération; par conséquent, on doit placer le sujet ou les sujets dans des conditions de régime, de repos, de soins, qui en assurent le succès. Il faut un local isolé, propre, d'une température uniforme, aéré sans courant d'air; une alimentation modérée, un régime blanc. Si les individus sont vigoureux, bien portants, donnez-leur un, deux ou trois jours de repos, suivant la nourriture qu'ils reçoivent et le travail auquel ils sont soumis. Evitez une période de temps variable, inconstant, ou une constitution atmosphérique malsaine, sous l'influence de laquelle court une épizootie dangereuse; évitez l'excessive chaleur ou le froid intense. Le printemps est la saison la plus favorable quand il s'agit d'opérer sur une certaine quantité d'animaux. C'est la saison que l'on choisit dans les pays d'élevage. S'il y a urgence, on utilise les ressources de la chirurgie moderne (asepsie, antisepsie).

L'action préventive du sérum antitétanique étant certaine, il sera prudent, surtout dans les milieux où règne le tétanos, de faire aussitôt après l'opération, la première injection de sérum antitétanique, la deuxième sera faite huit ou dix jours après.

Nous allons décrire rapidement la castration dans chacune de nos espèces domestiques.

CASTRATION DES MALES

Castration du cheval. — Deux procédés sont surtout employés dans la pratique : *par les casseaux, ou par torsion et arrachement.*

1° *Par les casseaux.* — C'est la méthode la plus usitée et peut-être la plus ancienne. Elle a pour effet de comprimer, d'étreindre le cordon testiculaire, au moyen de deux morceaux de bois demi-ronds d'un

FIG. 64

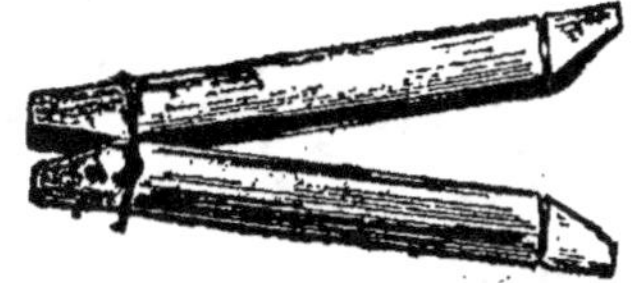

FIG. 65

côté, plats de l'autre, longs de 20 centimètres environ, de la grosseur d'un manche à balai, creusés ou non longitudinalement d'une rainure dans laquelle on place une pâte additionnée de caustique destinée à aider à la mortification des tissus. Cette pâte est formée avec un corps gras, vaseline, et du sublimé corrosif, ou bien encore du chlorure de zinc ou du sulfate de cuivre. On peut faire ses casseaux soi-même avec du bois de sureau bien sec, dont on enlève la moelle pour faire la rainure. Mais, quand on est près du fabricant, mieux vaut encore les acheter. Pour plus facile compréhension, voir les modèles ci-dessus. Le plan incliné qui existe à chaque branche et extrémité du casseau sert à l'écarter; l'encoche circulaire qui circonscrit chaque extrémité permet de recevoir du fouet pour rapprocher

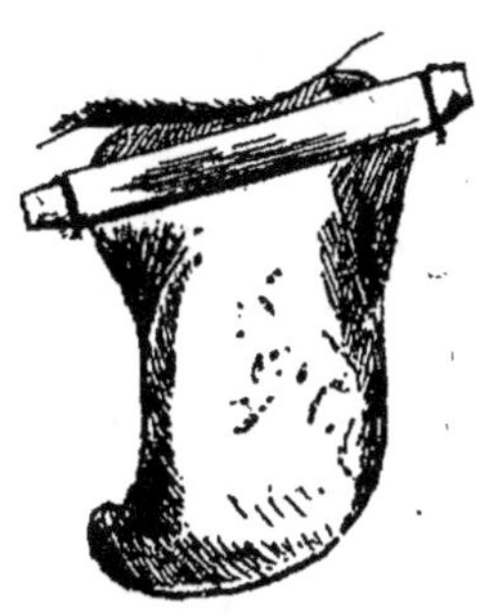

FIG. 66

et serrer fortement le casseau, dès qu'il est appliqué sur le cordon. Pour opérer le rapprochement de chaque branche, on se sert de tricoises de maréchal ou de pinces appropriées.

L'opération se fait de deux manières ; soit à *testicules couverts*, soit à *testicules découverts*, ce qui veut dire que, dans le premier cas, les enveloppes sous-scrotales ne sont pas incisées, et qu'elles le sont dans le second, de manière à ne pas être comprises entre les casseaux.

Castration à testicules couverts. — L'opérateur incise le scrotum franchement dans toute la longueur du testicule, qu'il maintient de sa main gauche au fond du sac, sans dépasser l'épaisseur de la peau et de la tunique dartoïque; arrive sur le tissu cellulaire, qu'il écarte, tandis que la main gauche presse fortement sur le testicule qui tend à sortir. L'extrémité postérieure de ce dernier étant bien dégagée, l'opérateur saisit le testicule de la main droite désarmée, le tire, tandis que la gauche relève les enveloppes pour mettre le cordon en évidence jusqu'au-dessous de l'espèce de cimier (épidydime) qui couronne le testicule. Un aide présente le casseau ouvert, et l'opérateur le place à 5 ou 6 centimètres au-dessus de l'épidydime; à l'aide de la tricoise, l'aide serre fortement les deux bouts écartés, fait deux tours de fouet dans l'encoche et noue solidement. L'opération est renouvelée sur l'autre testicule.

Castration à testicules découverts. — On fait les mêmes manœuvres que précédemment, avec cette différence que toutes les enveloppes sont incisées du premier coup de bistouri, et que le casseau n'est appliqué que sur la partie antérieure du cordon testiculaire, sa portion musculeuse postérieure étant tronquée au ras de l'épidydime. Il faut, dans ce mode de castration, avoir bien soin de serrer chaque casseau, afin de déterminer la mortification de tout ce qui est au-dessous.

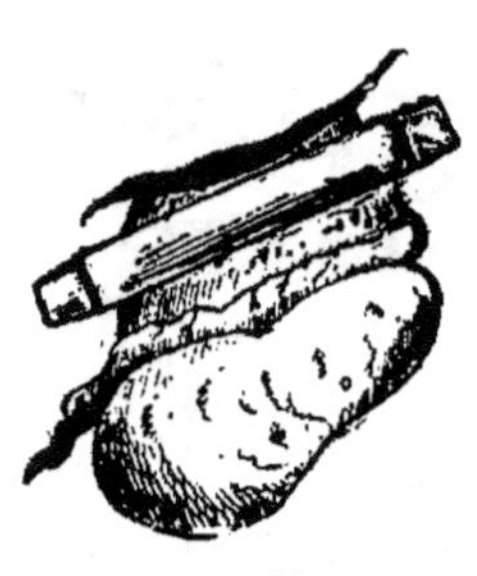

Fig. 67

2° *Castration par la torsion.* — On tord le cordon testiculaire, et on l'arrache; il ne reste donc rien après le cordon.

Pour pratiquer ce mode de castration, qui est probablement le plus primitif, on ne se fie pas à la force de la main ou des doigts on se sert d'un instrument *ad hoc.* Deux pinces sont nécessaires; l'une qui limite l'étendue de la torsion, l'autre qui l'opère.

Par le procédé de la torsion, on opère toujours à testicules découverts. Dès que le testicule est dehors, on confie la pince limitatrice à un aide qui la tient exactement dans l'aine, sans tiraillements surtout, placée à 5 ou 6 centimètres de l'épididyme. L'opérateur saisit le cordon à 2 centimètres au-dessous et tord jusqu'à la rupture de ce dernier. L'aide desserre la pince doucement, les tronçons remontent dans leur gaine et l'opération est terminée.

SOINS POST-OPÉRATOIRES

Il y a beaucoup de précautions à prendre après l'opération faite par l'une ou l'autre méthode.

D'abord, il est utile de laver les parties avec de l'eau fraîche, pour bien nettoyer la plaie et aussi pour entraîner les portions de caustique qui auraient pu se détacher des casseaux. Cette lotion procure en même temps au cheval un effet sédatif, un soulagement. Dès qu'il s'est relevé, il faut le bouchonner et le débarrasser de l'écume, de la sueur dont il peut être couvert.

Les opérés sont laissés en liberté dans un box, sur une litière propre en leur mettant un collier à chapelet. Le patient doit être étroitement surveillé.

Les soins consécutifs sont subordonnés aux accidents. Si l'infection est nulle ou légère, s'abstenir de lavage; si l'engorgement est volumineux et traduit une rétention de liquide avec infection, donner issue au liquide épanché et faire des injections antiseptiques.

Les *coliques* se manifestent de suite après l'opération; elles sont généralement légères et disparaissent par une simple promenade, des frictions sèches sur l'abdomen et les reins.

L'*hémorragie* peut provenir de l'incision des enveloppes testiculaires; faible, elle sera arrêtée par des effusions chaudes et par le tamponnement; abondante elle nécessite parfois la ligature du cordon.

La *hernie de l'épiploon* ou celle de l'*intestin* sont des complications possibles; elles se produisent un temps variable après l'opération et doivent être réduites sur le cheval couché et anesthésié.

Les *abcès des bourses* seront traités par le débridement et les injections antiseptiques. (Lysol. 5 gr, par litre).

CHAMPIGNON

Sous ce nom, on désigne une néoformation inflammatoire de l'extrémité du cordon qui survient à la suite de la castration.

Etiologie. — L'infection de la plaie de castration soit pendant ou après l'opération, par des microbes divers et surtout par un parasite le *botryomycète* est la cause de cette complication.

Symptômes. — La plaie ne se cicatrise pas, persiste à l'état fistuleux; la suppuration est grisâtre, abondante; la tuméfaction du cordon gagne en hauteur, puis s'indure; il en résulte une gêne ou une boiterie du membre postérieur correspondant. A la longue, les lésions gagnent la portion intra-abdominale du cordon, et l'on observe des coliques, de l'amaigrissement, parfois de la péritonite suppurée.

Traitement.

a) *Préventif.* — Opérer aseptiquement et éviter la souillure ultérieure de la plaie.

b) *Curatif.* — Les injections irritantes, l'introduction de pâtes caustiques dans la fistule, échouent généralement.

Le champignon le plus simple s'attaque par le cautère ou fer rouge. Une bonne et forte pointe de feu dans le centre de la tumeur et des plumasseaux imbibés de Baume Caustique maintenus dans l'ouverture avec des bandages, un suspensoir, en viennent facilement à bout.

Dans les autres cas l'intervention chirurgicale (ablation de la tumeur) constitue la base du traitement.

Il convient de ne pas se hâter de porter le diagnostic champignon; après la castration, il existe souvent, surtout chez les adultes, une induration de l'extrémité du cordon, qui disparaît progressivement sans traitement.

Enfin, les *septicémies*, le *tétanos* sont des complications possibles de la castration; la dernière sera évitée par l'emploi du sérum anti-tétanique.

PONCTION DU CŒCUM

Le lieu d'élection de cette opération — indiquée dans le cas de météorisme accusé — est au creux du flanc droit, à égale distance de l'angle de la hanche, de la dernière côte et des apophyses trans-verses des vertèbres lombaires ou très peu au-dessus de ce point.

SUTURES

Opérations ayant pour but de réunir particulièrement dans les plaies, les parties divisées.

Les instruments nécessaires comportent des aiguilles à sutures, du fil de lin, de soie ou de catgut de la grosseur appropriée.

Les sutures — selon les indications, sont simples ou complexes, superficielles ou profondes.

Dans leur application, les fils seront toujours peu serrés à cause du gonflement inflammatoire. Après leur confection, surveiller attentivement les animaux, soit pour éviter les morsures ou les frottements, soit pour replacer celles d'entre elles qui pourraient se déplacer, ou enlever celles qui seraient devenues inutiles.

HÉMOSTASE
(ARRÊT DES HÉMORRAGIES)

Selon leur origine, artérielle ou veineuse, les hémorragies, suivant leur gravité, comportent les traitements suivants : compression, ligature des vaisseaux, emploi de substances hémostatiques.

La compression sera réalisée à l'aide de gaze, d'ouate antiseptique; de préférence appliquer des ligatures où des pinces à forcïpressure.

Les hémorragies capillaires, en nappe, seront traitées par des lotions froides phéniquées fortes; l'eau oxygénée pure; le perchlorure de fer, etc.

Espèces bovine et ovine

SAIGNÉE

Chez les bovidés, la saignée peut être pratiquée à la jugulaire ou à la veine mammaire.

Saignée à la jugulaire.

Après avoir immobilisé le sujet, pour faire apparaître de la veine, placer autour de la base de l'encolure une corde munie à son extrémité d'un œillet; serrer fortement, puis arrêter le nœud.

Donner sur la veine un fort coup de bâtonnet; généralement, le sang sort en jet; dès que la quantité de sang est retirée, cesser la compression et fermer la plaie en traversant la peau avec deux épingles; appliquer une ligature au fil avec un nœud droit, ou mieux avec un nœud de saignée. Enlever l'épingle après trois ou quatre jours.

Saignée à la veine mammaire.

Pratiquer cette saignée à la flamme, au bistouri droit ou à la lancette. La veine est apparente et n'exige pas de compression préalable. Mais cette saignée expose à des complications post-opératoires fréquentes (phlébites) consécutives à l'infection facile par les litières.

PONCTION DU RUMEN

La ponction du rumen est indiquée contre les météorisations aiguës à marche rapide, avec menace d'asphyxie.

La ponction doit être faite dans le flanc gauche, à égale distance entre la dernière côte et l'angle de la hanche. Ponctionner avec le trocart d'un coup sec; la résistance vaincue indique que l'instru-

ment a pénétré dans la cavité du rumen; retirer la canule du trocart
pour donner échappement aux gaz.

Dans le cas d'urgence, faire une ponction au bistouri droit, et
introduire dans la plaie une canule improvisée, tige de sureau creuse
et taillée en biseau à son extrémité.

CASTRATION DU TAUREAU

On *bistourne* le taureau jeune : c'est le procédé de castration le
plus usuel, et qui, en résumé, n'est qu'une double torsion sans incision préalable. C'est un travail manuel, non sanglant, puisqu'il n'y a
ni incision, ni plaie, et dont l'habitude seulement rend l'exécution
facile. Dans certains pays, on bistourne aussi les chevaux, mais il
faut une grande habitude et une grande dextérité.

Il est inutile de préparer le taureau à l'opération, car elle ne lui
procure pas de fièvre de réaction; elle permet de laisser l'animal
debout, mais solidement attaché. Le bistournage consiste à rendre les
testicules mobiles dans le sac scrotal, par la destruction du tissu
cellulaire qui les unit au dartos; à les faire basculer de bas en haut,
et les rendre parallèles aux cordons, à tordre ces derniers en faisant
tourner le testicule trois ou quatre fois autour de chacun d'eux;
enfin, à remonter le testicule en haut du sac et l'y maintenir à l'aide
d'un lien de laine qui étreint modérément le dessous du sac.

Il est rare de voir les taureaux mal bistournés. Vers le deuxième
jour, on enlève la ligature; longtemps après, les testicules s'atrophient, les bourses se resserrent, disparaissent en partie, et ne laissent
à leur place qu'une grosseur indurée que l'on nomme vulgairement
marrons. Les soins à donner au taureau après l'opération ne consistent que dans le repos et une nourriture modérée.

CASTRATION DE LA VACHE

Il est avéré que l'ablation des ovaires, chez la vache, prolonge la
sécrétion du lait, tout en favorisant l'engraissement, et met un terme
à cet état de chaleurs continuelles qui rend certaines vaches *taurellières* ou *tauraces*, et leur fait perdre le lait.

La présence de plusieurs vaches taurellières dans une étable est
une véritable perte pour le fermier et l'éleveur.

C'est donc rendre un grand service à l'agriculture que de vulgariser
cette opération, de la signaler à l'attention des cultivateurs, et de les
engager à se lancer dans cette voie, qui est celle du progrès; d'autant

mieux que le procédé actuel est beaucoup plus simple que l'ancien
et, par suite, compromet moins l'existence des animaux.

Disons-le franchement, même encore aujourd'hui, cette opération
n'est pas assez répandue et mise en pratique.

Autrefois, on enlevait les ovaire de la vache en ouvrant le flanc
gauche ou droit indistinctement, et on les extirpait par cette ouver-

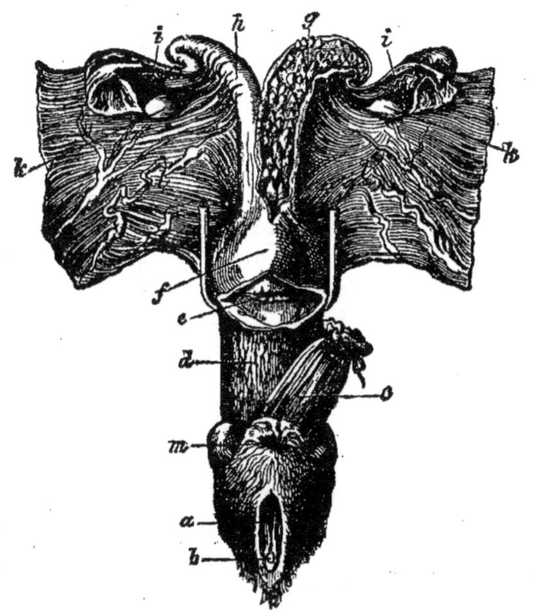

FIG. 68. — *Organes génitaux de la vache.*

a, vulve, — *b*, clitoris, — *c*, rectum, — *d*, vagin, — *e*, col de l'utérus, — *f*, corps de l'utérus
— *g*, corne ouverte droite de l'utérus, — *h*, corne gauche de l'utérus, — *i*, oviducte, —
k, ovaires, — *l*, ligament large, — *m*, anus.

(HURTREL D'ARBOVAL, *Dict. de méd., de chir. et d'hyg. vétérinaires*).

ture assez grande pour permettre l'introduction de la main et du
bras. Cela nécessitait un manuel opératoire assez sanglant, et qui
effrayait beaucoup les propriétaires.

Aujourd'hui, l'opération se fait par le vagin, c'est-à-dire intérieurement, sans grand apparat et surtout avec moins de danger; en voici
le manuel.

Le procédé Charlier comporte : 1° un extenseur vaginal que nous
ne décrirons pas, l'opérateur peut s'en passer; 2° une pince à torsion;
3° une paire de ciseaux à tranchant limité; 4° un bistouri serpette
à coulisse; 5° un doigtier.

Avec le procédé Colin, on se sert seulement de : 1° une pince à torsion se démontant; 2° un bistouri convexe avec écarteur en corne, se rabattant avec le pouce; 3° une pince limitatrice à anneaux, remplaçant le doigtier.

Quel que soit, du reste, le procédé employé, dilatation préalable ou non du vagin, l'opérateur introduit le bras par la vulve *a*, dirige sa main armée d'un bistouri à son choix, suivant le procédé, vers le fond du vagin *d*, sur la ligne médiane de la paroi supérieure, et fait une incision d'avant en arrière longue de 5 à 6 centimètres, à trois travers de doigt environ au-dessus et en arrière de la fleur épanouie formant l'entrée du col de la matrice; puis, se débarrassant de l'instument, introduit à nouveau la main, traverse l'ouverture pratiquée, arrive dans la cavité pelvienne, au plafond de laquelle il cherche successivement chaque ovaire *k*, qui, comme on le sait, est appendu à la face interne du bord flottant des ligaments larges, l'attire par l'ouverture dans le vagin, et, suivant le procédé suivi, soit qu'il incise ou non le ligament utéro-ovarien, engage l'ovaire dans la pince à torsion, soumet celle-ci à un mouvement de rotation imprimé d'une main au dehors, tandis que le pouce de l'autre main, garni du doigtier maintenu ferme au-dessus de l'ovaire, limite la torsion graduelle et lente qui détermine tout à la fois l'arrachement de l'ovaire et l'oblitération des vaisseaux compris dans son ligament suspenseur. La pince limitatrice à anneaux, de Colin, remplace avantageusement le doigtier. Après dix ou quinze tours, les vaisseaux se rompent, on retire les pinces et avec elles l'ovaire.

Chaque ovaire ayant été successivement extirpé, l'opération est terminée. La bête éprouve bientôt quelques coliques, se météorise un peu, le lait diminue pendant les premiers jours; mais, après cinq à six jours, elle recouvre la santé. Les soins pendant ce temps consistent à soumettre l'animal à une demi-diète et au régime rafraîchissant ; nourriture verte.

Evidemment, cette opération n'est pas sans complications possibles. En premier lieu, nous citerons l'*hémorragie*, qui s'annonce par l'indifférence et la faiblesse de l'animal, la pâleur des muqueuses apparentes, et surtout les battements de cœur, toujours très graves. On peut craindre aussi la *péritonite* qu'accusent les coliques plus longtemps continuées, un ballonnement plus considérable du ventre, des efforts expulsifs, et cela vers le 4ᵉ ou 5ᵉ jour; enfin, la formation d'*abcès* sous-lombaires ou pelviens, que l'on est obligé d'ouvrir, ou qui aboutissent d'eux-mêmes par les voies rectales ou vaginales.

Dans toutes ces circonstances accidentelles, le praticien se conformera aux règles à suivre, étant donné la nature et le siège de l'affection.

SAIGNÉE CHEZ LES MOUTONS

La saignée — environ 250 grammes — peut être pratiquée à la faciale, à l'angulaire de l'œil, à la saphène externe, à la sous-cutanée de l'avant-bras.

Les bergers, au lieu de lancette, utilisent un couteau dont la lame tranchante des deux côtés leur sert de bistouri. L'incision doit être faite à égale distance de l'œil et de la bouche.

L'écoulement sanguin cesse avec la compression.

AMPUTATION DE LA QUEUE
DU MOUTON

Pratiquer cette opération sur les agneaux âgés de trois à quatre semaines. Faire la section au moyen de ciseaux, soit avec un bistouri, un couteau, près de la base de la queue. L'hémorragie, toujours faible, s'arrête spontanément, et la cicatrisation s'opère à bref délai.

CASTRATION
DU BÉLIER

Plusieurs procédés peuvent être utilisés :

1º *Par arrachement.* — Sur les jeunes animaux, on fait sortir les testicules des bourses et on tire dessus jusqu'à rupture des cordons. Ce procédé expose aux lésions internes.

2º *Par torsion.* — Pour les jeunes béliers, mettre les testicules à nu, soit par une incision commune aux deux glandes, soit par une incision pour chaque testicule. Les organes étant énucléés, tordre le cordon à la manière habituelle.

3º *Par la dent.* — Consiste à sortir le testicule, le saisir avec

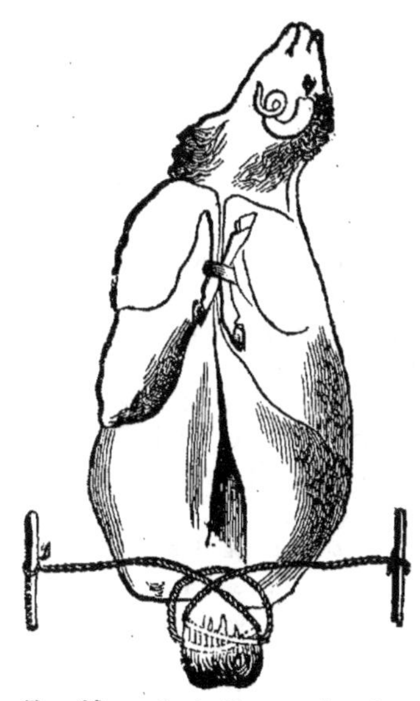

Fig. 69. — *Castration par fouettage.*
(Hurtrel D'Arboval, *Dict. de méd., de chirurgie et d'hyg. vétérinaires*)

les dents, et tirer sur le cordon jusqu'à la rupture. C'est le procédé classique des bergers.

4° *Par fouettage* ou *billonage*. — Consiste à opérer la constriction du cordon pris en bloc à l'aide d'un lien solide, de ficelle dite fouet, ou mieux à l'aide d'une ligature élastique; trois ou quatre jours après, couper les testicules au-dessous du nœud.

Espèce porcine

SAIGNÉE

La quantité de sang à retirer varie, selon l'âge et le poids de 20 à 300 centimètres cubes. Les interventions se pratiquent, de préférence, aux oreilles, aux veines de la face interne de l'avant-bras et à la face externe du jarret.

Un moyen bien primitif, mais qui a cependant une réelle valeur pratique, consiste à saigner par l'amputation de la queue vers sa partie moyenne ou plus près de sa base, selon les indications.

Toutes ces saignées s'arrêtent spontanément par la formation d'un caillot obturateur.

CASTRATION DU PORC

La castration peut être faite avec les casseaux, par torsion bornée à testicules couverts, ou par torsion bornée à testicules découverts.

La castration par les casseaux se pratique comme pour le cheval, avec des casseaux spéciaux plus petits.

Les principaux temps opératoires sont les suivants : 1° refouler les testicules vers le fond des bourses; 2° appliquer le casseau sur le cordon à quelques centimètres au-dessus des testicules et le serrer fortement.

Les testicules des verrats âgés étant volumineux et fort lourds, les enlever après l'application des casseaux; après incision de la gaine vaginale, les sectionner à 2 centimètres au-dessous des casseaux; enlever ces derniers quatre à cinq jours après l'opération.

La castration par torsion bornée à testicules et cordons couverts donne aussi d'excellents résultats; elle exige l'emploi d'instruments spéciaux.

La castration à testicules découverts, par torsion bornée, est plus commode mais il faut toujours éviter de distendre le cordon au cours des manipulations. Elle se pratique à l'aide de pinces à torsion; l'ablation du testicule doit être faite immédiatement.

Chez les *porcelets*, l'ablation des testicules se fait par torsion avec des pinces à forcipressure placées à 2 centimètres l'une de l'autre, la première jouant le rôle de pince limitative; les testicules sont sectionnées d'un seul coup de bistouri.

Beaucoup de châtreurs pratiquent cette torsion à la main.

CASTRATION DES CRYPTORCHIDES

La cryptorchidie (la rétention des testicules dans la cavité abdominale) est assez fréquente chez le porc; souvent un seul testicule est resté dans le ventre.

La castration comporte les temps opératoires suivants : 1º faire une incision verticale de 10 à 12 centimètres dans la région du flanc; 2º explorer la cavité abdominale avec les doigts, au besoin avec la main; 3º extraire le testicule après ligature du cordon ou par l'écraseur.

Si l'opération a été faite aseptiquement, il ne survient pas de complications.

ACCIDENTS DE CASTRATION

La castration des porcelets et des verrats est une opération des plus simples; il est exceptionnel d'observer des accidents. Si cependant les opérés étaient immédiatement placés sur des litières très sales, il se pourrait qu'il y ait souillure et infection variés des plaies de castration.

CASTRATION DE LA TRUIE

On châtre la truie vers l'âge de deux ou trois mois. C'est le moyen par excellence de la voir engraisser; autrement, elle se tourmente sans cesse aux époques du rut, et perd ce qu'elle a gagné d'embonpoint dans l'intervalle. On a beau l'isoler, le résultat n'est pas le même.

La bête est opérée debout ou couchée sur le côté gauche; dans les deux cas, l'opérateur incise le flanc droit verticalement, à 1 ou 2 centimètres en avant de la hanche, au-dessous de la saillie de l'apo-

physe transverse de la dernière vertèbre lombaire, et dans une longueur de 5 centimètres environ. Les uns, les châtreurs de profession,
dans le Midi, où ils abondent, font pénétrer l'instrument (un couteau
arrondi au bout) directement dans la cavité abdominale, et débrident
de dedans en dehors, l'extrémité de la lame refoulant les intestins

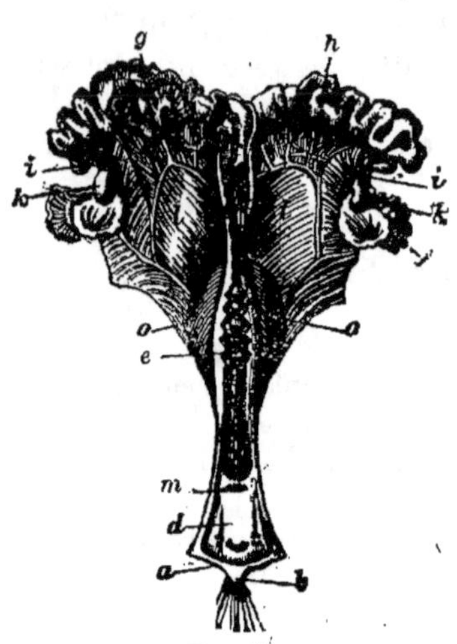

FIG. 70.

Organes génitaux de la truie.

a, vulve, — b, clitoris, — c, rectum, —
d, vagin, — e, col de l'utérus, — f, corps
de l'utérus, — g, corne droite ouverte
de l'utérus, — h, corne gauche de l'utérus, — i, oviducte, — j, corps frangé
des trompes, — k, ovaires, — l, ligament
large, — m, anus, — o, vessie (HURTREL
D'ARBOVAL, *Dict. de méd., de chir. et
d'hygé. vétérinaires*).

sans les blesser. Les autres, et ce
sont les mieux inspirés, incisent
le flanc de dehors en dedans par
couches successives, la peau, les
muscles et le péritoine; et mieux
vaut encore, après avoir fortement incisé la peau, déchirer que
de couper les muscles et le péritoine, afin que l'hémorragie soit
moins grande.

Une fois l'ouverture pratiquée,
l'opérateur y introduit l'index
de la main droite en l'obstruant
autant que possible avec le dos
de la main à demi-fermée, afin
d'empêcher la sortie des intestins
que les cris et les efforts de l'animal provoquent fortement. Il
dirige l'index vers la région des
reins où il ne tarde pas, s'il est
expérimenté, à sentir la corne
droite de la matrice. Les cornes
étant très longues, il peut facilement l'amener vers l'orifice à
l'aide de son index recourbé en
crochet, et s'aide au besoin de la

pression du pouce au dehors, à travers les parois abdominales, pour
pincer la corne, et l'amener en dehors. Avec la main gauche il la
saisit, la dévide, toujours faisant presser ou pressant lui-même légèrement par l'ouverture, et il arrive ainsi jusqu'à l'ovaire, qu'il détache en l'arrachant. Celui-ci extrait, il suit la corne gauche, qui
continue la droite, la développe également, et finit par amener
l'ovaire gauche qu'il rompt. Il rentre les cornes, refoule tous les
organes qui veulent sortir, et fait trois points de suture, en ayant
bien soin de ne comprendre dans les anses du fil que les lèvres
cutanées de la plaie.

Nous avons dit que les cornes étaient très longues, ce qui permet
quelquefois de les faire sortir toutes deux en même temps, et de
détacher les ovaires. Il est utile de bien les détacher complètement,

car, s'il en restait des fragments, la truie conserverait toujours ses penchants à la propagation. C'est peut-être pour cette raison que les châtreurs, dans leur mode opératoire expéditif, arrachent les cornes et les ovaires. Disons que cela est sans danger pour les jeunes sujets.

On lâche l'animal, on le place sous un toit propre, chaud, et on lui donne un lait aigre mêlé de son, de farine et de seigle.

BOUCLEMENT DU PORC

Cette opération a pour but d'empêcher les porcs, dans les pays où les cochons sont élevés en liberté, de fouiller le sol et de causer des dégâts trop considérables.

La méthode la plus simple, consiste à placer au travers du bourrelet supérieur du groin, deux gros fils de fer ou de laiton dont l'une des extrémités effilées sert d'aiguille. Avec de petites pinces plates, les deux extrémités des fils sont tordues pour former deux boucles que l'on réunit transversalement par le même procédé.

Espèces canine et féline

SÉTONS

Chez le chien, on n'applique guère les sétons qu'à la nuque et à l'oreille, dans le traitement de quelques maladies aiguës ou chroniques de l'encéphale et de la moelle, ou lorsque la conque de l'oreille est ulcérée (*chancre auriculaire*).

Séton à la nuque.

Technique opératoire. — Soulever la peau avec la main gauche; y faire un pli, sur la ligne médiane, dans le sens du cou. Avec l'aiguille traverser ce pli et passer un bourdonnet en retirant l'instrument.

Séton à l'oreille.

Se servir d'une forte aiguille, dans le chas de laquelle est passée une mèche de chanvre. Traverser la conque près de son bord libre, à 1 ou 2 centimètres de la base de l'ulcère, et, en tirant sur l'aiguille, engager la mèche de chanvre dans la perforation. Couper la mèche en dehors et en dedans de la conque, à 1 centimètre de celle-ci; puis, avec la pulpe des doigts, étaler en rosette les deux bouts du séton.

AMPUTATION DES OREILLES

On coupe souvent les oreilles aux chiens, quelquefois aux chats.

Quand on veut couper les oreilles très court, c'est en général deux ou trois mois après la naissance qu'il convient d'opérer. Se conformer aux indications suivantes : 1º saisir l'oreille, la renverser de manière à mettre en évidence le tubercule saillant à la face interne de la base de la conque, qui sert de point de départ; inciser la peau et le cartilage à l'aide de ciseaux ou de pinces coupantes spéciales.

AMPUTATION DE LA QUEUE

Indications. — Ecrasement, gangrène ou tumeur de la queue (chancre caudal). Souvent, elle est nécessitée pour les animaux sains dont la queue est trop longue, mal portée, ou par pure fantaisie.

La technique opératoire est la suivante : après avoir tendu légèrement l'extrémité libre de la queue, s'il s'agit d'un jeune chien, diviser l'appendice d'un coup de ciseaux, au niveau d'une articulation intercoccygienne. L'hémorragie arrêtée, badigeonner la plaie de teinture d'iode.

Pour les sujets dont l'organe est volumineux, utiliser le coupe-queue et arrêter l'hémorragie par la cautérisation.

CASTRATION DU CHIEN

On châtre quelquefois le chien; mais cette opération se pratique surtout sur le chien d'appartement que l'on veut rendre fidèle et non coureur; elle rend l'individu assez malade, mais il en meurt rarement.

On couche l'animal sur une table, on incise les enveloppes testiculaires, on saisit le testicule sorti, en remontant les enveloppes, pour pouvoir facilement découvrir le cordon que l'on incise transversalement au-dessus de l'épididyme; le testicule tombe et le cordon remonte dans la gaine testiculaire.

On peut aussi châtrer le chien par torsion, même par l'arrache-

ment à l'aide des doigts; mais si nous avons grande confiance dan
la torsion, nous ne recommandons pas l'autre mode d'opération.

Le chien châtré conserve néanmoins son activité, aboie, est de
bonne garde au besoin, chasse encore, et ne devient pas aussi paresseux qu'on est porté à le croire.

CASTRATION DU CHAT

Pour châtrer le chat, on lui engage la tête et les pattes de devant
dans un sac de toile épaisse, de manière à ce qu'il n'y ait que le train
de derrière qui émerge. Deux aides serrent la gueule du sac et tiennent les pattes postérieures. L'opérateur agit ainsi sans crainte d'être
blessé. Il incise le scrotum d'un seul coup de bistouri, et fait sortir
les testicules qu'il détache transversalement, après avoir tordu le
cordon.

On châtre le chat vers l'âge de deux à trois mois; on peut cependant l'opérer plus vieux sans grand danger. Il est peu malade, d'autant moins qu'il est plus jeune; après trois ou quatre jours il ne pense
plus à l'opération. Il conserve parfaitement les instincts chasseurs,
attrape les souris, et reste au grenier à l'époque du rut des femelles.

Animaux de la basse-cour

I. — Volailles

SAIGNÉE

La saignée peut être pratiquée sur la veine humérale (face interne
du bras et de l'avant-bras). Mettre un lien élastique autour de l'articulation de l'épaule; ponctionner la veine avec une lancette.

Chez les oiseaux qui ont une crête, faire des mouchetures ou pratiquer l'ablation des pointes de cet organe.

Chez les palmipèdes, la veine palmaire, siégeant dans la membrane
tégumentaire qui réunit les doigts, peut être utilisée.

Les quantités de sang à retirer sont les suivantes :

Pigeons	XX à XXV gouttes
Poules, pintades.	5 à 8 grammes
Coqs, dindons.	10 à 15 —
Canards	10 à 15 —
Oies.	20 à 25 —

CASTRATION DU COQ

Chaponnage.

Les fermières, les femmes de basse-cour, chaponnent le coq à l'âge de trois ou de quatre mois, par un beau jour de mai ou de septembre, en dehors de l'époque du rut. A cet effet, elles choississent les plus beaux sujets, les mieux portants, et, de préférence, les coqs à crête simple, les font tenir sur les genoux d'un aide, la tête basse, le ventre en haut, sur le dos, le croupion tourné vers l'opéra-teur, la cuisse droite relevée le long du corps, et la cuisse gauche tirée en arrière, pour bien découvrir le flanc gauche, en travers duquel se pratique une incision de 2 centimètres d'étendue, incision qui doit commencer un peu en arrière des apophyses latérales internes du sternum et être un peu oblique de dedans en dehors et d'avant en arrière. Une fois les plumes arrachées, l'opérateur incise la peau, les muscles et le péritoine avec précaution, de manière à ouvrir le ventre sans blesser les intestins, refoule ceux-ci de côté avec le doigt qu'il dirige ensuite vers la région lombaire où sont placés les testicules. Il détache avec l'ongle celui du côté gauche d'abord, et l'amène au dehors avec le doigt courbé en crochet, va chercher le droit, le sort également, et, après avoir bien rentré les portions intestinales, qui tendent à sortir, réunit la plaie avec quelques points de suture pas trop serrés.

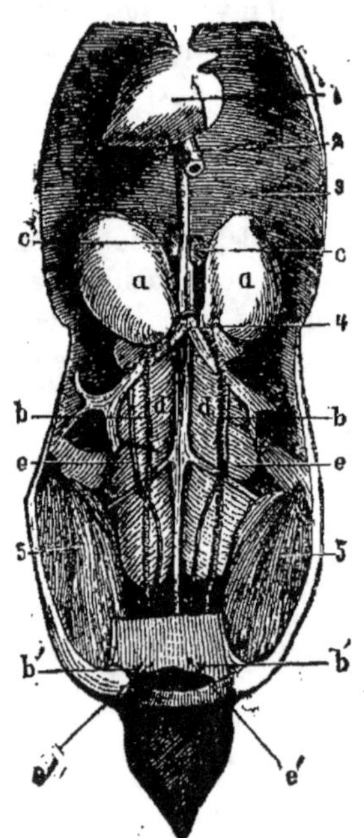

FIG. 71

Organes sexuels du coq.

a, testicules, — *b*, oviductes, — *c*, capsules surrénales, — *d*, reins, — *e*, urèthre, — *é*, cloa-que (HURTREL D'ARBOVAL, *Dict. de méd., de chir. et d'hygiène vétérinaires*).

Le coq, désormais chapon, est ensuite placé dans un local chaud, sur la paille sèche, et soumis, pendant une huitaine, à un régime farineux délayant, son, farine d'orge et eau propre un peu dégourdie.

Cette opération, simple en apparence, exige cependant une grande habitude, un doigt flexible préalablement huilé, une connaissance exacte de l'endroit où sont fixés les testicules, pour éviter les longues recherches, qui compromettent beaucoup l'existence de l'animal, par les lésions, déchirures de vaisseaux, et l'hémorragie qu'elles occasionnent, et souvent même la mort pendant l'opération, ou une demi-heure, une heure après.

II. — **Lapins**

CASTRATION

1º *Par ligature élastique* — faire descendre le testicule dans le fond des bourses; serrer, le plus haut possible, le cordon testiculaire à l'aide d'une ligature élastique.

2º *Par excision simple.* — Inciser en une seule fois toutes les enveloppes du testicule; tordre le cordon — en ayant soin de ne pas tirer dessus pour prévenir la formation d'une hernie — et le sectionner.

SAIGNÉE

Cette opération se pratique à la veine dorsale de l'oreille; on peut retirer 20 centimètres cubes de sang.

PONCTION DU CÆCUM

Cette intervention est indiquée dans le cas de tympanisme (indigestion intestinale); faire la ponction dans le flanc droit à l'aide d'un trocart capillaire.

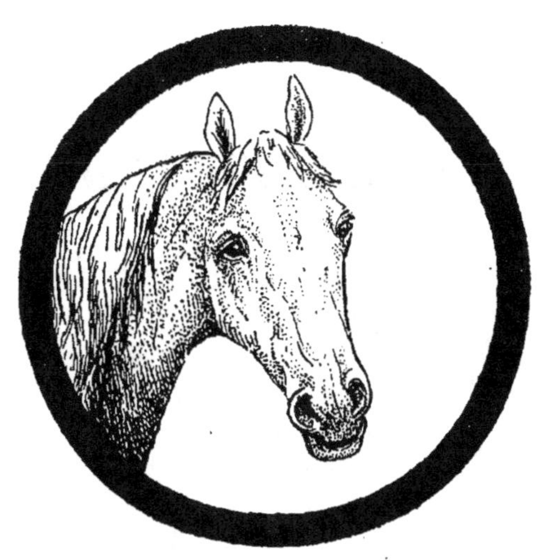

VICES RÉDHIBITOIRES

et

POLICE SANITAIRE

VICES RÉDHIBITOIRES

Garantie

Code civil :
Loi du 2 août 1884.
Loi du 31 juillet 1895.

La loi garantit à l'acquéreur la possession paisible et régulière de la chose vendue, et le protège contre les défauts cachés de cette chose ou les vices rédhibitoires.

C'est une protection accordée à l'acheteur qui pourrait avoir été trompé par fraude ou par ruse du vendeur, dans des cas où ce dernier aurait dissimulé à dessein sur le marché, soit l'énonciation des vices réels et connus de lui, soit l'affection causée par les diverses maladies qui rendent un animal invendable sans garantie, ou qui en auraient diminué le prix si les vices cachés avaient été connus.

Nous ne saurions mieux faire que de mettre sous les yeux de nos lecteurs les articles du Code civil formels à cet égard.

CODE CIVIL
Livre III, Titre IV, Section III

DE LA GARANTIE

Art. 1625. — La garantie que le vendeur doit à l'acquéreur a deux objets : le premier est la possession paisible de la chose vendue, le second les défauts cachés de cette chose ou les vices rédhibitoires.

Art. 1641. — Le vendeur est tenu de la garantie à raison des défauts cachés de la chose vendue qui la rendent impropre à l'usage auquel on la destine, ou qui diminue tellement cet usage que l'acheteur ne l'aurait pas acquise ou n'en aurait donné qu'un moindre prix s'il les avait connus.

Art. 1642. — Le vendeur n'est pas tenu des vices apparents et dont l'acheteur a pu se convaincre lui-même.

Art. 1643. — Il est tenu des vices cachés quand même il ne les aurait pas connus, à moins que, dans ce cas, il n'ait stipulé qu'il ne sera obligé à aucune garantie.

Art. 1644. — Dans le cas des articles 1641 et 1643, l'acheteur a le choix de rendre la chose et de se faire restituer le prix ou de garder la chose et de se faire rendre une partie du prix, telle qu'elle sera arbitrée par experts.

Art. 1645. — Si le vendeur connaissait les vices de la chose, il sera tenu, outre la restitution du prix qu'il en a reçu, de tous les dommages et intérêts envers l'acheteur.

Art. 1646. — Si le vendeur ignorait les vices de la chose, il ne sera tenu qu'à la restitution du prix et à rembourser à l'acquéreur les frais occasionnés par la vente.

Art. 1647. — Si la chose qui avait les vices a péri par suite de sa mauvaise qualité, la perte est pour le vendeur qui sera tenu envers l'acheteur à la restitution du prix et aux autres dédommagements expliqués dans les deux articles précédents; mais la perte arrivée par cas fortuit sera pour le compte de l'acheteur.

Art. 1648. — L'action résultant des vices rédhibitoires doit être intentée par l'acquéreur dans un bref délai, suivant la nature des vices rédhibitoires et l'usage du lieu où la vente a été faite. (*Pour les ventes et échanges d'animaux, le bref délai est fixé par la loi du 2 août 1881, art. 5 et 6*).

Art. 1649. — Elle n'a pas lieu dans les ventes faites par autorité de justice.

L'interprétation de ces articles du Code a donné lieu à des jurisprudences contradictoires, surtout à raison des termes équivoques et trop larges de l'article 1648 qui laissaient les tribunaux libres d'apprécier et de juger suivant les usages locaux et la nature des vices. Aussi, dans chaque contrée, il s'était établi une jurisprudence spéciale qui prenait le nom de coutume du pays. Longtemps on réclama une législation uniforme qui vint au moins réglementer le délai dans lequel devait s'introduire l'action en garantie et la loi du 2 août 1884, après celle du 20 mai 1838, établit, ainsi qu'il suit, les vices rédhibitoires dans les ventes et échanges des animaux domestiques et le délai de garantie.

*
* *

La garantie sur les vices rédhibitoires dans les ventes et échanges d'animaux domestiques est fixée par la loi du 2 août 1884, modifiée par l'article 2 de la loi du 31 juillet 1895, et l'article unique de la loi du 22 février 1914.

Art. 1er. — L'action en garantie dans les ventes ou échanges d'animaux domestiques, sera régie, à défaut de conventions contraires, par les dispositions suivantes, sans préjudice des dommages et intérêts qui peuvent être dus s'il y a dol.

Art. 2. — Sont réputés vices rédhibitoires et donneront seuls ouvertures aux actions résultant des articles 1641 et suivants du Code civil, sans distinction des localités où les ventes et les échanges auront lieu, les maladies ou défauts ci-après, savoir :

Pour le cheval, l'âne et le mulet : l'immobilité, l'emphysème pulmonaire, le cornage chronique, le tic proprement dit, avec ou sans usure des dents, les boiteries anciennes intermittentes, la fluxion périodique des yeux.

Pour l'espèce porcine : la ladrerie.

Art. 3. — L'action en réduction de prix, autorisée par l'article 1644 du Code civil, ne pourra être exercée, dans les ventes et échanges d'animaux énoncés à l'article précédent, lorsque le vendeur offrira de reprendre l'animal vendu, en restituant le prix et en remboursant à l'acquéreur les frais occasionnés par la vente.

Art. 4. — Aucune action en garantie, même en réduction de prix, ne sera admise pour les ventes ou pour les échanges d'animaux domestiques si le prix, en cas de vente ou la valeur en cas d'échange ne dépasse pas 100 francs.

Art. 5. — Le délai pour intenter l'action rédhibitoire sera de neuf jours francs, non compris le jour fixé pour la livraison, excepté pour la fluxion pério- dique, pour laquelle ce délai sera de trente jours francs, non compris le jour fixé pour la livraison.

Art. 6. — Etait relatif à l'augmentation des délais à raison des distances du domicile du vendeur à celui de l'acheteur, cet article a été abrogé par la loi du 22 février 1914.

Art. 7. — Quel que soit le délai pour intenter l'action, l'acheteur, à peine d'être non recevable, devra provoquer dans les délais de l'article 5, la nomination d'experts chargés de dresser procès-verbal, la requête sera présentée verbalement ou par écrit au juge de paix du lieu où se trouve l'animal; ce juge constatera dans son ordonnance la date de la requête, et nommera immédiatement un ou trois experts qui devront opérer dans le plus bref délai.

Ces experts vérifieront l'état de l'animal, recueilleront tous les renseignements utiles, donneront leur avis, et, à la fin de leur procès-verbal, affirmeront par serment la sincérité de leurs opérations.

Art. 8. — Le vendeur sera appelé à l'expertise, à moins qu'il n'en soit autre- ment ordonné par le juge de paix, à raison de l'urgence ou de l'éloignement.

La citation à l'expertise devra être donnée au vendeur dans les délais déter- minés par les articles 5 et 6; elle énoncera qu'il sera procédé même en son absence.

Si le vendeur a été appelé à l'expertise, la demande pourra être signifiée dans es trois jours à compter de la clôture du procès-verbal dont copie sera signifiée en tête de l'exploit.

Si le vendeur n'a pas été appelé à l'expertise, la demande devra être faite dans les délais fixés, par les articles 5 et 6.

Art. 9. — La demande est portée devant les tribunaux compétents suivant les règles ordinaires du droit. Elle est dispensée de tout préliminaire de concilia- tion et devant les tribunaux civils, elle est instruite et jugée comme matière sommaire.

Art. 10. — Si l'animal vient à périr le vendeur ne sera pas tenu de la garantie à moins que l'acheteur n'ait intenté une action régulière dans le délai légal et ne prouve que la perte de l'animal provient de l'une des maladies spécifiées dans l'article 2.

Art. 11. — Le vendeur sera dispensé de la garantie résultant de la morve et du farcin pour le cheval, l'âne et le mulet, et de la clavelée pour l'espèce ovine, s'il prouve que l'animal depuis la livraison a été mis en contact avec des animaux atteints de ces maladies (Cet article se trouve implicitement abrogé par la loi du 31 juillet 1895 qui a fait disparaître la morve, le farcin et la clavelée de la liste des vices rédhibitoires.)

Art. 12. — Sont abrogés tous règlements imposant une garantie exception- nelle aux vendeurs d'animaux destinés à la boucherie.

Sont également abrogées la loi du 20 mai 1838 et toutes les dispositions con- traires à la présente loi.

Cette loi consacre nettement le principe de la liberté absolue des conventions et est fondée sur une énumération limitative des mala- dies réputées vices rédhibitoires; elle laisse les délits et le dol sous le régime du droit commun; elle rend à l'acheteur la faculté de se con- tenter de l'action en réduction de prix lorsque le vendeur n'offre pas la résiliation totale du contrat; elle limite la recevabilité de l'une et de l'autre action à un maximum de prix ou de valeur; elle indique clairement l'intention du législateur et simplifie la procédure.

Il y a liberté absolue pour les parties d'adopter les conventions

qu'il leur plaît, à moins toutefois qu'il ne s'agisse de maladies contagieuses; car, dans ce cas, la stipulation de non-garantie est nulle
puisque la loi prohibe la vente d'animaux infectés de ces sortes de
maladies. Nous verrons plus loin que la loi de 1895 s'occupe de ces
maladies contagieuses au point de vue de la rédhibition. Mais si, à
cette exception près, la garantie peut être étendue à des vices non
compris dans la loi de 1884, il faut que ces vices soient nominative-
ment désignés dans l'acte qui modifie la garantie légale. Ainsi l'acheteur peut demander au vendeur ce qu'on peut appeler une *garantie
conventionnelle*, c'est-à-dire de lui garantir que tel autre vice non
mentionné dans la loi n'existe pas; par exemple, que le cheval n'est
pas méchant (et encore pour la méchanceté, il peut y avoir lieu à
résiliation de vente, alors que le vendeur connaissait le vice dont
était atteint son animal), qu'il s'attelle bien, si c'est à un service
d'attelage qu'on le destine, qu'il se monte bien, qu'il a une bonne
vue, qu'il n'a que tel âge, etc.; que la vache laitière qu'il achète
donne au moins tant de litres de lait par jour, qu'elle n'a que tel
âge, etc., etc.

L'acheteur peut aussi demander au vendeur de *prolonger la durée
de la garantie légale* : et même, si le vendeur ne la spécifiait pas pour
tel ou tel vice que redoute l'acheteur, la prolongation de garantie
s'étendrait à tous les vices rédhibitoires.

Contrairement à la loi de 1838, l'acheteur peut choisir entre la
diminution de prix ou l'action résolutoire. Mais le vendeur a le droit
de ne rien diminuer et de reprendre la bête en remboursant à l'acquéreur.

Il n'y a pas de résiliation possible au-dessous de 100 francs,
à moins de conventions contraires, sauf, bien entendu, dol ou maladies contagieuses.

Pour le commerce des animaux de boucherie, qui a été laissé en
dehors de la loi de 1884, on rentre dans le droit commun, c'est-à-dire
que la matière est réglée par l'article 1641 du Code civil.

Quand un marché est fait de conscience, quand l'acheteur n'ayant
pas vu l'objet du marché s'en est rapporté à la délicatesse et à la
bonne foi du vendeur, qu'il lui a demandé un animal propre à tel
service, ou devant remplir telles ou telles conditions, le vendeur est
responsable de tous les défauts ou vices qui empêchent l'animal de
remplir le but pour lequel il a été demandé, ou qui diminuent le prix
qu'on était convenu de donner, car c'est là un véritable abus de
confiance. Mais il faut alors que cela résulte clairement d'un échange
de correspondance.

Le vendeur qui ne veut pas être astreint à la garantie légale doit
le spécifier par écrit, et déclarer qu'il vend sans aucune espèce de
garantie.

En vertu d'un arrêt rendu en 1904 par la Cour d'appel de Paris, le vendeur est encore tenu, quand il vend un cheval sans garantie, de déclarer de quel vice rédhibitoire son cheval est atteint, et même dans ce cas le vendeur ne saurait se soustraire à la garantie de droit commun, qui veut, que la chose vendue soit apte à remplir le but auquel elle est destinée; ainsi l'animal vendu pour le travail, doit être apte à fournir du travail; l'animal vendu pour la boucherie, doit être consommable.

Nous ne saurions donc trop engager à rédiger en langage clair et précis les actes relatifs aux ventes et échanges d'animaux, à bien observer que si l'une des parties contractantes ne sait pas signer, elle ne doit pas faire une croix pour tenir lieu de sa signature; dans ce cas, l'acte, pour être valable, doit être signé par-devant notaire.

La loi de 1884 a exposé clairement la manière de procéder pour l'acheteur qui veut faire valoir ses droits dans le cas d'existence des vices rédhibitoires.

LOI

Portant modification aux lois du 21 juillet 1881 et du 2 août 1884, relatives aux ventes et échanges d'animaux domestiques.

La loi du 21 juillet 1881 sur la police sanitaire des animaux, interdit la vente ou la mise en vente des animaux atteints ou soupçonnés d'être atteints de maladies contagieuses (art. 13).

Modifiant cette loi du 21 juillet 1881 et en même temps la loi du 2 avril 1884, la loi suivante fut promulguée le 31 juillet 1895.

Le Sénat et la Chambre des députés ont adopté.

Le Président de la République promulgue la loi dont la teneur suit :

ARTICLE PREMIER. — L'article 13 de la loi du 12 juillet 1881 est complété par les quatre paragraphes suivants :

« Et si la vente a eu lieu, elle est nulle de droit, que le vendeur ait connu ou ignoré l'existence de la maladie dont son animal était atteint ou suspect.

« Néanmoins, aucune réclamation de la part de l'acheteur, pour raison de ladite nullité, ne sera recevable lorsqu'il se sera écoulé plus de quarante-cinq jours depuis le jour de la livraison, s'il y a poursuite du ministère public.

« Si l'animal a été abattu, le délai se réduit à dix jours à partir du jour de l'abatage, sans que toutefois l'action puisse jamais être introduite après l'expiration du délai de quarante-cinq jours. En cas de poursuite du ministère public, la prescription ne sera opposable à l'action civile, comme au paragraphe précédent, que conformément aux règles du droit commun.

« Toutefois, en ce qui concerne la tuberculose dans l'espèce bovine, la vente ne sera nulle que lorsqu'il s'agira d'un animal soumis à la séquestration ordonnée par les autorités ».

ART. 2. — L'article 2 de la loi du 2 août 1884 est modifié ainsi qu'il suit :

« Sont réputés vices rédhibitoires et donneront seuls ouverture aux actions résultant des articles 1641 et suivants du Code civil, sans distinction des localités où les ventes et échanges auront lieu, les maladies ou défauts ci-après savoir :

« Pour le cheval, l'âne et le mulet :

« L'immobilité, l'emphysème pulmonaire, le cornage chronique, le tic proprement dit, avec ou sans usure des dents, les boiteries intermittentes, la fluxion périodique des yeux :

« Pour l'espèce porcine : la ladrerie. »

La présente loi, délibérée et adoptée par le Sénat et par la Chambre des Députés, sera exécutée comme loi de l'Etat.

Fait au Havre, le 31 juillet 1895.   FÉLIX-FAURE.

Par le Président de la République :
   Le Ministre de l'Agriculture,
      GADAUD.

Cette loi de 1895 comprend deux articles :

L'article premier qui complète l'article 13 de la loi du 21 juillet 1881 sur la police sanitaire des animaux; et l'article 2 qui donne une nouvelle liste des vices rédhibitoires.

Article premier :

Cet article vise les maladies contagieuses suivantes :

La peste bovine dans toutes les espèces;

La péripneumonie contagieuse)
Le charbon symptomatique } dans l'espèce bovine;
La tuberculose)

La fièvre aphteuse dans les espèces bovine, ovine, caprine et porcine;

La clavelée et la gale dans les espèces ovine et caprine;

La morve, le farcin, la dourine dans les espèces chevaline et asine;

La rage et le charbon bactéridien dans toutes les espèces;

Le rouget et la pneumo-entérite infectieuse dans l'espèce porcine.

La vente d'un animal atteint d'une des précédentes maladies est nulle de droit, que le vendeur ait connu ou ignoré l'existence de la maladie dont son animal était atteint ou suspect, exception toutefois est faite pour la tuberculose dans l'espèce bovine; la vente dans ce cas ne peut être nulle que lorsqu'il s'agit d'un animal soumis à la séquestration ordonnée par les autorités compétentes.

Est cependant permise, mais seulement à destination de la boucherie, et avec autorisation de l'administration, la vente des animaux qui ont été en contact avec d'autres, atteints de la *peste bovine*, de la *clavelée*, de la *péripneumonie contagieuse*, de la *fièvre aphteuse* ou du *charbon*, ou qui ont été exposés à la contagion.

En plus de la nullité de la vente, il peut y avoir lieu à dommages-intérêts, si l'acheteur peut établir que son vendeur connaissait la maladie contagieuse ou l'état suspect de l'animal.

Donc, en principe, toute vente d'un animal affecté d'une des maladies contagieuses ci-dessus énumérées est nulle, à condition que l'acheteur prouve l'existence de la maladie et se mette en règle dans les délais.

Mais ces délais quels sont-ils?

Ils varient suivant les trois cas ci-après :

1° Il n'y a pas poursuite du ministère public.

2° Il y a poursuite du ministère public.

3° L'animal a été abattu.

Au sujet des délais, le texte de la loi est assez obscur, et peu compréhensible pour beaucoup.

Ce qu'il semble en résulter, c'est que, dans le premier cas, s'il n'y a pas poursuite du ministère public, le délai est de *quarante-cinq jours* francs depuis le jour de la livraison, sans aucune restriction ni exception.

Dans le deuxième cas, s'il y a poursuite du ministère public, le délai accordé à l'acheteur pour actionner son vendeur en nullité de vente et en dommages-intérêts est le même que celui de l'action publique, c'est-à-dire de *trois ans* à compter du jour de la vente (art. 638 du code d'instruction criminelle).

Pour le troisième cas, si l'animal a été abattu, le délai est de *dix jours* à compter du jour de l'abatage, néanmoins le délai total ne pourra être de plus de *quarante-cinq jours* à compter du jour de la livraison.

Le dernier paragraphe de l'article premier concerne la tuberculose; son texte est également très obscur.

La Cour de Cassation a, par différents jugements, déclaré recevable l'action en nullité de vente d'un bovidé atteint de tuberculose, alors que la formalité de la séquestration a été remplie avant l'introduction de l'instance dans les délais légaux; il ne faut donc pas que la séquestration ait été ordonnée avant la vente, mais il suffit qu'elle l'ait été avant l'introduction de l'instance en nullité.

Article deuxième :

Cet article donne la liste des vices réputés rédhibitoires. Ces vices sont les mêmes que ceux énumérés dans la loi du 2 août 1884, à quelques exceptions près.

Le texte ancien de la loi du 2 août 1884 portait au nombre des vices rédhibitoires, les boiteries « anciennes » intermittentes.

La loi de 1895 supprime le mot « anciennes ». Est-ce par oubli ou par intention que ce mot a été supprimé? La loi est muette à cet égard. Il est probable que ce changement de rédaction que rien ne justifie, résulte d'une erreur matérielle de transcription (Conte).

La morve et le farcin pour le cheval, l'âne et le mulet, et la clavelée pour l'espèce ovine ont été retranchés; ces vices n'avaient plus de raison de se trouver dans la liste nouvelle de l'article 2, puisqu'ils sont visés par l'article 1er de la loi du 31 juillet 1895.

En résumé, cette loi rend nulle toute vente d'un animal atteint ou suspect de maladie contagieuse, si l'acheteur établit que la maladie est antérieure à la vente, s'il a commencé les poursuites dans le délai de quarante-cinq jours à partir de la livraison de l'animal, et dans le cas particulier de tuberculose, s'il a provoqué, dans le même délai, l'application des mesures sanitaires qui doivent aboutir à la séquestration de l'animal malade.

POLICE SANITAIRE

RÉSUMÉ DES LOIS, DÉCRETS ET RÈGLEMENTS

qui régissent la police sanitaire des animaux

Exposé des mesures à appliquer
lors de constatation
d'un cas de maladie contagieuses visée par la loi,
et des formalités
à remplir pour obtenir les indemnités dues dans le cas
d'abatage pour cause de tuberculose, morve,
péripneumonie contagieuse, peste bovine.

La police sanitaire des animaux est réglementée par les principales lois et les principaux décrets suivants :

Loi du 21 juillet 1881;
Complétée par décret du 21 juin 1882;
par circ. minist. du 20 août 1882;
Modifiée par décret du 28 juillet 1888;
par circ. minist. du 30 août 1888;
par la loi du 31 juillet 1895;
par la loi du 21 juin 1898;
Complétée par la circ. minist. du 26 mai 1903.

Un décret du 12 novembre 1887 concerne l'Algérie.

Les Maires sont armés par la loi du 5 avril 1884 pour agir dans le cas de maladie contagieuse constatée.

Les maladies qui sont soumises aux lois de la police sanitaire sont :

La peste bovine dans toutes les espèces de ruminants.
La péripneumonie contagieuse des bêtes bovines.
La fièvre aphteuse dans les espèces bovine, ovine, caprine et porcine.
La clavelée du mouton et de la chèvre.
La gale du mouton ou de la chèvre.
La morve et le farcin des solipèdes.
La dourine.
La rage dans toutes les espèces.
La fièvre charbonneuse ou *sang de rate* dans toutes les espèces susceptibles de contracter la maladie.
Le charbon symptomatique ou *emphysémateux* du bœuf.
La tuberculose dans l'espèce bovine.
Le rouget et la *pneumo-entérite infectieuse* du porc.

Nous allons indiquer les mesures sanitaires à prendre, en général, lorsqu'on se trouve en face d'un cas ou d'une de ces maladies contagieuses. Nous citerons à propos de chaque mesure sanitaire les articles des lois, décrets et circulaires ministérielles qui l'intéressent.

Ces mesures ont une importance considérable, leur application est soumise à certaines règles et elles doivent être appliquées pour obtenir les résultats qu'a en vue la loi qui les prescrit.

Ces mesures sont :

1º Déclaration.
2º Visite sanitaire.
3º Recensement, marque.
4º Isolement. Séquestration. Cantonnement. Quarantaine.
5º Estimation. Indemnité.
6º Inoculation. Vaccination.
7º Abatage.
8º Destruction ou stérilisation des cadavres par :
    a) enfouissement;
    b) équarrissage;
    c) crémation;
    d) destruction par agents chimiques.
9º Désinfection.

Examinons successivement chacune de ces mesures.

1º Déclaration.

Art. 1, 2, 3, 31, 32, 35, 36, loi du 21 juillet 1881.
Art. 1, 2, 3, 45, 49, décret du 12 novembre 1887.
Art. 29, 30, 31, loi du 31 juin 1898.

La déclaration doit être faite au maire de la commune dans laquelle se trouvent les animaux atteints de maladie contagieuse par les propriétaires, détenteurs, gardiens vétérinaires, etc.

La non-déclaration est punissable d'une amende de 16 à 400 francs et d'un emprisonnement de six jours à deux mois.

Les vétérinaires peuvent être punis du double.

2º Visite sanitaire.

Art. 3, 4, loi du 21 juillet 1881.
Art. 3, décret du 22 juin 1882.
Art. 3, 4, décret du 12 novembre 1887.
Art. 31, 32, loi du 21 juin 1898.

Le vétérinaire sanitaire est requis par l'autorité pour visiter les animaux malades, constater et étudier l'épizootie.

3º Recensement. Marque.

Art. 5, loi du 21 juillet 1881.
Art. 7, décret du 22 juin 1882.
Art. 5, décret du 12 novembre 1887.
Art. 33, loi du 21 juin 1898.

Le recensement consiste à établir de part et d'autre le nombre des sujets malades ou suspects et des animaux sains d'une même localité; il doit être fait par le vétérinaire sanitaire.

La marque a été prescrite pour aider à faire le dénombrement des animaux malades.

4º Isolement. Séquestration. Cantonnement. Quarantaine.

Art. 3, 4, 5, 30, 31, loi du 21 juillet 1881.
Art. 11, 22, 30, 34, etc., décret du 22 juin 1882.
Art. 3, 4, 5, 43, décret du 12 novembre 1887.
Art. 10, 15, arrêté ministériel du 28 juillet 1888.
Art. 31, 32, 33, loi du 21 juin 1898.

Les animaux atteints ou seulement soupçonnés d'être atteints de maladie contagieuse doivent être immédiatement séquestrés, séparés et isolés des autres animaux.

Le cantonnement consiste à assigner aux animaux malades ou suspects un espace limité de pâturage et de parcours.

La quarantaine est l'isolement et la séquestration appliqués aux animaux venant des pays où règne une épizootie.

5º **Estimation. Indemnités.**

Art. 6, 17, 18, 19, 20, 21, 22, 23, 26, loi du 21 juillet 1881.
Art. 65, 66, 69, décret du 22 juin 1882.
Art. 6, 10, 20, 21, 22, 23, 24, 25, 26, décret du 12 novembre 1887.
Art. 34, 36, 37, 38, 46, 47, 48, 49, 50, 51, 52, 57, loi du 21 juin 1898.
Art. 41 de la loi du 30 mars 1899.
Art. 82 de la loi des finances du 30 mars 1902.
Loi des finances du 31 décembre 1903.

Certaines maladies contagieuses : la *morve*, la *peste bovine*, la *rage*, la *péripneumonie*, la *tuberculose* peuvent donner lieu à un ordre d'abatage; dans ce cas, la loi accorde des indemnités pour les maladies de la peste bovine, de la péripneumonie (même après inoculation), de la tuberculose et de la morve. Il y a alors nécessité d'estimer les animaux à abattre. Cette estimation est faite par le vétérinaire délégué assisté d'un vétérinaire ou d'un expert quelconque.

A la suite d'abatage par ordre, des indemnités peuvent être accordées aux propriétaires des animaux abattus.

Dans la *morve*, l'indemnité accordée pour les animaux abattus ne peut excéder 1.500 francs.

Dans la *peste bovine*, l'indemnité accordée est des trois quarts de la valeur de l'animal.

Dans la *péripneumonie*, l'indemnité est égale à la moitié de la valeur de l'animal avant la maladie, si l'animal en est atteint et des trois quarts de la valeur si l'animal a seulement été exposé à la contagion. La totalité de la valeur est allouée si l'animal est mort des suites de l'inoculation.

L'indemnité à accorder ne peut dépasser la somme de 400 francs en France et 200 francs en Algérie pour la moitié de la valeur et celle de 600 en France et 300 en Algérie pour les trois quarts, ni enfin celle de 800 pour la totalité de la valeur. Veaux abattus : trois quarts de leur valeur.

Aucune indemnité n'est allouée aux propriétaires d'animaux importés des pays étrangers, abattus pour cause de péripneumonie dans les trois mois qui suivent leur introduction en France, à moins que les propriétaires ne démontrent que leurs animaux ont contracté la maladie en France.

La loi du 28 décembre 1922 consacre la suppression des indemnités dans les cas de saisie ou d'abatage pour cause de tuberculose.

6º **Inoculation. Vaccination.**

Art. 9, 11, loi du 21 juillet 1881.
Art. 27, 35, 36, 38, 59, 60, décret du 22 juin 1882.
Art. 12, décret du 12 novembre 1887.
Art. 8, 19, arrêté ministériel du 28 juillet 1888.
Art. 37, 39, loi du 21 juin 1898.

L'inoculation peut êt.e révélatrice ou préventive (vaccination).

L'inoculation révélatrice a été étudiée dans le cours de l'ouvrage à chaque maladie dans laquelle elle peut être prescrite.

L'inoculation préventive est autorisée et prescrite dans un certain nombre de cas; elle peut être prescrite par le préfet pour la péripneumonie, la clavelée; elle peut être autorisée, après déclaration au maire, pour le charbon bactéridien, pour le charbon emphysémateux et pour le rouget.

7o Abatage.

Art. 6, 7, 8, 9, 10, 26, loi du 21 juin 1881.
Art. 3, 69, 70, 83, 84, 87, décret du 22 juin 1882.
Art. 6, 7, 8, 9, 10, 11, 13, 36, décret du 12 novembre 1887.
Art. 10, 21, arrêté ministériel du 28 juillet 1898.
Art. 34, 35, 36, 37, 38, 57, loi du 21 juin 1898.

L'abatage peut et doit être prescrit par l'autorité, quand des animaux sont atteints de certaines maladies contagieuses.

Dans certains cas (*typhus*, *péripneumonie*), les animaux simplement suspects peuvent être abattus par ordre.

8o Destruction et stérilisation des cadavres.

Art. 3, 4, 15, loi du 21 juin 1881.
Art. 4, décret du 22 juin 1882.
Art. 3, 16, décret du 12 novembre 1887.
Art. 4, 11, 17, arrêté ministériel du 28 juillet 1888.
Art. 27, 28, 31, 42, 43, 44, 53, 54, loi du 21 juin 1898.

Quelquefois les cadavres des animaux abattus peuvent être utilisés, mais, d'autres fois, ils doivent être détruits.

Après abatage pour *peste bovine*, *morve*, *farcin*, *charbon*, *rage*, *rouget*, *dourine*, les cadavres doivent être détruits par enfouissements; par livraison aux clos d'équarrissage; par crémation, qui est le meilleur moyen de faire disparaître tout danger de contagion; ou par des agents chimiques, en vue de la production d'engrais; c'est un procédé sûr et économique.

9o Désinfection.

Art. 4, 5, 16, 37, loi du 21 juin 1881.
Art. 5, 12, 15, 17, 19, 20, 28, 32, 38, 41, 42, 46, 56, 58, 60, 77, 79, 83, 89, 93, 94, 95, décret du 22 juin 1882.
Art. 4, 5, 15, 40, décret du 12 novembre 1887.
Art. 4, 12, 15, 20, arrêté ministériel du 28 juillet 1888.
Art. 32, 33, 45, 61, loi du 21 juin 1898.

La désinfection est l'opération qui consiste à purifier les objets infectés ou souillés de matières virulentes.

La désinfection peut être imposée par l'administration.

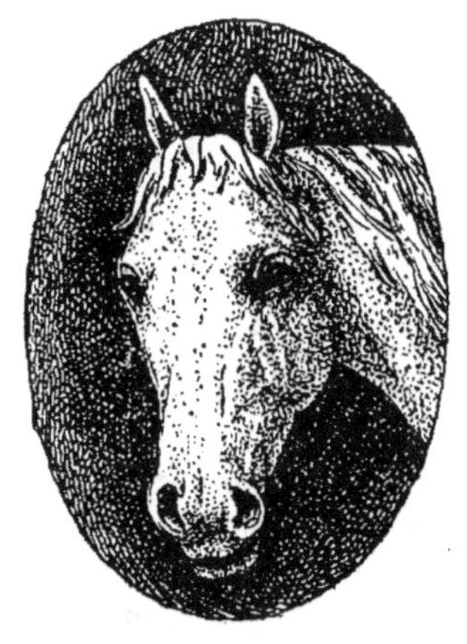

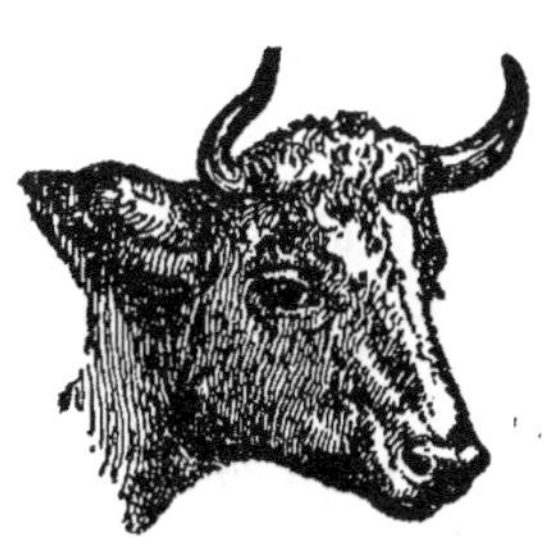

AGE

DES

ANIMAUX

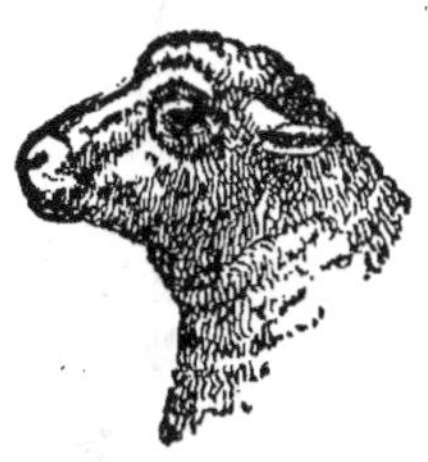

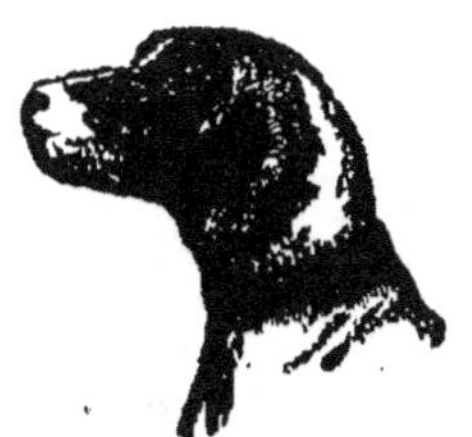

Age des chevaux
par les dents

L'*âge du cheval* s'établit par l'inspection des dents.

Le cheval compte 40 dents dont 12 *incisives*, 4 *crochets*, 24 *molaires*. Les crochets manquent ordinairement aux juments ou ne sont qu'à l'état rudimentaire. Les juments qui en possèdent sont appelées *bréhaignes*.

Les *incisives* servent à l'appréciation de l'âge.

Au nombre de six à chaque mâchoire, elles portent des noms particuliers selon leur position (fig. 72).

Les deux du milieu se nomment *pinces* (A); de chaque côté, on les appelle *mitoyennes* (BB), et on appelle *coins* celles qui touchent aux mitoyennes (C C).

La dent se divise en deux parties : la *racine* ou partie enchassée dans l'alvéole, et la *couronne* ou partie libre.

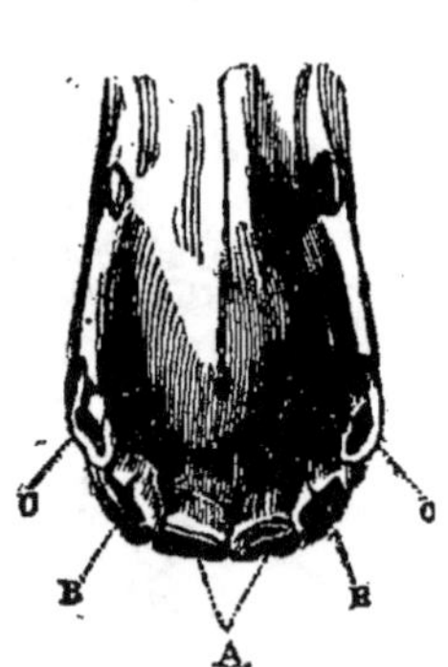

Fig. 72.

La couronne présente une face antérieure A (fig. 73), une face postérieure B, un bord interne C, un bord externe D, un bord antérieur E, un bord postérieur F, moins élevé, séparé par une cavité profonde teintée en noir, véritable cul-de-sac que l'on nomme *cornet dentaire* ou *germe de fève*. Ce n'est que par l'usure que le fond de cette cavité se nivelle avec les bords; c'est ce qu'on appelle le *rasement*.

On appelle *table* l'extrémité de la partie libre qui frotte contre les dents opposées. C'est au milieu de la table que se trouve le *cornet dentaire* dont nous venons de parler.

La figure 74 montre une incisive sciée en deux dans le sens de sa longueur; A A, *émail* (partie blanche); B B, substance éburnée ou *ivoire*, enveloppée complètement par l'émail; C, pulpe dentaire.

La figure 75 montre une incisive sciée en travers; *a, émail d'enca-*

drement; *b*, émail central; *c*, étoile dentaire, constituée par de l'ivoire de nouvelle formation qui a rempli la cavité de la pulpe disparue; *d, ivoire primitif*.

La forme de la dent incisive varie beaucoup suivant le point de sa longueur auquel on l'examine. Elle est aplatie d'avant en arrière, à son extrémité libre; plus loin, elle devient ovale, puis ronde, puis triangulaire, et en dernier lieu aplatie d'un côté à l'autre, de telle sorte que si l'on divise la longueur d'une incisive en une série de tranches de quelques millimètres d'épaisseur, on obtient successivement une table présentant ces diverses formes (fig. 76).

Nous verrons plus loin que la connaissance de cette disposition

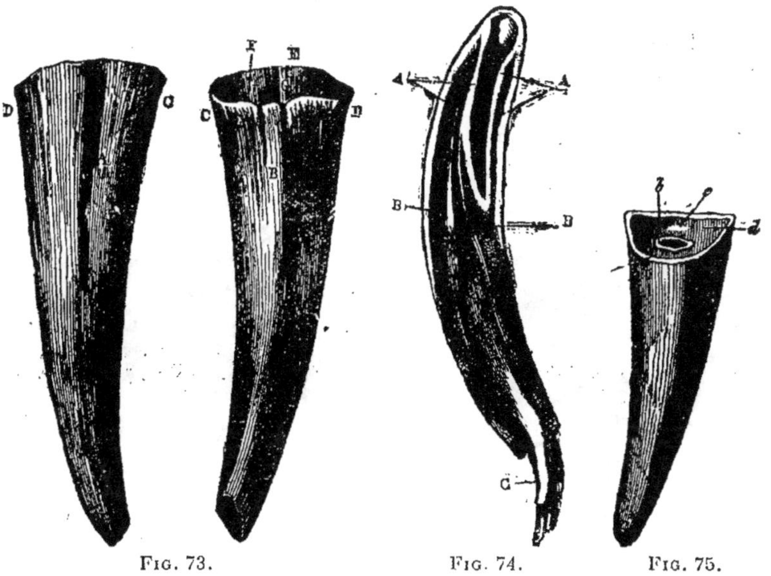

Fig. 73.   Fig. 74.   Fig. 75.

forme la base principale de celle de l'âge dans la seconde moitié de la vie de l'animal.

Il y a trois périodes bien distinctes dans l'étude de l'âge du cheval :

1° *La sortie et le rasement des incisives de lait ou caduques*;

2° *La sortie et le rasement des incisives de remplacement dites de cheval*;

3° *Les formes diverses que subissent les tables des incisives rasées.*

On peut négliger l'inspection des incisives supérieures; leur rasement si irrégulier ne peut être d'aucune utilité pour déterminer l'âge.

Le poulain naît presque toujours sans aucune incisive apparente; mais ces organes ne tardent pas à se montrer; et du *sixième* au

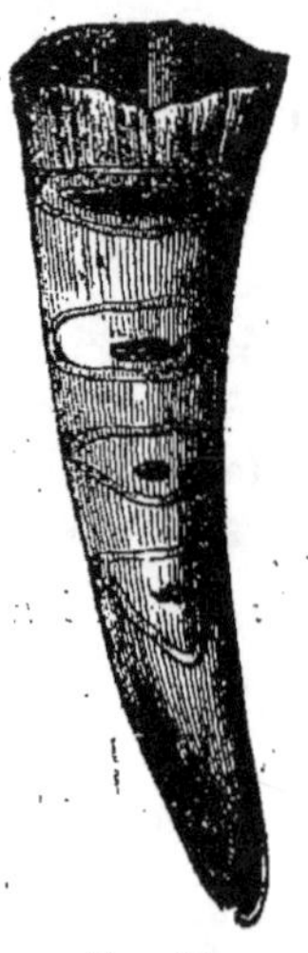

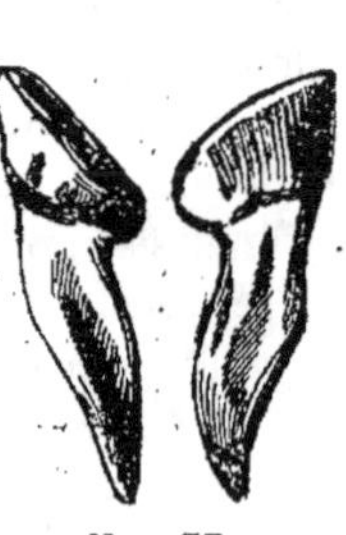

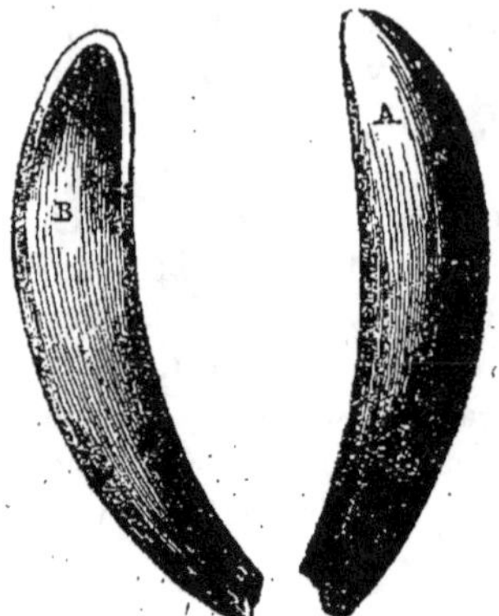

FIG. 77.
Dents de lait.

FIG. 78. — *Coins.*
A, face interne; *B,* face externe.

FIG. 76.

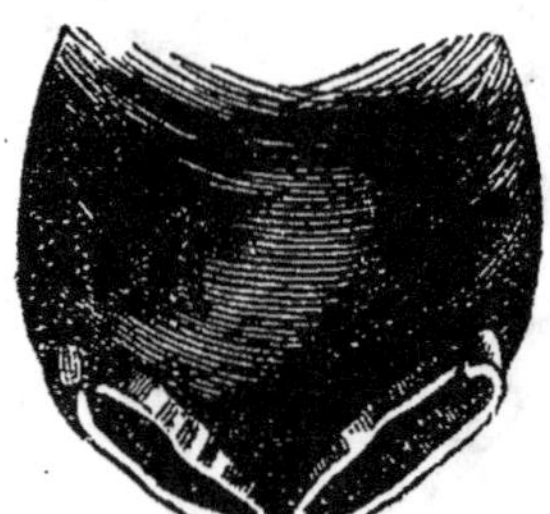

FIG. 79.

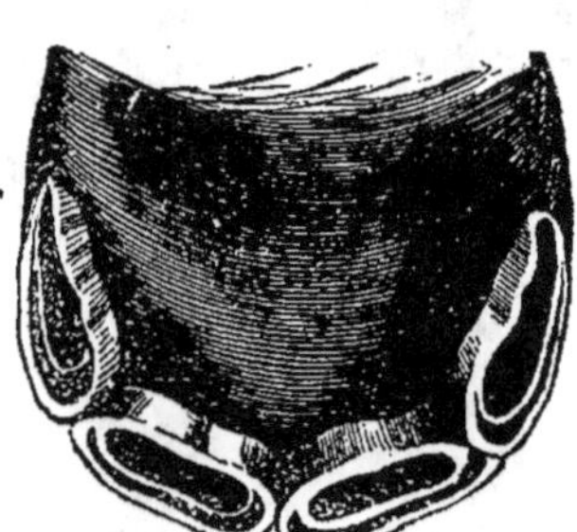

FIG. 80.

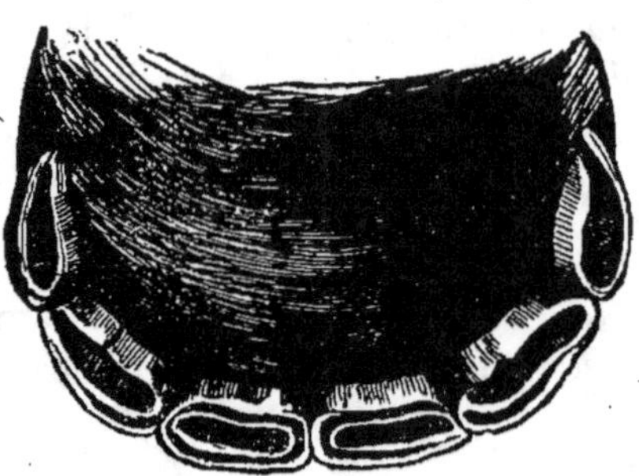

FIG. 81.

douzième jour, les pinces sont sorties par leur bord antérieur seulement, le bord postérieur n'arrivant au niveau qu'à un mois (fig. 79).

Du trentième au quarantième jour a lieu l'éruption des mitoyennes (fig. 80), et les coins apparaissent du sixième au dixième mois (fig. 81).

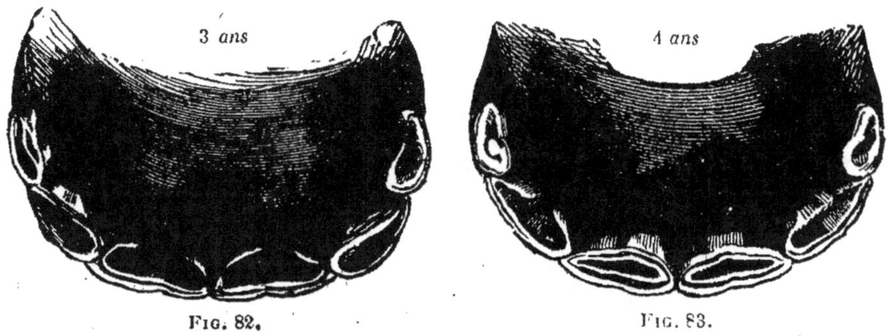

FIG. 82.   FIG. 83.

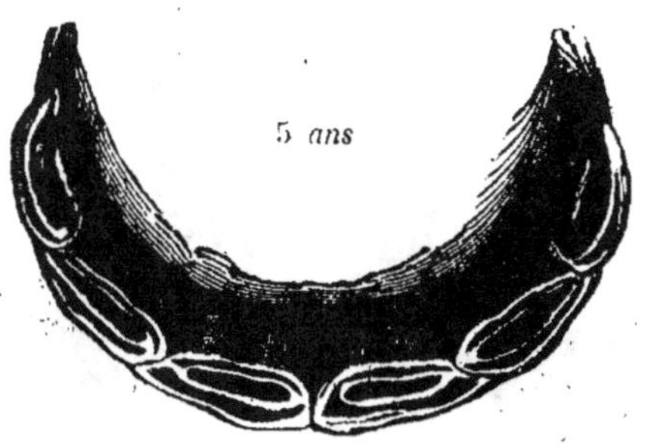

FIG. 84.

Le rasement des pinces et des mitoyennes de lait a lieu de dix mois à *un an*; celui des coins, de quinze mois à *deux ans*.

A *trois ans*, les pinces de cheval ont remplacé les pinces de lait qui sont tombées (fig. 82).

A *quatre ans*, a lieu le remplacement des mitoyennes (fig. 83); à *cinq ans* celui des coins (fig. 84); en sorte qu'à cinq ans le cheval doit avoir toutes ses incisives.

A *six ans*, le rasement des pinces a lieu; celui des mitoyennes a commencé et les coins ont frotté par leur bord antérieur (fig. 85).

A *sept ans*, les mitoyennes sont rasées, le bord postérieur des coins est très usé (fig. 86), au coin supérieur commence à apparaître la *queue d'hirondelle*, espèce d'échancrure ou d'encoche déterminée par l'usure.

A *huit ans*, toutes les dents sont rasées; elles deviennent ovales et la cavité de la table est remplacée par le cul-de-sac du cornet dentaire (fig. 87).

Le fond du cornet apparaît toujours noir comme s'il avait son
germe de fève.

A *neuf ans*, on voit s'arrondir les pinces; le cornet dentaire devient

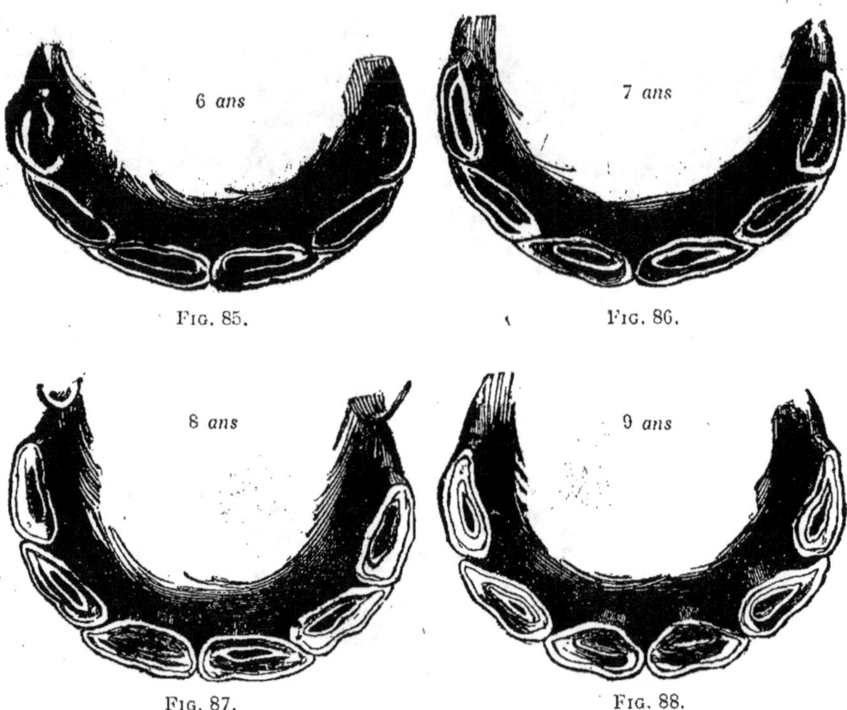

FIG. 85.   FIG. 86.

FIG. 87.   FIG. 88.

très petit, à peine visible, et on voit apparaître l'*étoile dentaire*.
L'émail central qui encadre le cul-de-sac du cornet dentaire se rapproche du bord postérieur (fig. 88).

A *dix ans*, les mitoyennes s'arrondissent comme les pinces se sont
arrondies à neuf ans; les coins sont ovales et l'émail central se rapproche du bord postérieur.

A *onze ans*, à leur tour, les coins s'arrondissent; l'émail central
est sur le point de disparaître, et à peine l'aperçoit-on près du bord
postérieur sous forme de point très étroit.

A *douze ans*, la table des incisives inférieures est ronde, l'émail a
complètement disparu, et dans le milieu de la table, apparaît une
bande jaunâtre qui tient la place de l'émail central, et l'étoile dentaire est très apparente (fig. 89).

A *treize ans*, les pinces commencent à devenir triangulaires; à *quatorze ans*, elles le sont complètement et les mitoyennes commencent à le devenir (fig. 90); à *quinze ans*, les mitoyennes sont complètement triangulaires et les coins commencent à le devenir à leur tour.

A *seize ans* et *dix-sept ans*, toutes les incisives de la mâchoire infé-

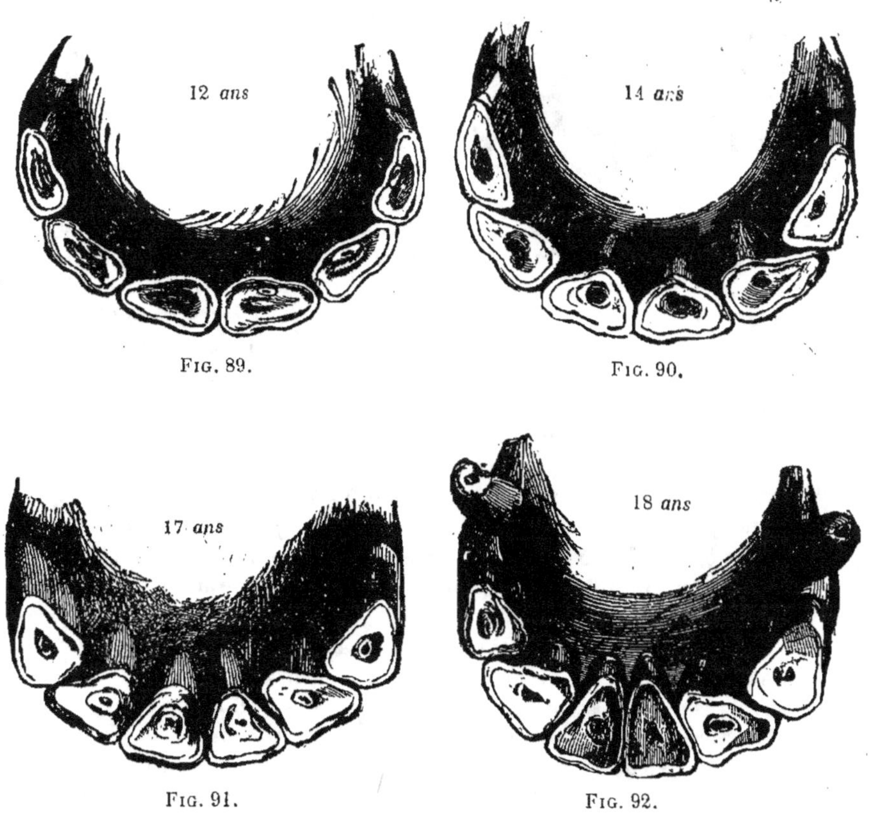

Fig. 89.
Fig. 90.

Fig. 91.
Fig. 92.

rieure sont devenues triangulaires; les côtés du triangle sont tous trois de la même longueur (fig. 91).

A *dix-huit ans*, les parties latérales du triangle s'allongent dans les pinces (fig. 92).

A *dix-neuf ans*, les triangles formés par les dents, après s'être allongés dans les pinces, se rétrécissent latéralement et s'aplatissent.

A *vingt ans*, c'est le tour des mitoyennes.

A *vingt et un ans*, toutes les incisives inférieures sont aplaties et bi-angulaires, c'est-à-dire que leurs parties latérales sont très allongées et les bords antérieurs et postérieurs très étroits et presque angulaires (fig. 93).

Après cette limite, il est impossible de préciser l'âge du cheval; les dents s'allongent, jaunissent, se projettent en avant. Les signes de la vieillesse s'accentuent de plus en plus, la tête se décharne, les salières se creusent et les tempes se recouvrent çà et là de poils blancs.

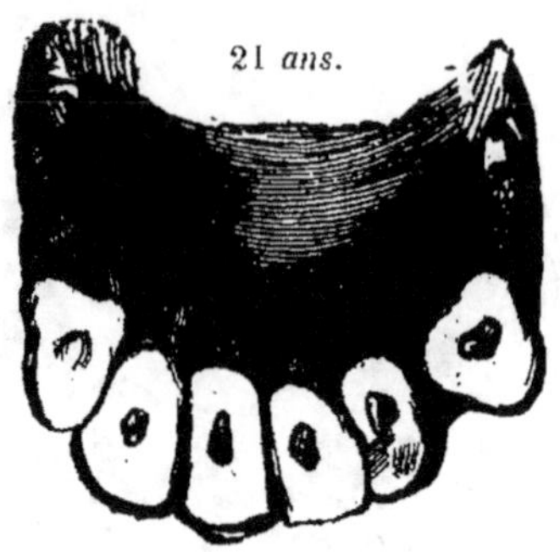

Fig. 93.

Les règles que nous avons tracées ci-dessus s'appliquent aux chevaux chez lesquels la pousse et l'usure des dents ont été régulières. L'excès ou le défaut de longueur des incisives peuvent occasionner des erreurs qu'avec un peu d'attention il est facile de rectifier. Ainsi les dents incisives doivent avoir à peu près 16 millimètres de hauteur au-dessus de la gencive et elles usent 3 millimètres par an en moyenne. Si, par suite du mode de nourriture, un cheval use moins que normalement, la pousse des dents continue et la longueur s'accroît. Dans ce cas, en examinant les tables dentaires d'après les règles que nous avons données, on trouvera que le cheval est plus jeune qu'il ne l'est réellement. Aussi, prévenu par cet excès de longueur, on arrivera à l'appréciation aussi exacte que possible de l'âge en ajoutant autant d'années qu'il y a de fois 3 millimètres en trop de longueur.

Par exemple, si un cheval par ses tables, marque douze ans et que ses dents aient 22 millimètres de longueur, il aura en réalité quatorze ans puisque ses dents seront trop longues de 6 millimètres.

Réciproquement, quand les dents sont trop courtes, le cheval paraît plus vieux qu'il n'est, et il faut lui retrancher autant d'années qu'il y a de fois 3 millimètres en moins dans la longueur.

Disons cependant qu'il ne faut pas attendre de ce moyen une grande précision.

Les chevaux *bégus* (fig. 94) sont ceux chez lesquels, à l'époque où la mâchoire devrait avoir rasé, la cavité persiste dans les dents incisives et indique ainsi un âge inférieur à celui qu'a réellement l'animal. Cela tient à la profondeur du cornet dentaire. Pour reconnaître l'âge réel, il faut bien examiner la forme de la dent. Supposons qu'un cheval ait encore la cavité bien marquée dans le coin, on lui donnera sept ans; mais en observant les pinces et les mitoyennes, on aperçoit la forme arrondie et l'élargissement de l'étoile dentaire, on est prévenu ainsi que le cheval est bégu et on lui donnera l'âge de dix ans qu'il a réellement.

On dit que le cheval est *faux bégu*, lorsque la cheville émailleuse qui fait suite au cornet dentaire n'a pas disparu à l'époque ordinaire c'est-à-dire vers douze ou treize ans. Il faut, comme dans le cas précédent, s'en rapporter principalement à la forme de la dent.

L'usure irrégulière produite par le frottement des corps extérieurs sur la mâchoire des chevaux tiqueurs, en détruisant le bord antérieur de la dent qu'elle transforme en plan incliné et en ouvrant même quelquefois le cornet dentaire dans sa longueur, déforme complète-

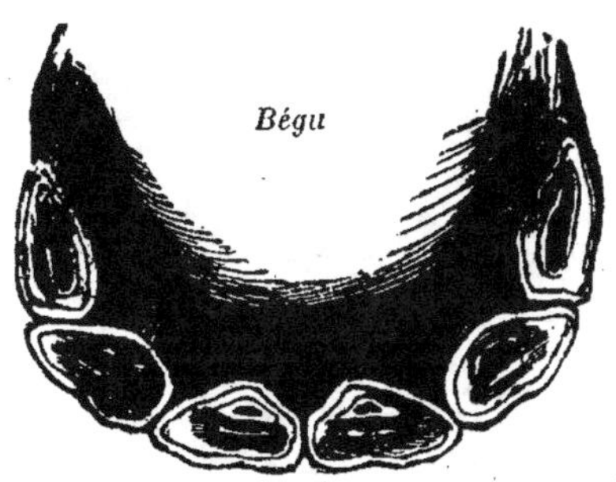

Fig. 94.

ment la table et rend la connaissance de l'âge difficile ou impossible.

Les marchands cherchent souvent à tromper les acheteurs sur l'âge de leurs chevaux. La valeur du cheval étant d'autant plus grande que son âge se rapproche de cinq ou six ans, il n'est pas étonnant qu'on ait imaginé un certain nombre de moyens pour rajeunir ou vieillir les sujets.

Dans la plupart des pays d'élevage on a l'habitude, aussitôt que les poulains ont fait leurs dents de trois ans, de leur arracher les mitoyennes caduques pour leur donner un an de plus.

A l'âge de quatre ans, pour leur donner celui de cinq, on enlève les coins du lait.

Pour déjouer ces ruses, il ne faut qu'un peu d'attention.

Quand l'arrachement est récent, l'état des gencives le trahit; mais s'il n'y a plus de tuméfaction on se convaincra facilement de la fraude. Quand la dent caduque tombe naturellement, c'est qu'elle est poussée par la remplaçante dont on voit aussitôt après la chute apparaître le bord au niveau de l'alvéole. Or, si la dent a été arrachée avant le temps où elle devait tomber naturellement, la dent de remplacement ne s'aperçoit pas puisqu'elle est encore enfoncée dans l'os de la mâchoire et même on ne peut la toucher en enfonçant le doigt dans l'alvéole.

Quand la mitoyenne de lait a été arrachée, on peut le reconnaître à l'état de la pince de remplacement qui doit déjà avoir usé et formé sa table lorsque la mitoyenne sort naturellement, et qui alors se trouve encore presque vierge si sa voisine a été arrachée.

Puis encore, en arrachant les dents de lait, on hâte la sortie des remplaçantes qui, n'ayant pas eu le temps de perdre la position oblique qu'elles occupaient dans l'alvéole et l'arcade dentaire, sortent irrégulièrement et par étage au lieu de présenter un demi-cercle bien dessiné.

Pour donner aux vieux chevaux une apparence de jeunesse, souvent les marchands leur contremarquent les dents en pratiquant au centre de chacune, avec un burin, une cavité dans laquelle ils mettent un corps gras et noir, de façon à imiter la cavité naturelle ou cornet dentaire avec son germe de fève. Mais il est facile de déjouer cette supercherie, parce que cette cavité n'est pas entourée du ruban d'émail qui environne toujours la cavité naturelle. D'ailleurs, la forme de la dent, l'inspection de la table, la présence du cornet ou de l'étoile dentaire font reconnaître l'âge réel; de même la longueur des dents.

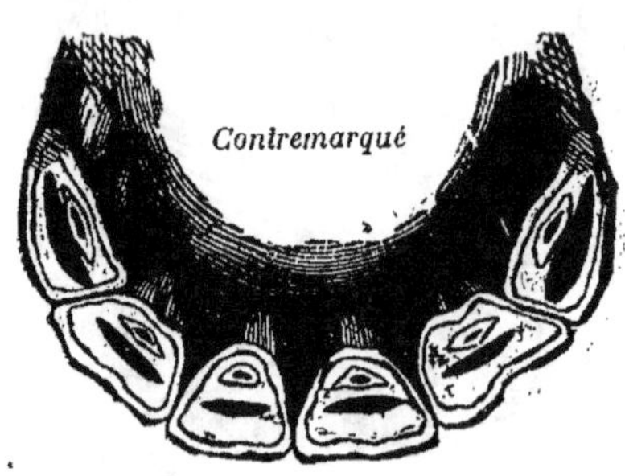

Fig. 95.

Cette longueur des dents étant déjà à elle seule un indice de vieillesse, on cherche aussi à les raccourcir en les sciant. Mais, dans ce cas, le fraudeur n'atteint pas son but. Nous avons dit plus haut que, lorsqu'un cheval avait les dents trop longues, on devait ajouter à l'âge accusé par elles autant d'années qu'il y avait de fois 3 millimètres en sus de la longueur normale. Or, si le cheval marquait par exemple douze ans avant qu'on lui ait scié les dents, il en marquera quatorze si on lui en a retranché 6 millimètres, treize si on lui a en retranché 3.

Puis, la scie n'opère jamais une section bien nette, il faut la lime pour polir et on en voit les traces sur la dent et par les éclats du bord.

De plus, si on a scié les incisives, la longueur des molaires est restée la même et cette différence de niveau dans l'arcade dentaire vient aider à découvrir la fraude.

TABLEAU SYNOPTIQUE DES CARACTÈRES
QUE REPRÉSENTENT LES DENTS AUX DIFFÉRENTS AGES

PÉRIODES	AGES	DENTS	CARACTÈRES
	A. — Dents de lait (blanches, petites, à *collets*)		
	Sortie		
	de 6 à 8 jours.	les pinces	
	de 30 à 40 jours	les mitoyennes.	sortent.
	de 6 à 10 mois	les coins.	
1re	*Rasement*		
	à 10 mois	les pinces	
	à 1 an.	les mitoyennes	sont rasés.
	à 15 ou 20 mois	les coins.	
	B. — Dents de cheval (plus grosses, jaunes et rayées)		
	Sortie		
	à 2 ans 1/2, 3 ans. . . .	les pinces	
	à 3 ans 1/2, 4 ans. . . .	les mitoyennes	sortent.
	à 4 ans 1/2, 5 ans	les coins.	
2e	*Rasement*		
	à 6 ans	les pinces	
	à 7 ans	les mitoyennes	sont rasés.
	à 8 ans	les coins.	
	Changement de formes		
	à 9 ans.	les pinces	
	à 10 ans.	les mitoyennes.	s'arrondissent.
	à 11 ans.	les coins.	
3e	de 12 à 13 ans.	arrondissement de toutes les dents. disparition de l'émail central.	
	à 14 ans.	les pinces	
	à 15 ans.	les mitoyennes.	sont triangulaires.
	à 16 ans.	les coins.	

A partir de cet âge, les indications à retirer de l'examen des dents sont vagues et des plus incertaines.

Age du Bœuf
par les
Dents et les Cornes

Les données sur l'âge du bœuf ne sont pas aussi certaines que chez le cheval.

L'âge du bœuf se reconnaît par les dents et les cornes.

Comme chez le cheval, il y a des dents caduques et des dents de remplacement.

On sait que les bêtes bovines n'ont que huit incisives à la mâchoire inférieure, qu'elles n'en ont point à la supérieure, pas de crochets et douze molaires de chaque côté.

Les incisives sont placées en clavier à l'extrémité de l'espèce de *paleron* arrondi par lequel se termine l'os maxillaire.

Au lieu d'être fixées dans les alvéoles, comme chez le cheval, elles présentent une certaine mobilité qui est nécessaire pour empêcher le bourrelet cartilagineux de la mâchoire supérieure d'être entamé par elles. Au milieu sont les deux pinces, de chaque côté les premières mitoyennes, à côté de celles-ci les secondes mitoyennes, et à chaque extrémité, les deux coins.

L'incisive du bœuf diffère essentiellement de celle du cheval; la partie libre aplatie de dessus en dessous, plus étroite vers la gencive, est séparée de la racine par un collet; c'est sa face postérieure qui s'use contre le bourrelet de la mâchoire supérieure et forme la table.

Dans la dent vierge, l'émail forme autour de la partie libre une couche continue, beaucoup plus mince à la surface interne de la dent et se propageant avec très peu d'épaisseur sur une partie de la racine.

L'ivoire constitue tout le reste de l'organe; et la cavité qui, dès l'origine, occupe dans la dent un large espace de la même forme qu'elle, se remplit à mesure que l'animal vieillit d'un ivoire de nouvelle formation qui présente comme dans le cheval une teinte plus jaune que l'ivoire primitif.

Une fois que la cavité est complètement remplie, la dent a cessé

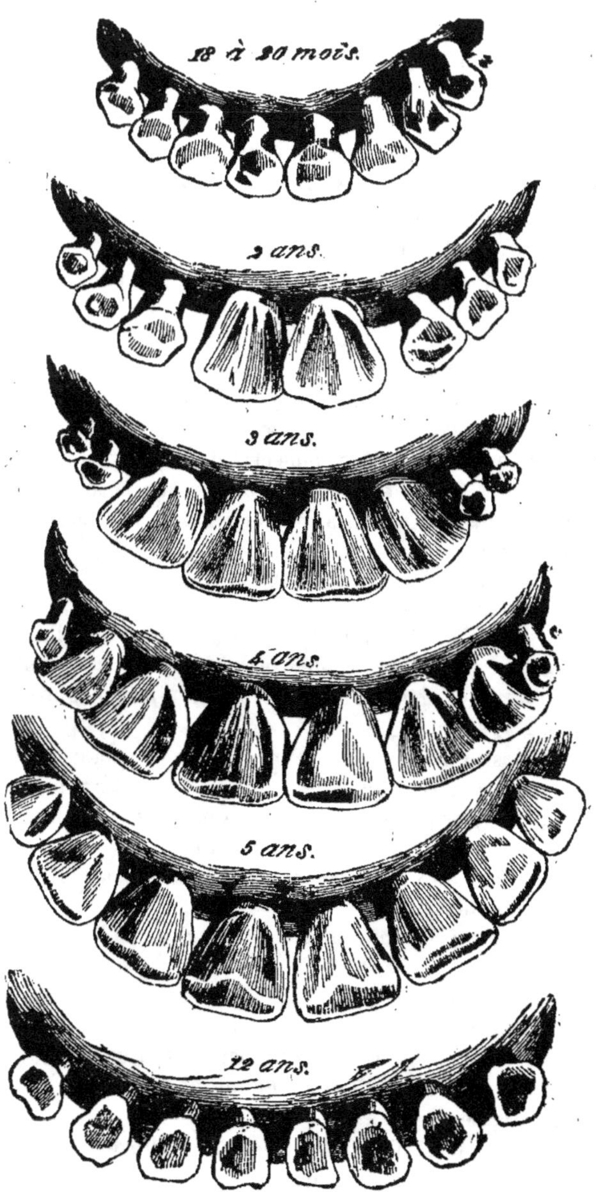

Fig 96.

de s'accroître et n'est pas poussée comme chez le cheval au dehors de l'alvéole à proportion de son usure. A peine arrivée à son parfait développement, l'incisive commence à user. Lorsque l'usure a fait disparaître l'éminence conique et les sillons qui la bornent, la dent est nivelée.

A mesure qu'a lieu le rasement, on voit apparaître à l'extrémité de la dent une bande jaunâtre qui est l'ivoire dépouillé de l'émail, et plus tard, dans cet ivoire, une bande transversale plus jaune qui se raccourcit, s'élargit et finit par former une marque à peu près carrée, puis arrondie; c'est une véritable étoile dentaire, analogue à celle de la dent du cheval.

A mesure que les incisives s'usent, l'extrémité supérieure s'écarte; cela tient à ce que, dans la jeunesse, les dents se touchent par le haut et qu'elles vont toujours en diminuant jusqu'à la racine.

Les premières incisives du bœuf sont toutes caduques et leur remplacement est un des signes les plus certains de l'âge de l'animal.

Les molaires sont au nombre de six de chaque côté, à chaque mâchoire; mais on ne doit jamais s'en occuper pour arriver à la connaissance de l'âge du bœuf.

— La mâchoire du veau ne comporte guère que vers cinq à six mois la présence des incisives au complet.

L'usure est variable suivant le genre de nourriture de l'animal. S'il est engraissé au lait, l'absence de frottement la retarde; mais s'il se nourrit de fourrages et d'herbages, alors les pinces commencent à s'user à six mois et sont rasées vers dix mois.

Le rasement des premières mitoyennes a lieu à un an; celui des secondes vers quinze mois, et celui des coins de dix-huit à vingt mois.

Vers cette époque, les pinces sont chassées par leurs remplaçantes, et leur éruption se trouve toujours terminée à *deux ans*.

De *deux ans et demi* à *trois ans*, le même remplacement a lieu pour les premières mitoyennes.

De *trois ans et demi* à *quatre ans*, les secondes mitoyennes sont aussi remplacées.

Et à *cinq ans*, les coins l'étant également, toutes les incisives caduques sont remplacées.

De *cinq* à *six ans*, les coins achèvent leur éruption, et ce n'est guère qu'à cet âge que la mâchoire de l'adulte est *au rond*, quoique déjà les pinces commencent à s'user.

A partir de six ans, il est bien difficile de préciser l'âge des animaux de l'espèce bovine; on est même exposé souvent à se tromper avant cette époque-là, car les dents sont plus précoces chez certaines races, le genre de nourriture influe plus ou moins sur l'usure et l'excès de nourriture, en accélérant l'évolution des organes, produit le même effet sur la dentition.

L'écartement des dents est le signe de la vieillesse; il commence vers onze ans et, à douze et treize ans, l'animal ne présente plus que des chicots très espacés, noirâtres ou jaunâtres.

— Les cornes du bœuf fournissent pour la connaissance de l'âge des indices d'autant plus précieux que ceux donnés par les dents présentent moins de certitude. Elles sont d'un grand secours après l'éruption des remplaçantes, c'est-à-dire à partir de trois ans. Jusque-là on peut s'en rapporter aux dents; de trois à dix, aux cornes, et plus tard on tâche de rectifier l'un par l'autre ces deux moyens d'investigation.

Dans la première année, le veau a ses *cornillons*. Pendant la seconde, une nouvelle pousse de corne a lieu et se trouve séparée de la première par un sillon peu prononcé; un semblable sillon sépare la pousse de la troisième année de celle de la seconde; mais ces deux dépressions sont peu marquées, diminuent bientôt et même disparaissent. Et à l'âge de trois ans, le sillon qui se développe est très accentué et devient le premier sillon profond de la corne. On peut donc compter pour trois ans la portion déjà poussée; et, à partir de ce moment, il se forme chaque année un nouveau sillon séparé du précédent par un cercle; en sorte qu'en comptant pour trois ans le premier sillon et pour un an chaque sillon ou cercle qu'on rencontre en allant vers la base de la corne, on trouve sûrement l'âge réel de l'animal.

Passé dix ans, les cornes se dépriment, les cercles, moins nets et plus rapprochés, peuvent induire en erreur.

Age du Mouton

Son âge se reconnaît à l'inspection des dents incisives.

Le mouton possède trente-deux dents — huit incisivies et vingt-quatre molaires.

L'agneau naît ordinairement sans dents, mais en vingt-cinq jours elles poussent toutes, et l'arcade est au *rond à trois mois* (fig. 97).

Vers dix-huit mois, remplacement des pinces de lait par les pinces d'adultes (fig. 98). L'agneau prend le nom d'*antenais*.

Vers *deux ans*, remplacement des premières mitoyennes (fig. 99), et l'antenais prend le nom de *bélier, mouton* ou *brebis*.

De *trois ans* à *trois ans et demi*, remplacement des secondes mitoyenne (fig. 100).

De *quatre ans* à *quatre ans et demi*, remplacement des coins (fig. 101).

A *cinq ans*, l'arcade est au *rond*.

A *neuf ans*, rasement de toutes les dents (fig. 102).

Pour le mouton, comme pour le bœuf, dans les races améliorées, précoces, mérinos et surtout anglaises, les sujets ont leurs premières dents de remplacement avant la fin de la première année, en sorte que la figure 98 représente l'âge d'un an; la figure 99, dix-

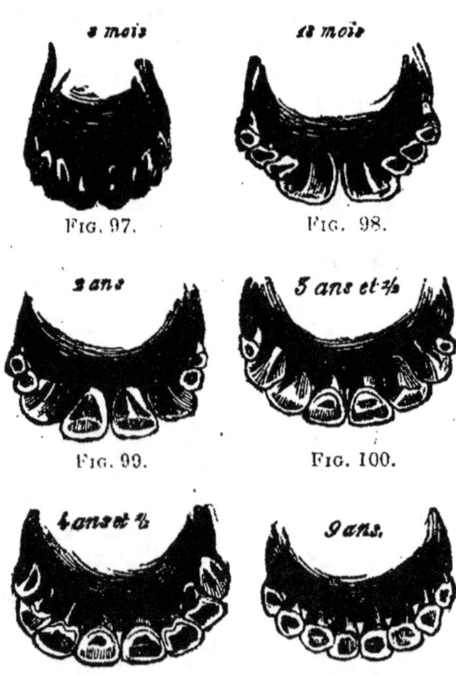

FIG. 97.
FIG. 98.
FIG. 99.
FIG. 100.
FIG. 101.
FIG. 102.

huit mois;la figure 100, deux ans et trois mois; la figure 101, trois
ans et la figure 102, six à sept ans. Les races demi-précoces retar-
deraient de six mois sur celles-ci. (Reynal, d'après Simonds).

Passé cinq ans, il est impossible de préciser l'âge de l'animal; on
le déclare plus ou moins vieux selon le degré d'usure des dents et sur
le plus ou moins de fraîcheur des coins qui sont toujours rasés et
nivelés à neuf ans.

Age du Chien

Les dents du chien sont au nombre de quarante-deux; vingt pour
la mâchoire supérieure et vingt-deux pour la mâchoire inférieure.
Il y a douze incisives, quatre canines, ou crochets et vingt-six

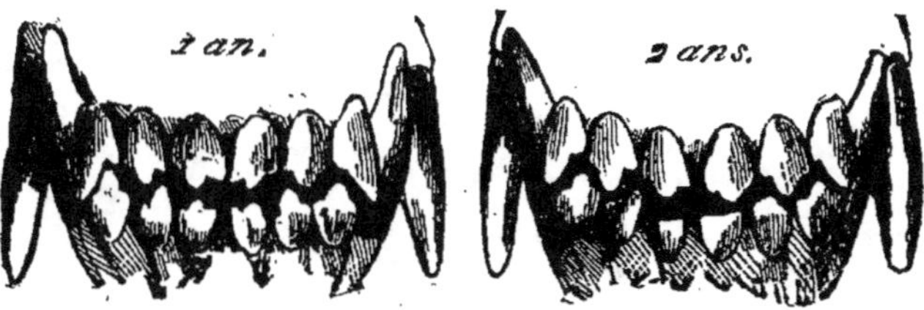

FIG. 103.   FIG. 104.

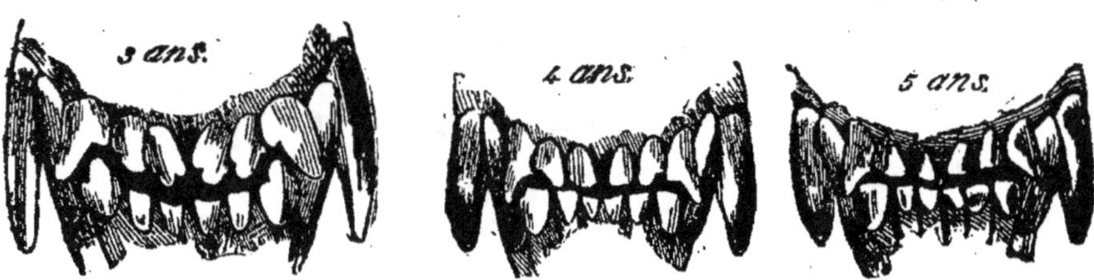

FIG. 105.   FIG. 106.   FIG. 107.

molaires. Les incisives se distinguent en pinces, mitoyennes et coins;
leur partie libre présente, dans la dent vierge, trois petits tubercules
dont l'ensemble, surtout à la mâchoire supérieure, imite assez bien
un _trèfle_ ou _la fleur de lys_.

Mais les dents étant remplacées de très bonne heure et l'usure pouvant tenir au genre de nourriture et à divers accidents, nous n'indiquons que timidement les moyens qu'elles fournissent dans la connaissance de l'âge, car on est très souvent exposé à des erreurs.

Le chien a ordinairement en naissant toutes ses *incisives* et ses *crochets*. A ce moment, ses yeux sont fermés et les paupières ne se séparent que du 12e au 15e jour. Vers *deux mois* commence le remplacement des dents caduques. Toutes les incisives et les crochets sont remplacés vers *cinq mois*. L'éruption est complète vers *huit mois*. Les grands chiens font leurs dents plus tôt que les petits. A *un an*, les dents sont fraîches, blanches et sans traces d'usure (fig. 103).

A *deux ans* (fig. 104), usure des pinces inférieures et disparition de leur *trèfle*.

A *trois ans* (fig. 105), disparition du trèfle aux mitoyennes inférieures et commencement aux pinces supérieures.

A *quatre ans* (fig. 106), les pinces supérieures sont rasées et les dents commencent à jaunir.

A *cinq ans* (fig. 107), toutes les dents sont rasées. A partir de cette époque, impossible d'établir des données exactes sur l'âge du chien.

Age du Porc

L'âge du porc ne peut être reconnu d'une manière à peu près exacte que jusqu'à trois ans. En raison de la difficulté d'examiner les dents de l'animal, de son indocilité et surtout du peu de temps qu'on le laisse vivre ordinairement, il n'y a aucun intérêt à nous en occuper ici.

Age des volailles

Il est très nécessaire de savoir l'âge des volailles que l'on possède et de celles que l'on achète. Le moyen pratique de reconnaître les

unes des autres est de baguer les poules d'une ferme. Chaque
génération aura ainsi sa couleur spéciale. Le cas des bêtes que l'on
n'a pas élevées soi-même est plus compliqué. L'examen des pattes
peut vous fixer. Si l'oiseau est jeune, les doigts sont souples, surtout
la peau qui les sépare. Si la volaille est vieille, la peau est épaisse
et rude et l'onglé du dernier doigt est très usé. Chez une jeune
volaille, le duvet sous les ailes est long et doux et il s'étend sur la
surface de la peau, sur laquelle on voit courir des veines bleues et
roses. Dans le cas où la bête a plus d'un an, on ne voit aucun duvet
et aucune veine n'apparaît sous la peau, qui est dure et ferme.

Température — Pulsations Respirations — Durée de la gestation, des chaleurs, de la couvée.

Température normale des animaux.

Les températures sont prises dans le rectum.

Le travail excessif et même les variations de la température atmosphérique peuvent déterminer des variations d'environ un degré.

Cheval et âne		38°
Bovidés	vers 6 mois	entre 39° et 40°
	au-dessus d'un an	entre 38° et 39°
	moyenne	38°6
Mouton et chèvre		39°-40°
Porc		39°5
Chien et chat		39°
Lapin		39°5
Cobaye		39°7

Nombre moyen de pulsations (à la minute).

Cheval	poulain (jusqu'à 2 ans)	50-70.
	adulte	36-40.
	vieux	33-38.
Bœuf	de travail	36-48.
	d'engrais	48-60.
	vache	70-80.
	veau (un an maximum) 70-100 et même plus.	
Mouton et chèvre	jeune âge	90-100.
	âge moyen	75-85.
	vieux	60-65.
Porc	jeune	100-110.
	adulte	60-80.
Chien	jeune âge	110-120.
	âge moyen	90-100.
	vieux	70-80.
Chat		110-140.

Nombre des respirations (à la minute).

Cheval. . . .	jeune âge.	10-12.
	âge moyen	9-10.
	vieux.	8-9.
Bœuf	jeune âge.	18-20.
	âge moyen	15-18.
	vieux.	12-15.
Mouton et chèvre. . .	jeune.	15-18.
	adulte	12-15.
Porc		13-18.
Chien	jeune.	18-20.
	adulte	16-18.
	vieux.	14-16.

Durée de la gestation.

Jument.	de 310 à 410 jours, soit 11 mois environ.
Anesse	un an.
Vache.	de 240 à 320 jours, 9 mois environ.
Brebis et chèvre	de 145 à 155 jours, 5 mois environ.
Truie	de 110 à 130 jours, 4 mois.
Chienne.	9 semaines.
Chatte	8 semaines.
Lapine	1 mois.
Cobaye	2 —

Durée moyenne des chaleurs

Jument.	8 à 10 jours.
Vache.	2 jours.
Brebis.	2 à 3 jours.
Chèvre	2 jours.
Truie	2 —
Chienne.	une douzaine de jours.

Réapparition des chaleurs après la mise-bas

Jument.	8 à 10 jours.
Vache.	15-20 et même 28 jours.
Brebis.	environ 4 mois.
Truie	environ 2 mois.
Chienne.	de 3 à 5 mois.

Pour les femelles non fécondées, les chaleurs se répètent pour la jument : au printemps, de mars à juin, et parfois en automne, de septembre à novembre).

Pour la vache : toutes les trois semaines, surtout au printemps et à l'automne.

Pour la brebis, la chèvre et la truie : tous les dix-huit jours, surtout au printemps et à l'automne.

Durée de la couvée chez certains oiseaux

Poule	21 jours
Oie et canard	30-35 —
Pigeon	17-19 —
Pintade	25 —
Faisan	23 —
Dindon	28 —

CONDIMENTS

Les condiments sont des substances diverses qu'on ajoute aux aliments dans le but d'en relever la saveur, d'en favoriser la digestion, d'aider à la nutrition et de fournir à l'économie des éléments que les aliments ne renferment pas en quantité suffisante.

Nous commencerons par la *mélasse;* c'est un condiment excellent qui, outre sa valeur alimentaire, favorise l'appétit et la digestion. C'est aussi un agent efficace contre la pousse du cheval. Son emploi dans l'alimentation des chevaux diminue la fréquence des coliques.

La mélasse, le résidu de l'extraction du sucre, s'emploie en nature (mélasse verte) ou mélangée à des matières solides (fourrages mélassés, son mélassé, etc.).

Cette denrée est généralement employé pour le cheval en substitution à l'avoine. On doit commencer par des doses faibles qu'on augmente progressivement. Comme la mélasse renferme des sels de potasse, on ne peut pas dépasser certaines doses sans provoquer de la diarrhée.

Pour les produits mélassés, la quantité qu'il convient d'utiliser à la place de l'avoine dépend de leur nature; la dose maxima est fixée d'après leur teneur en mélasse pure. Les industriels qui vendent ces produits donnent d'ailleurs tous les renseignements utiles à leur administration.

Le *sel* donne aux aliments une saveur agréable qui excite l'appétit, provoque la sécrétion de la salive, aide la digestion et exerce, en général, des effets favorables sur toutes les fonctions de nutrition de l'animal. Son usage est plus avantageux aux ruminants qu'aux solipèdes. La dose est assez difficile à indiquer; mais le mieux est de mettre à la disposition des animaux un bloc de sel gemme ou un salignon, sous forme de brique, qu'ils peuvent lécher à volonté. Il est utile d'en donner aux ruminants qui sont nourris de résidus divers, d'en répandre en solution sur les fourrages avariés, d'en mettre dans la nourriture cuite et pour donner du goût à celle dont les substances salines ont été entraînées par l'eau lors d'inondation ou de grandes pluies.

Le *sulfate de soude* est excellent pour le cheval; à la dose de 30 à 60 grammes dans les boissons, il augmente l'appétit, donne la liberté du ventre, pousse aux urines, rend le poil souple et brillant. Il n'en est pas de même du sel de *nitre* qui est, à la longue, un médicament irritant pour les organes.

L'*acide arsénieux* est aussi un bon condiment, dont il faut user avec discernement. Il est employé pour donner de la force et de la vigueur aux herbivores, combattre la maigreur, diminuer la convalescence. Nous en avons indiqué l'emploi comme médicament aux articles : Bronchite, Eaux aux Jambes, Crapaud, Gale, Dartres, Pousse, etc. Voir ce dernier article pour le mode d'adminstration.

Le *phosphate de chaux*, sous forme de poudre d'os, est utile à administrer quand les aliments ne contiennent pas la quantité de phosphate nécessaire à la nutrition des os. Nous en avons parlé à l'article *Ostéoclasie*. Il est excellent aussi dans les cas d'*arthrite des jeunes animaux*. Certains éleveurs le donnent aux poulains, aux juments qui allaitent pour favoriser le développement de la charpente osseuse. On l'administre dans les années de sécheresse et quand il y a pénurie de fourrages à la dose de 15 grammes par tête et par jour. Nous n'engageons pas à faire usage de la poudre d'os calciné, mais de celle préparée soit avec des os bien pulvérisés à froid ou soumis à l'action de la vapeur. Dans ces deux cas seulement, le phosphate de chaux est facilement soluble dans les sucs gastro-intestinaux.

Le *vinaigre*, plus ou moins étendu d'eau, est excellent comme tempérant ou rafraîchissant. Mais il ne faut jamais l'administrer trop concentré ni trop longtemps, car alors il nuit à la digestion, irrite la muqueuse, cause des coliques, de la diarrhée et débilite l'animal. On l'emploie étendu d'eau pour laver la bouche et les naseaux pendant les grandes chaleurs ou quand les animaux travaillent dans la poussière.

La *crème de tartre* est aussi un très bon rafraîchissant; on la donne dans des barbotages et nous préférons son usage à celui de la *limonade minérale* qui se prépare avec des acides sulfurique, nitrique ou chlorydrique, dont on met 2 à 5 grammes par litre d'eau.

Le *bouillon d'herbes* est de même un bon tempérant; on le fait avec l'oseille, la patience, l'alleluia, plantes acidulées d'un excellent usage.

Les *baies de genièvre* renferment une essence stimulante et éminemment tonique et même nutritive; il en est de même des *baies* de *laurier*, du *houblon*, du *fenu-grec*. On les administre dans les cas d'inappétence.

La *gentiane*, la *chicorée*, les *glands torréfiés*, l'*écorce de chêne*, les *préparations de fer*, le *vin* et les boissons *alcooliques* sont de même d'excellents *condiments toniques*. Ils conviennent surtout quand les aliments sont incomplètement digérés; aux jeunes solipèdes, alors qu'on redoute la gourme; aux adultes, quand règnent dans la région des maladies contagieuses; aux bêtes ovines, pour leur donner la force de résister à l'infection cachectique; enfin on s'en sert utilement pour corriger les effets des eaux insalubres.

Les condiments *gras* par leur pouvoir émollient, sont indiqués dans les affections gastro-intestinales.

Enfin l'*assa fœlida*, gomme résine fétide, est un bon stimulant du tube digestif. Pour le bœuf c'est un excellent condiment d'un emploi avantageux dans beaucoup de cas. Il entre dans la composition des poudres dites *poudres d'engraissement*. On peut le donner à la dose de 15 à 30 grammes pour l'espèce bovine, en modérant ou suspendant l'usage suivant les indications.

PHARMACIE

Formules diverses

Pour la majeure partie, ces formules sont tirées du *Mémorial Thérapeutique* de M. Trasbot, l'éminent ex-professeur de clinique à l'Ecole d'Alfort.

BOLS

On appelle *Bol* une préparation médicamenteuse ayant un peu plus de consistance que l'électuaire et qu'on administre d'un seul coup à l'aide d'une baguette en bois légèrement arrondie à son extrémité.

Le bol destiné aux grands animaux pèse en moyenne 50 grammes. Il prend le nom de pilules pour les petits animaux et ne pèse que 5 grammes.

Nous donnons ci-après les formules des principales préparations de ce genre :

1° *Bol tonique analeptique.*

Carbonate de fer	64 grammes
Poudre de gentiane.	32 —
Farine de froment	125 —
Eau miellée	quantité suffisante.

Pour quatre à cinq bols.

2° *Bol diaphorétique.*

Soufre sublimé.	64 grammes
Sulfure d'antimoine.	64 —
Cannelle pulvérisée	32 —
Carbonate d'ammoniaque	32 —
Miel.	quantité suffisante.

Pour quatre bols.

3° *Bol purgatif.*

Aloès . . . . 125 grammes
Savon. 125   —
Gomme gutte 16   —
Miel. . . . . quantité suffisante.

Pour quatre bols.

4° *Bol diurétique.*

Digitale pulvérisée.. . . . . 8 grammes
Scille maritime. 16   —
Colchique 16   —
Extrait de genièvre 32   —
Miel. . . . . quantité suffisante.

5° *Autre diurétique.*

Savon blanc râpé . . . . 30 grammes.
Extrait de genièvre . . . . quantité suffisante.

Faire deux bols roulés dans du son et administrer à jeun.

6° *Bol vermifuge.*

Fougère mâle pulvérisée . . . . 32 grammes
Huile empyreumatique 32   —
Aloès et assa-fœtida. 16   — de chaque
Gomme gutte. 4   —

Pour deux bols.

BREUVAGES

Préparations liquides, trop concentrées pour que les animaux les prennent d'eux-mêmes et qu'on leur administre, soit avec une bouteille, ce qui est dangereux, soit avec le bridon à breuvages, soit avec une seringue, ce qui est le plus commode et le plus expéditif.

Voici les breuvages les plus usités :

1° *Contre les météorisations.*

(indigestions gazeuses, gonflement des bêtes à cornes)

Ammoniaque. . . . . 16 grammes dans 2 litres d'eau

On peut administrer ce breuvage deux à quatre fois dans la journée.

2° *Pour stimuler l'accouchement.*

Extrait de genièvre	65 grammes
Thériaque.	16 grammes
Vin vieux	1 litre

Donner en une seule fois. On fait tiédir le vin et on y délaie la thériaque et l'extrait de genièvre.

3° *Contre les coliques* (Ecole d'Alfort).

Camphre	15 grammes
Assa-fœtida	15 —
Jaunes d'œufs	2 jaunes
Eau tiède	500 grammes

Emulsionner (battre) le camphre et l'assa-fœtida dans les jaunes d'œufs, y ajouter l'eau et administrer en une seule fois.

4° *Autre contre les coliques.*

Fleurs de tilleul.	30 grammes
Extrait de jusquiame	5 —
Ether.	15 —
Huile d'olives	90 —
Eau de guimauve.	1 /2 litre

Dissoudre l'extrait et l'huile dans l'éther. Donner en deux fois.

5° *Contre la météorisation des ruminants.*

Ammoniaque	30 grammes
Alcool.	60 —
Infusion de camomille	750 —

A donner en deux fois dans l'espace d'une demi-heure.

6° *Purgatif du cheval.*

Aloès	30 grammes
Sulfate de soude	120 —
Eau.	1 litre

7° *Purgatif du bœuf.*

Sulfate de soude	350 grammes
Décoction de graines de lin tirée au clair . . .	1 litre 1 /2

A donner en une seule fois le matin à jeun.

8º *Purgatif du chien.*

Séné	10 grammes
Sirop de nerprun	60 —
Eau.	1 verre

Faire infuser le séné dans l'eau chaude, passer dans un linge et ajouter le nerprun.

9º *Diurétique.*

Sel de nitre	35 grammes

Dissous dans un litre de décoction de graines de lin tirée à clair. Répéter deux à trois fois par jour.

10º *Autre diurétique.*

Sel de nitre.	35 grammes
Camphre	16 —

Emulsionner le camphre dans trois jaunes d'œufs, et verser dans un seau d'eau tiède qu'on présente à l'animal cinq à six fois par jour.

11º *Sudorifique.*

Infusion de fleurs de sureau.	1 litre
Foie d'antimoine.	35 grammes
Miel.	65 —

12º *Vermifuge pour le cheval.*

Huile empyreumatique	45 grammes
Racine de fougère mâle	65 —
Miel.	65 —
Jaunes d'œufs	2 jaunes
Eau.	2 litres

Faire bouillir la racine dans l'eau jusqu'à ce que la réduction soit de moitié; passer à clair et ajouter le miel et l'huile délayés dans les jaunes d'œufs. A donner en deux fois.

13º *Vermifuge du chien.*

Huile empyreumatique	10 gouttes
Mousse de Corse	30 grammes
Alcool.	15 —
Eau.	1 verre

La mousse de Corse infusée dans l'eau, on tire à clair, et on ajoute l'huile délayée dans l'alcool. Faire prendre en une seule fois.

Le lendemain purger avec de l'huile de ricin.

CATAPLASMES

Médicaments de consistance molle et pâteuse destinés à être appliqués soit à chaud, soit à froid, sur une région affectée de douleurs
vives.

1º *Emollients.*

Mie de pain	300 grammes
Farine de lin.	250 —
Eau ou décoction de guimauve	quantité suffisante.

**Faire cuire en bouillie et appliquer tiède en arrosant avec quel-
ques gouttes de laudanum.**

2º *Astringent* (cas de brûlure).

Pommes de terre râpées

3º *Fourbure et inflammation du pied.*

Suie de cheminée.	500 grammes
Terre glaise	500 —
Vinaigre.	quantité suffisante

4º *Engorgements* (recette Vatel).

Oseille cuite dans l'eau et exprimée	4 parties
Oignons cuits sous la cendre	1 partie
Onguent basilicum	1 —

Mêler et appliquer chaud.

5º *Mamelles engorgées* (recette Lebas).

Farine de lin.	4 poignées
Poudre de ciguë.	2 —
Sel ammoniacal.	45 grammes
Vinaigre.	quantité suffisante.

6º *Autre.*

Mie de pain	500 grammes
Fleur de camomille	60 —
Sel ammoniacal.	15 —
Eau.	quantité suffisante.

**Faire bouillir et ne mettre le sel ammoniacal qu'en saupoudrant
quand le cataplasme est prêt à être appliqué.**

COLLYRES

Préparations destinées à être appliquées sur l'œil :

1° *Ophtalmie chronique* (taches de la cornée).

Sel ammoniacal.	2 parties
Alun calciné.	2 —
Sucre en poudre	5 —

Pulvériser les sels et mélanger intimement au sucre en poudre.

2° *Ophtalmie au début.*

Sulfate de zinc	1 gramme

Dissous dans 32 grammes d'eau de rose.

3° *Ophtalmie au début* (collyre Dupuytren).

Oxyde de zinc, calomel, sucre, par parties égales.

Pulvériser et mélanger.

4° *Ophtalmies douloureuses.*

Extrait de belladone.	25 centigrammes
Extrait d'opium	25 —
Infusion de jusquiame.	125 grammes

Ce collyre agit comme narcotique.

5° *Ophtalmie chronique* (collyre appelé *eau céleste*).

Sulfate de cuivre.	2 grammes
Eau distillée.	1 litre
Ammoniaque liquide	quantité suffisante

Faire dissoudre le sel dans l'eau et ajouter de l'ammoniaque jusqu'à ce que le précipité qui s'est formé d'abord se soit complètement dissous. Agitez vivement.

ELECTUAIRES

Préparation médicamenteuse qu'on administre avec une spatule comme le bol, mais qui a moins de consistance que ce dernier; le miel qui lui sert d'excipient sert à masquer le goût des diverses substances qu'il contient, et permet aux animaux de les prendre plus facilement.

Les plus généralement recommandés sont les suivants :

1º *Emollient.*

Réglisse en poudre	64	grammes
Guimauve.	64	—
Gomme arabique pulvérisée	32	—
Dextrine.	32	—
Miel.	quantité suffisante.	

A donner en deux fois.

2º *Calmant.*

Gomme arabique en poudre	64	grammes
Poudre de racine de guimauve.	64	—
Extrait aqueux d'opium.	15	—
Miel.	250	—

Donner en deux fois dans la matinée.

3º *En cas de bronchite.*

Manne grasse.	65	grammes
Miel.	190	—

Bien mélanger et administrer à jeun. Répéter pendant quelques jours.

4º *Diurétique.*

Poudre de colophane	8	grammes
Poudre de poix.	8	—
Bourgeons de sapin	64	—
Baies de genièvre	64	—
Miel.	quantité suffisante.	

Pour deux doses.

5º *Autre diurétique.*

Sel de nitre.	35	grammes
Camphre	10	—
Oxymel.	120	—
Jaunes d'œufs pour y mélanger le camphre.		
Poudres de réglisse	quantité suffisante.	

6º *Autre diurétique* (Zundel).

Baies de genièvre pulvérisées	40	grammes
Carbonate de soude	20	—
Térébenthine.	30	—
Miel.	150	—
Poudre de gentiane.	quantité suffisante.	

Pour faire deux doses.

7º *Purgatif.*

Sulfate de soude	65 grammes
Aloès pulvérisé.	35 —
Séné	15 —
Miel ou mélasse.	quantité suffisante.

En trois doses, à donner à jeun.

8º *Tonique.*

Poudre de gentiane	64 grammes
Poudre d'écorce de saule.	32 —
Fleur de tan . −	32 —
Houblon pulvérisé	16 —
Camomille.	16 —
Miel.	quantité suffisante.

Donner en deux doses.

9º *Vermifuge.*

Sulfure noir de mercure	16 grammes
Fougère mâle pulvérisée	64 —
Gentiane	64 —
Absinthe	64 —
Aloès	64 —
Extrait mou de genièvre.	quantité suffisante.

Pour quatre doses.

10º *Toux et gourme.*

Poudre béchique	100 grammes
Kermès minéral	20 —
Miel.	200 —
Vin rouge	1 litre

Bien mélanger et donner consistance avec poudre de réglisse et
son. Administrer à la dose de 120 grammes chaque fois.

11º *Stimulant.*

Cannelle de Chine.	30 grammes

Infuser dans un litre de vin rouge chaud. Administrer après avoir
tiré à clair.

12º *Antispasmodique* (palpitations de cœur).

Digitale.	2 grammes
Opium	4 —
Camphre	8 —
Valériane	15 —
Miel	30 —

Faire deux doses.

13º *Antiparalytique.*

Noix vomique	4 grammes
Valériane	8 —
Camphre	16 —
Miel.	30 à 40 —

A donner en une seule fois.

14º *Stomachique.*

Poudre de gentiane	125 grammes
Assa-fœtidas.	65 —
Camphre	30 —
Miel.	quantité suffisante.

Pour quatre doses.

FUMIGATIONS

On donne ce nom aux gaz et vapeurs qui sont dirigés soit sur la peau, soit dans les voies respiratoires.

En voici quelques formules :

1º *Astringente.*

Goudron.	125 grammes
Suie de cheminée	250 —
Vinaigre.	500 —
Eau.	4 litres

Chauffer et placer sous le nez des animaux.

2ª *Inflammation des voies respiratoires.*

Têtes de pavot	8 têtes
Morelle noire.	2 poignées
Jusquiame.	2 —
Belladone	2 —
Eau.	5 litres.

Faire bouillir et placer sous le nez des animaux.

3º *Résineuse.*

Colophane pulvérisée	4 parties
Bourgeons de sapins.	4 —
Encens	8 —

Jeter par pincées sur charbons ardents.

4º *Affection vermineuse des bronches.*

Essence de térébenthine	32 grammes
Benzine.	32 —
Teinture éthérée de fougère.	16 —
Acide phénique.	8 —

Placer le tout dans un vase sur des cendres chaudes.

LAVEMENTS

Nous donnons les principales formules des lavements thérapeu-
riques, évacuatifs et alimentaires.

1º *Mucilagineux.*

Feuilles de mauve ou racine de guimauve . . .	65 grammes
Graines de lin	35 —
Son.	1 poignée
Eau.	3 litres

Faire bouillir, passer et donner tiède.

2º *Autre, plus relâchant.*

Graines de lin.	150 grammes
Huile douce de pavot	120 —
Miel.	150 —
Eau.	2 litres

3º *Amylacé.*

Riz	65 grammes
Amidon	65 —

Dans trois litres d'eau. Faire cuire, passer et administrer.

4º *Astringent.*

Noix de Galle.	60 grammes
Ecorce de chêne	60 —

Faire bouillir dans quatre litres d'eau et passer à clair.

5º *Calmant.*

Têtes de pavots blancs.	250 grammes
Feuilles de bouillon blanc	80 —
Feuilles de mauve	80 —
Feuilles de guimauve	80 —

Faire bouillir le tout, passer dans un linge, et au moment d'administrer, ajouter dans la seringue 120 grammes d'huile d'olives.

6º *Mise-bas.*

Une poignée de rue, infusée dans deux litres d'eau bouillante ;
après tirage à clair, ajouter 60 grammes de sel de cuisine.

7º *Autre.*

60 grammes de sabine, et 15 grammes de sel ammoniacal dissous
dans deux litres d'eau tiède.

8º *Irritant et purgatif.*

Feuilles de tabac. . . . .   60 grammes

Infuser dans trois litres d'eau, passer et ajouter 30 grammes de sulfate de magnésie.

9º *Autre plus irritant.*

Feuilles de tabac . . . .   60 grammes
Sel ammoniacal.   30   —
Feuilles de séné. . . . : . . . . : . .   30   —
Essence de térébenthine   15   —
Eau. . . . .   4 litres

Faire bouillir les feuilles une demi-heure dans l'eau; après tirage à clair, ajouter l'essence et le sel et administrer en deux doses.

10º *Purgatif.*

Feuilles de séné. . . . .   90 grammes
Aloès   30   —
Sulfate de soude   150   —
Eau. . . . .   3 litres

Faire infuser le séné pendant quatre ou cinq heures dans l'eau, passer et ajouter l'aloès et la soude.

11º *Vermifuge.*

Essence de térébenthine . . . .   15 grammes
Huile empyreumatique..   15   —
Savon vert.   60   —
Semen-contra   30   —
Fougère mâle   30   —
Ecorce de grenadier.   30   —
Mousse de Corse   30   —

Faire bouillir les quatre dernières substances dans deux litres d'eau, ajouter le savon et bien le délayer, puis l'huile empyreumatique émulsionnée dans l'essence. Faire précéder ce lavement d'un autre bien miellé.

12º *Nutritif.*

Fécule de pommes de terre . . . .   30 grammes

Dans deux litres de lait bouillant, retirer du feu et ajouter quatre à cinq jaunes d'œufs, le tout bien délayé.

13º *Autre nutritif.*

Faire un bouillon de viande, et dans 3 litres de bouillon
délayer 120 grammes de farine.

14º *Diurétique.*

Sel de nitre. . . . . 30 à 40 grammes

Dissous dans un litre et demi de décoction de graines de lin.

15º *Stimulant.*

Sel ammoniacal. . . . . 15 grammes

Dissous dans un litre et demi d'infusion d'absinthe, avec 30 grammes de savon noir.

FERRURE

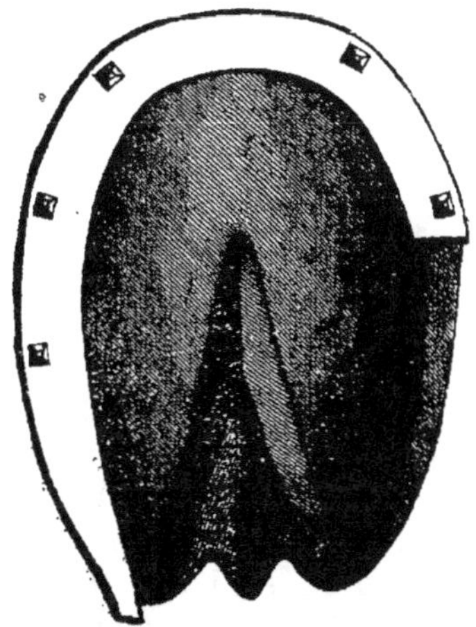

Fer à Javart ordinaire.

(HURTREL D'ARBOVAL, *Dict. de méd., de chir. et d'hyg. vétér.*)

Ferrure du Bœuf

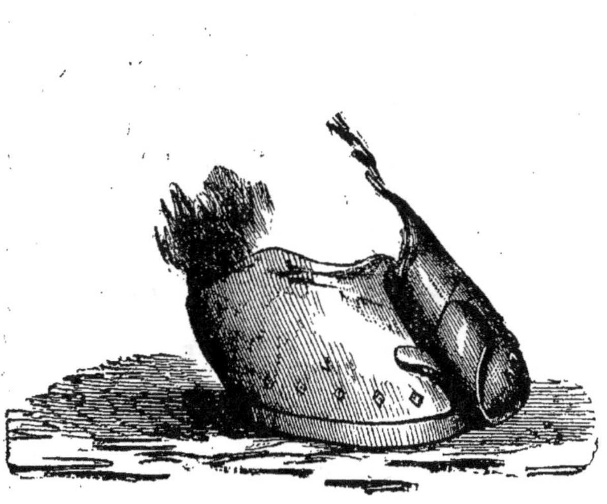

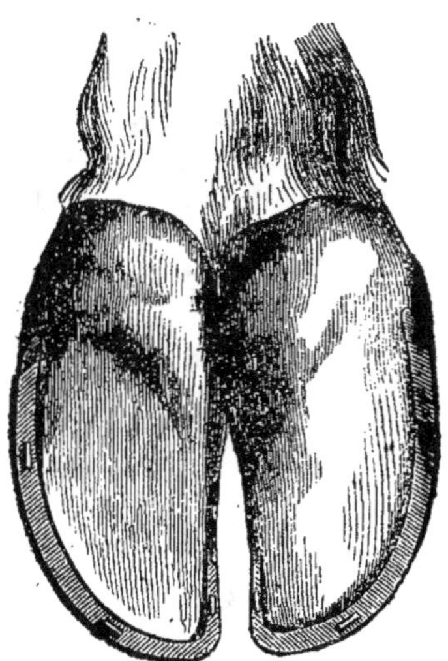

La ferrure du cheval

L'art de ferrer si difficile dans l'exécution, si important dans les résultats mérite de fixer l'attention. En effet, la ferrure du cheval ne doit pas se borner — comme on l'admettait jusqu'ici — à l'application d'un fer sous le pied; elle demande — par suite du rôle important qu'elle exerce sur l'intégrité de l'appareil locomoteur et sur le rendement en vitesse — de la part du maréchal, en dehors de l'habileté professionnelle, des connaissances spéciales relativement étendues (anatomie physiologie de la région digitée). La carrière du racer est le plus souvent liée à l'intégrité de sa boîte cornée.

Qu'importe en effet la haute origine des sujets, si la sensibilité diffuse du pied ne fournit plus à la machine qu'un appui incertain et douteux!

Le pied du cheval possède une organisation complexe dont la connaissance devrait toujours guider ceux qui en ont l'entretien. Malheureusement les maréchaux — à part quelques rares exceptions — ignorent en grande partie l'anatomie et la physiologie de cette région.

Le sabot, au point de vue physiologique, constitue un appareil de neutralisation des chocs et des pressions grâce à son élasticité et à l'état de sa surface intérieure. La dureté, la souplesse, l'élasticité moléculaire de la corne semblent être en rapport avec les fonctions dévolues au pied; les os de la région digitée en formant des articulations, dont les surfaces inclinées permettent la décomposition des forces, le ligament suspenseur du boulet et les tendons fléchisseurs, en formant au boulet une soupente extensible complètent avec le coussinet plantaire et les cartilages, l'ensemble du système d'atténuation des percussions sur les parties vives et particulièrement du pied.

Pour comprendre le rôle important dévolu à la ferrure dans la conservation de l'intégrité du pied chez le galopeur et le trotteur, il est indispensable d'indiquer brièvement l'anatomie et la physiologie de cette région.

La partie extérieure du pied du cheval ou sabot est composée de

quatre parties : la *muraille* (fig. 108), la *sole* (fig. 109), la *fourchette* et
le *périople* (fig. 110).

La *muraille* ou *paroi* (fig. 108) est la partie extérieure du sabot
qui revêt et protège le pied, partie que l'on aperçoit lorsque le pied

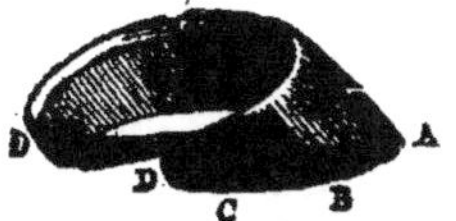

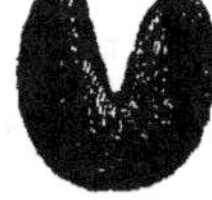

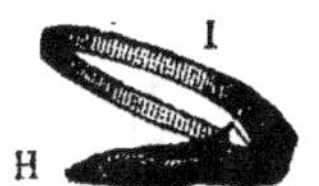

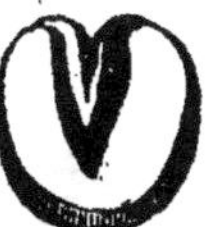

Fig. 108.   Fig. 109.   Fig. 110.   Fig. 111.

repose sur le sol. C'est une bande de corne en forme de croissant.
Sa largeur diminue progressivement en arrière; ses extrémités termi-
nées en pointes se replient en dedans sous le pied en encadrant la
fourchette, présentant ainsi : 1° un bord inférieur en contact avec
le sol, dans lequel on fixe les clous pour attacher le fer; 2° un bord
supérieur creusé d'une gouttière (G) où se loge le bourrelet, l'organe
sécréteur de la corne; 3° une face interne (F) doublée de feuillets
de corne blanche, souple, élastique; 4° une face externe recouverte
le long de son bord supérieur par le périople.

On appelle *pince* (A) la partie médiane antérieure; *mamelles* (B)
les deux côtés de la pince; *quartiers* (C) les deux parties latérales ou
les ailes de la muraille; enfin on nomme talons (DD) les deux extrémités postérieures, où la paroi se replie en dedans du cercle extérieur
pour aller former les *arcs-boutants* (E) ou les *barres*.

Le *périople*(fig.110)est une bande mince de corne molle qui forme
comme une espèce de couronne au sabot (I, fig.110) et se soude en
arrière avec la fourchette (H, fig.110). Son rôle est très important :
il consiste à protéger la paroi contre la sécheresse et l'humidité.

La *sole* (fig.109) est le plancher du sabot. C'est une large plaque
de corne, épaisse, aplatie, emprisonnée dans l'arc de la paroi. La
corne qui la compose, au lieu d'être filamenteuse comme celle de la
muraille, est formée de couches très consistantes, dures et écailleuses
à la surface externe.

La *fourchette*(fig.110 H)est destinée à remplir l'espace formé par la
muraille à la partie postérieure du pied, à l'endroit où elle se replie
pour former les barres ou arcs-boutants. La corne en est molle et
élastique et soudée par côtés avec les barres, en arrière avec le
périople et à sa surface supérieure avec la *chair veloutée du coussinet
plantaire* (fig. 112-10). Les parties intérieures du pied sont nombreuses et complexes; nous y trouvons l'*os du pied* (fig. 112-3) qui
donne sa forme au sabot et sert d'attache en avant et en haut à un

tendon extenseur, en arrière à un *tendon fléchisseur* (12). Ce sont ces deux tendons qui le mettent en mouvement. Il est joint à l'*os de la couronne* (2) sur une charnière qui est complétée par l'*os naviculaire* (fig. 113, fig. 112-4) qui a la forme d'une navette.

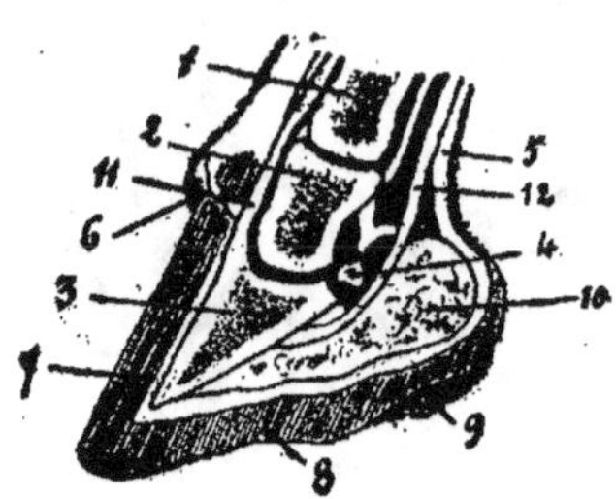

FIG. 112. — *Coupe du pied*

1, Os du paturon ou 1ᵉʳ phalangien.
2, Os de la couronne ou 2ᵉ phalangien.
3, Os du pied ou 3ᵉ phalangien.
4, Os naviculaire ou petit sésamoïde.
5, Peau de l'extrémité du membre.
6, Bourrelet.
7, Muraille du sabot.
8, Sole.
9, Fourchette.
10, Coussinet plantaire.
11, Tendon extenseur du pied.
12, Tendon fléchisseur du pied.

Enfin les parties intérieures du pied sont enveloppées par ce qu'on appelle la *chair du pied* qui n'est autre chose que la continuité de la peau du membre et qu'on nomme bourrelet (fig. 114-1) autour de la couronne, *chair cannelée* au pourtour du pied (fig.114-2 et fig.115-3) et *chair veloutée* en dessous du pied (fig. 115-4). C'est cette dernière qui sécrète la sole et la fourchette.

La grande sensibilité de ces parties charnues explique facilement les vives souffrances que peuvent éprouver les chevaux à la suite de blessures, piqûres, foulures ou de toutes pressions susceptibles d'engendrer la douleur. Et c'est en raison de cette sensibilité que la nature leur a fourni une boîte dure et résistante pour subir les chocs extérieurs.

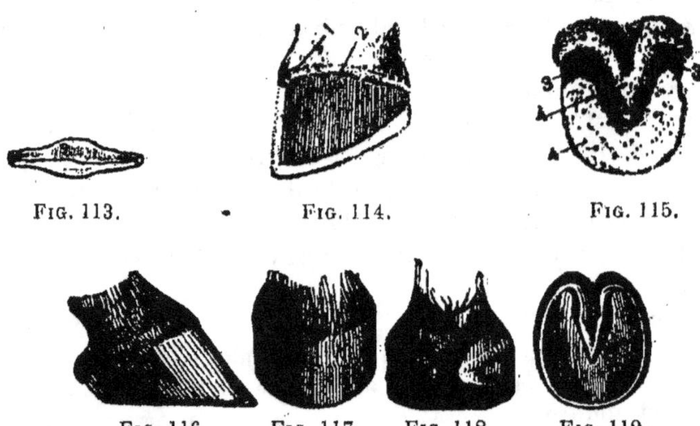

FIG. 113. FIG. 114. FIG. 115.

FIG. 116. FIG. 117. FIG. 118. FIG. 119.

Les quatre faces du sabot sont : le *quartier* (fig. 116), la *pince* (fig. 117), les *talons* (fig. 118) et la *sole* (fig. 119).

Par suite de vices de conformation, fatigue, usure, efforts, les

pieds sont susceptibles de se déformer. Notre but dans cet ouvrage
est d'indiquer le mode de ferrure qu'il y a lieu d'appliquer dans ces
diverses anomalies.

PIED GRAND

Pied trop volumineux par rapport au corps, qui expose le cheval
à buter, à forger, à se couper et le rend maladroit dans la marche.
Ce pied est sujet à la fourbure et aux bleimes.

On doit le ferrer un peu étroit à la période de croissance en creu-
sant un peu la sole et en amincissant les barres et la fourchette,
mais avec beaucoup de ménagements dans la crainte d'un rétrécissement trop rapide qui pourrait amener la compression, l'atrophie et
la boiterie.

Le plus sage est peut-être de se borner à revêtir le pied d'un fer
léger, un peu couvert, bien ajusté avec les arêtes internes abattues,
les éponges de devant très courtes à la limite des talons et la pince
de derrière rentrant légèrement.

PIED PETIT

Cette conformation, qui est le contraire de la précédente, expose
le cheval aux bleimes et aux seimes et demande les mêmes soins et
précautions que le pied encastelé (Voir *Encastelure*).

PIEDS INÉGAUX

L'inégalité des pieds est assez grave généralement. Elle provient
d'un vice de nutrition du pied le plus petit et ce dernier est exposé
aux boiteries.

Le remède à apporter consiste à ferrer le plus grand à la manière
ordinaire et à soigner le plus petit comme le pied encastelé.

PIED PLAT

Le pied plat est celui dont la sole, au lieu d'être concave, est plane
et de niveau avec le bord inférieur de la muraille à la base de la fourchette. La sole ainsi abaissée participe à l'appui du pied et est susceptible d'être foulée et irritée par les corps durs que peut rencontrer
le pied. La paroi est évasée, les talons bas et écartés, les barres incli-

nées et la fourchette très forte. Il est sujet à la bleime, à la foulure de la sole et la fourbure.

Il faut ménager les talons, la sole et la fourchette et parer la pince. Arrondir fortement le bord inférieur de la paroi surtout en mamelle et en pince.

Le fer doit être couvert, assez léger, à pinçon très incrusté, à ajusture suffisante pour l'empêcher de porter sur la sole, à garniture ordinaire à éponges planes dépassant un peu les talons; on le fixe avec des clous à lames délicates.

Le fer le plus convenable pour ces pieds, dit Lafosse (tome II, p. 823), est celui dit à siège, c'est-à-dire plus épais sur la rive externe que sur l'interne, et dans lequel l'ajusture se prend aux dépens de l'épaisseur du fer du côté de sa face supérieure. Du reste, c'est depuis la pince jusqu'à la moitié postérieure des quartiers seulement que le fer doit présenter cette disposition; il peut et doit même rester plat vers la terminaison de ses branches et à ses éponges qu'on refoule légèrement et qui prennent un point d'appui sur la partie de la corne de la fourchette qui déborde le tissu velouté. On emploie des clous à lames minces.

La ferrure doit être assez souvent renouvelée pour corriger l'obliquité de la pince et des mamelles.

Si les talons sont faibles et la fourchette solide, on met un fer à planche.

Pour le cheval de luxe, on emploiera le fer Charlier, le fer anglais ou fer français ajusté à l'anglaise avec plaque de cuir ou de caoutchouc sous la sole pour la protéger.

PIED COMBLE

C'est l'exagération du précédent. La sole au lieu d'être de niveau avec le bord inférieur de la muraille, dépasse celle-ci et fait à la surface plantaire une saillie placée plus souvent entre la pointe de la fourchette et la paroi que partout ailleurs. Il est souvent une conséquence de la fourbure et il y prédispose ainsi qu'à la sole foulée, aux bleimes sèches ou suppurées, etc.

La ferrure du pied comble, doit être la même que celle du pied plat, il faut seulement augmenter l'épaisseur de la couverture et de l'ajusture ou l'épaisseur du siège pour protéger le pied et éviter de faire porter le fer sur la sole.

Lafosse conseille la ferrure suivante, mais à la condition que le cheval ne travaille pas sur le pavé :

Fer à planche couvert, étampé des mamelles aux branches, à pince coupé carrément et affleurant le bord interne de la paroi;

ce fer est muni de crampons aux angles de la pince et de la planche. L'intervalle situé entre les crampons des mamelles est ajusté en voûte plus ou moins bombée suivant la voussure de la sole. L'appui n'ayant pas lieu sur cette région, mais sur les crampons, elle ne s'affaisse pas. Dès que les crampons sont assez usés pour que la sole cède sous la pression, on renouvelle le fer. Les crampons anguleux ou à oreilles de chat pouvant, en portant sur la couronne, la blesser plus ou moins grièvement, on doit avoir le soin de les arrondir avant de poser le fer. Goudronner le dessous du pied.

Si le pied comble ou même le pied plat a la paroi trop faible pour supporter le fer couvert ou le fer à planche, nous conseillons de recourir à la ferrure Charlier dont nous parlerons plus loin.

PIED LONG EN PINCE

Ce pied est allongé en pince, aplati et mince en quartiers, à talons fuyants, avec sole très mince, surtout en pince. Ce vice de conformation peut survenir si l'on abat trop les talons et qu'on laisse la pince. Cette dernière doit être parée avec précaution et les talons ménagés. On applique un fer à demi-couvert, léger, un peu long, ajusté en pince, ayant soin de ne pas toucher la sole.

PIED ENCASTELÉ

Le pied encastelé est affecté d'un resserrement des talons et des quartiers.

Ce pied est haut et droit, étroit dans le haut, resserré des côtés, à la sole creuse, à fourchette maigre, à talons forts et rentrés; la corne est dure et sèche.

Si l'encastelure ne détermine ni sensibilité ni boiterie, il faut parer le pied à la manière ordinaire et ferrer à demi-couvert en proportionnant la garniture au resserrement.

Si le resserrement est accentué et égal des deux côtés de la muraille, utiliser le fer à éponges couvertes; s'il n'est accusé que d'un côté, employer le fer à une seule éponge couverte; des clous à lames délicates et placer le fer bien droit sous le pied.

Si l'encastelure occasionne de la sensibilité et de la boiterie, on fait une rainure sur la paroi dans le sens des fibres et on applique le fer à planche, le fer à pantoufles, le fer désencastelleur et le fer à lunettes.

Si les pieds sont suffisamment hauts et également serrés, on peut appliquer avec succès le fer à croissant.

Ce fer est incrusté dans le sabot, en sorte que la surface du fer et la surface du pied sont sur la même ligne et s'usent ensemble.

Comme nous l'avons dit à l'article *Encastelure*, la ferrure Charlier est excellente, ainsi que la ferrure Adam. (Voir *Encastelure*).

PIED RESSERRÉ D'UN QUARTIER

Le pied à quartier resserré a la paroi mince et cerclée : le talon du même côté surmonte le talon opposé et comprime les branches de la fourchette.

Le pied ainsi affecté n'est pas d'aplomb, il pousse peu et est très sujet aux bleimes et seimes.

Dans ce cas, il faut parer le quartier sain en ménageant celui qui est resserré, de façon à donner de l'aplomb. On emploie le fer à éponges couvertes et obliques ou bien le fer à une seule branche couverte qui permet d'utiliser une forte garniture.

Si la fourchette est bonne, employer le fer à planche.

Pour le quartier resserré, user des clous à lame mince.

PIED A TALONS CHEVAUCHÉS

Mêmes indications que pour le précédent.

PIED A TALONS BAS, FAIBLES

Dans ce cas, la fourchette est maigre et les talons appuient sur la sol, ce qui occasionne des foulures. Les tendons se fatiguent vite parce que les aplombs sont faussés; la corne manque de consistance et de force; le poids du corps se porte en arrière et écrase les talons qui poussent peu et tendent à se resserrer. Ils donnent souvent naissance aux bleimes et aux seimes.

La ferrure doit comprendre la diminution de la pince dans la limite du possible et l'exhaussement des talons en garnissant les éponges avec feutre, cuir ou caoutchouc.

Il faut s'abstenir de ferrer à crampons ou à éponges refoulées, car la pression, en s'exerçant sur les talons, les écrase et occasionne des bleimes.

Le fer à planche portant sur la fourchette et non sur les talons peut aussi être utilement appliqué.

PIED A TALONS SERRÉS

Les talons sont rapprochés, la sole creuse et la fourchette remonte en s'amaigrissant, parce que ses branches sont écrasées.

Le fer à planche est le plus convenable dans cette sorte d'affection, surtout si la fourchette est bonne et les talons sensibles. Il doit porter sur la fourchette et ne pas toucher les talons qu'on abat légèrement.

La ferrure Charlier convient très bien aussi; et suivant les cas, nous conseillons également le fer à croissant dont nous avons parlé plus haut (pied encastelé).

PIED DÉROBÉ

La corne est cassante et éclate au bord inférieur de la muraille, à tel point qu'il est parfois difficile de brocher les clous.

Il faut parer avec précaution, faire tomber les éclats de corne, et arrondir le bord de la paroi avec la râpe. Appliquer un fer à demi-couvert, léger, avec pinçons en pince et en quartiers, en étampant à l'endroit qui correspond à la bonne corne. Brocher le plus haut possible avec des clous à lame mince et ferrer le moins souvent possible.

Nous conseillons d'user largement de l'onguent de pied; Gombault et c'est aussi le cas de faire une ou deux frictions de Baume Caustique autour de la couronne, sur le bourrelet, pour provoquer une nouvelle et abondante sécrétion de la corne.

PIED PANARD

Le pied panard a la pince tournée en dehors, les talons en dedans : le quartier du dehors est fort et évasé, celui du dedans est faible et resserré.

Les chevaux panards se coupent du talon.

La ferrure consiste à mettre le pied d'aplomb en parant le quartier externe et en ménageant le côté du dehors. Mettre un fer plus épais en dedans qu'en dehors. Employer le fer demi-couvert garnissant également en éponges.

PIED CAGNEUX

Tout le contraire du précédent. Ferrure opposée.

PIED PINÇARD

Il appuie sur la pince qui est courte et droite; les talons ne posent pas sur le sol.

Le cheval n'est pinçard que des pieds de derrière.

Il faut parer la pince avec beaucoup de ménagements, ménager aussi les talons et employer un fer léger pourvu de crampons de façons à ce que ces derniers permettent aux talons l'appui sur le sol (fig. 120).

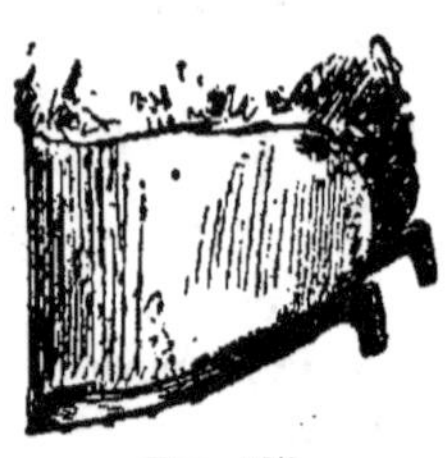

Fig. 120

Quand l'appui se fait franchement sur les crampons, on les raccourcit peu à peu à chaque ferrure, et avec ces soins, on ramène souvent le pied à son état normal.

Mais il faut bien se garder d'appliquer un fer à pince prolongée en abattant la corne des talons, car il se produit un tiraillement énorme des tendons qui les force à se rétracter, ce qui rend le cheval de plus en plus pinçard.

PIED RAMPIN

On dit que le pied est rampin quand la paroi présente en pince une direction perpendiculaire et descend verticalement du bourrelet. Parfois même la couronne surplombe le sabot à son bord supérieur, surtout en pince, et les talons sont très hauts, parfois à égale hauteur avec la pince, ce qui fait ressembler le pied à un bouchon conique.

Les pieds de derrière sont le plus souvent sujets à cette déformation qui affecte surtout les limoniers, les bêtes de bât et de selle dans les montagnes, et principalement les mulets.

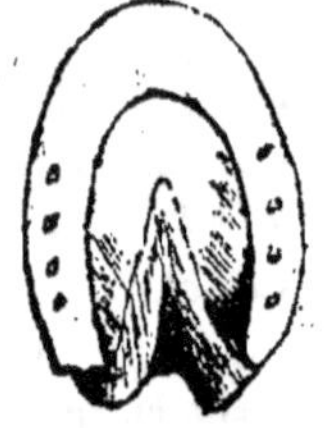

Fig. 121

Appliquer à ces pieds un fer à pince prolongée (fig. 121), dit *fer à la florentine*, conserver la pince et abattre modérément les talons, de façon à toujours leur permettre l'appui, soit qu'ils portent sur les éponges bien nourries, ou sur des crampons comme dans le fer pinçard (fig. 120). Faire sur les tendons une ou deux frictions de Baume Caustique mélangé avec moitié d'huile d'olives, pour leur donner de l'élasticité.

PIED DE TRAVERS

Pied dont le quartier externe ou interne est plus bas que celui du côté opposé. Il a perdu son aplomb et penche du côté où il est le plus paré. Le quartier surchargé de poids se resserre, la paroi s'amincit et le talon chevauche son voisin.

Il faut remettre le pied dans son aplomb, avec plusieurs ferrures successives, en employant le fer à quartiers, c'est-à-dire à une seule branche correspondant au côté du pied le plus bas, en même temps qu'on rogne le quartier opposé.

Si le vice d'aplomb est ancien, on applique un fer complet garnissant beaucoup en dehors le quartier bas et rentrant sur le quartier haut et écarté du centre du pied.

PIEDS A TALONS HAUTS

La sole est creuse; la fourchette remontée et souvent baveuse est susceptible de s'ulcérer et de rendre le pied rampin.

Le remède à y apporter consiste à abattre les quartiers et les talons le plus possible, de façon à rejeter l'appui en arrière, en laissant toutefois aux talons la hauteur en rapport avec la conformation du pied.

Appliquer la ferrure ordinaire avec éponges légèrement amincies.

PIEDS A TALONS FUYANTS

Ce pied est trop incliné sur le membre; les talons longs et couchés font rejeter le poids du corps en arrière, et fatiguent le cheval au repos comme à la marche.

Il faut raccourcir le pied autant qu'il est possible, en le parant à plat aussi bien en pince qu'en talons, et appliquer un fer ordinaire avec un fort pinçon redressé et incrusté pour remonter le fer le plus possible.

Ferrer long et ne pas brocher en pince.

PIED GRAS

Ce pied est formé d'une corne souple et trop humectée; la paroi et la sole sont minces, molles et ne protègent pas suffisamment les parties intérieures contre les chocs résultant de marche sur des terrains durs et pierreux.

Il faut parer avec précaution, en ménageant la sole, et mettre un fer demi-couvert, léger, avec bonne garniture, légèrement broché.

Les mêmes recommandations sont applicables aux pieds *maigres, cerclés et à paroi séparée de la sole.*

FERRURE CHARLIER

La ferrure Charlier est une demi-ferrure de devant et a pour principe de faire participer la sole et la fourchette à l'appui, comme à l'état de nature, en laissant au pied ferré toute son élasticité.

Le fer est plus épais que large et partout également épais, un peu

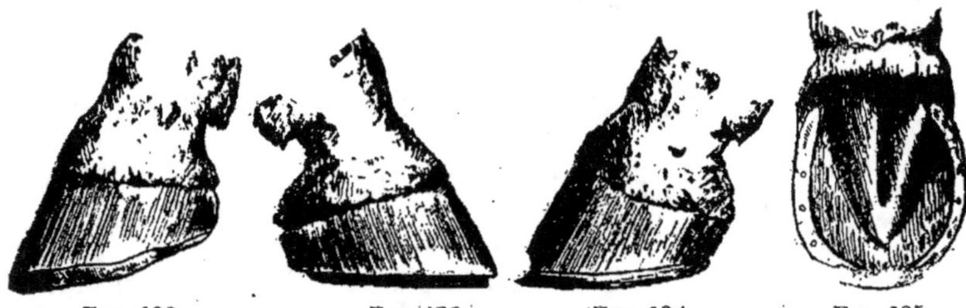

FIG. 122
Sabot
abattu en chanfrein.

FIG. 123
Sabot avec la feuillure
pour recevoir
le fer Charlier.

FIG. 124

FIG. 125
Pieds ferrés
au système Charlier.

moins couvert à la branche interne. On lui donne exactement la tournure du pied; on aplatit légèrement le pourtour, de façon à ce qu'il soit un peu plus étroit à la partie supérieure, celle qui doit s'appliquer au pied. On lui donne six, sept ou huit étampures percées obliquement, plus à gras à la branche externe qu'à l'interne et on lève des pinçons comme au fer ordinaire. Les éponges sont justes, arrondies, inclinées suivant la direction de la paroi des talons.

Le fer doit être incrusté dans la paroi au moyen d'une rainure qui y est pratiquée; cette rainure ne doit pas dépasser la moitié environ de l'épaisseur de la sole. On la fait d'abord au boutoir et on la complète par l'application du fer chaud.

Après avoir bien donné la tournure au fer et l'avoir bien essayé à chaud, quand il y a adaptation parfaite, on l'attache en brochant avec des clous à tête tronquée, plus délicats que ceux dont on se sert pour les fers ordinaires et de forme ovale.

On ne doit toucher ni à la sole, ni aux barres, ni à la fourchette.

Cette ferrure est excellente pour les pieds à talons serrés et les pieds combles.

FERRURE A GLACE

La ferrure à glace a pour but d'empêcher les chevaux de glisser sur la neige, la glace, le verglas et de leur permettre un appui assez solide pour les empêcher de tomber.

On emploie dans ce but le fer ordinaire avec des clous à glace et des crampons. Ce mode de ferrure est trop connu pour que nous le décrivions ici.

Par les temps de neige persistante et durcie et par le verglas, la ferrure à crampons mobiles est de la plus grande utilité et a sur la ferrure ordinaire à glace l'avantage d'être plus solide, plus durable et n'oblige pas à brocher le pied chaque jour, ce qui détériore la corne.

On prépare un fer, comme un fer ordinaire (fig. 126), avec pince et de très légers crampons, ou même sans crampons. On ménage

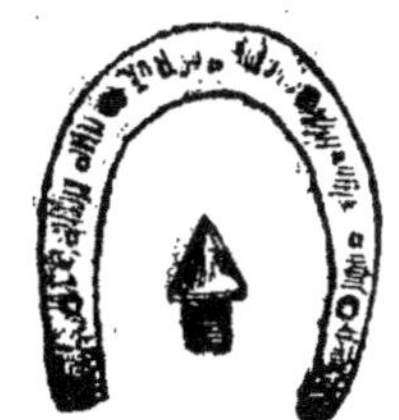

Fig. 126.

dans toute son épaisseur quatre trous, deux à la partie déclive du fer, en avant, et deux à cinq centimètres de l'extrémité inférieure; on le fixe avec des clous à tête plate.

Les quatre trous qui ont été spécialement ménagés sont taraudés à pas de vis et destinés à recevoir, dès que le mauvais temps l'exige, une caboche, en acier non trempé, d'une longueur totale de deux centimètres et demi environ, terminée par une pointe assez proéminente et ayant à sa base un pas de vis semblable à celui du fer. Au moyen d'une clef spéciale ou même d'une paire de tenailles, on visse cette tête dans le trou réservé. Quand elles sont placées toutes quatre, le pied porte facilement d'aplomb et le cheval est sûr de lui. Tant qu'il marche sur la neige durcie ou le verglas, on les lui laisse; si le travail l'amène dans les endroits déblayés, on les lui retire avec la clef ou les tenailles pour les remettre ensuite dès que l'état des routes les réclame. On peut boucher les trous avec un bouchon pour éviter que la terre ou les petits cailloux viennent les remplir et détériorer le pas de vis. Ces clous à pointes peuvent durer au moins deux jours par les plus mauvais temps; et d'ailleurs, en passant chaque matin la visite des pieds, il est facile de remplacer ceux qui pourraient être trop usés.

Cette ferrure est excessivement commode et facile, et nous ne saurions trop en recommander l'usage dans les pays où l'hiver est long et où la neige reste longtemps sur la terre.

Nous terminerons notre article sur la ferrure en indiquant sommairement celle qui convient d'utiliser lors de vice d'aplomb et d'irrégularité dans la marche. Non pas que nous ayons la prétention de dire que les vices d'aplomb peuvent être combattus par la ferrure; mais elle permet l'utilisation plus facile de l'animal.

Si le cheval est *sous-lui du devant* ou s'il a les *genoux creux*, il faut parer la pince et ménager les talons, mettre un fer à demi-couvert avec forte ajusture en pince, éponges ordinaires et clous noyés dans l'étampure.

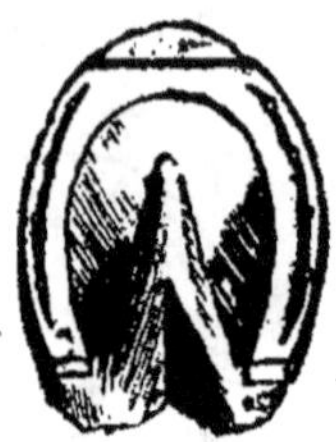

Fig. 127

S'il est *arqué*, parer la pince et conserver les talons; appliquer le fer ordinaire.

Bas-jointé du devant. — Parer la pince, conserver les talons et ferrer un peu long.

Boulelé du devant. — Parer la pince, ménager les talons et ferrer à l'ordinaire.

Sous-lui du derrière ou *bas-jointé.* — Parer la pince, ménager les talons et appliquer le fer à crampons en ferrant long.

Campé du derrière. — Fer ordinaire, pinçon bridé et crampons.

Boulelé du derrière. — Fer ordinaire à crampons.

Chez le cheval qui se *croise*, mettre un fer ordinaire, parer normalement, et ferrer très juste en dedans; surtout ne jamais mettre de crampons aux pieds de derrière.

Si le cheval *se coupe*, après avoir constaté quelle est la partie du fer ou du sabot qui frotte, il faut la diminuer le plus possible en arrondissant à la râpe. On emploie le fer à branche tronquée, à deux étampures à l'éponge du dedans et deux pinçons dont un en mamelle externe si le cheval se coupe avec la mamelle ou la partie saillante du quartier; s'il se coupe un peu en arrière de la partie saillante du quartier, appliquer le fer à branche tronquée, droite et sans étampure; on arrondit fortement avec la râpe la paroi du quartier.

Lorsque le cheval *forge*, il faut surveiller la ferrure du devant et du derrière. On pare la pince du pied de devant en ménageant les talons; et on ferre à la manière ordinaire, ni trop long ni trop court. Pour le pied de derrière, on évite de tronquer la pince en la parant; on se sert d'un fer à pince tronquée (fig. 127), bien ajusté, portant deux pinçons et des crampons. Le fer doit être long et la corne de pince arrondie avec la râpe.

La même ferrure est applicable au cheval qui s'*atteint*.

Enfin, quand il s'agit de ferrer un cheval qui *butte*, parer la pince, ménager les talons et appliquer un fer à demi-couvert relevé en pince, broché avec ses clous noyés dans l'étampure.

De la désinfection
et des désinfectants

La pratique rationnelle de la désinfection est la base de la prophylaxie des maladies contagieuses. C'est seulement par la destruction des germes pathogènes qui sont répandus dans les excrétions ou sécrétions des animaux qu'on peut supprimer les épidémies.

Il existe dans les milieux une confusion assez fréquente en ce qui concerne l'action véritable et le mode d'emploi rationnel des diverses substances connues sous le nom de désinfectantes.

La multiplicité des produits offerts aux consommateurs pour remplir l'office de désinfectants ne fait qu'ajouter à cette confusion; leur composition véritable et leur réelle valeur sont habituellement fort mal connues. Ainsi le problème de la désinfection devient en pratique des plus complexes; mal connu, quant à son facteur essentiel, il est donc généralement mal résolu.

La méconnaissance de la nature et des modes de contage des maladies contagieuses, qui était fatale avant les travaux de Pasteur, explique la fréquence des foyers contagieux et leur extension qu'on observait alors.

Technique de la désinfection

La désinfection comporte comme toutes les opérations qui concernent l'hygiène des locaux : 1° le *nettoyage* (balayage, raclage, grattage, lavage à l'eau bouillante); 2° la *désinfection proprement dite* qui consiste à arroser, laver, asperger les surfaces à désinfecter avec un liquide désinfectant; 3° la *désinfection complémentaire*, réalisée à l'aide de pulvérisations avec un lait de chaux antiseptique.

En milieu contaminé, la désinfection méthodique — la seule efficace — doit comprendre la désinfection des locaux, des paddocks, des cours, des herbages, etc., la désinfection du malade, du vétérinaire, du personnel; la désinfection du harnachement, des objets de pansage, des vans servant au transport des animaux, etc.

Brièvement, nous allons en indiquer les règles.

1° *Désinfection des locaux.* — La désinfection du sol comprend le grattage des anfractuosités, des joints; le lavage à la brosse avec de l'eau chaude et des solutions de Lysol (2 %) ou Crésylium à 5 %.

Le lait de chaux lysolé, appliqué à l'aide de pulvérisations sur les murs, le plafond, constitue un complément de désinfection indispensable. Il en est de même de la sciure lysolée répandue sur le sol.

Les litières et les fumiers seront enlevés et arrosés avec la même solution.

Les objets en bois, en cuir, en pierre, ciments, seront lavés avec une solution de Lysol à 2 % ou Crésylium à 3 %.

La désinfection générale des locaux — la plus importante au point de vue pratique — sera réalisée à l'aide des fumigations de Lysol pur (5 grammes par mètre cube); mettre le lysol dans des bassins de fe étamé à bords relevés, chauffer directement avec un réchaud de charbon de bois. Ces vapeurs très diffusibles ont une puissance antiseptique et microbicide extrêmement élevée, sont inoffensives pour l'homme et les animaux et — avantage précieux — elles ne détériorent pas les objets. Ce procédé économique rapidement efficace, d'une innocuité complète devrait être substitué à tout autre particulièrement à l'emploi de l'aldéhyde formique gazeux et de l'anhydride sulfureux; ces gaz étant peu pénétrants ne sont que des désinfectants de surface.

Cette désinfection devrait être complétée à l'aide d'appareils spéciaux, par des pulvérisations de Lysol (2 %) ou de Crésylium (3 %) sur les murs, sol, plafond, etc.

La rapidité et l'efficacité de la désinfection obtenue avec des appareils pulvérisateurs sont consacrées par la pratique; substituer aux lavages longs et trop souvent incomplets, la pulvérisation mécanique permettant au produit antiseptique, du fait de sa fine pulvérisation et de sa pression, de pénétrer dans toutes les anfractuosités, est une nécessité impérieuse en hygiène vétérinaire.

Désinfection des harnais. — La désinfection des harnais, particulièrement indiquée dans les affections cutanées contagieuses, sera obtenue par l'immersion pendant quatre heures, dans une solution de lysol à 2 %.

Le lavage des cuirs sera effectué avec des solutions chaudes de savon lysolé; on procédera au remplacement des toiles et des matières employées comme doublures et matelassures.

Le mors — agent de transmission fréquent du horse-pox — subira le flambage.

Désinfection du malade et du personnel. — En milieu contaminé, la désinfection du malade s'effectue à l'aide de lavages du corps avec un savon de Lysol ou des solutions de Lysol (2 %) ou de Crésylium (3 %).

La désinfection du vétérinaire, du personnel, du thermomètre utilisé — agents de contamination fréquents — comporte l'usage de vêtements de toile, le changement de chaussures, le nettoyage des mains avec des savons lysolés.

Désinfection des objets de pansage. — Cette désinfection sera réalisée par l'immersion des objets de pansage pendant un quart d'heure dans une solution de Lysol à 2 % ou de Crésylium à 3 % et par le séchage à l'air libre.

Désinfection des vans. — Cette désinfection comprend le raclage du plancher et des parois du véhicule, le lavage à grande eau suivi du lavage avec une solution de Lysol (2 %) ou de Crésylium (3 %).

Désinfection des paddocks et des herbages. — La désinfection des paddocks, des cours, des herbages, nécessite l'enlèvement des déjections, leur mise en tas et l'arrosage avec une solution forte de Lysol. Les places où se trouvaient ces déjections seront arrosées avec le même liquide; les objets ayant servi à ramasser les déjections seront nettoyés avec la même solution désinfectante.

Telle est brièvement résumée, la technique rationnelle de la désinfection; pratiquée d'après ces données, elle constitue la base efficace de la prophylaxie de maladies contagieuses, dont le pronostic est assez grave.

La désinfection des poulaillers, pigeonniers, clapiers comporte quelques particularités indispensables à signaler.

I. — DÉSINFECTION DES POULAILLERS, PIGEONNIERS

La désinfection doit porter sur les locaux et sur tous les objets souillés (perchoirs, augettes, abreuvoirs, ustensiles servant à la distribution des aliments et des boissons).

Les excréments, les fumiers et les litières seront brûlées.

En dehors de la désinfection proprement dite avec un désinfectant crésolé, celle du sol doit être effectuée d'une façon rigoureuse : enlever une couche de 5 à 6 centimètres du sol superficiel; saupoudrer avec la poudre de sulfate de fer (50 grammes par mètre carré); pratiquer la réfection du sol avec du sable fin.

Les parquets et les parcours seront désinfectés et asséchés en y répandant du sable fin ou de la cendre.

Les locaux ne seront utilisés qu'après un délai de quinze jours; l'aération, l'insolation des poulaillers réalisables par la création

d'ouvertures spacieuses — par leur action stérilisante — seront
utilisées avec profit.

Avant de réintroduire les sujets dans le local désinfecté, leur faire
traverser un lait de chaux crésolé, pour détruire les germes, dont
leurs pattes pourraient être souillées.

On ne saurait trop recommander à titre hygiénique, la stérilisation
des boissons (sulfate de fer 3 grammes par litre; permanganate de
potasse jusqu'à coloration rosée d'un litre d'eau; eau de Javel
III à IV gouttes par litre; acide sulfurique 2 grammes par litre;
acide salycilique 3 grammes par litre.

II. — DÉSINFECTION DES CLAPIERS

La désinfection comporte les indications suivantes : 1º nettoyage
et curetage à fond des niches; 2º enlèvement et destruction des
litières; 3º désinfection des locaux, mangeoires, rateliers, abreuvoirs
avec un liquide antiseptique.

Telle est, brièvement résumée, la technique opératoire de la désinfection rationnelle; pratiquée d'après cette méthode — et à l'aide
d'un désinfectant *actif* —, elle jouera un rôle indéniable dans la prophylaxie des maladies contagieuses, et, en milieu contaminé, fera
disparaître rapidement les foyers contagieux.

Ajoutons que la désinfection générale mensuelle des locaux, particulièrement dans les élevages industriels, constitue le seul moyen
préventif efficace contre les épizooties.

De la désinfection sanitaire

Les produits virulents renfermés dans le jetage, la salive, les déjections des animaux malades constituent un danger permanent de
propagation des épizooties. Leur destruction constitue donc une
des mesures les plus importantes de la police sanitaire.

La désinfection *sanitaire* imposée par la loi doit s'appliquer :
1º Aux locaux (écuries, étables, bergeries, porcheries, etc.) qui ont
été habités par les animaux malades et à tout ce qui peut en provenir
(fumiers, purins, litières, pailles, fourrages, ustensiles et objets
divers qui ont pu être souillés par ces animaux);
2º Aux ruisseaux, rigoles et conduits servant à l'écoulement des

déjections liquides; aux fosses à purin et aux lieux de dépôt des fumiers;

3º Aux cours, enclos, herbages et pâtures où ont stationné les animaux malades;

4º Aux rues, routes et chemins parcourus par les malades ou par les véhicules chargés de leurs cadavres ou de leurs fumiers;

5º Aux véhicules qui ont servi au transport d'animaux atteints ou soupçonnés d'être atteints de maladies contagieuses ou de leurs cadavres ou de fumiers provenant des locaux, cours, enclos ou herbages déclarés infectés;

6º Aux cadavres et à leurs débris;

7º Aux fosses d'enfouissement;

8º Aux personnes qui, par leurs rapports avec les malades, leurs cadavres ou leurs débris, leurs fumiers peuvent devenir des agents de la transmission des maladies contagieuses;

9º Aux emplacements où ont stationné les animaux destinés à l'exportation, ainsi que tous les appareils, passerelles, etc.;

10º Au sol des halles, étables, parcs de comptage, de tous autres emplacements où les animaux ont stationné et qu'ils ont pu souiller pendant la tenue des marchés;

11º Aux locaux qui, dans les abattoirs ou les tueries particulières, ont contenu des animaux atteints de maladies contagieuses;

12º Au matériel employé au transport des animaux sur les voies ferrées, ou par terre, ou par eau.

CONCLUSION

Dans le cours de cette étude de la désinfection, après avoir indiqué chez nos animaux domestiques les nombreuses maladies contagieuses ou parasitaires qui portent un grave préjudice à l'élevage, leurs modes de contagion nous avons montré que la désinfection des locaux, des malades, du personnel, etc., réalisée à l'aide de *désinfectants actifs*, et selon une technique rationnelle dont nous avons exposé les bases, est la seule prophylaxie efficace permettant de prévenir l'apparition, la persistance ou l'extension des épizooties.

La valeur d'un désinfectant crésolé dépend : 1º de son action spécifique sur les microbes (*équivalent antiseptique*); 2º de son action sur les tissus (*pouvoir irritant*); 3º de son action sur l'organisme (toxicité); 4º de sa teneur en Crésol, garantie à l'analyse chimique.

L'acheteur devra donc établir ses achats d'après ces données; la méconnaissance de cette règle l'expose à de graves déboires.

Bien faible est la dépense consécutive à la pratique de la désinfection mensuelle comparée aux pertes élevées dues aux épidémies qui, trop souvent, réduisent à néant les bénéfices de l'exploitation.

Dans un article de vulgarisation scientifique, il est délicat, la responsabilité morale de l'auteur étant engagée, de préconiser l'emploi d'un désinfectant. Mais les nombreux résultats expérimentaux positifs obtenus depuis de longues années en médecine humaine et vétérinaire avec le *Lysol*; ceux observés avec l'usage du *Crésylium*, particulièrement dans le domaine de l'hygiène, nous permettent d'affirmer — avec de nombreux savants, dont la notoriété ne saurait être discutée et dont les opinions ont été signalées au cours de cette étude — que ces produits crésolés sont dignes de fixer l'attention du monde vétérinaire et agricole.

Étude scientifique sur le
Baume Caustique Gombault

Le **Baume Caustique Gombault,** dont une pratique médicale
de plus de soixante ans et de nombreuses récompenses honorifiques
obtenues dans les diverses expositions ont consacré, en Médecine
Vétérinaire, la haute efficacité, est un médicament pour l'*usage
externe* possédant — qualité rare — toute la puissance et l'activité
du Vésicatoire et du Feu, tout en ayant sur ces deux agents l'immense avantage de ne laisser, *malgré l'intensité de ses effets*, aucune
trace de son application.

En effet, les frictions de **Baume Caustique Gombault,** du fait
de la composition judicieuse de ce produit, ne provoquent pas, contrairement à l'emploi des sinapismes et des vésicatoires, de complications cutanées (chute de peau, cicatrices indélébiles, qui diminuent
lors de la vente la valeur intrinsèque des animaux). Elles peuvent
donc être répétées et assurent, de ce fait, une dérivation **puissante**
et **prolongée**, condition indispensable pour obtenir la guérison des
maladies internes graves.

On sait que la dérivation ou révulsion — méthode thérapeutique
des plus simples et des plus efficaces — consiste à provoquer des
inflammations superficielles, bénignes, destinées à améliorer ou
arrêter, par voie réflexe, les maladies graves qui ont leur siège dans
les organes profonds.

Nous allons montrer, en nous appuyant sur des données physiologiques, que la révulsion réalisée à l'aide des frictions de Baume-
Gombault résout scientifiquement et pratiquement cette importante question.

La *dérivation* obtenue avec ce produit provoque sur les organes
internes le même effet qu'une forte saignée, mais elle a le grand avantage de ne pas extraire le sang de l'organisme (c'est-à-dire diminuer
la résistance vitale du malade) mais de le détourner simplement de
son cours primitif.

Dans la *révulsion* — et nous ne saurions trop insister sur ce point
— il y a simplement modification de la distribution du sang; la
quantité totale de liquide nutritif reste invariable, mais, comme la
peau en reçoit une plus forte proportion — grâce à l'irritation provoquée par les frictions du Baume Caustique Gombault, il en résulte
que les organes centraux, internes doivent, fatalement, en recevoir
une quantité moindre.

Cette nouvelle distribution du sang a aussi pour conséquence une déperdition plus grande de la chaleur, entraînant conséquemment, un abaissement marqué de la température interne. Cette considération fait prévoir l'effet antithermique puissant, dévolu au Baume Caustique Gombault dans le traitement des maladies fébriles (bronchite, pneumonie, pleurésie, broncho-pneumonie), maladies infectieuses (gourme, fièvre typhoïde, etc.).

La *révulsion* externe exerce surtout sa puissance au début des maladies quand il ne s'est encore développé qu'une simple congestion. Ces maladies avortent très souvent sous l'influence de la dérivation énergique consécutive aux frictions répétées de Baume Caustique Gombault.

Il convient, pour obtenir un résultat utile, *de proportionner l'étendue et l'intensité de la révulsion à la gravité de la maladie.* Dans les pneumonies, les pleurésies, etc., il faut recouvrir une grande partie de la poitrine avec le Baume Caustique Gombault et, quelquefois, renouveler l'application. Plus la maladie à faire disparaître est étendue et grave, plus la dérivation doit être énergique.

Le lieu d'application de la révulsion doit varier avec le siège de l'affection à combattre. Il est toujours avantageux de faire les applications de Baume Caustique Gombault près du siège du mal. Dans les maladies des voies respiratoires et du cœur, la révulsion se fait sous la poitrine et sur les côtes; dans celles de l'appareil digestif, sous le ventre; dans celles du cerveau, le long de l'épine dorsale, sur les côtés de l'encolure.

Comme cette brève étude le montre, le Baume Caustique Gombault par ses propriétés *dérivatives, décongestives, antithermiques,* et surtout par l'absence de toxicité, de pouvoir irritant, occupe le premier rang parmi les agents révulsifs qui jouent — nous l'avons montré — un rôle prépondérant dans la thérapeutique vétérinaire.

En dehors du pouvoir dérivatif et résolutif puissant du Baume Caustique Gombault, il convient de signaler son action spécifique cicatrisante dans le traitement des plaies.

Diminuant la suppuration, favorisant et modérant leur bourgeonnement charnu, le Baume Caustique Gombault, après une ou deux applications, en assure la rapide cicatrisation.

Telles sont les raisons motivées qui nous ont incité à recommander ce produit dans le cours de cet ouvrage.

MODE D'EMPLOI

Le mode d'emploi, soit à titre *révulsif* (traitement des maladies internes), soit à titre *résolutif* (traitement des affections des membres) comporte les indications suivantes :

1º Tondre la région si le poil est épais;

2º Appliquer un corps gras (suif, vaseline, glycérine) sur les régions voisines des parties traitées, en particulier dans le pli du genou, du jarret, du paturon.

3º Frictionner pendant dix à quinze minutes (selon la finesse de la peau) à la main ou à l'aide d'une brosse de crins ou avec un peu de drap épais — la région malade.

La durée de la friction sur les animaux des espèces bovine, porcine, canine — dont la peau absorbe moins — doit être de vingt à vingt-cinq minutes.

La quantité de Baume Caustique Gombault à utiliser varie avec l'étendue de la surface à traiter. En principe, il faut compter trois fortes cuillerées à soupe pour une étendue de la main.

4º Pour obtenir le maximum d'effet utile (abondante exsudation de sérosité, sans jamais provoquer d'altération du derme et de chute permanente des poils); il convient — après vingt-quatre heures — d'absorber avec une éponge sèche la sérosité qui s'écoule sur la peau, et de faire, à la main, une deuxième friction moins énergique, dont la durée sera de trois à cinq minutes.

Dans les cas graves, il est particulièrement avantageux, pour diminuer la durée de l'indisponibilité, de faire après la friction, une ou deux imbibations de Baume Caustique Gombault à la main, à un ou deux jours d'intervalle, pour exciter fortement la vésication.

SOINS CONSÉCUTIFS

Mettre l'animal dans l'impossibilité matérielle de se lécher ou de se mordre (collier de bois, bâton à surfaix, mode d'attache au râtelier) pendant les douze heures qui suivent l'application du Baume Caustique Gombault.

2º Faire, six jours après la dernière friction ou après les dernières imbibations, quelques lotions d'eau tiède savonneuse pour faciliter la chute des croûtes.

3º Attribuer, dans les cas ordinaires, un repos de dix jours à l'animal.

Si les quatre membres doivent être traités, commencer le traitement par un bipède diagonal (membre antérieur droit, membre postérieur gauche) et six jours après, traiter l'autre.

De même, si deux membres antérieurs doivent subir le traitement, les soigner également l'un après l'autre, à six jours d'intervalle.

Étude scientifique
sur le Fondant Gombault

A la fois *vésicant* et *fondant* — dualité thérapeutique rare — le **Fondant Gombault** possède un pouvoir curatif puissant, spécifique, pourrait-on dire — consacré, contrairement aux produits similaires, par une longue pratique médicale — dans le traitement des lésions *articulaires* (synovite, arthrite, molettes, vessigons, etc.). *osseuses* (exostoses, périostoses, suros, jardes, éparvins, courbes, formes, etc.); — *tendineuses* et *ligamenteuses* (efforts, entorses, luxations), — si fréquemment observées chez le cheval.

Pour ne laisser aucun doute sur son efficacité — et justifier l'emploi préconisé dans le cours de cette étude — nous allons indiquer sommairement son mode d'action physiologique.

Le Fondant Gombault par sa formule judicieuse — a surtout pour effet de faire disparaître les tuméfactions superficielles d'origine inflammatoire sans faire subir aux tissus — *même lors d'applications répétées* — aucune transformation morbide consécutive (chute de peau, cicatrices indélébiles) qui déprécient notablement l'animal au moment de la vente.

Au point de vue physiologique, on peut reconnaître dans les effets du Fondant Gombault les périodes distinctes suivantes : 1º une de vésication; 2º une d'exsudation; 3º une d'engorgement.

Cette trilogie tient, sous sa dépendance directe, l'effet résolutif puissant observé, et explique les guérisons rapides des diverses tares de l'appareil locomoteur des animaux (chevaux, bovins, porcins, chiens, etc.).

Dès le début de son application, le Fondant Gombault détermine de la rougeur et de la chaleur, puis une tuméfaction plus ou moins intense, fonction de la quantité du produit utilisé, de la durée de la friction et de la finesse de la peau. Au bout de quelques jours, l'épiderme est soulevé par une sérosité plastique qui, souvent, se concrète sous forme de larmes jaunâtres, comme gommeuses, à la surface de la peau.

Après la cessation de cette sécrétion, la surface dénudée, résultant de la desquamation, tend rapidement à la cicatrisation; les produits sécrétés s'enlèvent par écailles furfuracées jusqu'à la formation d'un véritable épiderme; les poils, qui étaient tombés, repoussent alors avec leur couleur primitive et toute trace de la lésion — avec le Fondant Gombault — disparaît.

Avec les autres vésicants, si la vésication a été trop violente ou entretenue pendant longtemps (frictions répétées souvent nécessaires du fait de leur peu d'activité et d'efficacité), on constate une suppuration abondante et prolongée provoquant la formation d'une tare indélébile après la cicatrisation. Si les poils réapparaissent partiellement, ils présentent une coloration et une direction différentes de l'état normal.

Pendant l'exfoliation de l'épiderme desséché, les sujets éprouvent de vives démangeaisons qui les portent à se gratter et à se frotter. Il convient donc — et l'indication est formelle — de les mettre dans l'impossibilité de se faire des plaies, en se conformant aux prescriptions suivantes : 1º éviter les frottements ou les morsures par l'usage d'un collier de bois, d'un bâton à surfaix, attacher l'animal court au ratelier, etc.; 2º enduire d'un corps gras la région avoisinante pour prévenir son irritation par les produits de sécrétion; 3º empêcher les animaux de lécher les préparations vésicantes entraînant l'inflammation de la bouche et des lèvres, une forte salivation et une grande difficulté dans la préhension et la déglutition des aliments et des boissons.

Quantité de produit, durée et intensité des frictions sont autant de facteurs — nous le montrerons au mode d'emploi — qui doivent varier : 1º avec la nature et l'étendue de la lésion (articulaire, tendineuse, osseuse); 2º avec l'effet recherché (degré de vésication plus ou moins accusé); 3º avec la finesse de la peau; 4º avec la température ambiante.

MODE D'EMPLOI
DU FONDANT GOMBAULT

Il convient, pour obtenir le maximum d'effet utile, de se conformer strictement aux indications suivantes :

1º Tondre les poils sur les régions à traiter;

2º Etendre le Fondant Gombault et frictionner pendant quinze à vingt minutes à la main ou avec une pièce de drap.

3º Faire trois ou quatre applications successives de façon à bien saturer la peau.

La durée et l'énergie de la friction doivent être plus grandes chez les chevaux de trait que chez les chevaux fins;

4º Mettre un collier de bois, un bâton à surfaix ou attacher le cheval un peu court au ratelier pendant les douze heures qui suivent la friction, afin d'éviter les accidents consécutifs au léchage et aux morsures, provoqués par le prurit.

5º Faire, vingt-quatre heures après, dans le cas où la région ne serait pas uniformément engorgée, une nouvelle application, en frictionnant légèrement les régions où l'effet est peu accusé. Pour activer l'action curative et diminuer la durée de l'indisponibilité, particulièrement dans les lésions chroniques, faire 3 frictions à trois ou à huit jours d'intervalle. La première, très énergique; l'intensité des deux autres étant basée sur l'état de la peau.

Dans le traitement des exostoses (formes) et dans les cas invétérés, il est parfois utile, après un mois, de recommencer le traitement. Mais généralement, une seule friction suffit, grâce à la haute efficacité du Fondant Gombault.

6º Laisser tomber les croûtes naturellement ou faciliter leur chute, *à partir du 10e au 12e jour seulement*, par des onctions d'onguent populéum, de glycérine ou de vaseline;

7º Laisser le cheval en boxe ou en liberté dans l'écurie; dans le cas contraire, combattre l'engorgement, dès le 4e jour, par de légères promenades au pas.

Le cheval ne sera mis en service que quinze jours après.

8º Dans le cas où les quatre membres devraient être traités, pour éviter un appui impossible pouvant provoquer la fourbure, commencer le traitement par un bipède diagonal (membre antérieur droit et membre postérieur gauche) et, six jours après, traiter l'autre bipède.

De même, si les deux membres antérieurs présentent des lésions, les soigner également l'un après l'autre, avec six jours d'intervalle.

Étude sur l'Onguent
de Pied Gombault

Pour montrer dès le début l'importance que revêt l'hygiène du pied, rappelons l'aphorisme bien connu, *Pas de pied, pas de cheval!*

Toutes les qualités du cheval sont en effet considérablement amoindries et peuvent être entièrement annihilées par la mauvaise conformation ou les altérations accidentelles de ces organes essentiels.

Les pieds réclament une attention particulière; outre les accidents multiples qui les menacent, ils sont exposés à nombreuses maladies, dont plusieurs seraient facilement évitées par quelques soins hygiéniques bien entendus.

Les onguents de pied servent à entretenir la corne du sabot et la couronne dans un état de souplesse convenable en évitant l'évaporation des tissus sous-ongulés.

Ils remplacent — à la condition qu'ils soient de bonne qualité — le vernis naturel détruit par la ferrure. Certains — et c'est le cas de l'onguent de Pied Gombault — ont, en outre, une action élective sur la kératogénèse, et activent, dans une notable mesure, la sécrétion cornée.

On trouve dans le commerce, un grand nombre d'onguents de pied. Un point, sur lequel nous ne saurions trop insister, est la nocivité de certains à base de déchets, graisses minérales.

Le graissage du périople pratiqué avec ces produits peut déterminer une véritable maladie du bourrelet, des cercles sur la paroi. Ces lésions sont provoquées par le rancissement au contact de l'air des corps gras qui irritent le bourrelet; et loin de donner de la souplesse à la corne pariétale, ces produits provoquent sa dessication. En un mot, au lieu d'être hygiéniques, ils sont nocifs.

On doit donc donner la préférence, pour les raisons précitées, aux onguents de pied qui se conservent indéfiniment et ne possèdent pas de propriétés irritantes.

Ces deux conditions primordiales — nous le verrons — sont réalisées par la formule de l'Onguent de Pied Gombault.

Pour permettre de comprendre le rôle important hygiénique et thérapeutique dévolu à l'**Onguent de pied Gombault,** il est indispensable d'indiquer brièvement les qualités physiques de la corne qui tiennent sous leur dépendance directe l'intégrité du pied.

La corne est une substance solide, résistante, compacte, élastique et tenace, qui se ramollit au contact de l'eau ou sous l'influence de l'humidité et durcit en se desséchant.

La consistance du sabot est directement en rapport avec le degré d'humidité de la corne. Et cette humidité, le pied la prend au milieu extérieur ou l'emprunte à ses propres tissus.

La fraîcheur du sol, la qualité des pâturages, l'état hygrométrique de l'air, l'époque de l'année, la nature du climat sont autant de facteurs qui font varier les qualités physiques de la corne.

Les parties superficielles de la fourchette, de la sole, de la paroi, le bord inférieur de celle-ci, sont toujours d'une sécheresse excessive comparées aux parties profondes de ces régions.

Ces divers états du sabot, quand ils sont poussés à l'extrême, offrent des inconvénients sérieux au double point de vue de la conservation du pied et de l'utilisation de l'animal.

L'Onguent de Pied Gombault est à base de lanoline, de térébenthine, d'huile de foie de morue, etc., produits qui, par leur action spécifique sur la corne, jouent un rôle important — consacré par une longue pratique médicale — dans l'hygiène et la thérapeutique des maladies du pied.

La présence du Cresol principe actif, du Lysol, assure la conserva-

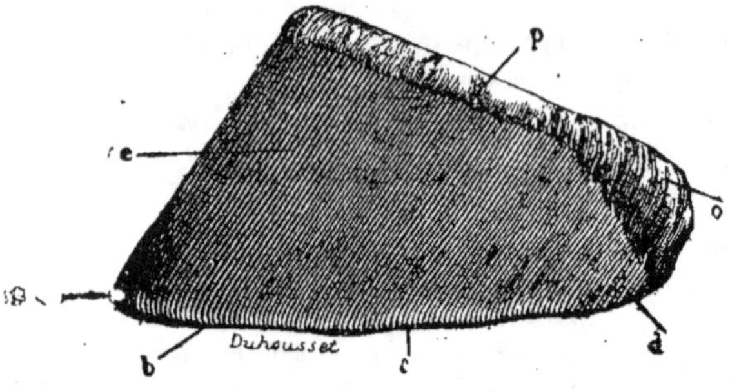

Profil du sabot. (BARRIER).

a. b. c. Tissu podophylleux.
d. Talon.
e. Face interne.
p. Périople.
o. Glômes.

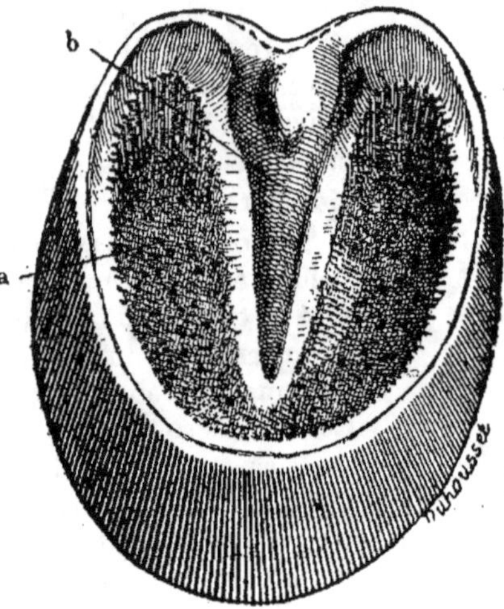

Intérieur du sabot. (BARRIER).

a, Face supérieure ou interne.
b. Fourchette.

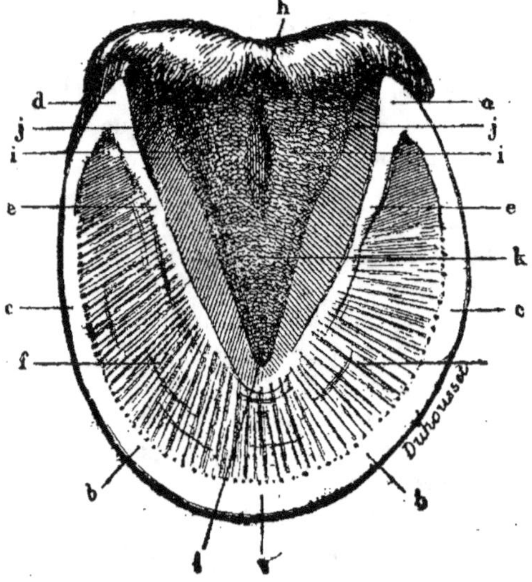

Face inférieure du sabot. (BARRIER).

a. Face supérieure.
b. c. Tissu velouté.
d. Lacune latérale.
e. Arc-boutant.
f. Face inférieure.
h. Lacune médiane.
i. Branches.
j. Fourchette.
k. Corps de la fourchette.

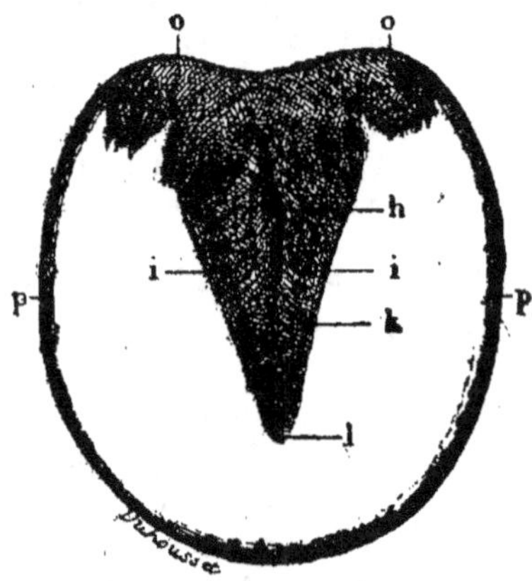

Face inférieure du sabot. (BARRIER)

h. Lacune médiane.
i. Branches de la fourchette.
k. Corps de la fourchette.
l. Pointe de la fourchette.
o. Glôme.
p. Bord externe de la sole.

tion indéfinie de l'Onguent de Pied Gombault et lui fait acquérir — qualité qu'il est seul à posséder — des **propriétés antiseptiques puissantes.**

La caractéristique essentielle de l'**Onguent de Pied Gombault** est de posséder un pouvoir pénétrant accusé à travers la corne, condition indispensable de son efficacité.

L'expérience suivante ne laisse aucun doute à ce sujet. Si après avoir enlevé sur le cadavre d'un cheval deux pieds bien semblables de forme, on les désabote et on expose l'un d'eux à l'air libre, tandis que l'autre est enduit sur toute sa surface d'**Onguent de Pied Gombault,** on fera les constatations suivantes : Après un certain temps, le sabot exposé à l'air libre, se desséchera, se durcira, se déformera alors que le pied soumis à l'action de l'**Onguent de Pied Gombault** ne subira aucun changement dans son volume, sa forme, sa consistance.

Cette propriété hygiénique de l'**Onguent de pied Gombault,** qui fait prévoir sa puissante action thérapeutique, peut, de même, être constatée sur l'animal vivant. Lorsqu'un pied à corne dure — et cette défectuosité est fréquente dans la pratique — se laissant difficilement attaquer par les instruments du maréchal, est soumis à son action, on le voit se transformer rapidement. Il reprend, au bout de quelques jours, l'aspect et la forme compatibles avec un fonctionnement régulier.

INDICATIONS HYGIÉNIQUES

Parmi les nombreuses défectuosités du pied qui nécessitent l'emploi journalier de l'onguent de pied Gombault, citons :

Le pied gras à corne tendre, qui se laisse pénétrer.

Le pied faible dont la corne est mince, principalement au talon.

Le pied sec ou dur et prédisposé à se détériorer à son bord plantaire, à se dérober et à se fendiller.

Le pied friable, qui compromet la solidité de la ferrure.

Le pied dérobé dont les parties plus ou moins étendues de la paroi se sont éclatées, au point de mettre obstacle à la répartition **régulière** des clous le long de son bord plantaire.

Toutes ces défectuosités du pied qui présentent des défauts d'épaisseur ou de la qualité de la corne — et dont le pronostic est grave — doivent être l'objet d'une hygiène sévère dont les applications journalières d'**Onguent de Pied Gombault** constituent la base.

INDICATIONS THÉRAPEUTIQUES

La transformation des mauvais pieds (atteints de bleime, seime, encastelure, décollements, clous de rue, etc.), peut être obtenue par le traitement mixte suivant dont une longue expérience a consacré la simplicité et l'efficacité.

La technique opératoire comporte les indications suivantes :

1º Amincir au préalable la région à traiter au moyen de la râpe d'abord, puis de la rénette.

Pour le pied encastelé, l'amincissement doit porter sur les quartiers, les arcs-boutants et les barres, dans toute leur étendue, en hauteur comme en profondeur, et à un tel degré que la corne, réduite à l'état de pellicule, fléchisse partout sous le doigt.

Dans le cas de seime, l'amincissement portera sur le bourrelet et les bords de la seime.

2º Faire des frictions répétées de **Baume Caustique Gombault** sur la peau de la couronne et sur la cutidure, dans les points correspondants aux régions où la corne a été amincie. Lorsque l'action de la première application est éteinte, en faire une deuxième, une troisième à huit jours d'intervalle.

Sous l'influence de ces frictions répétées, et grâce à la composition spéciale du **Baume Caustique**, le mouvement vasculaire se précipite, s'entretient plus actif et se traduit, ainsi que l'observation le prouve, par une sécrétion plus abondante de la corne, entraînant un élargissement notable du sabot.

3º Faire des onctions journalières d'**Onguent de Pied Gombault** sur la nouvelle corne pour éviter sa dessication et activer sa prolifération.

Par l'application méthodique de ce traitement, on obtiendra rapidement la guérison des nombreuses défectuosités et maladies du pied observés si fréquemment chez le cheval.

Éviter la dessication, assurer la souplesse, l'élasticité du pied, suractiver la sécrétion cornée, tels sont, au double titre, hygiénique et curatif, les avantages dévolus à l'**Onguent de Pied Gombault.**

Le traitement ci-dessus doit être appliqué identiquement aux maladies et aux défectuosités si fréquentes chez le bœuf de travail.

Et les résultats obtenus avec l'onguent de pied Gombault ne seront pas moins satisfaisants que pour la guérison des maladies du pied chez le cheval.

Étude sur le Lysol

Dans le cours de cet ouvrage — et dans l'intérêt des lecteurs — nous avons préconisé dans l'Hygiène et la Thérapeutique l'emploi du Lysol, dont une longue pratique médicale, tant en médecine humaine que vétérinaire, a consacré la haute valeur *antiseptique, microbicide, bactéricide* et *désinfectante*, particulièrement dans la prophylaxie des maladies contagieuses, qui, dans toutes les espèces domestiques, constituent la dominante de la mortalité.

Pour justifier les nombreuses indications de ce produit, nous devons consacrer — en toute indépendance scientifique — une étude documentée au Lysol et au Crésylium.

LYSOL

Caractères. — Le **Lysol**, dont la teneur garantie en crésol est de 50 % — est un liquide brun-clair, huileux, à odeur aromatique rappelant celle de la créosote, instantanément *soluble* dans l'eau. Sa densité est d'environ 1.000 à 1.025.

Stabilité de composition. — Le Lysol est un produit défini, de très haut titrage, contenant la substance active — le *crésol* — sous une forme qui en augmente l'efficacité, et ne renfermant aucune autre substance toxique ou d'action douteuse ou irrégulière dans ses effets.

Solubilité. — Etre soluble constitue — et c'est le cas du Lysol — une qualité primordiale pour un antiseptique; c'est, en effet, une garantie d'activité indispensable, car elle favorise le contact immédiat, nécessaire entre les germes et le désinfectant,

La solubilité du crésol est obtenue par l'emploi d'un alcali avec addition d'une substance particulière, l'acide oléique, qui est la base du savon.

Le Lysol — en dehors de son pouvoir antiseptique élevé — possède comme tout savon liquide, un pouvoir détersif puissant lui permettant de dissoudre les corps gras ou autres insolubles dans l'eau. Cette particularité est, en matière de désinfection, de la plus haute importance, car elle permet le contact intime du désinfectant avec les objets à désinfecter.

VALEUR ANTISEPTIQUE DU LYSOL

Le *crésol* — principe actif du Lysol qui en renferme 50 % — est quatre à six fois plus actif que le phénol suivant les germes pathogènes soumis à l'action de l'un ou de l'autre antiseptique (Guinard) *Traité de Pharmacodynamie*). D'après le même auteur, le crésol est quatre fois moins toxique que le phénol.

Des travaux scientifiques très étendus faits par Schottelius et Gerlach en Allemagne, Chamberland et Fernbach à l'Institut, Pasteur de Paris, par le Dr Hautefeuille à l'Institut Pasteur de Lille il résulte que le Lysol possède une haute valeur microbicide, antiseptique, bactéricide et désinfectante.

Toxicité. — Les expériences de Gerlach, du Dr Hautefeuille (injections sous la peau de 2 grammes de Lysol par jour à des cobayes ou à des lapins) montrent que la toxicité du Lysol est presque nulle, surtout beaucoup moins toxique que celle du phénol.

Ajoutons que le Lysol est adopté par toutes les grandes administrations; les Ministères de la Guerre, de l'Intérieur, des Postes et Télégraphes et des Colonies; l'Institut Pasteur, la Ville de Paris; le Muséum d'Histoire Naturelle, les Compagnies de Navigation et de Transports, les Dispensaires antituberculeux de Lille, Reims, Paris, etc.; les Ecoles Nationales Vétérinaires, les Etablissements hospitaliers du Département de la Seine et de la Ville de Paris, et par nombre de Municipalités pour l'assainissement des Ecoles, Crèches, Dispensaires, etc., etc...

Le Lysol est aussi employé, à l'exclusion de tout autre désinfectant, par la Société Hippique Française, la Société centrale pour l'amélioration des races de chiens en France, la Société canine du Sud-Est, etc...

SAVONS AU LYSOL

Les savons au Lysol possèdent des propriétés hygiéniques et parasiticides qui en font le traitement préventif et curatif des maladies cutanées (alopécie, chute des poils), érythème, herpès, eczémas, gales, puces, poux), observées si fréquemment chez les chevaux et les chiens.

Contrairement aux produits similaires qui présentent un excès de soude, les savons au Lysol ne sont ni irritants, ni caustiques. Ils donnent une mousse onctueuse et abondante permettant de réaliser d'une façon parfaite, l'hygiène de la peau, en la débarrassant des corps étrangers, matières grasses, débris épidermiques, qui peuvent provoquer localement son inflammation.

L'emploi des savons au Lysol est particulièrement indiqué chez le cheval dans le traitement préventif et curatif des crevasses; par un savonnage méthodique du pli du paturon, suivi d'un séchage, on prévient l'apparition si fréquente, de ces lésions.

Le Crésylium

Caractères. — Le Crésylium, à base de crésol sodique, est un liquide brun-foncé, sirupeux, à odeur de goudron, dont la densité varie de 1.025 à 1.080.

Pouvoir émulsionnant. Stabilité de l'émulsion.

Le Crésylium — dont la teneur en crésol (principe actif) varie selon la marque, de 17 à 30 % forme avec l'eau une émulsion *laiteuse, stable* et *homogène.*

Former une émulsion stable est la première condition que doit remplir un produit crésolé. Il existe dans le commerce un grand nombre de ces désinfectants qui, mélangés à l'eau, se séparent rapidement en deux couches, l'une contenant le produit actif presque pur, l'autre n'en renfermant qu'une très faible quantité. Cette particularité fait prévoir les résultats négatifs observés avec de tels produits dans la pratique courante de la désinfection.

Valeur antiseptique, microbicide du CRÉSYLIUM

La valeur antiseptique, microbicide et désinfectante des produits crésolés a été déterminée par le professeur Nocard (*Recueil de Médecine Vétérinaire*, 15 octobre 1888), par M. le professeur Cadiot (*Traité de Thérapeutique chirurgicale*) par M. le professeur Kaufmann, par Esmarch, Eisenberg, Laveran, etc...

Ces travaux ont montré qu'une émulsion de 2 à 5 % détruit presque instantanément la bactéridie du charbon (sans psores) et les microbes du choléra des poules, de la morve, etc...

Pouvoir désodorisant.

Le crésylium est un puissant désodorisant. L'émulsion à 2 % supprime absolument la mauvaise odeur du sang, de l'urine et de la putréfaction.

Toxicité. — Les produits crésolés, en particulier le crésylium, ne sont pas toxiques.

On peut en administrer de très hautes doses par ingestion ou par injection intraveineuse sans provoquer d'accidents sérieux (Nocard, Spach, Kortun, etc.).

La Société française du Lysol a créé pour la désinfection deux types de Crésylium : Crésylium N° 1, *teneur garantie* en Crésol 30 %; Crésylium N° 2, teneur garantie en Crésol 17 %.

Achat des produits crésolés.

Quantité de *Crésol* contenue dans le produit acheté, état sous lequel se trouve ce crésol, c'est-à-dire *qualité* réelle du désinfectant, sont les deux facteurs de la valeur *réelle* du produit, au sujet desquels de sérieuses garanties doivent être exigées de la part de l'acheteur.

Si on néglige — et le cas est malheureusement fréquent dans la pratique — cette précaution, au lieu de faire une désinfection sérieuse, efficace, on effectue une dépense pour un geste vain et l'obtention d'une fausse sécurité, ainsi que le prouvent la *persistance ou la réapparition des foyers contagieux.*

Disons de suite que l'on trouve fréquemment dans le commerce des produits, jouissant pourtant de quelque réputation, dont le taux crésolique est inférieur à 10 %.

Le prix d'un produit désinfectant ne doit donc pas être la seule considération qui guide l'acheteur. Il doit rapporter ce prix à la teneur réelle en principe actif (*crésol*) et non à la teneur en phénol.

Diverses personnalités officielles des milieux agricoles ont manifesté le désir légitime de voir, par analogie avec ce qui a lieu pour les engrais, le commerce des désinfectants soumis à l'obligation de garantir la teneur en principes actifs des produits vendus.

Devançant l'obligation légale, la Société française du Lysol vend ses produits avec *teneur garantie en crésol.*

Terminons en disant qu'employer un désinfectant inactif c'est au point de vue néfaste, s'assurer à une compagnie d'assurances insolvable.

Puissent les lecteurs méditer cette conclusion.

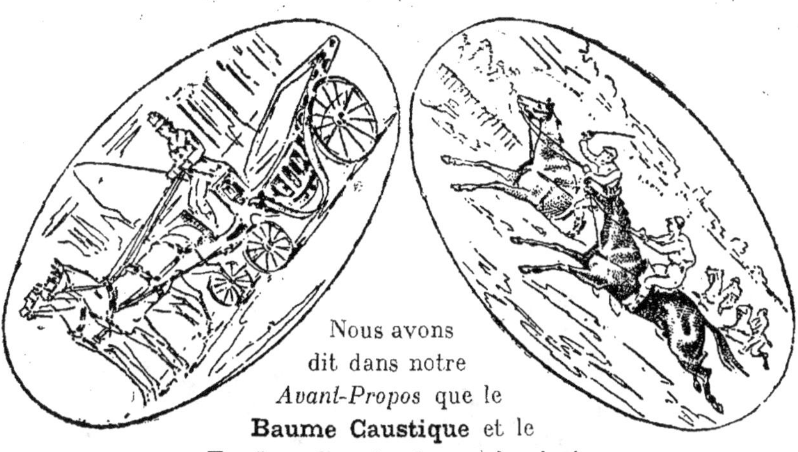

Nous avons
dit dans notre
Avant-Propos que le
Baume Caustique et le
Fondant Gombault remplaçaient
avantageusement les vésicatoires, les sinapismes, le feu. Qu'on ne nous fasse pas un reproche de les avoir indiqués partout où ces agents sont généralement ordonnés.

Nous prierons même nos lecteurs d'employer dans leurs traitements ceux avec lesquels ils sont familiarisés : vésicatoires, feux liquides, préparations diverses; voulant ainsi bien faire comprendre que ce n'est pas de parti pris et à titre d'exclusivisme que nous avons recommandé le **Baume Caustique**, le **Fondant Gombault** et l'**Onguent de Pied Gombault**.

Mais, nous dirons que ces derniers sont une arme puissante entre les mains de praticiens intelligents, et qu'en s'habituant à la manier, toute personne, même étrangère à l'art de guérir, ne sera pas longtemps à s'apercevoir que nous sommes plutôt au-dessous qu'au-dessus de la vérité.

Nous n'en voulons pour preuve que les nombreuses attestations que nous recevons tous les jours et dont nous donnons quelques spécimens dans la brochure encartée à la fin du volume et dans une brochure spéciale que nous envoyons franco sur demande.

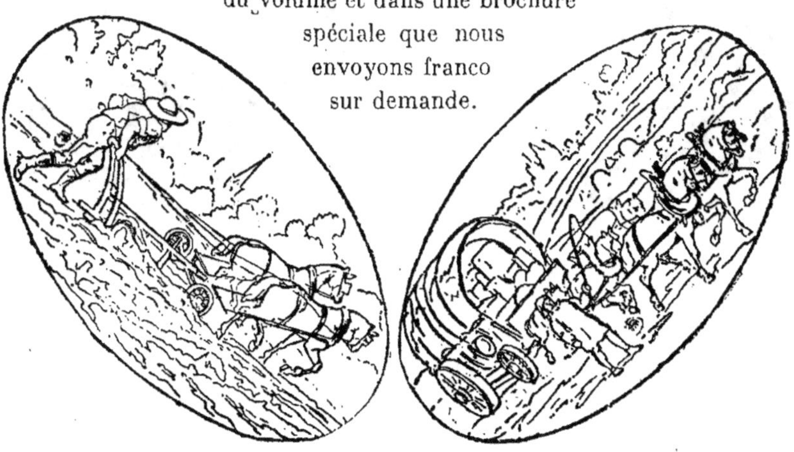

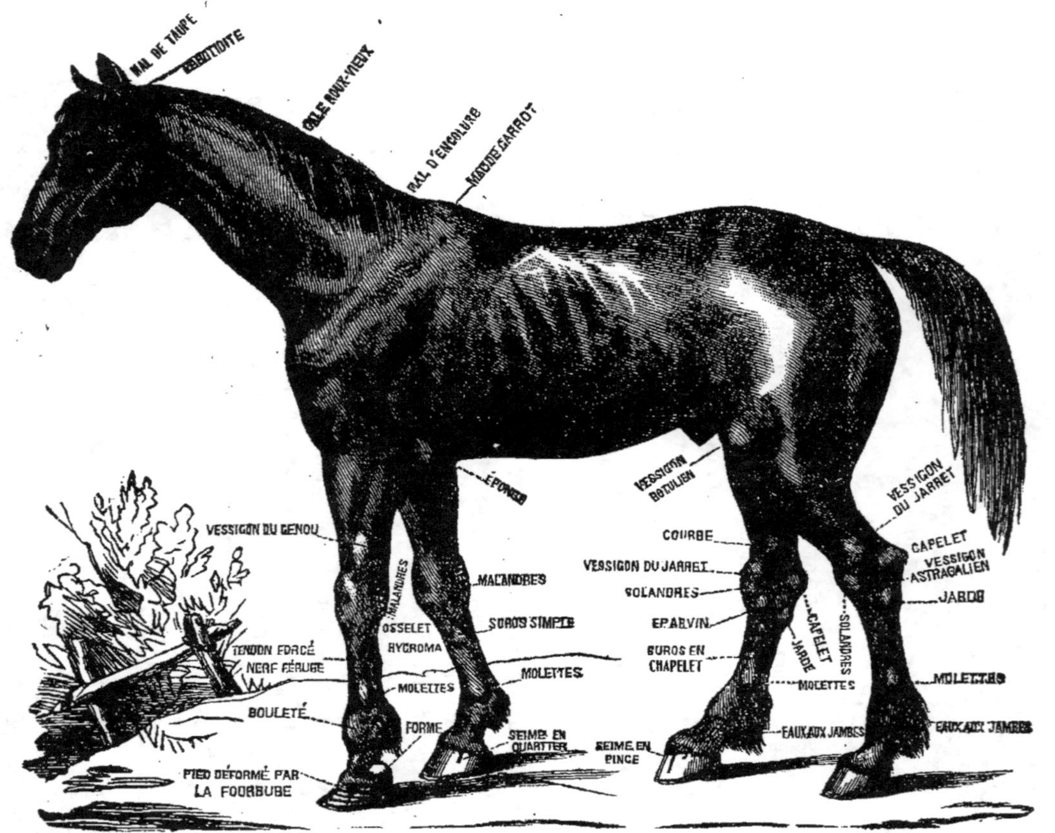

Tares principales des Chevaux et Maladies externes

PRINCIPALES MALADIES DES CHEVAUX ET DU BÉTAIL

SUSCEPTIBLES

**d'être guéries par le Baume Caustique, le Fondant GOMBAULT
et l'Onguent de pied GOMBAULT**

Abcès.	Courbe.	Gale.	Paraplégie.
Anasarque.	Crapaud.	Gourme.	Parotidite.
Angine.	Crevasses.	Jarde.	Péritonite.
Aphtes.	Dartres.	Javarts.	Phlébite.
Arthrite.	Eaux aux jambes.	Kéraphyllocèle.	Piétin.
Atrophie musculaire.	Ecart.	Kystes.	Piqûre.
Atteinte.	Eczéma.	Lymphangite.	Plaies.
Bleimes.	Efforts.	Mal d'Encolure.	Pleurésie.
Boiteries.	Encastelure.	Mal de Garrot.	Pneumonie.
Bouleture.	Enclouure.	Mal de Taupe.	Rhumatismes.
Bronchite.	Eparvin.	Maladies de la peau.	Seimes.
Capelet.	Eponge.	Mammite.	Suros.
Clou de Rue.	Fatigue.	Mollettes.	Synovite.
Coliques.	Fièvre aphteuse.	Naviculaire.	Tranchées.
Contusions.	Formes.	Nerf-férure.	Vertiges.
Coup de pied.	Fourbure.	Paralysie.	Vessigons.
Couronnés (genoux).	Fourchet.		

RAPPORT

Présenté à la XIe Section

DE LA

SOCIÉTÉ des AGRICULTEURS de FRANCE

Par M. GARNOT et M. le Comte de BONNEVAL

Séance du 8 mars 1886.   *Présidence de M. Eug. GAYOT.*

MESSIEURS,

L'année dernière, un certain nombre de flacons d'une composition connue sous le nom de *Baume Caustique*, inventée par M. GOMBAULT, ex-vétérinaire des Haras, a été mis gracieusement à la disposition des membres de la XIe section, pour leur permettre de l'expérimenter.

Chargé, avec M. le Comte de Bonneval, de vous présenter un rapport succinct sur le mérite de ce produit, je m'abstiendrai d'entrer dans des détails qui m'entraîneraient beaucoup trop loin. Mais ce que je puis dire, sans crainte d'être démenti, c'est que le *Baume Caustique* a conquis brillamment sa place parmi les meilleures préparations employées jusqu'à ce jour, soit comme révulsif, soit comme substitutif, soit comme vésicant.

Je trouve dans le dossier qui m'a été remis par M. le Président de la XIe Section, les attestations les plus sérieuses émanant d'honorables collègues appartenant à la Société des Agriculteurs de France, qui sont venus déclarer les propriétés curatives et incontestables du *Baume Caustique Gombault*.

Moi-même, j'ai obtenu personnellement en plusieurs circonstances des résultats extraordinaires, entre autres celui de la guérison radicale d'une jument de chasse atteinte du mal naviculaire, et cela après un traitement de soins réguliers, sans avoir entravé le travail exigé de cette jument.

Pour les Boiteries en général, les Efforts, les Écarts, le *Baume Caustique* est souverain; de même pour les Mollettes, Vessigons, etc. Appliqué sur de grandes surfaces, comme dans la Pleurésie, la Pneumonie, la Paralysie, etc., il agit comme dérivatif puissant.

Sous son influence, les Bleimes, Clous de rue, etc., se guérissent rapidement, car il est un puissant modificateur de la sécrétion sanieuse.

Cette préparation, d'un emploi facile, ne laisse jamais de traces, même sur les chevaux à peau fine et délicate.

Sur les observations d'un de nos collègues, M. REGNOUF DE VAINS, M. GOMBAULT a complété son œuvre en inventant un *Fondant* qui est devenu le meilleur des résolutifs dans les cas de Tumeurs osseuses et de Tumeurs molles devenues indurées. Le *Fondant Gombault* est en même temps vésicant et fondant; c'est ce qui explique sa supériorité aujourd'hui incontestée sur tous les autres produits similaires.

Enfin M. GOMBAULT a publié, il y a quelques mois, un volume intitulé *Le Vétérinaire Populaire* écrit avec la plus grande clarté, la plus grande simplicité, à l'aide duquel chacun peut, dans le plus grand nombre des cas, appliquer le remède à la maladie.

Ce livre, publié surtout dans le but de venir en aide aux éleveurs et de les délivrer des fallacieux conseils des empiriques, aurait déjà rendu un immense service, si ce n'était là que son seul mérite.

Que M. GOMBAULT reçoive ici, avec les remerciements des membres de la XIe Section, nos bien sincères félicitations.

Pour copie conforme.   *Signé :* E. GARNOT,

Rapporteur de la Section Hippique
Président de la Société d'Agriculture d'Avranches (Manche).

Après la lecture de ce rapport, les membres présents ont demandé, à l'unanimité, qu'il soit lu en séance publique et renvoyé au Comité des Récompenses, vu le mérite exceptionnel des produits de M. Gombault.

Août 1886. — La Société des Agriculteurs de France a décerné une MÉDAILLE D'ARGENT à M. GOMBAULT, pour l'efficacité et la supériorité incontestable de ses Produits Vétérinaires.

Société des Agriculteurs de France

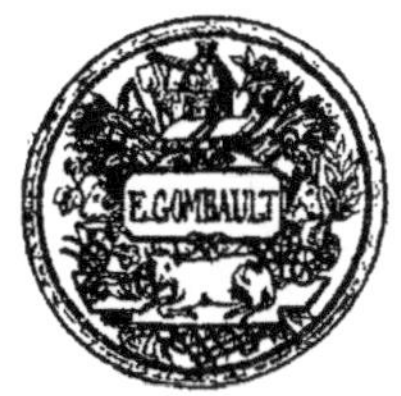
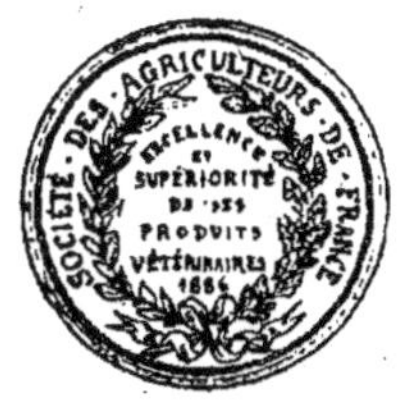

AOUT 1886

MÉDAILLE D'ARGENT

Décernée à M. E. GOMBAULT

POUR L'EXCELLENCE ET LA SUPÉRIORITÉ

DE SES PRODUITS VÉTÉRINAIRES

Cette récompense exceptionnelle et insigne nous a été accordée après de nombreux essais faits par des Agriculteurs éminents, et sur le Rapport élogieux présenté à la XIe Section de cette Société.

Nos produits se recommandent encore par **soixante années de succès constants,** par des milliers d'attestations qui nous parviennent de France et de l'Etranger, et par les nombreuses Récompenses obtenues, entre autres :

MÉDAILLE D'OR, *Académie Nationale,* 21 octobre 1882.
DIPLOME D'HONNEUR, *Académie Nationale,* 2 novembre 1884.
MÉDAILLE D'OR, *Exposition Internationale de Beauvais,* 1885.
MÉDAILLE D'ARGENT, *Exposition Internationale du Havre,* Août 1887.
Exposition Internationale de Toulouse, Août 1887, **DIPLOME D'HONNEUR, Hors Concours, Membre du Jury.**
Exposition Internationale de Boulogne-sur-Mer, sous la présidence de M. Pasteur, *Septembre* 1887, **DIPLOME D'HONNEUR.**
Exposition Universelle de Barcelone, 1888, **MÉDAILLE D'ARGENT.**
Exposition Universelle de Paris, 1900 (collectivité vétérinaire), **GRAND PRIX.**

Ils ont aussi l'avantage immense d'avoir été inventés par un vétérinaire qui les a mis en pratique dans sa longue carrière et qui les présente en toute sincérité sous le sceau de l'expérience.

Nous engageons nos Lecteurs à utiliser nos produits en toute confiance et à les avoir toujours sous la main.

BIBLIOGRAPHIE

CADIOT ET ALMY. — Traité de thérapeutique chirurgicale.

MOUSSU. — Les maladies du bétail.

RAILLET. — Traité de Zoologie.

ED. CUROT. — Fécondation et stérilité (2e édition).

— Les maladies du jeune bétail.

— Hygiène et alimentation du jeune bétail.

Ces trois derniers ouvrages à la Librairie agricole de la maison rustique,
16, rue Jacob, Paris.

CONTROLE POUR ÉVITER LES CONTREFAÇONS
DU FONDANT GOMBAULT

Chaque pot est en verre bleu et porte en relief :
Fondant Gombault

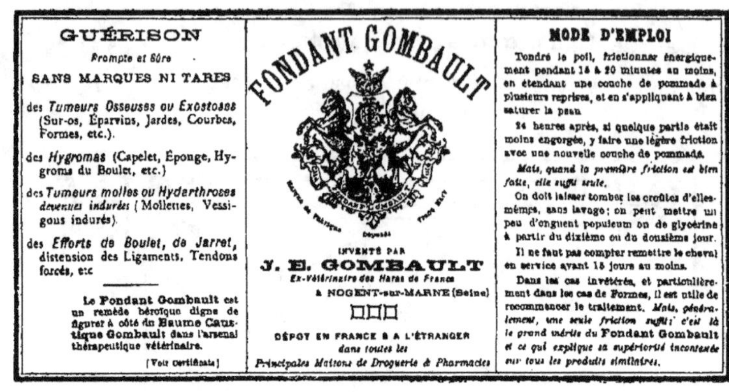

Fac Similé de l'étiquette sur papier gris perle assurant la fermeture du pot.

CONTROLE POUR ÉVITER LES CONTREFAÇONS
DE L'ONGUENT DE PIED GOMBAULT

L'Onguent de Pied Gombault est contenu dans une boîte métallique de couleur verte.

La fermeture de la boîte est assurée par une étiquette verte divisée en trois parties. A gauche les maladies à traiter,

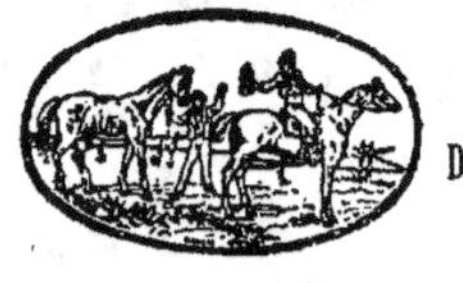

au milieu la marque de Fabrique ci-contre et enfin à droite : le mode d'Emploi.

Le couvercle porte une étiquette verte ronde, reproduisant également la marque de Fabrique ci-dessus.

Nota : Pour éviter toute confusion : Bien spécifier le titre du produit : **Fondant Gombault** ou **Onguent de Pied Gombault.**

S'adresser, comme pour le **Baume Caustique Gombault** à
La Maison E. GOMBAULT

8, Rue Alphonse-Ancellet à NOGENT-SUR-MARNE (Seine)

QUELQUES RÉFÉRENCES RÉCENTES

FIÈVRE APHTEUSE

Lemzeul, par Merrey (Haute-Marne), 3 juillet 1925.

Monsieur Gombault,

Veuillez m'adresser un flacon de *Baume Caustique*, un pot de *Fondant* et votre *Vétérinaire Populaire*. Je dois vous dire qu'il y a quatre ans, j'ai fait l'essai de votre *Baume Caustique* contre la *Fièvre aphteuse* et j'ai eu entière satisfaction...

M. GOUAILLE,
Agriculteur.

Lamoncelles, par Bazeilles (Ardennes), 28 juillet 1926.

Monsieur Gombault,

Veuillez m'envoyer un flacon de *Baume Caustique* contre la *Fièvre aphteuse*. M. Vauches de Lamoncelles me charge de vous dire que les trois bêtes qu'il est en train de soigner sont beaucoup mieux et qu'il est très content de votre *Baume*.

MONTARDE-LEROY,
Agriculteur.

La Capelle, par Boulogne-sur-Mer (Pas-de-Calais), 2 août 1926.

Monsieur Gombault,

Ayant obtenu un résultat inattendu de votre *Baume Caustique* contre la *Fièvre aphteuse*, je vous prie de m'en expédier à nouveau 3 flacons.

LENGLET-TROLLE,
Agriculteur.

Flaigues-les-Oliviers, par Maubert Fontaines (Ardennes), 16 août 1926.

Monsieur,

Il y a trois ans j'ai employé votre *Baume Caustique* contre la *Fièvre aphteuse*, et j'ai obtenu la guérison complète de toutes mes vaches atteintes de cette terrible maladie.

Julien AUBRY,
Agriculteur.

RÉFÉRENCES DIVERSES

La Heronimais, Dominclair (Ille-et-Vilaine), 2 février 1927.

Monsieur GOMBAULT,

J'ai bien reçu votre livre le *Vétérinaire Populaire* et j'en suis très heureux car m'intéressant à la médecine vétérinaire, il me rendra de grands services. Il y a bien longtemps que je me sers de vos produits et j'ai toujours eu satisfaction. Actuellement je soigne un étalon de course que j'avais *claqué complètement*. Je lui ai fait deux frictions de *Baume Caustique* à huit jours d'intervalle, et le résultat est merveilleux; mon cheval marche maintenant, et j'espère que dans quinze jours il pourra reprendre un petit travail.

Pierre HAMON.
Ex-Brigadier-maréchal, jockey.

Les Frénouses, Domagné (Ille-et-Vilaine), 5 septembre 1927.

Monsieur GOMBAULT,

Voilà environ trois mois que j'ai reçu votre *Vétérinaire Populaire*, dont je suis très satisfait pour les excellents conseils que j'y ai trouvés...

Jean LOUAPRÉ,
Agriculteur.

Plumegal, par Martel (Lot), 25 février 1928.

Monsieur GOMBAULT,

Depuis deux mois que je possède votre *Vétérinaire Populaire*, j'ai pu puiser dans ce précieux volume beaucoup d'excellents conseils...
Voudriez-vous m'envoyer, etc...

JAMBERTHIE,
Agriculteur.

La Marinière, Ampoigné, par Château-Gontier (Mayenne), 13 septembre 1928.

Monsieur GOMBAULT,

J'ai fait employer votre *Baume Caustique* sur des vessigons que j'ai guéris radicalement. J'ai toujours à la portée de la main votre *Vétérinaire Populaire* qui me rend d'immenses services.

Louis LEMAITRE,
Agriculteur.

Gellenoncourt, par Saint-Nicolas-du-Port (M.-et-Moselle), 29 décembre 1923

Monsieur GOMBAULT,

Permettez-moi de vous féliciter des bons résultats que j'ai obtenus maintes fois avec le *Baume Caustique*, que j'ai employé toujours avec succès à la guérison complète de coups de pieds, dartres et autres cas, grâce aux conseils précieux de votre *Vétérinaire Populaire* qui me rend *journellement de grands services*, etc...
... Le *Vétérinaire Populaire* que je vous demande est pour mon frère qui exploite une autre ferme, et ne pourra qu'être satisfait de suivre vos conseils étant donné les résultats merveilleux que j'obtiens de vos produits.

C. PIERRON,
Agriculteur-propriétaire.

Tefeschoun (Alger), 23 juillet 1927.

Monsieur GOMBAULT,

Ayant montré à un ami votre *Vétérinaire Populaire*, il me prie de lui n faire venir une J'espère qu'il en sera aussi satisfait que je le suis moi-même, car je dois vous dire que l'ayant maintes fois consulté, j'ai toujours eu à me louer des résultats obtenus en me conformant à ses prescriptions.

Prosper XANS.

La Marsollais, par Montenay (Mayenne), 24 avril 1922.

Monsieur,

Depuis plus de quinze ans, j'emploie votre *Baume Caustique*, et j'ai toujours obtenu des résultats, qu'aucun des autres médicaments que j'ai essayés, n'a jamais pu approcher. Veuillez m'expédier 12 flacons, etc...

HAMEAU,
Agriculteur.

La Chaux de Fonds (Suisse Romande), 9 décembre 1922.

Monsieur GOMBAULT,

Je viens vous remercier du service que vous m'avez rendu avec votre *Baume Caustique*, que j'ai employé sur un jeune poulain qui avait des capelets aux deux jarrets, j'ai obtenu un *succès merveilleux*, etc...

ERNEST UMMEL-GEISER,
Agriculteur, Les Bulles.

Lézamdille, par Pont-à-Mousson (Meurthe-et-Moselle), 20 mars 1922.

Monsieur,

Je vous prie de m'envoyer un nouveau flacon de *Baume Caustique*. Avec celui que vous m'avez envoyé j'ai soigné un cheval qui avait des formes et j'ai très bien réussi.

JOSEPH GUERBER,
Agriculteur.

Blad Touaria (département d'Oran), Algérie, 14 avril 1923.

Monsieur GOMBAULT,

Depuis plus de trente ans que je fais usage de vos produits, je n'en ai pas trouvé qui puissent les remplacer. Envoyez-moi six flacons de *Baume Caustique* et 2 pots de *Fondant Gombault*.

ÉMILE BONNEL,
Agriculteur.

Bellinoza Carasso (Italie), 13 décembre 1923.

Très honoré Monsieur GOMBAULT,

Je connais depuis quelque temps grâce au *Vétérinaire Populaire* votre *Baume Caustique* et votre *Fondant*. J'ai employé tout dernièrement votre *Fondant* sur un mulet de 12 ans qui avait un éparvin sec *depuis deux mois*. J'ai fait faire deux frictions à quinze jours d'intervalle (avec stabulation). J'ai obtenu une guérison admirable.

Dr T. SNOZZI,
Vétérinaire.

Arneke (Nord), 30 décembre 1924.

Monsieur GOMBAULT,

J'ai été très satisfaite des résultats inespérés que j'ai obtenus avec mes premiers flacons de *Baume Caustique*.

Veuillez m'en envoyer 5 autres, etc...

Mme Vve DEMAL-FRANCHAIS,
Propriétaire.

Saint-Sauveur (Finistère), 2 décembre 1926.

Monsieur,

... Avec votre *Baume Caustique* j'ai guéri plusieurs cas de genoux couronnés, éponges clous de rue, etc... Actuellement j'ai en traitement un cheval atteint de *crapaud des 4 pieds*, et presque guéri par le traitement qu'indique votre *Vétérinaire Populaire*...

JONCOURT,
Maréchal ferrant.

Saint-Julien la Vêtre (Loire), 30 novembre 1926.

Monsieur,

... Grâce à votre *Baume Caustique*, j'ai guéri mon cheval d'un effort de boulet. J'ai obtenu e même résultat pour une bête à cornes, le mal n'a pas résisté à la première friction.

CYRILLE ROCHE,
Agriculteur.

Index alphabétique

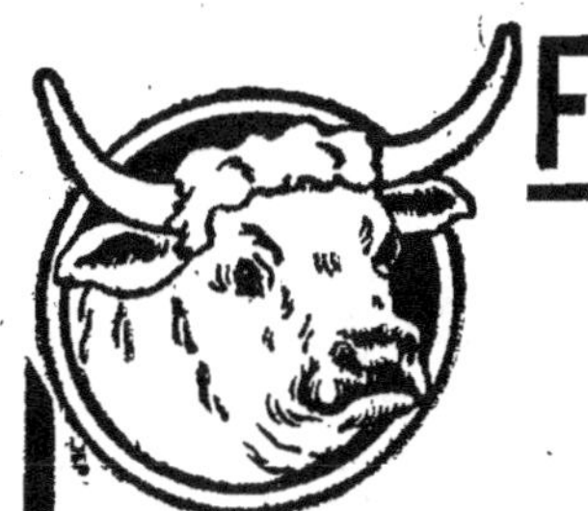

FIÈVRE APHTEUSE

Guérison certaine et radicale en 4 jours par un mode d'emploi spécial et des plus simples du

BAUME CAUSTIQUE
de J.-E. GOMBAULT
(Ex - Vétérinaire des Haras de France)

—×—

Remède infaillible. Le seul vrai spécifique.
REFUSER LES IMITATIONS

—×—

BROCHURE, ATTESTATIONS FRANCO SUR DEMANDE
Etablissements E. GOMBAULT
A NOGENT - SUR - MARNE (SEINE)

LISTE

DES

DIFFÉRENTS PRODUITS VÉTÉRINAIRES

FABRIQUÉ DANS LES LABORATOIRES DE LA

SOCIÉTÉ FRANÇAISE DU LYSOL

---

7 Médailles d'argent, 4 Médailles de Vermeil,
7 Médailles d'Or, 29 Diplômes d'Honneur

Lysol n° 1. Cautérisation des blessures, soins intimes de la femme, hygiène de l'enfance (*chez les pharmaciens*).

Lysol n° 2. Agriculture, viticulture, élevage, désinfectant, insecticide anticryptogamique.

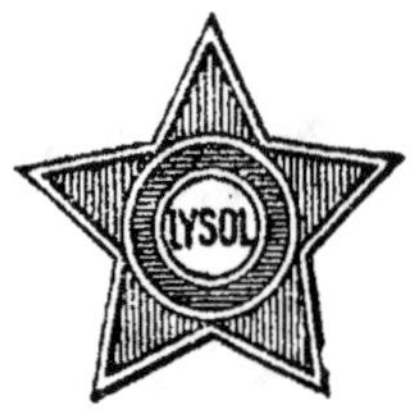

Poudre Lysolée. Destruction des pucerons, chenilles et limaces, protection des semis, hygiène des animaux de basse-cour ; peut être projetée au soufflet.

Savons vétérinaires n° 1 au Lysol pour animaux de luxe. Vendus par boîte de 3.

Savons vétérinaires n° 2 au Lysol pour chevaux, chiens de meute ou autres animaux. Vendus par boîtes de 25.

Savons n° 1 au Lysol, pour l'hygiène humaine, extra. Vendus par boîtes de 3.

Savons n° 2 au Lysol. Vendus par boîtes de 12.

Savons des familles. Hygiène de l'enfance, très efficace. Par boîtes de 25.

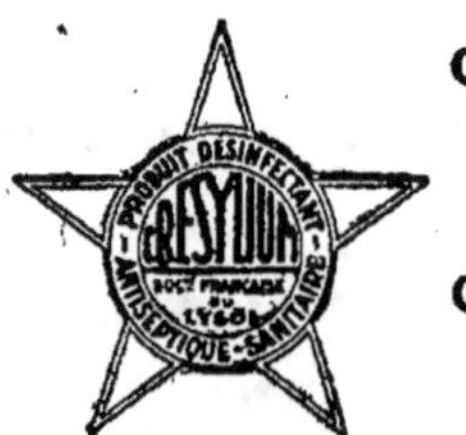

Crésylium n° 1. Contenance garantie 30 % crésol, recommandé pour la médecine vétérinaire.

Crésylium n° 2. Contenance garantie 15-17 % de crésol, pour la désinfection générale. Ce produit est bien supérieur aux crésyls vendus communément dans le commerce et pour lesquels aucune garantie n'est donnée.

MÉDECINE VÉTÉRINAIRE

(Extrait du Catalogue Général)

BALL (V.). Traité d'Anatomie patholo- gique générale. In-8 de XIII-519 pages et 195 figures dont 2 en couleurs. 1924.   35 fr.

BARRIER (G.) et PETIT, *professeurs à l'Ecole vétérinaire d'Alfort*. — **Manuel d'anatomie et dissection du cheval** (*Ostéologie*), in-8 de XVI-200 pages avec 114 figures, la plupart coloriées et 2 planches hors-texte. 1908.   17 fr.

BISSAUGE. — Premiers secours aux animaux en cas d'accidents et de maladies subites. In-16, de 108 pages. 1910.   2 fr. 50

BOULEY (H.), *membre de l'Institut, inspecteur général des Ecoles vétérinaires de France*. — **Dictionnaire pratique de médecine, de Chirurgie et d'Hygiène vétérinaires**, continué par **SANSON (André),** *professeur à l'Ecole d'agriculture de Grignon et à l'Institut agronomique,* **TRASBOT** et **NOCARD**, *professeurs à l'Ecole vétérinaire d'Alfort.* 23 volumes in-8, dont 1 volume de supplément. Brochés.   184 fr. *Il n'est pas fait de franco de port pour cet ouvrage.* Pour la France et les Colonies, joindre 20 fr. Etranger, 50 francs.

BRETON, *vétérinaire, ex-chef des travaux de clinique à l'Ecole d'Alfort, membre de la Société centrale de Médecine vétérinaire et* **LARIEUX**, *vétérinaire militaire*. — **Les maladies du cheval** (*Eléments de Clinique vétérinaire*), 4e édition. in-16 cart. de XXIV-498 pages, 1923.   20 fr.

— Voir CADIOT.

CADIOT, *professeur à l'Ecole vétérinaire d'Alfort*. — **Traitement chirurgical du cornage chronique.** in-8 de 32 pages avec 18 figures. 1891.   5 fr.

CADIOT. — De la castration du cheval cryptorchide, in-8 de 32 pages avec 18 fig. 1891.   5 fr.

— **De l'ovariotomie chez la jument et la vache.** in-8 avec 11 fig. 1893.   5 fr.

— **La tuberculose du chien.** in-8 de 75 p. avec 16 figures. 1893.   5 fr.

— **Etudes de pathologie et de clinique. — Recherches expérimentales** (40 *leçons et 160 observations cliniques*), grand in-8 de 620 pages avec 63 figures (dont 4 planches en couleurs). 1899.   15 fr.

— **Précis de chirurgie vétérinaire.** Chirurgie générale, chirurgie hippique, chirurgie bovine, chirurgie ovine et porcine, chi-rurgie canine, chirurgie aviaire. 4e *édition* in-8, écu de XVI-647 pages, 335 figures cart. 1926.   40 fr.

CADIOT et ALMY. — Traité de thérapeutique chirurgicale des animaux domestiques. 3e *édition.*

Tome I. — In-8 de XVI-980 pages avec 314 fig. 1923, cartonné.   60 fr.

Tome II. — In-8 de XVI-1128 pages avec 450 figures. 1924. Cartonné.   60 fr.

CADIOT et BRETON. — Médecine et Chirurgie canines. 4e *édit.* In-8 écu de 420 pages avec 72 figures cartonné. 1924.   20 fr.

CADIOT, LESBOUYRIES et RIES. — Traité de Médecine des animaux domestiques. In-8, 968 pages. 1925. Broché.   50 fr. Relié demi-chagrin.   75 fr.

CUROT, *vétérinaire, lauréat de la Société nationale d'Agriculture.* — **Assurances des chevaux contre les accidents et la mortalité.** *Etude technique et médico-légale.* in-18 de XV-280 p. 1907.   3 fr. 50

— **Galopeurs et Trotteurs de course.** Hygiène, élevage, alimentation, entraînement, maladies. In-8 de 640 pages avec 72 figures. sur papier de luxe, 1925. Broché.   60 fr. Relié 1/2 chagrin poli avec coins, tête dorée.   95 fr.

CUROT et FOURNIER. — Comment nourrir le pur-sang *au haras et à l'entraînement.* in-8 de XV-580 pages 1907. 22 fr.

ELOIRE (A). — La vérité sur la législation actuelle en matière de répression des fraudes du *beurre et du lait.* in-8, 120 pages. 1926.   12 fr.

LARIEUX (E.) et JUMAUD (Ch.). — Le Chat. Race, Elevage, Maladies. In-8 écu, cartonné. 1926. 272 p. avec 29 fig.   20 fr.

LARIEUX. — Voir BRETON.

LAULANIE, *Professeur de physiologie à l'Ecole vétérinaire de Toulouse*. — **Eléments de physiologie.** 2e édit. (2e tirage), In-8 de 1.215 pages avec 355 fig. 1605.   50 fr.

LEBLOIS (Ch.). — Documents pour servir d'édification d'une dermatologie animale (Chien et Chat). in-8, 152 pages, 29 figures, 1926.   15 fr.

LEBRUN, *médecin-vétérinaire*. — **Manuel d'obstétrique vétérinaire.** 2e *édition.* 176 p. avec 33 fig. In-8 écu. 1924.   8 fr.

LE HELLO. — **Le pur sang anglais et ses dérivés.** in-16, 28 figures, 1898.   7 fr. 50

LEROY. — **Lettres sur les animaux**, avec introduction du Dr ROBINET, 5e édit. in-16. 1896.   5 fr.

LESBOUYRIES (G.). — **La tuberculose des carnivores domestiques.** in-8, 144 pages, 15 figures et 2 pl. en couleurs, 1926.   20 fr.

— Voir CADIOT.

LESBRE, *professeur à l'Ecole vétérinaire de Lyon.* — **Eléments d'histologie et de technique microscopique.** 2e *édition, entièrement refondue, du « Cours élémentaire d'Anatomie générale avec notions de Technique histologique, de S. Arloing, revisé et publié par* F.-X. Lesbre, in-8, de 640 pages, avec 467 figures. 1903.   15 fr.

— **Précis de l'Extérieur du Cheval** et des *principaux Mammifères domestiques.* In-8 de 552 pages, avec 312 fig., 1920. 30 fr.

— **Traité de Tératologie de l'homme et des animaux domestiques.** In-8 raisin de 344 pages avec 252 figures. 1927.   40 fr.

LHOSTE (A.). — **Manuel de Médecine légale vétérinaire.** in-8 écu de 196 pages. 1924.   5 fr.

— **Manuel de droit vétérinaire et de police sanitaire.** in-8 de VIII-221 pages, 1925. 8 fr.

MARCHADIER (L.), *directeur du Laboratoire Municipal du Mans et* **GOUJON (A.),** *chimiste principal.* — **L'hygiène alimentaire et la législation.** in-8 raisin, 380 pages. 1926.   30 fr.

MEDYNSKY (Ch.). — **De la rétention azotée chez le cheval.** In-8, 64 pages, 1925.   6 fr.

MOLLEREAU, PORCHER et NICOLAS. — **Vade Mecum du Vétérinaire.** 7e édition,   *En réimpression.*

MONVOISIN, *chef des travaux de physique et de chimie à l'Ecole vétérinaire d'Alfort.* — **Le Lait et les produits dérivés.**

Tome I. *Physiologie.* — *Analyse.* — *Falsifications.* in-8, 480 pages, avec 53 fig. dans le texte dont 9 en couleurs. 1925.   20 fr.

Tome II. *Conservation, Crème, Beurre, Fromages.* in-8, 480 pages.   (*En préparation*).

— **Précis de diagnostic médical vétérinaire.** In-8 écu cart. de 412 pages avec 195 fig. et 3 pl. hors texte, 1919.   20 fr.

MOREAU, *docteur en médecine, ancien vétérinaire inspecteur-chef aux abattoirs de la Villette.* — **L'abattoir Moderne.** — *Construction.* — *Installation.* — *Administration.* — Avec préface de A. Leclerc, ancien vétérinaire inspecteur principal de la ville de Lyon. 2e édit. in-8 cart. de XVIII-936 pages avec 275 plans ou fig., 1916.   40 fr.
Il n'est pas fait de franco de port pour cet ouvrage.

MOREL (Docteur), *vétérinaire sanitaire de la Seine.* — **Des clos d'équarrissage.** — *Industrie.* — *Hygiène publique et professionnelle.* — *Police sanitaire. Législation.* — In-8, de 130 pages, avec 6 fig., 1897. 5 fr.

MORISOT (L.), *vétérinaire militaire.* — **L'hygiène et les maladies internes du Cheval.** in-8 de 472 pages avec 49 fig., 1907.   7 fr.

MOUSSU (Docteur), *professeur à l'Ecole vétérinaire d'Alfort.* — **Maladies du Porc.** in-8 écu cart. de XIII-284 pages, avec 95 figures et 12 planches en couleurs. 1923.   20 fr.

— **Traité des maladies du gros bétail.** 5e *édition.* In-8 raisin de 1076 pages avec 399 figures dans le texte et 20 planches en couleurs. Cartonné. 1928.   175 fr.

— **Maladies du Mouton.** in-8 écu cart. 320 pages, 120 fig. et 8 pl. en couleurs, cart. 1924.   20 fr.

MOUSSU (Raymond) et MARCHAND (L.). — **L'Encéphalite enzootique du cheval.** *Maladie de Borna*, in-8 de 76 pages avec 18 figures en couleurs. 1924.   7 fr. 50

NEUMANN, *professeur honoraire à l'Ecole vétérinaire de Toulouse.* — **Biographies vétérinaires.** In-8 cart. de 450 pages, avec 42 portraits dessinés par l'auteur. 1895.   15 fr.

— **Parasites et maladies parasitaires du** *Chien* et du *Chat.* in-8 écu de X-348 pages, avec 156 fig. dans le texte. 1914.   10 fr.

NICOLAS, *docteur en médecine, vétérinaire principal en retraite.* — **Les maladies inflammatoires du** *tractus uvéal* **chez le cheval.** in-8 avec 18 fig. 1901.   4 fr.

— **Ophtalmologie vétérinaire et comparée.** 2e édit. augmentée et refondue. In-8 écu de 499 pages avec 205 figures et 9 pl. en couleurs. 1928. Cart.

— Voir MOLLEREAU.

PORCHER, *Professeur à l'Ecole vétérinaire de Lyon.* — **Le lait desséché.** 2e édition, in-8 de 218 pages avec 9 figures et 8 planches hors texte. 1926.   35 fr.

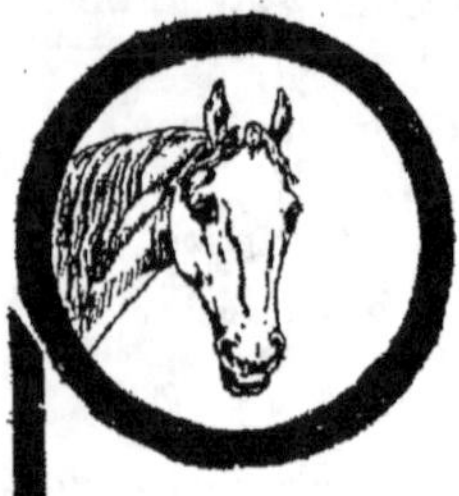

CHEVAUX ET BÉTAIL

Boiteries, Écarts, Efforts, Mollettes, Vessigons, Clous de rue, Fatigue et Engorgement des Membres, Genoux couronnés, Plaies, Bleimes suppurées, Gourme, Bronchite, Angines, etc.

Guérison prompte, sûre et sans traces par le

Baume Caustique

de J.-E. GOMBAULT

(Ex-Vétérinaire des Haras de France)

TARES OSSEUSES :

Suros, Éparvins, Jardes, Courbes, Formes, Tendons forcés, Capelets, etc.

Guérison certaine, sans traces, par le

Fondant Gombault

BROCHURES, ATTESTATIONS FRANCO

Etablissements E. GOMBAULT

A NOGENT - SUR - MARNE (SEINE)

Chèques postaux Paris 440-84

MAYENNE, IMPRIMERIE FLOCH. — 6-11-1928